实用中药材经验鉴别

第3版

郝近大 编著

人民卫生出版社
·北 京·

图书在版编目（CIP）数据

实用中药材经验鉴别 / 郝近大编著. — 3版. — 北京：人民卫生出版社，2022.4

ISBN 978-7-117-32385-7

Ⅰ. ①实… Ⅱ. ①郝… Ⅲ. ①中药材－中药鉴定学 Ⅳ. ①R282.5

中国版本图书馆 CIP 数据核字（2021）第 230164 号

人卫智网	www.ipmph.com	医学教育、学术、考试、健康，购书智慧智能综合服务平台
人卫官网	www.pmph.com	人卫官方资讯发布平台

实用中药材经验鉴别
Shiyong Zhongyaocai Jingyan Jianbie
第 3 版

编　　著：郝近大
出版发行：人民卫生出版社（中继线 010-59780011）
地　　址：北京市朝阳区潘家园南里 19 号
邮　　编：100021
E - mail：pmph @ pmph.com
购书热线：010-59787592　010-59787584　010-65264830
印　　刷：北京汇林印务有限公司
经　　销：新华书店
开　　本：889 × 1194　1/32　印张：26　插页：4
字　　数：536 千字
版　　次：2009 年 6 月第 1 版　2022 年 4 月第 3 版
印　　次：2022 年 5 月第 1 次印刷
标准书号：ISBN 978-7-117-32385-7
定　　价：108.00 元
打击盗版举报电话：010-59787491　E-mail：WQ @ pmph.com
质量问题联系电话：010-59787234　E-mail：zhiliang @ pmph.com
数字融合服务电话：4001118166　E-mail：zengzhi @ pmph.com

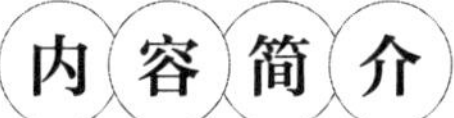

内容简介

本书收载了目前在中药材商品流通中常用而易于混淆的药品290余味，涉及相关植物、动物、矿物1 000余种。为方便阅读查找，全书所收正品药材一律按药名笔画排序。对每味药材，分别论述其正名、别名、来源、鉴别、道地与分布、伪品及易混品、地区习用品等，重点在于介绍正品药材的传统经验鉴别。书中绝大部分内容，是对全国首批名老中医药专家之一、著名本草生药学家谢宗万先生多年学术经验的总结。书末附有“传统经验鉴别术语解释”650余条，以及“药材中文名汉语拼音索引”和“药材原植（动）物拉丁学名索引”，便于读者检索。

与前两版相比，本版主要：①修订了药材基原的拉丁学名，采取尽量与《中国植物志》保持一致的原则，凡是属名、种名及定名人变更者，一律随之更改；②在原有的【道地与分布】中补充了部分品种的道地药材规范要求；③以【附】的形式补充了各品种种子的物理性状特征；④对毒性药材品种，本次修订补充了其毒性及中毒症状的说明。

本书可作为从事中药生产、购销以及中药专业教学、科研人员的工具书，同时也是广大群众自购药品的可靠参考读物。

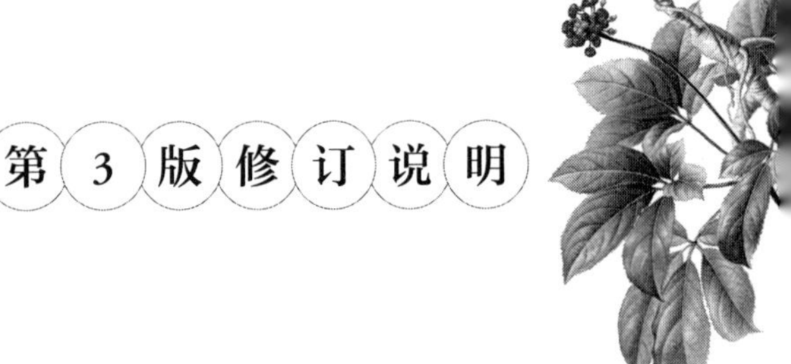

第3版修订说明

本书自首版2001年出版发行以来，经过2009年第2版修订，至今又经历了十多个年头，其间又经几次印刷，说明本书的内容尤其是在实用性方面还是很适合广大读者的需求。此次在出版社的安排下，再次对全书的内容进行了全面系统的梳理与修订。具体修订内容如下：

1. 与现行版《中国植物志》核对拉丁学名。中药材的原植物拉丁学名（历版《中国药典》）与《中国植物志》不够同步统一的问题长期存在，这有其学术观点不同的一面，如在植物学界将有些常用中药材品种归入相近的种（如将北苍术与茅苍术合并为一个种），而在中医药界认为是功效、产地、药材特征均有明显区别的品种，习惯不宜改变，否则极易引起混乱。此次修订采取尽量与《中国植物志》保持一致的原则，凡是属名、种名及定名人变更者，一律随之更改，必要时将原拉丁学名作为异名处理，而对那些同属之间的品种合并或取消者（如北苍术），仍作保留。

2. 近年来随着国内第四次中药资源普查工作的全面展开，中医药领域内对于道地药材的重视程度越来越高，继承与遵循历史传统逐渐成为人们的共识，各省份分别挖掘整理出历史上各地的道地药材品种及其标准。此次修订在原有的【道地与分布】中补充了部分品种的道地药材规范要求。

3. 为使本书的实用性得到更进一步加强，此次修订针对一些以种子繁殖的中药材品种，如人参、三棱、菘蓝（大青叶）、丹参等，尽管它们并不是以种子入药的，但为了便于读者鉴别繁殖材料的真伪，以【附】的形式补充了各品种种子的物理性状特征。

4. 对毒性药材品种，此次修订补充了其毒性及中毒症状的说明，以方便读者遇到类似情况而对症处理。

5. 全面梳理每个品种的别名，删除不常用者，使每个品种的别名均为 6 个以内。

6. 对所收录的正品品种及每个正品内的伪品混淆品种进行了梳理和调整，如遵循 2020 年版《中国药典》，将“川射干”单独列条；删除一种 2020 年版《中国药典》不收载的“藤黄”；删除了部分正品品种内目前已经很少见到的地区习用品种及伪品混淆品种。

此次修订采用了香港浸会大学中医药学院陈虎彪教授提供的部分药材照片，在此表示感谢！

中国中医科学院中药资源中心

郝近大

2021 年 7 月于北京

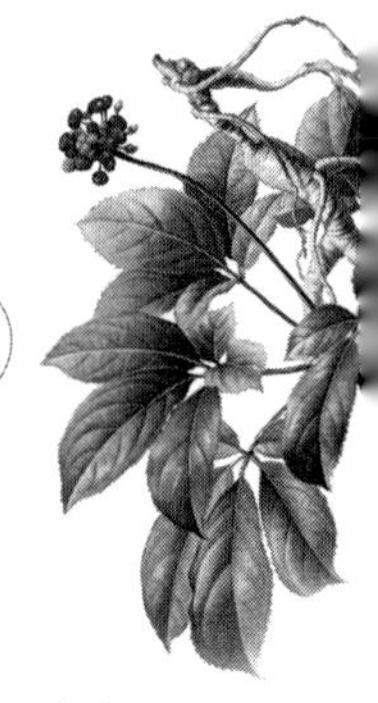

第 2 版修订说明

本书自 2001 年 11 月出版以来，经多次印刷而深受广大读者的欢迎，并于 2005 年在我国台湾省公开发行。应广大读者的要求，为了进一步发掘和整理我国已故著名生药本草学家谢宗万教授的学术成就，在人民卫生出版社的大力支持下，我们对上版进行了及时修订。

1. 本次修订对全书的内容进行了全面的校对核实，特别是将全书的正文药材条目与《中华人民共和国药典》2005 年版（简称《中国药典》）一部进行了核对。凡《中国药典》收录的药材条目，本书在正名和拉丁学名两项都基本遵从，这样更加便于读者查找和应用本书来解决现实工作中遇到的问题。如“贝母”在原版中是作为一个条目来编写的，而在本版中则依从《中国药典》分列为川贝母、平贝母、浙贝母、伊贝母、湖北贝母等多条。

2. 根据读者的反映与要求，考虑到科研、生产和教学的实际，本版新增 20 种常用中药材品种和 48 幅常用药材正品品种的彩色图片，便于读者使用本书过程中对照鉴别。

3. 为使篇幅不至于大幅度增加，对所有中药材的“别名”，进行了甄别，将不常用的别名予以删除；并对上版中所有药材原植物拉丁学名的异名（即原版中“[ ]”中的学名）也予以删除。

4. 为提高本书的实用性，此次修订过程中新编制了“药材中文名索引”和“药材原植（动）物拉丁学名索引”，通过这两个索引使读者可以更方便快捷地从多个角度查找到所需要的内容。

5. 对原版中的核心内容——“鉴别”，未予改动，依然保留了谢宗万先生的学术精华原貌。

6. 对原版中的所有格式、文字、标点进行了规范和统一。

中国中医科学院中药研究所

郝近大

2009 年 3 月于北京

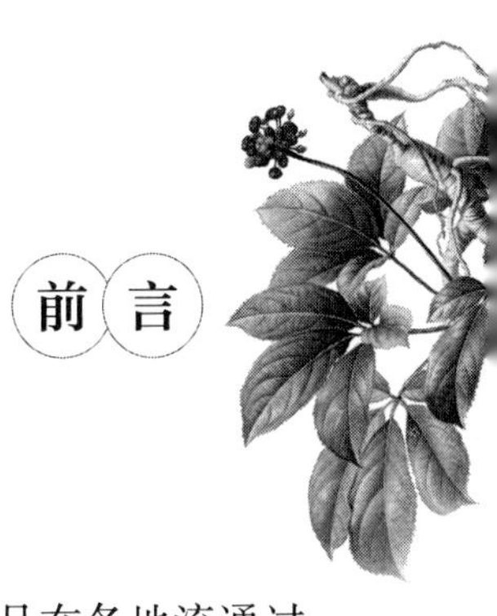

前言

我国幅员广阔，中药材品种繁多，中药材商品在各地流通过程中，历来就有“同物异名”及“同名异物”现象；同时，由于中药材是一种商品，在某些药材供应短缺或价格昂贵时，自然就有造假者、掺伪者流通于市。因此，学习和掌握中药材的鉴别就显得十分重要。在科学发展的今天，虽然各种显微鉴别、粉末鉴定、化学分析乃至遗传分子鉴别技术等都已成功地应用，但是对于广大中医药临床、药剂、购销流通及生产部门的人员来说，传统经验鉴别方法仍是一种简便、快捷、实用、可靠的中药材鉴别手段。特别是面对大量的药材商品，只有在掌握了传统经验鉴别的基础上，才能发现问题，进而才有可能利用现代手段加以分析鉴定。所以说，传统经验鉴别在现代及将来的中药材商品流通过程中，都会是一种实用性极强的常用鉴别手段。

我国著名本草生药学家谢宗万先生潜心中医药研究工作 40 余年，研究领域涉及生药学、本草学、植物分类学等多门学科，取得了丰硕的研究成果，被国家中医药管理局确认为“全国首批 500 名老中医药学专家”之一。在谢宗万先生众多的学术成就之中，最具特色的是他对中药品种理论的研究和对中药材混乱品种的澄清。这也是在他研究生涯中，对中医药学最重要的贡献。在多年的中药材品种整理工作中，他的足迹遍布全国各地，每到一地均向有经验的药工、药农、药商请教，积累了一整套行之有效的传统经验鉴别方法。笔者作为“全国首批名老中医药专家学术继承人”之一，于1991—1994年正式拜谢老为师，在学习谢老中药品种理论及中药品种考证的思路与方法的同时，亦将其“中药材传统经验鉴别”作为重点学习的内容。

在3年学习期间，利用我所中药标本室的条件，并结合调查国内几大药材市场的情况，导师共讲授了200余味1 000余种常用中药材品种的传统经验鉴别法，笔者做了大量的学习笔记，同时也积累了众多经谢老鉴定过的中药材彩色图片。这是导师多年从事生药学及中药材品种研究的积累与结晶，其中也包括各地药工、药农师傅的丰富经验。在繁忙的日常科研工作中，利用点滴空余时间对自己的学习笔记进行了系统整理，按正名、别名、来源、鉴别、道地与分布、伪品及易混品、地区习用品等项目，归纳总结成文。除对正品药材的鉴别外，对伪品及易混品等相关品种亦进行了简要的性状描述，使不少散在的传统经验得以保留和发扬。本书的内容严格说来，并不是一部全面的中药材鉴别手册，而只是针对目前常用中药材商品中经常出现的混乱现象，进行传统鉴别经验介绍。由于整理工作繁重，邀请了本单位中药标本室的何希荣同志整理了部分植物药内容。同时，为增加本书的实用性，邀请本单位仝燕同志撰写了部分动物药与矿物药的内容。

此外，在药材传统鉴别经验中，流传着许多形象生动、简明扼要而又行之有效的鉴别术语，可谓是传统鉴别经验之精华。为使这一宝贵经验在中药鉴别工作中发挥更大的作用，在导师的传授和倡议下，对经验鉴别术语（包括一些现已不常用的药材传统规格术语，为使其不致湮没失传）及其含义进行了系统的归纳整理，尽可能地赋予现代科学的解释。共收录650余条，并以笔画为序排列，便于读者查找应用。

随着科学技术的发展，特别是分子生药鉴定技术的发展，科研人员解决了很多过去中药材品种鉴定中的疑难问题。这是学科的进步，也是传统中药学发展的重要方面之一。但流传了几百年甚至上千年的中药材传统鉴别经验仍然有着强大的生命力，因而有其存在、继承、发展的需要。但从目前国内相关从业人员的知识结构来看，对这方面的知识和经验是相当欠缺的，从笔者参加的几次中药传统知识大赛上可以看出，有些传统鉴别技术属于濒于失传的境地。针对这种情况，国家中医药管理局及各地方管理部门出台了一系列相关政策和措施，鼓励有经验或有一技之长的老专家、老药师或老药工总结传授自己的学术思想和技术专长。

通过本书第3版的发行，希望能使更多的年轻药学工作者了解和掌握中药材传统鉴别经验与知识，并使这一传统科学瑰宝在今后能够不断发扬光大，发挥绵薄的作用。

中国中医研究院中药资源中心
郝近大

2021年7月

目录

二画

三画

四画

五画

六画

七画

八画

九画

十画

十一画

十二画

十三画以上

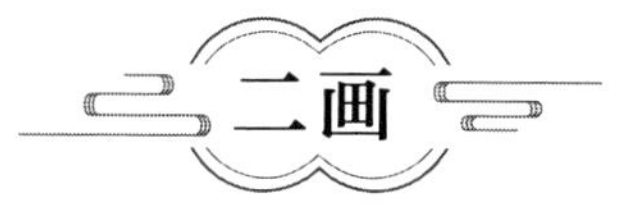

二画

八角茴香

八角茴香始载于《本草品汇精要》。在古代多为舶来之品，故又称舶茴香。《本草纲目》载：“茴香宿根，深冬生苗作丛，肥茎丝叶，五六月开花，如蛇床花而色黄。结子大如麦粒，轻而有细棱，俗呼为大茴香……自番舶来者，实大如柏实，裂成八瓣，一瓣一核，大如豆，黄褐色，有仁，味更甜。俗呼舶茴香，又曰八角茴香。”

【别名】舶上茴香、大茴香、茴香八角珠、八角大茴、八角、大八角。

【来源】为木兰科植物八角茴香 *Illicium verum* Hook. f. 的果实。

【鉴别】干燥果实，常由 8 个（少数有 6 ~ 13 个）蓇葖荚集成聚合果，放射状排列，中轴下有 1 个钩状弯曲的果柄。蓇葖果呈小艇形，长 5 ~ 20mm，高 5 ~ 10mm，宽约 5mm，顶端钝尖而平直，上缘开裂。果皮外表面红棕色，多数有皱纹，内表面淡棕色，有光泽，内含种子 1 粒。

种子倒卵球形、宽椭圆形或椭球形（扁卵形），长 0.6 ~ 1.0cm，宽 0.4 ~ 0.7cm，厚 0.2 ~ 0.4cm，种子表面褐色、红棕色或黄棕色，光亮，平滑无棱，尖端有小种脐，旁边有明显珠孔，另一端有合点，种脐与合点间有淡褐色种脊。种皮质脆易碎，角质化；种仁包有一层银灰色膜质，胚乳白色饱满，富含油质，胚细小，白色。

【道地与分布】主产于广西、广东、云南等地。

广西八角茴香道地药材质量要求：为聚合果，蓇葖果 5 ~ 11 个，多为 8 个。蓇葖果长 1.2 ~ 2.0cm，宽 0.3 ~ 0.6cm，高 0.6 ~ 1.2cm；外表面红棕色，有皱纹，顶端呈鸟喙状，上侧多开裂；内表面淡棕色，平滑，有光泽；质硬而脆。果梗常脱落。每个蓇葖果含种子 1 粒，扁卵圆形，长约 6mm，成熟时红棕色，光亮，尖端有种脐；胚乳白色，富油性。气芳香，味辛、甜。以个大、色红、油多、香浓者为佳。

【伪品及易混品】

1. 同属植物红毒茴（莽草）*Illicium lanceolatum* A. C. Smith 的果实。形状与八角茴香非常相似，极易混淆。莽草果实有毒，不可误用。其主要区别点为：莽草果实较小，蓇葖果一般由 10 ~ 13 个组成，长 7 ~ 10mm，其尖端呈向上弯曲之鸟喙状。果柄多垂直，常脱落。带树胶样气味，味苦。

2. 同属植物红茴香 *Illicium henryi* Diels 的果实。本品较之正品略微瘦小，蓇葖果先端渐尖，略弯曲呈喙状，果皮较之正品为薄。具特殊香气，味先酸而后甘。

此外，还有同属植物大八角 *Illicium majus* Hook. f. et Thoms.、短柱八角 *Illicium brevistylum* A. C. Smith 以及地枫皮 *Illicium difengpi* B. N. Chamg et al. 等的果实也常混充八角茴香，需认真加以鉴别。

人参

人参始载于《神农本草经》，列于上品，是一种具有明显扶正固本作用的抗衰老药物。人参因其根与人形近似而得名，为我国特产名贵药材之一。原植物系多年生草本，原为野生。野生人参又称“山参”，生长年限不等，以年久者质佳。多年来由于过度采挖，产量逐年减少，供不应求，价格十分昂贵。因此，人参由野生逐渐转变为人工栽培。特别是近几十年来，我国人参的栽培事业有了长足的发展，产量增加，价格回落，故目前绝大部分商品人参均为人工栽培品。

【别名】棒槌。

【来源】为五加科植物人参 *Panax ginseng* C. A. Mey. 的干燥根。

【鉴别】人参野生者称野山参，栽培者称园参，二者在药材形态上的区别点在于：

1. 野山参

（1）芦头：细长，俗称“雁脖芦”，上段为新脱落的茎痕，形如马牙，故俗称“芦碗”或“马牙芦”，中段芦碗紧密，左右交错层迭而生，俗称“对花芦”，下段不显芦碗而呈圆柱形，故名“圆芦”。

（2）参艼（不定根）：附芦而生，1～3 个，通常粗短，两端细尖，形如枣核或蒜瓣，俗称“枣核艼”或“蒜瓣艼”。

（3）主根：均粗短，且有“武形”与“文形”之别。武形指主根下部有 2 条支根，分开呈八字形；文形指主根形体顺直而细长。武形者多为横灵体，呈短横体、疙瘩体或菱角形，主根的顶部较宽，俗称“宽肩膀”；文形者多顺笨体，呈纺锤形或圆柱形，主根和芦头基本等长或短于芦长，肩下垂，俗称“溜肩膀”。

（4）外皮：主体上端有细密的“螺旋纹”，皮老，纹深，黄褐色，俗称“铁线纹”。有时环纹延伸至中部或下端，俗称“一纹到底”。

（5）侧根：俗称“参腿”，2～3条，腿短粗，上粗下细，向两旁伸展，分支角度较大，如为二腿，则呈八字形叉开。

（6）须根：稀疏而长，清秀而不散乱，须根上生有明显的疣状突起，俗称为“珍珠疙瘩”或“珍珠点”。

2. 园参

（1）芦头：粗短，仅一面或两面生有“芦碗”，而无“对花芦”及“圆芦”。

（2）参艼（不定根）：无。

（3）主根：顺长，挺直。

（4）外皮：主体上端有粗糙的横纹，皮嫩，色白。

（5）侧根：单腿或两腿并拢，有时具侧根多个，其分支角度均甚小。

（6）须根：较密呈扫帚状，短而脆，其上疣状突起不明显。

在长白山人参产区流传着一首识别老山参的歌谣：“芦碗紧密相互生，圆腹圆芦枣核艼，紧皮细纹疙瘩体，须似皮条长又清，珍珠点点缀须下，具此特征野山参。”老药工师傅们在多年的工作中也总结出一套行之有效的经验鉴别顺口溜：“马牙雁脖芦，下伸枣核艼，身短体横灵，环纹深密生，肩膀圆下垂（或云：细密铁线纹，肩膀落下垂），皮紧细光润，腿短二三个，分裆八字形，须疏根疣密，山参特殊形（或云：须疏珍珠点，文武各有证）。”同时还有“五形全美”的讲究。所谓的“五形全美”，即是指主根、侧根、芦、纹、艼等五方面都合乎要求，十分完美。

有的野山参其外形确实长得很特殊，活灵活现得像个小人形。其芦头连同芦碗形如人头，主根特别粗壮发达，形如人体，芦头两侧各生一个与人的双臂相似，主根下部的侧根呈八字形叉开宛如人的双腿。

3. 移山参 商品中的移山参是指将采集到的生长年限较短的山参，移植到居住区附近适宜山参生长的山林中，经过十余年后再行采挖者。因其在生长的过程中经过移栽，故参形有所变异。其形态特征主要表现为：

（1）参芦：由于人参有趋光的特性，移栽改变了原来的位置和方向，致使芦头生成拐脖形，常骤然变细或变粗，不呈对花芦而呈转芦形式。一般的情况是，芦头较纯山参为短，无三节芦。

（2）艼：多顺长体，不垂直向下而略向两旁斜伸，有时长过主体，中、下部明显膨大。

（3）纹：表面的环纹较粗，稀疏而浮浅，有时不连贯，常为断头纹，横纹下伸至参根的中下部，所谓的“一纹到底”。

（4）皮：外皮粗糙而虚泡，不紧密，呈黄褐色而无光润感。

（5）体：各种体形都有，如横、顺、灵、笨等，但中、下部往往均较肥大。

（6）腿：明显较为顺长，分裆并拢，不呈叉开状。

（7）须：均较细嫩，下端分枝较多，须根上的疣状突起小而稀疏。

【道地与分布】人参当代主产于我国东北地区，尤以吉林为最，长白山人参更是驰名全球。人工栽培人参主产于吉林的抚松、集安、靖宇、安图，辽宁的桓仁、宽甸、新宾、凤城，黑龙江的东宁、宁安等地。

野山参：以生长年限久、浆足、芦长、碗密、带圆芦、体丰满、纹细而成螺旋状、有枣核艼、须根带珍珠疙瘩、坚韧不易折断者为佳。

生晒参：姜生晒参（原皮生晒参）以外表灰黄色、体坚实、皮细有皱纹、内白色、无芦、无须者为佳；全须生晒参以外表灰黄色，体轻虚、皮老、纹深而细、长芦、长须、有艼、无破痕者为佳。

白参：以支大、色白、皮老、长芦、长须、无破痕、纹深、皮细、不返糖者为佳。

红参：以身长、体圆、无抽沟、芦长、腿长、有皮肉、红棕色、半透明、无艼帽者为佳。

林下山参：主根多与根茎近等长或较短，呈圆柱形、菱角形或人字形，长 1 ~ 6cm。表面灰黄色，具纵皱纹，上部或中下部有环纹。支根多为 2 ~ 3 条，须根少而细长，清晰不乱，有较明显的疣状突起。根茎细长，少数粗短，中上部具稀疏或密集而深陷的茎痕。不定根较细，多下垂。

【伪品及易混品】人参生于深山老林，自古就属难得的名贵药材，价格昂贵，常以金银论值作比，所以远在古代就常有伪品人参出现。而现代商品人参的情况更为复杂，各地已发现的伪品大约有如下几种：

1. 山土瓜　为豆科植物野豇豆 *Vigna vexillata* (Linn.) Rich. 的根。

又名大红参、红力参等。在江苏如皋、南通一带曾误当“朝鲜人参”而栽培，江苏灌云、安徽金寨与浙江也有类似情况，而南京一带则将野生的山土瓜根称为“红皮党”，安徽称绿豆参、土人参，湖北称三叶参，浙江又称土人参。

根呈圆柱形或长纺锤形，长 10 ~ 20cm，直径 0.5 ~ 1.5cm，无芦头，距根头较远处时有分枝。表面常已除去栓皮并经煎煮为灰棕色微透明状，具明显的纵皱纹而带绵毛状纤维，无横环纹，有白色皮孔。质坚实，断面呈角质样。微臭，味淡，嚼之有豆腥气，与人参明显不同。

2. 山莴苣　为菊科植物山莴苣 *Lagedium sibiricum* (L.) Sojak 的根。又称土力参、土人参。在河南、河北、山西不少地方将此植物当“朝鲜人参”栽培并应用。四川广元称其根为洋参，广西称山墨菜，江苏苏州称猪人参。

根长约 12cm，根头直径约 1.5cm，顶端有多数暗棕色叶柄残基，紧接根头处常 2 ~ 3 分歧，侧根直径 0.5 ~ 0.8cm。商品未去皮者，外表黄棕色，多细纵皱，留有多数点状的侧根痕，角质，断面木部黄棕色，导管明显。去皮者多已蒸过，呈半透明黄棕色至红棕色，为角质状。经常以此冒充“高丽参”。但根无芦头，可与“红参”及“高丽参”相区别。

3. 华山参（漏斗泡囊草） 为茄科植物华山参 *Physochlaina infundibularis* Kuang 的根。河南称“热参”或“白毛参”，在沁阳市以其根加工蒸后混称“大红参”入药。陕西称“秦参”，华阴市著名的西岳华山北峰上有栽培。山西省中条山亦有分布。

根呈长圆锥形或圆柱形，直或弯曲，长 5 ~ 20cm，直径 0.5 ~ 2.0cm，顶端有细长直立根茎，具类圆形茎痕及疣状突起，主根下部时有分枝，亦如人参形，表面棕褐色、棕色或灰褐色，有纵皱纹，根头部亦有密集的环纹。质略硬而脆。气微，味微苦，稍有麻舌感。

产区群众多在早春出芽或初夏地上部枯萎时将主根挖出，除去须根，洗净泥土，晒干。也有先除去外面粗皮，再与甘草、冰糖等共煮后晒干入药用。本品含阿托品类生物碱，有毒性。

4. 商陆 为商陆科植物美洲商陆（垂序商陆）*Phytolacca americana* L. 或商陆 *Phytolacca acinosa* Roxb. 的根。

在浙江、安徽、河北、山东、陕西、甘肃、江西、湖北、湖南、广东、广西、四川、云南、贵州等地，近 20 年来曾多次发现以本品细长的根加工后冒充人参的情况，有些地方甚至误当商陆为“朝鲜人参”进行栽培。

干燥的根呈圆柱形或圆锥形，下端分枝较多，顶端可见多数不定芽。表面淡黄褐色，具圆点状斑痕及横长的隆起。质坚硬，断面灰黄色。在横切面上，可见到同心性多环维管束的特征，嚼之有麻舌感，凭此可与人参相区别。本品为峻下药，对人体有毒性。

5. 土人参（栌兰） 为马齿苋科植物土人参 *Talinum paniculatum* (Jacq.) Gaertn. 的根。

在北京、河北、河南、江苏、浙江、福建、湖北、湖南、江西、陕西、甘肃、广东、广西、四川、贵州等地均发现过以本品的根伪充人参的情况。10 余年前，河南有误当其为“人参”而大量栽培和销售者。

干燥的根呈圆锥形或长纺锤形，分枝或不分枝，长 7～15cm，直径 0.7～1.7cm。顶端有木质茎基残留。表面常除去栓皮并经蒸煮为灰黄色半透明状，有点状须根痕及纵皱。质坚硬，断面呈角质样。微臭，味淡而微有黏滑感。

很多文献报道，此根具有一定的滋补作用，能“润肺止咳，治燥热咳嗽及病后虚弱”。但不可充代人参。

6. 紫茉莉 为紫茉莉科植物紫茉莉 *Mirabilis jalapa* L. 的根。

在湖北嘉鱼县、四川、陕西等地均曾以根蒸熟加工后伪充“力参”“人参”或作“土参”“土人参”销售，湖南永顺混称“洋参”。

干燥的根呈圆锥形，长约 10cm，直径约 1.3cm，时有分枝。无芦头，主体灰黑色，无栓皮，具明显的纵皱及众多细小的白色晶点。

7. 莨菪 为茄科植物莨菪（天仙子）*Hyoscyamus niger* L. 的根。

干燥的根呈圆柱形，有分枝或无。长 10 ~ 20cm，直径 0.8 ~ 2.5cm。表面灰黄色，可见横向突起的皮孔状疤痕及纵皱纹。顶端有明显的芽痕。质坚实，较易折断，断面不平坦，色淡黄，在近形成层的韧皮部呈棕色。气微，味淡微苦。本品所含的生物碱对人体有毒性，应谨防中毒。

8. 桔梗 为桔梗科植物桔梗*Platycodon grandiflorus* (Jacq.) A. DC. 的根。

桔梗又称红白参、和尚头。干燥的根呈圆柱形或圆锥形，很少有分枝，外形多扭曲皱缩，根茎部多已除去（无芦头和芦碗）。栓皮亦大多除去，呈灰黄色，具明显纵皱。断面不平坦，可见 1 个浅棕色环，皮部类白色，有裂隙，木部淡黄白色。气无，味微甜后苦。

商品人参因加工方法不同而有各种规格：

1. 全须生晒参 将人参鲜根（通称水子）全部晒干者称为全须生晒参。

2. 白人参 取鲜人参根以针刺伤表皮后用糖汁浸泡，其体形较好者。

3. 糖参 取鲜人参根以针刺伤表皮后用糖汁浸泡，其体形较差者。

4. 掐皮参 主根表皮用针刺再经糖汁浸泡及侧根用水煮后，再用竹刀进行掐皮使表面成纵皱（即核桃纹），且须根用线束扎者。

5. 生晒参 将鲜根的主根、侧根、须根各部分开，单取主根带原皮晒干者。

6. 白干参 将鲜根的主根、侧根、须根各部分开，单取主根刮去原皮后再晒干者。

7. 红参（生蒸参） 将鲜参剪去须根及支根后用水洗净，蒸至参体柔软，再放入烘炉内烘干。若为白色，可放入温室内继续用火进行干燥。一般园参浆液足壮者多采用此种加工方法。根据人参的形态可分为普通红参与边条红参。

8. 红参须 目前的商品规格又分为红直须、红弯须及红混须3种规格。

（1）红直须：为加工红参时剪下的侧根，或加工白参时剪下的侧根再经蒸、烤、干燥者。

（2）红弯须：为加工红参时剪下的须根，或加工白参时剪下的须根再经蒸、烤、干燥者。

（3）红混须：即侧根和须根相混而不分者。

9. 白参须 分为白直须和白弯须2种规格。

（1）白直须：为加工生晒参时剪下的侧根，用净水将侧根搓成洁白色，勿使破皮，晒干者。

（2）白弯须：为加工生晒参时剪下的须根，用水洗净后晒干者。

10. 皮尾参 加工生晒参时剪下的侧根，直接晒干者。

11. 活性参（冻干参） 为近年来的新品种，将鲜人参采用快速冷冻干燥的方法加工而成，成品外观较好。

【附】人参种子特征：种子宽椭圆形，略扁，长4.8～7.2mm，宽 3.9 ~ 5.0mm，厚 2.1 ~ 3.4mm。表面黄白色或浅棕色，粗糙。背侧呈弓状隆起，两侧面较平，腹侧平直或稍内凹，基部有 1 个小尖突，上具 1 个小点状吸水孔，吸水孔上方有 1 条脉，由种子腹侧经顶端，再经背侧达基部，脉至种子上端后开始分为数枝，凡脉经过处，种子均向内微凹而呈浅沟状。

刀豆

刀豆始载于《本草纲目》。李时珍写道："刀豆人多种之，三月下种，蔓生引一二丈。叶如豇豆叶而稍长大，五六七月开紫花如蛾形，结荚，长者近尺，微似皂荚，扁而剑脊……老则收子，子大如拇指头，淡红色。"刀豆具有温中下气，益肾补元的功能。用于虚寒呃逆、呕吐、肾虚腰痛、痰喘等症。

【别名】刀豆子、刀鞘豆、马刀豆、大戈豆、挟剑豆、大刀豆。

【来源】为豆科植物刀豆 *Canavalia gladiata* (Jacq.) DC. 或直生刀豆（洋刀豆）*Canavalia ensiformis* (Linn.) DC. 的干燥成熟种子。

【鉴别】

1. 刀豆 种子呈扁肾形或扁卵形，长 2 ~ 4cm，宽 1 ~ 2cm，厚 0.5 ~ 1.5cm。表面淡红色、红紫色或黄褐色，少数类白色或紫黑色，略有光泽，微皱缩不平。边缘具有灰黑色种脐（称"黑眉"），长 1.5 ~ 2.5cm，占种子的 3/4，宽约 2mm，其上有类白色膜片状珠柄残余，近种脐的一端有凹点状珠孔，另端有深色的合点，合点与种脐间有隆起的种脊。质坚硬，难破碎。种皮革质，内表面棕绿色，平滑，内有 2 片肥厚子叶，子叶黄白色，胚根细小，位于珠孔一端，歪向一侧。气微，味淡，嚼之具豆腥气。

2. 洋刀豆 种子表面白色或类白色，种脐约占种子的 1/2。

【道地与分布】刀豆主产于江苏、湖北、安徽；洋刀豆主产于四川。

道地药材均以粒大、饱满、色淡红者为佳。

【附注】刀豆壳系刀豆荚除去种子后的干燥果皮，呈长剑状，略有螺旋形扭曲。长 20～35cm，宽 3～5cm，先端尖，基部具有扭曲粗壮的果柄，外果皮灰黄色，中果皮革质，内果皮白色，质地疏松，有种子脱落的凹痕。气无，味淡。具有和中下气，散瘀活血的功能。用于反胃、呃逆、久痢等症。

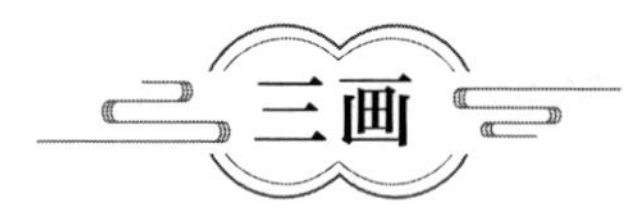

三画

三七

三七为一种名贵中药，始载于《本草纲目》。三七缘何得名，古来有很多解释，但大都难以令人信服。唯清人赵翼的《檐曝杂记》所云："三桠七叶，其根如萝卜"与三七的形态最为吻合。

【别名】田七、滇七、参三七、旱三七、山漆、金不换。

【来源】为五加科植物三七 *Panax pseudoginseng* Wall. var. *notoginseng* (Burkill) Hoo et Tseng [*Panax notoginseng* (Burk.) F. H. Chen] 的干燥根。

【鉴别】根呈纺锤形、圆锥形、类圆柱形或不规则的块状，长 2 ~ 6cm，直径 0.3 ~ 2cm。外皮呈光亮的黑棕色（铁皮）或黄棕色（铜皮）。顶部有根茎痕或残茎，周围有乳状突起。侧面有断续的纵皱纹，并有支根的分歧及横向皮孔。侧面及底部有切断支根的痕迹。质坚，体重，难折断。断面灰黑色或灰棕色，具光泽，中央木质部颜色较深，呈放射状纹理。味先苦而后觉微甘。

本品的特征可用"乳包、钉头、铜皮、铁骨、菊花心"11 个字概括。"乳包"是指顶端及周围的瘤状突起物；"钉头"是底部切断支根的痕迹；"铜皮"是指灰黄色的外皮；"铁骨"是指质地坚硬难折断的木部；而"菊花心"是形容断面的放射纹理。具此五个特点者即为三七正品。

【道地与分布】主产于云南文山、广南、西畴、砚山、马关等县及广西的田东、田阳、靖西、德宝、睦边、隆林等县的药材为道地药材。

道地药材以个大肥实，体重皮细，灰绿色有光泽者，断面灰黑带绿，无裂隙者为上品。广西产三七个头略比云南产三七小，以紫皮三七居多；云南产三七个头大，略圆，紫皮、绿皮均有。

此外，本品在四川、贵州、江西等地也有栽培。

【伪品及易混品】

1. 温莪术　为姜科植物温郁金 *Curcuma aromatica* Salisb. ‘Wenyujin’ [*Curcuma wenyujin* Y. H. Chen et C. Ling] 的干燥根茎，以其干燥根茎经手工雕刻而冒充正品三七。此品呈卵圆形、圆锥形或长纺锤形，较之正品略大，长 3 ~ 6cm，直径 2 ~ 3cm。外表的瘤状突起和皱纹仔细观察可见雕刻痕迹，但顶端无茎痕。表面有明显环形的节，断面维管束点痕多而明显。味微苦而辛，无甜味。

2. 苦楝树叶等的加工品　广西百色有人采楝科植物苦楝树叶和冬青科熊胆木的叶加水煎煮，取煎煮液加入大戟木薯粉中，混匀，在石臼中捣成糌粑状，然后搓捏成三七的外形，晾干后，置黄泥粉中搓滚着色，伪充三七出售。此品外形虽似正品，但无栓皮，凹陷的部位常黏附有泥土。上端中心处有一伪造突起的假茎基，周围有 4 ~ 6 个伪造的瘤状突起，但无纵皱和支根痕（即无钉头），中部与下部刻有横向突起的假皮孔，体重而质坚，但击碎后可见断面与三七完全不同，无皮部和木部之分，呈灰绿色或棕黄色，有的已发霉，具白色毛状菌丝。味苦，嚼之粘牙。

3. 藤三七 为落葵科植物落葵薯 *Anredera cordifolia* (Tenore) Steenis 的干燥块茎，呈不规则纺锤形，直径 3 ~ 4cm，稍扁。表面有多数瘤状突起及皱纹。质硬而脆，断面类白色或黄棕色。气微，味微甜，嚼之有黏滑感。本品为民间草药，具有滋补、壮腰膝、消肿散瘀的功效。故可依其本名入药。

4. 菊三七 也称土三七、水三七、菊叶三七。为菊科植物菊三七 *Gynura japonica* (Thunb.) Juel. [*Gynura segetum* (Lour.) Merr.] 的干燥根茎。商品呈拳状或圆块状，肉质而肥大，长 3 ~ 6cm，直径约 3cm，外表灰棕色或棕黄色，多具瘤状突起及断续的弧状沟纹。顶端留有茎基或芽痕。质坚实，断面黄色，显菊花心。味甘淡后微苦。功用为散瘀止血，解毒消肿。

5. 竹节三七 也称人参三七、竹节参、竹节七、萝卜七、峨三七等。为五加科植物竹节三七 *Panax pseudo-ginseng* Wall. var. *elegantior* (Burkill) Hoo & Tseng 的干燥根茎，呈竹鞭状，扁圆柱形，稍弯曲，长 5 ~ 22cm，直径 0.8 ~ 2.5cm，节密集，节间长 0.8 ~ 2cm，每节上方有一圆形深陷的茎痕。表面灰棕色或黄褐色，粗糙，有致密的纵皱纹和根痕。质坚硬而脆，易折断，断面较平坦，排列成圈。气微香，味苦微甜。本品有滋补强壮，散瘀止痛，止血，祛痰的功能。

6. 姜三七 也称土田七、三七姜、姜叶三七、竹叶三七、姜七等。为姜科植物姜三七 *Stahlianthus involucratus* (King) Craib 的干燥根茎。外形较三七为小，呈圆锥形或不规则圆形，外表土黄色或棕褐色，具有明显的花环节，无光泽，两侧常有排列整齐的须根疤痕。顶端常有叶鞘残留物。根茎内面棕黄色，粉质，芳香而有辛辣味。

本品野生、栽培均有。野生品多生于山谷沟边阴湿处；人工栽培者，又有红苗、白苗之分。分布于广东、海南、广西、江西等地。

7. 水田七 又名屈头鸡、水鸡头、水鸡仔、水吓公、马老头、水萝卜、水狗仔等。为蒟蒻科植物裂果薯 *Schizocapsa plantaginea* Hance 的地下块茎。干燥的块茎呈圆球形或长圆形，稍弯曲，“屈头鸡”之名即由此得来。长 2 ~ 4cm，直径 1.5 ~ 2cm，上端有残存的膜质叶基，表面黄白色或浅棕黄色，有粗皱纹，须根痕多数。质稍硬，折断面较平，颗粒性，暗黄褐色，微有蜡样光泽，有散在的点状维管束。

本品生于溪边、田边等潮湿地带。分布于华南及西南地区。

8. 景天三七 又名土三七、墙头三七、见血散、血山草、破血丹、六月淋、鲜三七、广三七等。为景天科植物费菜（景天三七）*Sedum aizoon* L. 的根茎。根茎粗厚，肉质，近木质化。支根圆柱形或略带圆锥形，表面暗褐色，不平坦，呈剥裂状，干燥后质疏松。气无，味微涩。

本品生于山间岩石上或较阴湿处。分布于东北地区及河北、陕西、甘肃、宁夏、山东、江苏、浙江、江西、湖北及四川等省区。

三七的混伪品种类较多，还有以姜科的莪术、姜黄、高良姜，天南星科的独角莲，兰科的白及，毛茛科的草乌等冒充正品三七。

因三七的主要功能为止血，故在各地亦把一些具有止血功效的植物根充三七混用。其历史来源已久，也常冠以三七之名，应注意严加区别。

三棱

三棱始载于《本草拾遗》,《本草纲目》列于草部芳草类。药用其块茎，为活血祛瘀药，有破血行气、消积止痛之功，多用于月经不通、积聚结块、产后恶血、心腹胀痛诸证。三棱散、三棱煎、三棱丸等都是以三棱为主的常用成方。商品三棱有黑三棱与荆三棱的区别，而且药材名称与植物名称适值相反倒置。一般商品药材所称的“荆三棱”，多系黑三棱科的黑三棱，是药用正品；而药材“黑三棱”，却是莎草科植物荆三棱的块茎，为地区习用品种。

【别名】荆三棱、京三棱。

【来源】为黑三棱科植物黑三棱 *Sparganium stoloniferum* (Graebn.) Buch.-Ham. ex Juz. [*Sparganium stoloniferum* Buch.-Ham.]的干燥块茎。

【鉴别】块茎多加工削去外皮，干燥品呈圆锥形，长3～5.5cm，直径2～3.5cm，厚1～2.5cm。外表灰黄色，稍弯曲，上圆下尖，有刀削的痕迹，或有密集的点状须根痕，横向排列成环，侧面有时呈脊状外突出，凹凸不平，全形多呈棱状。质坚硬而重，入水则下沉，极难折断。断面平坦结实，黄白色或灰白色，内侧颜色较深。外皮与中央分为两层，中央有不明显的维管束小点。无臭，味甘、淡，微有麻辣感。

【道地与分布】东北、西北、华东地区，以及湖北、湖南均有产，多聚生于池沼沟中。药材以体重坚实、去净外皮、表面黄白色者为佳。

【地区习用品】

1. 小黑三棱　为黑三棱科植物小黑三棱 *Sparganium simplex* Huds. 的干燥块茎。产自黑龙江、吉林、内蒙古及云南等省区，也常混同正品黑三棱入药用。

本植物根茎短而不横走。茎直立，高 40 ~ 60cm，叶宽条形，扁平，宽 5 ~ 8mm。最下部花穗有梗。聚花果直径约 1.5cm。本种与正品黑三棱为同科属植物，外观性状与黑三棱相似。唯块茎较短小，呈扁长卵形。

2. 狭叶黑三棱　为黑三棱科植物狭叶黑三棱 *Sparganium stenophyllum* Maxim. ex Meinsh. 的干燥块茎。产自黑龙江、吉林、河北等地，也常混同正品黑三棱入药用。

本植物根状短，不横走，块茎小。叶狭条形，宽 2 ~ 4mm，背面有突起的棱条。花穗无梗，可与黑三棱、小黑三棱相区别。本种药材外观性状也与正品黑三棱很相似，只是块茎较为短小，多近于扁圆形。

3. 荆三棱　为莎草科植物荆三棱 *Scirpus yagara* Ohwi 的干燥

块茎。也称泡三棱、莱三棱、三楞果、铁荸荠、老母拐子，商品名习称“黑三棱”（黑皮三棱）。

干燥的块茎略呈类环形或尖卵形，长 3～4cm，直径 2～3cm，外皮棕黑色，皱缩，略有光泽，有轮状节痕 5～8 条，具侧根除去后的残痕。亦有用刀削去外皮者，色黄，体皆轻泡而质坚硬，极难折断，入水则漂浮水面，很少下沉。劈开面平坦，亦为黄色，不分层，散有许多明显的维管束小点。臭微，味淡，嚼之味辛涩。镜检不含淀粉粒（无粉性）。本品药材以称“泡三棱”为宜。

4. 扁秆藨草 为莎草科植物扁秆藨草 *Scirpus planiculmis* Fr. Schmidt 的干燥块茎。河南洛阳、江苏南部和甘肃、陕西、新疆均有分布。

块茎与荆三棱甚相似，外皮棕褐色，有节，横断面白色，富含淀粉，可资区别。

【附】黑三棱果实及种子特征：为成熟的核果，呈广倒卵状圆锥形，棕褐色，无梗，有棱角，具干革质的宿存花被片。外果皮较厚，海绵质，内果皮坚纸质。种子具薄膜质种皮，胚乳粉状。

土茯苓

土茯苓始载于《本草纲目》。土茯苓为利湿热和治梅毒要药，特别是对晚期梅毒有较好的效果。有药理实验发现，土茯苓有抗癌作用，值得更进一步的研究。在药材商品中的土茯苓，大多数均为红土茯苓，即药材断面的颜色呈红色或淡红色。在四川、贵州等地产的一种白土茯苓，其原植物为药用菝葜；宁夏也产一种土茯苓，为同科植物肖菝葜的根茎。均为产区当地的地区习用品，由此可见各地土茯苓的药用品种比较复杂。

【别名】红土苓、冷饭团、山猪粪、毛尾薯、山遗粮、山奇良。

【来源】为百合科植物土茯苓（光叶菝葜）*Smilax glabra* Roxb. 的干燥根茎。

【鉴别】药材呈不规则圆柱形，稍扁或呈不规则条块状，有结节状隆起，具短分枝，长 5 ~ 22cm，直径 2 ~ 5cm。表面土棕色或棕色，粗糙不平，常有坚硬的须根痕或须根除去后的刀伤切口及侧根残余部分，上端具茎痕，分枝顶端有圆形芽痕。有的外皮现不规则裂纹，并有残留的鳞片。质坚硬，不易折断。断面粗糙，有粉性，淡棕色。气微，味甘淡。

土茯苓片为长形薄片，大小不等，厚 1 ~ 3mm，周边不整齐，边皮棕黑色，切面类白色、淡黄色、淡红棕色或红色带紫，有的贮藏日久，颜色愈深，薄片光滑，厚片稍粗糙，中间略具维管束小点，于日光下仔细观察，可见有闪烁发光的点状物。纵切片常见花纹。导管不规则，质地轻泡，富粉质，微有弹性，以水湿润后，手摸之有滑润感。

【道地与分布】主产于广东、湖南、湖北、浙江、四川、安徽等地。福建、台湾、江西、广西、云南、江苏、甘肃等地亦产。

道地药材以身干、粉性足、筋脉少、断面淡棕色者为佳。

【地区习用品】

1. 菝葜 为百合科植物菝葜 *Smilax china* L. 的干燥根茎。又称金刚藤、铁菱角、马加勒、马甲勒、筋骨柱子、红灯果、鲎壳刺、马鞍莵、金刚莵、金刚莲、金刚头、金刚刺、狗骨头、铁刺苓、山菱角。

干燥的根茎呈圆柱形，微弯，结节状，有不规则的凹陷，长8～15cm，直径2～4cm。外表褐紫色，微有光泽，结节膨大处有粗大的疙瘩刺。前述铁菱角、山菱角、金刚头、铁刺苓、鲎壳刺诸称，皆以象形为名。质坚硬，难折断，断面黄白色（日久变黄棕色）。为此，在广东、四川、贵州、浙江、江苏等省均有以作“白土茯苓”或“白茯苓”用者，即因其断面色泽与土茯苓（光叶菝葜）有异，但也有直接混称为土茯苓的。

本品产于江苏的较细而长，故俗称“金刚鞭”，而产于浙江的则较粗壮，故当地称“铁菱角”，其实同为一种。

2. 暗色菝葜 为百合科植物暗色菝葜 *Smilax lanceifolia* Roxb. var. *opaca* A. DC. 的干燥根茎。

茎常有刺。叶片革质，卵状披针形，上面有光泽，下面无白粉，两面均为绿色，干后呈淡绿色。总花序梗较长（1～2cm或更长），一般长于叶柄，基部具鞘状苞片，花被外形棒状。果熟时黑色。

产于华东、华南、西南地区，四川以其根茎作“白土苓”或

“白茯苓”入药。

3. 黑果菝葜 为百合科植物黑果菝葜 *Smilax glaucochina* Warb. 的干燥根茎。亦称金刚藤头、粉菝葜。

茎与枝条生疏刺。叶厚纸质，椭圆形，长 5 ~ 8（20）cm，宽 2.5 ~ 5（14）cm，下面苍白色；叶柄长 7 ~ 15（25）mm，脱落点位于上部，约占全长的一半，具狭鞘，有卷须。花单性，雌雄异株，绿黄色，数朵或 10 余朵排成伞形花序，生于叶尚幼嫩的小枝上；总花序梗长 1 ~ 3cm。果熟时黑色，具粉霜。

分布于陕西、河南、四川、贵州、湖北、湖南、江苏、浙江、安徽、江西、广东、广西等省区。在江苏镇江地区以其根茎作“鲜土苓”用。

4. 粉背菝葜 为百合科植物粉背菝葜 *Smilax hypoglauca* Benth. 的干燥根茎。

植株通常无刺，多数二叉分枝。叶椭圆形，或长椭圆形，长 5 ~ 7cm，下面有白粉；叶柄的关节位于顶端，故脱落的叶片不带一段叶柄。花序梗短于叶柄，花蕾球形。云南以其根茎称“土茯苓”。

5. 肖菝葜 为百合科植物肖菝葜 *Heterosmilax japonica* Kunth 的干燥根茎。又称铁架子土茯苓。

药材呈不规则的块状，长 10 ~ 30cm，直径 5 ~ 8cm。表面黄褐色，粗糙，有坚硬的须根残基，断面周围呈白色，中心黄色，显粉性。饮片厚 1 ~ 3cm，切面稍显粗糙，亦有小亮点。质软，味淡。本品分布于安徽、浙江、江西、福建、台湾、湖南、广东、陕西、甘肃、四川及云南等省。在重庆武隆和宁夏使用的土茯苓多为此种，商品亦称之为“白土茯苓”或“白茯苓”“白土苓”等。本品在台湾亦作土茯苓入药用。

土鳖虫

土鳖虫原名蟅虫，始载于《神农本草经》，列为中品。《本草纲目》载：“行产后血积，折伤瘀血，治重舌，木舌，口疮，小儿腹痛夜啼。”今广泛用于癥瘕、经闭及跌打损伤诸症。

【别名】土元、土鳖、地鳖、蟅虫。

【来源】为节肢动物门昆虫纲鳖蠊科昆虫中华真地鳖 *Eupolyphaga sinensis* Walker. 及冀地鳖 *Steleophaga plancyi* (Boleny) 的雌虫干燥体。

【鉴别】

1. 地鳖　卵圆形，长约3cm，身体背腹扁平，背部紫褐色至黑色，有光泽。头小，咀嚼式口器，触角丝状，长而多节，复眼肾形，前胸如盾状，盖于头上，第8、9两腹板缩藏于第7腹板之内。足3对，有细毛，多刺。跗节5节，具2爪。质松脆，易碎。气腥臭，味微咸。

2. 冀地鳖　呈长椭圆形，长2.5～4cm，背部黑棕色，无光泽，通常在边缘带有淡黄褐色斑块及黑色小点。

【道地与分布】地鳖主产于江苏、安徽、河南、湖北、湖南、四川等地。冀地鳖主产于河北、北京、山东、浙江等地。药材均以完整、色紫褐者为佳。

【伪品及易混品】

1. 赤边水 为姬蠊科昆虫赤边水 *Opisthoplatia orientalis* (Burm.) 的雌虫体，主产于福建、湖北、广东等地。

呈长椭圆形，长 2.5～3.5cm，背面黑棕色，腹面红棕色，前胸背板前缘有 1 个黄色镶边。

2. 龙虱 为龙虱科昆虫东方潜龙虱 *Cybister tripunctatus orientalis* Gschwendtner 的干燥虫体，主产于湖南、江苏、福建、浙江、广东等地。

呈长卵圆形，长 2～3cm，背面为黑绿色，有一对鞘翅，边缘有棕黄色狭边，除去鞘翅，可见 2 对浅色膜质翅。

大风子

大风子又名大枫子，始载于《本草衍义补遗》。历来为治疗瘤型麻风病的有效药物，在临床上多制成各种复方制剂，广泛应用。《本草纲目》记载，“大风子，今海南诸国皆有之。按周达观《真腊记》云：‘大风乃大树之子，状如椰子而圆。’其中有核数十枚，大如雷丸子。中有仁，白色，久则黄而油，不堪入药。”

【来源】为大风子科植物泰国大风子 *Hydnocarpus anthelminthica* Pierr. ex Gagnep. 的成熟种子。

【鉴别】为干燥的成熟种子，呈不规则的卵圆形，或多面形，稍有钝棱，长1～2.5cm，直径1～2cm。外皮灰棕色或灰褐色，有细纹，较小的一端有明显的沟纹。种皮厚而坚硬，厚1.5～2mm，内表面光滑，浅黄色或黄棕色，种仁与种皮分离，种仁2瓣，灰白色，有油性，外被一层红棕色或暗紫色薄膜。气微，味淡。

【道地与分布】主产于越南、泰国、马来西亚等国。我国云南、台湾、广西等地也有出产。

道地药材以个大、种仁饱满、色白、油性足者为佳。

【附注】大风子及其油脂有毒。中毒症状为：恶心，呕吐，胸腹痛，严重的可出现溶血、肾炎、肝脂肪变性等。解救方法为：洗胃，导泻，服活性炭。对症治疗，胸腹痛可用镇痛剂，如有溶血可口服硫酸亚铁及注射复方卡古地铁，必要时可输液。

大青叶

大青叶为中医临床常用药物，功能清热解毒、凉血、消斑，常用于治疗温邪入营、高热神昏、发斑发疹、黄疸、热痢、痄腮、喉痹、丹毒、痈肿，现代研究发现大青叶对流行性乙型脑炎、流感、流行性腮腺炎、肝炎等亦有一定的疗效。市售大青叶品种非常复杂，有的同一植物，叶名“大青叶”，而根名“板蓝根”，有的只用叶而不用根，有的则用地上茎而不用地下部分等，形形色色，各地区习用品种较多。2020年版《中国药典》只收载了菘蓝一种。

【别名】草大青、草本大青、靛青、大蓝、大青。

【来源】为十字花科植物菘蓝 *Isatis indigotica* Fort. 的干燥叶片。

【鉴别】干燥的大青叶多皱缩卷曲或呈不规则团块，有的已破碎。完整叶片展平后呈长椭圆形至长圆状倒披针形，状如牛舌。长 3 ~ 20cm，宽 2 ~ 6cm，上表面暗灰绿色，有的可见颜色较深而稍突起的小点，全缘或略锯齿状，先端钝，基部狭窄下延，至叶柄叶呈翼状。叶柄长 4 ~ 10cm，本品光滑无毛。质脆，易碎，气微，味微酸、苦、涩。

【道地与分布】分布于华北、华东及华中地区，主产于江苏、河北、河南、安徽、浙江等地。

道地药材以叶大而无柄、叶片完整、色暗灰绿色者为佳。

【地区习用品】

1. **大青**　为马鞭草科植物大青 *Clerodendrum cyrtophyllum* Turcz. 的干燥叶片。又名木本大青、臭大青、臭叶树、大青木、山大青，湖南称淡婆婆、淡亲家婆叶、青草心，江西称鸭分青、牛皮青，福建称臭树、臭根、大臭毛、山尾花、野地骨，广西称路边青、猪屎青、鸡屎菜、狗屎木和羊咪青。江西商品大青叶即为此种。

干燥的叶片大多为微褶皱状，呈长椭圆形，长 5 ~ 12cm，宽 2 ~ 6cm。上表面棕黄色或棕绿色，下表面色较浅，顶端渐尖，基部钝圆，全缘，质脆易碎。有的有叶柄，叶柄呈细圆柱形，长 0.5 ~ 5cm。气微弱，味淡或微苦。

分布于我国华东、中南、西南各省区，台湾也有。主产于湖南、湖北、江西等地。药材以叶大而无柄、身干完整、色棕黄绿者为佳。

2. 马蓝 为爵床科植物马蓝 *Strobilanthes cusia* (Nees) O. Ktze. 的干燥叶片。又名蓝靛叶、大蓝、山蓝、大叶青等。分布于浙江、福建、湖南、广东、广西、四川、贵州、云南等省区，多为栽培。

商品药材有时带幼枝，多皱缩成团块状。完整者呈长圆形、倒卵状长圆形或椭圆披针形，长 8 ~ 15cm，宽 3 ~ 5cm，先端渐尖，基部渐窄，叶缘有细小钝锯齿，上表面黑绿色至暗棕黑色，下表面颜色较淡，叶脉下面较明显。叶柄长 1 ~ 2cm。质脆易碎。气微弱，味涩而微苦。药材以叶净、无枝梗、色黑绿者为佳。

四川、云南、广东、福建及北京均以马蓝叶作大青叶入药，并认为该品种是大青叶中之佳品。

3. 蓼蓝 为蓼科植物蓼蓝 *Polygonum tinctorium* Ait. 的干燥叶。东北地区称蓼蓝叶、靛草、蓝草，山西称山蓝根叶、水红花叶，江苏南通、如皋称小青，河北安国称靛叶。这些地区均以此叶作“大青叶”入药。《本经逢原》所载大青，即为此种。

商品药材有时带枝，多皱缩呈不规则状或已破碎。完整者呈长圆形至倒卵形，长 5 ~ 8cm，宽 3 ~ 5cm，似桃叶而较阔，先端钝尖，基部渐狭窄，全缘多数呈波状，稍有黄色毛茸。叶柄扁平，长约 1cm，基部具膜质托叶鞘，透明，灰白色，其边缘有稀疏长毛。质脆易碎。气微臭，味微涩而苦。药材以叶厚、色蓝绿、无枝梗杂质者为佳。

东北地区和北京、天津、河北、山东、山西等地以蓼蓝叶作大青叶入药。

4. 靛青 为十字花科植物欧洲菘蓝 *Isatis tinctoria* L. 的干燥叶。又名草大青。过去文献多将十字花科大青叶与板蓝根的原植物定为 *Isatis tinctoria* L.，现已搞清这是欧洲种，并非我国原产的菘蓝，因此现将 *Isatis tinctoria* L. 称之为欧洲菘蓝。主要分布于河北、江苏等地。

本品叶片的形状与菘蓝相似。叶具白色单细胞的腺毛。基生叶被白色柔毛，尤以叶柄背部、叶背面较密，叶片披针形，叶缘呈微锯齿或浅波状，并可见白色或灰白色疣点；叶面淡青绿色或蓝绿。茎生叶长圆状至长卵形，叶耳多为箭形，叶可见到垂耳状；半抱茎，叶缘具白色疣点，并疏生白色腺毛，叶柄背部、叶表面处柔毛较多。

【附】菘蓝种子特征：种子长圆形，长 3 ~ 3.8mm，宽 1.0 ~ 1.5mm，表面平滑无光泽，黄色至黄褐色。基部具 1 个白色小尖突状种柄，两侧面各具 1 条较明显的纵沟。解剖镜下种脐略呈黑色胚，无胚乳，胚弯曲，子叶背倚胚根。

大黄

大黄以形大色黄而得名，是我国著名特产药材之一。功能泻实热，破积滞，行瘀血。主治大便燥结、腹痛胀满、热毒痈疮、妇人经闭、瘀血停滞、湿热黄疸、目赤口疮等症。早在公元前114年，我国大黄即向欧洲出口，颇负盛誉。

【**别名**】西大黄、川军、将军、西锦军、马蹄大黄等。

【**来源**】为蓼科植物掌叶大黄 *Rheum palmatum* L.、唐古特大黄 *Rheum tanguticum* Maxim. ex Regel 或药用大黄 *Rheum officinale* Baill. 的干燥根及根茎。

【**鉴别**】呈类圆柱形、圆锥形、卵圆形或不规则块瓣状。表面黄棕色至红棕色，有的可见黄白色菱形网纹，习称“锦纹”。未去皮者表面棕褐色，有横皱纹及纵沟。质坚实，不易折断，折断面淡红棕色或黄棕色，颗粒性。外围具放射状纹理及明显环纹，习称“槟榔碴”。根茎髓部有褐色星点（异形维管束）排列成环或散在，并有黄色或棕红色的线纹（射线）；根木部发达，具放射状纹理，形成层环明显，无星点。气清香，味苦而微涩，嚼之粘牙，有砂粒感。

掌叶大黄、唐古特大黄及药用大黄3种正品大黄的根茎切面星点排列分布情况基本相同，即根茎近顶端部分横切面具多数星点排列成1～3环，并有部分散在，根茎中下部分横切面多数星点排成1环或渐呈散在状。新鲜断面在紫外光灯下显棕色荧光。商品大黄在历史上由于产地不同、加工方法不同而形成多种规格，它们性状特点也都有所差异。

（一）西宁大黄型

1. 西宁大黄　以青海贵德、湟源、湟中等县所产者为道地药材，以其在加工干燥后向西宁集散，故名西宁大黄。体重质坚，内色呈槟榔纹朱砂斑点，习称“高粱碴”，多锦纹，其个多呈圆形，削成蛋状，习称“蛋吉”。取粉末以水试之有黏性，苦而不涩。

2. 凉黄（凉州大黄） 为野生于甘肃祁连山、武威（凉州）、永登一带的大黄，系不经去皮加工的原皮大黄，形如狗头，故又名“狗头大黄”，外皮横纹显著，均穿孔用毛绳穿入。本品高粱碴、锦纹特征明显，有香气，苦而不涩，质量最佳，但产量较少。此外，岷县大黄（产甘肃岷县，外皮横纹较少，顶端下凹，锦纹不明显）、河州大黄（产甘肃临夏，古称河州）亦属此类。

（二）铨水大黄型

1. 铨水大黄 产于甘肃礼县、铨水、西固的大黄，统称为铨水大黄，产武都者名阶州大黄，多系栽培。以铨水产量最大，其个多呈长形，将其切为竖形片状者称“片吉”，将长形大黄横切成段者称“中吉”（个较大）、“苏吉”（个较小）等。集散于天水，品质优良，且有出口。

2. 文县大黄 产甘肃文县、成县的家种品，外皮无横纹，断面锦纹不明显，色不鲜黄，无香气及油性。清水大黄（甘肃清水县家种品）与庄浪大黄（产自甘肃庄浪之水洛城）亦属铨水大黄型。

（三）马蹄大黄型

1. 雅黄 产自四川九龙、雅安，个形大而松。雅安产者个形小，体轻，质次，多横切成段，外形如马蹄状，外皮横纹不多，内心糟朽如丝瓜络，色带茶黄，无高粱碴，星点大，气不香，味苦，涩味较小。

2. 南川大黄 为重庆南川移栽品。此外，云南马蹄黄（粗者呈圆轮形，直径 6 ~ 17cm）、羊蹄黄（小者呈圆柱形、长圆锥形，直径 3 ~ 5cm）及陕西汉中、安康，湖北西北山区的野生大黄，在外形上也多切成马蹄形，亦名马蹄大黄。

【道地与分布】掌叶大黄主产于青海、甘肃，四川西北部、西藏东部、云南西北部也有分布。甘肃岷县、宕昌、礼县、文县、武都、康县、漳县、两当、西和等地亦有栽培。鸡爪大黄主产于青海与甘肃，四川西部、云南、西藏东部也有分布。药用大黄主产于西藏东南部、四川、云南、湖北、河南西部、陕西、甘肃等地。

上述大黄不论何种规格，均以削尽外皮（凉州大黄除外），体质充实，个头匀整，色泽黄亮，砸开后内呈槟榔纹朱砂斑点而无虚糠，锦纹明显，气香，性黏者为优。俗称“十大九糠”，言大黄大多个大多糠，因其在加工过程中水分不易外泄，且受冰冻，故而变糠。所以大黄以体质充实、干燥、断面显锦纹、稍有油性、气清香、味苦而微涩者为佳。

【伪品及易混品】

1. 华北大黄 为蓼科植物华北大黄 *Rheum franzenbachii* Munt. 的根茎及根。别名：苦大黄、台黄、籽黄、峪黄、祁黄等。药材为不齐之圆柱形或圆桶形，长 7 ~ 10cm，直径 1 ~ 5cm，外表皮黄棕色或红褐色而黄，无横纹，质坚而轻，断面无星点，无锦纹，但有细密而直的红棕色射线（习称“直丝”）。气不如西宁大黄香，味苦而涩，故有苦大黄之称，以与“香大黄”区别。

2. 藏边大黄 为蓼科植物藏边大黄 *Rheum australe* D. Don[*Rheum emodi* Wall.] 的根茎。印度大黄即此种，云南称白牛尾七、牛尾七、大岩七。根茎呈圆锥形，根类圆柱形，长 5 ~ 20cm，直径 1 ~ 5cm，外表皮为红棕色，少数灰褐色，多纵皱纹，横断面浅棕灰色至浅紫灰色，形成层环明显，无星点。气微香，味苦、微涩。新断面在紫外光灯下显蓝紫色荧光。

3. 河套大黄 为蓼科植物河套大黄 *Rheum hotaoense* C. Y. Cheng et Kao 的根茎。药材呈类圆柱形或圆锥形，长 3 ~ 15cm，直径 3 ~ 7cm，带栓皮者灰褐色或灰黑色，表面具抽沟及纵皱纹，除去栓皮者多为土黄色或黄褐色，横断面淡黄红色，无星点。味涩而微苦，新鲜断面在紫外光灯下呈蓝紫色荧光。

4. 天山大黄（新疆大黄） 为蓼科植物天山大黄 *Rheum wittrockii* Lundstr. 的根及根茎。维吾尔族医生称之为“热万”。根茎呈圆柱形，长 8 ~ 20cm，直径 2.5 ~ 4cm，外皮棕褐色，断面黄色，有放射状棕色射线，同心性环纹明显，无星点。味苦涩。新断面在紫外灯下显紫色荧光。

5. 网果酸模 为蓼科植物红丝酸模 *Rumex chalepensis* Mill. 的根及根茎。根及根茎呈圆锥形。根茎顶端有茎基残痕及须毛状纤维，表面棕红色至棕灰色，并有多数纵皱纹或散在皮孔样疤痕。质硬，断面黄色，有棕色形成层环及放射状纹理。气微，味稍苦。

6. 钝叶酸模 为蓼科植物钝叶酸模 *Rumex obtusifolius* L. 的

干燥根及根茎。湖南、浙江临安称之为土大黄，浙江仙居、乐清称鲜大黄，四川称大昏药，江苏称其叶为鲜大青。主根呈圆锥形或圆柱形，较粗壮，表面棕黄色或黄褐色，多有分歧。质坚硬，难折断，断面呈黄色，具表面凹入的深沟条纹。味苦。

7. 羊蹄 为蓼科植物羊蹄 *Rumex japonicus* Houtt. 的根。亦称土大黄、牛舌大黄。根呈圆锥形或类圆锥形，较粗，表面为暗棕色，有横长样皮孔疤痕及皱纹，断面黄棕色，偶见腐朽样空洞。具特殊香气，味微苦涩。

8. 皱叶酸模 为蓼科植物皱叶酸模 *Rumex crispus* L. 的根。亦称土大黄、牛耳大黄、羊蹄根、皱叶羊蹄等。根呈圆锥形或圆柱形，粗壮而肥厚，断面黄色，具特殊香气，味微苦涩而有酸味。

大蓟

大蓟为常用中药。始载于《名医别录》，列为中品。寇宗奭曰："大蓟高三四尺，叶皱，小蓟高一尺许，叶小皱，以此为异。"大蓟具有凉血止血，祛瘀消肿，解毒消痈的功能。用于衄血、吐血、尿血、便血、崩漏、外伤出血、痈肿疮毒等症。

【别名】千针草、刺蓟、马刺草、大刺刺菜、大刺儿菜、老虎刺。

【来源】为菊科植物蓟 *Cirsium japonicum* Fisch. ex DC. 的干燥地上部分或根。

【鉴别】全草，茎直立，呈圆柱形，长达 1m 左右。直径可达 0.5 ~ 1.5cm。表面褐色、绿褐色或棕褐色。有数条纵棱，密被灰白色丝状毛。质松而脆，折断面髓部白色，中空或疏松，断面黄白色或灰白色。叶皱缩，多破碎，绿褐色，边缘具针刺。完整叶展平后呈倒披针形或倒卵状椭圆形，羽状深裂，边缘具不等长的黄白色针刺。上表面灰绿色、黄棕色或绿褐色，下表面色较浅，两面均具灰白色丝状毛。头状花序顶生，圆球形或椭圆形，总苞黄褐色或枯黄色，4 ~ 6 列，苞片披针形，4 ~ 6 层，表面微带紫黑色。花冠管状，通常已脱落，露出羽状冠毛，灰白色或黄白色。气微臭，味甘、淡。

根呈长纺锤形或长椭圆形，常簇生而扭曲，长 5 ~ 15cm，直径 0.2 ~ 0.8cm。表面灰黄色、灰褐色或暗褐色，有不规则的纵皱纹及细横皱纹。质坚而脆，易折断，断面粗糙，皮部薄，棕褐色，有小裂隙，木部灰黄色或灰白色。气特异，味甘、微苦涩。

【道地与分布】主产于安徽、山东、河北、江苏等地。药材全草以色灰绿、叶多者为佳。根以条粗、无须根及芦头者为佳。

【地区习用品】

1. 野蓟　为菊科植物野蓟 *Cirsium maackii* Maxim. 的全草或根。本品与正品极为相似，但叶下面有白色密蛛丝状毛。分布于东北地区。

2. 中国蓟　为菊科植物绿蓟 *Cirsium chinense* Gardn.et Champ. 的全草或根。叶两面同色，为绿色，羽状分裂，侧裂片 3 ~ 4 对，边缘有 1 ~ 3 齿。河北、四川、贵州、广东以地上部分作大蓟用。

3. 烟管蓟　为菊科植物烟管蓟 *Cirsium pendulum* Fisch. ex

DC. 的全草或根。二年生草本，叶羽状深裂，裂片上侧边缘具长尖齿，边缘具长刺及短刺。头状花序较大，直径 4 ~ 5cm，在开花后下垂，花冠管部细长。分布于东北地区。

4. 山西蓟 为菊科植物牛口刺 *Cirsium shansiense* Petrak. 的全草或根。主根类圆柱形，叶下面灰白色，羽状浅裂、半裂或深裂，顶端和齿顶的针刺长 4 ~ 7mm。四川、云南、广西以地上部分或根作大蓟用。

5. 青刺蓟（滇大蓟、白马刺） 为菊科植物两面刺 *Cirsium chlorolepis* Petrak ex Hand.-Mazz. 的全草或根。全株多针刺。根多条簇生，圆柱形或纺锤形，肉质，肥大。茎直立，粗壮，中空，表面有浅槽，槽上生白色刚毛，多分枝。基生叶长圆形，长约 30cm，宽约 10cm，边缘有不整齐深裂，裂片锐尖，三角形，在下部有缺刻状齿，齿尖具针刺，头状花序卵圆形，下垂。分布于云南。

6. 线叶蓟 为菊科植物线叶蓟 *Cirsium lineare* (Thunb.) Sch.-Bip. 的全草或根。块根呈长纺锤形，叶下面灰绿色或灰白色，长披针形。安徽、四川、贵州等地以地上部分或根作大蓟入药用。

此外，陕西、甘肃、青海、新疆等地尚有以同科飞廉属植物丝毛飞廉 *Carduus crispus* L. 的全草，山东以飞廉 *Carduus nutans* L. 和蝟菊 *Olgaea lomonosowii* (Trautv.) Iljin 的全草混作大蓟入药的情况，应注意鉴别。东北地区还有以小蓟（刺儿菜及刻叶刺儿菜）作大蓟用者，小蓟虽亦有凉血止血之功，但不能消肿，此与大蓟之功效有所差异，故仍应分别使用，不可混淆。

【附】大蓟果实特征：瘦果长倒卵状扁圆柱形，长 2.5～4mm，宽 0.8～1.8mm。顶端较宽而平截，杯口状环明显，有白色羽毛状冠毛（成熟时易脱落），顶端中央具残存花柱，长与杯口状环齐平或略高。果皮黄褐色，两侧中间有 1 条纵棱，表面平滑，有光泽。果实基部较窄，果脐位于基端。胚直立，无胚乳。

大腹皮

大腹皮为常用中药，始载于《开宝本草》。大腹皮具有下气宽中，行水消肿的功能。用于湿阻气滞、水肿胀满、脚气浮肿、小便不利等症。

【别名】大腹毛、槟榔皮、槟榔衣、大毛、腹毛。

【来源】为棕榈科植物槟榔 *Areca catechu* L. 的干燥成熟果皮。

【鉴别】

1. **大腹皮**　果皮略呈椭圆形或长卵圆形瓢状，外凸内凹，长 4～7cm，宽 2～4cm，厚 0.5～1cm。外果皮深棕色至近黑色，具不规则的纵皱纹及隆起的横纹，顶端有花柱残痕，基部有果梗及残存萼片，中果皮黄白色，纤维状，纵向排列。内果皮凹陷，褐色、深棕色或黄褐色，表面光滑，硬壳状。体轻，质硬。纵向撕裂后可见中果皮纤维。气微，味淡、微涩。

2. **大腹毛**　以中果皮疏松纤维为主，呈缕状，纵向排列或松散，呈乱丝团状，长 4～7cm，厚 3～6mm。黄白色、灰黄色或浅棕色，可见附着的外果皮及内果皮碎片。内层纤维较粗，呈棕毛状。内壁凹陷，呈褐色至深棕色，表面光滑呈硬壳状。体轻松，质柔韧，易纵向撕开。气微，味淡。

【道地与分布】主产于海南、云南、台湾等地。

道地药材大腹皮以深褐色、皱皮结实者为佳；大腹毛以色黄白、质柔韧者为佳。

山豆根

山豆根为清热解毒、消肿利咽的常用中药，始载于宋代的《开宝本草》,《本草纲目》列于草部蔓草类。其原植物系小灌木，多野生于石灰岩山地或岩石缝中。习惯认为广西所产者质量最好，故又有“广豆根”之称。由于各地区用药习惯不同，目前在各地以山豆根为名入药的药材多达20余种，其中以华南地区所产的广豆根和北方所产的北山豆根最为普遍。自2015年版《中国药典》起，将广豆根和北豆根分别列专条，山豆根即专指广豆根。

【别名】广豆根、豆根、苦豆根、岩黄连等。

【来源】为豆科植物越南槐 *Sophora tonkinensis* Gagnep. 的干燥根茎。

【鉴别】广东、广西、贵州称山豆根、广豆根，贵州也称小黄连、岩黄连。植物名过去称柔枝槐。

根茎干品呈不规则的结节状，横向延长，顶端常残存茎基，其下着生数条根。根呈长圆柱形，常有分枝，长短不等，一般长 10 ~ 30cm，直径 0.7 ~ 1.5cm；表面棕色至棕褐色，有不规则的纵皱纹及突起的横向皮孔。质坚硬，难折断，断面韧皮部浅棕色，似蜡质，木部淡黄色，多少具裂隙。有豆腥气，味极苦。

【道地与分布】主产于广西百色、田阳、凌乐、大新、龙津等地。除广西外，广东、云南、贵州、江西等省份也有出产。

本品以身干、条粗壮而无须根、质坚、无杂质泥土者为佳。

【地区习用品】

1. 多叶越南槐　为豆科植物多叶越南槐 *Sophora tonkinensis* Gagnep. var. *polyphylla* S. Z. Huang 的干燥根茎。

在广西都安、马山、忻城称本品为山豆根或广豆根。本变种与越南槐的区别在于小枝和花序只被短柔毛；小叶呈披针形，数目较多，小叶也较小，上面无毛，下面只被短柔毛，有加厚的边缘；全为总状花序。

分布于广西境内红水河流域。药材的形态特征与越南槐相同。

2. 木蓝根　木蓝根又称土豆根，为豆科木蓝属 *Indigofera* 多种植物的根及根茎的总称，药材来源甚为复杂。主要有：华东木蓝 *Indigofera fortunei* Craib（湖北、江苏、浙江、安徽）、花木蓝 *Indigofera kirilowii* Maxim.（河南、陕西）、苏木蓝 *Indigofera carlesii* Craib（江苏、贵州铜仁）、宜昌木蓝 *Indigofera ichangensis* Craib（湖北、四川、河南）、多花木蓝 *Indigofera amblyantha*

Craib（湖北、安徽）、陕甘木蓝 *Indigofera potaninii* Craib（陕西）、椭圆叶木蓝 *Indigofera cassioides* Rottl. ex DC.（浙江龙泉）等。

此类药材的性状：根头部呈不规则块状，上端常残留茎基或茎痕，其下有根数条。根呈长圆柱形，有时有分枝，略弯曲，长15～50cm，直径4～10cm，表面灰黄色或黄棕色，有横长的皮孔及纵皱纹，偶有横裂，有时栓皮呈鳞片状剥落。质坚硬，难折断。断面黄白色或淡黄色，皮部显纤维样，中心无髓。气微而味苦。

3. 云南野豇豆 为豆科植物云南野豇豆 *Vigna vexillata* (L.) Benth. var. *yunnanensis* Franch. 的干燥根。在云南个别地区亦作山豆根入药。根呈长圆锥形，体形粗大而肥，常带有少数分枝，根皮棕黄色。

4. 滇豆根 为毛茛科植物铁破锣 *Beesia calthifolia* (Maxim.) Ulbr. 的干燥根茎。在云南个别地区亦作山豆根入药。

药材呈圆柱形，常带有多数分枝，茎节明显且数目较多，节纹突起，节间长0.5～2.5cm。质坚实而脆，易折断。气微弱，味苦。

【附】越南槐种子特征：种子略呈椭圆形，长1.2～1.7cm，宽1.1cm，表面黑色，平滑有光泽，有时皱缩。一端圆钝，另一端略尖，背腹面有一条突起的棱线，棱线对侧有一条线形凹纹，种脐位于线形凹纹的一端，呈突起的点状，白色。子叶2枚，并列。质坚硬，不易破碎，种皮薄而脆，破开后胚乳呈淡黄色。

山药

山药原名薯蓣，《神农本草经》列为上品。《本草纲目》载入菜部柔滑类，为中医常用的补气药，有益气补脾、滋肾虚、治消渴之功。传统习惯认为河南所产者质量最佳，由于各县（市）的产品多集中于沁阳市，旧称怀庆府，故有“怀山药”之称。商品药材中，因加工方法不同，又有光山药与毛山药之分，二者除销售习惯不同外，质量基本相同，均可同等入药用。目前市场销售的山药，主要为怀山药（淮山药）。

【别名】家山药、白山药、架山药、铁棍山药、淮山、山菇。

【来源】为薯蓣科植物薯蓣 *Dioscorea opposita* Thunb. 的干燥块茎。

【鉴别】怀山药在河南产地分为铁棍山药、小绒毛山药、白皮山药和菜山药四个类型，其中以铁棍山药为最佳。铁棍山药鲜货每 1 750g 可制 500g 成品，小绒毛山药鲜货每 2 250g 制 500g 成品，白皮山药鲜货每 2 500g 制 500g 成品，菜山药鲜货每 3 000～3 500g 才制成 500g 成品。

1. 毛山药　是加工时不搓圆去皮的山药。外形不一，多为扁圆形、略弯曲的柱形状体，长 15～30cm，直径 1.5～3cm。表面灰白色或黄白色，有明显的纵皱及栓皮未除尽的痕迹，或有小疙瘩，两头不齐。质坚脆，易折断，断面白色，粉性足，显颗粒性。气无，味甘淡而微酸。

2. 光山药　则为加工修整搓过的成品。呈长圆柱形，长

10～20cm，直径3～4cm，洁白光滑，粗细均匀，两端平齐。质坚硬，不易折断，断面白色，粉质。臭微，味淡微酸，嚼之发黏。在加工时切下断头长寸许的则称为断山或寸山，碎断次货称料山，边片则称山药片。

河南另有所谓“牛筋山药”，是经过水泡或生于湿地而生虫的山药，亦将外皮除去，色棕黄色或带红色，质坚硬，不易折断或打碎，外形似牛筋，故名。质劣，不宜入药。

【道地与分布】主产于河南新乡地区的温县、武陟、博爱、沁阳等县（市），为全国驰名四大怀药之一。

怀毛山药略呈圆柱形，弯曲而稍扁，长可达1m多，直径1.5～6cm。表面黄白色或淡黄色，有纵沟、纵皱纹及须根痕，偶有浅棕色外皮残留。体重，质白细坚实，不易折断，断面白色，粉性。无臭，味淡、微酸，嚼之发黏；光山药药材以条粗直、体结实质重、色洁白光滑、圆柱形、两头齐、无僵裂者为佳。

山西，河北安国，陕西朝邑、华县、同州及川、苏、浙、皖等省产的山药，含水分重，不易晒干，且质松多筋，过去作副食品，少作药用。新乡地区群众又将栽培的山药分为铁棍山药、白皮山药和太谷山药（由山西太谷引种而来）三个品种，铁棍山药皮发黑，淀粉细致，体形细长质硬。白皮山药皮发白，淀粉细致，体较前者粗大，须根短小而少。太谷山药皮粗，须根粗而密，体粗大，产量高，为目前的习见品。

【地区习用品】

1. 方山药　为薯蓣科植物参薯 *Dioscorea alata* L. 的干燥块

茎。又名大薯、白薯、火棍薯、脚板薯、黎洞薯、罐薯等，主要分布于中南和西南地区。四川称之为“方山药”，或简称“方山”。

野生品的块茎多为圆柱形或棒状，而栽培品的形状变化较大，扁球形、掌状、姜块状、棒状或圆锥形均有，表面为棕色或黑色，断面白色、黄色、淡红色或紫色。

2. 野山药　为薯蓣科植物日本薯蓣 *Dioscorea japonica* Thunb. 的干燥块茎。云南别名牛尾薯、山药。分布于西南、华南、华中、华东地区，各地常就地取材，将其加工后作“土山药”入药。块茎圆柱形，垂直生长，直径 3cm 左右，表面棕黄色。

3. 褐苞薯蓣　为薯蓣科植物褐苞薯蓣 *Dioscorea persimilis* Prain et Burk. 的干燥块茎。分布于云南、广东、广西等地，华南地区称此为“山药”或“土淮山”。

块茎圆柱形，垂直生长，外皮棕黄色，断面新鲜时白色，带黏性。

4. 山薯　为薯蓣科植物山薯 *Dioscorea fordii* Prain et Burk. 的干燥块茎。分布于广东、广西、福建等省区，广东某地以其块茎作“淮山”或“土淮山”入药。

块茎圆柱形，垂直生长，表面有众多的疣状突起，干燥后断面为黄白色。

【伪品及易混品】

1. 甘薯　为旋花科植物甘薯 *Ipomoea batatas* (L.) Lam. 的干燥块根。甘薯又名番薯、红薯、白薯、地瓜、山芋，其伪充山药是经加工、漂白、切片而成的山药片。

伪品淮山片（甘薯片）通常切成厚约 2mm 的椭圆形薄片，偶见未去净的淡红色或灰褐色外皮。切面白色或淡黄色，粉性，可见淡黄色的筋脉点或线；近皮部可见一圈淡黄色或棕色的环，质柔软，有韧性，用手可将薄片弯成一定的弧度而不折断，此点最易与真品相区别。另外，伪品有地瓜的清甜味，嚼之发黏。

在显微镜下检查样品的粉末最易区别真伪。真品淀粉粒极多，均为单粒，呈椭圆状、卵形或类圆形；脐点多样呈马蹄状、飞鸟状、点状或裂缝状，层纹可见。而甘薯的粉末淀粉粒单粒或复粒均有之。单粒多呈圆球形、类三角形，大小不均；脐点明显，多为星状、飞鸟状或点状；复粒由 2 ~ 3 个分粒组成。

2. 木薯 为大戟科植物木薯 *Manihot esculenta* Crantz 的干燥块根。在药材市场上是以块根的斜切片充当山药片出售的。木薯块根含有木薯毒苷，误服后可因水解产生的氢氰酸而中毒，故应引起注意。

伪品木薯块根斜切片长 3 ~ 7cm，宽 1.5 ~ 3cm，厚 0.3 ~ 0.8cm。外皮多已除去，有的残留黑褐色及棕褐色的外皮。断面乳白色，显粉性，近边缘处可见形成层的环纹，中央部位有木心（为导管群），有的有裂隙，由木心向四周散在单个导管。味淡，嚼之有纤维感。

山柰

山柰始载于《本草纲目》。李时珍曰：“山柰生广中，人家栽之。根叶皆如生姜，作樟木香气。土人食其根，如食姜，切断暴干，则皮赤黄色，肉白色，古之所谓廉姜，恐其类也。”山柰具有行气温中，除湿止痛的功能。用于脘腹冷痛、寒湿霍乱、饮食不消、跌打损伤、风火牙痛及牙宣口臭等症。

【别名】三柰、三柰子、三赖、山辣、沙姜。

【来源】为姜科植物山柰 *Kaempferia galanga* L. 的干燥根茎。

【鉴别】根茎为圆形或近圆形的横切片，直径 1 ~ 2cm，厚 3 ~ 6mm，有的 2 ~ 3 个相连，少数为纵切片或斜切片。外皮浅褐色或黄褐色，可见根痕及残存的须根。断面类白色，富粉性，光滑而细腻，有时可见内皮层环纹，中柱常鼓凸，而外皮皱缩，习称“缩皮凸肉”。质坚脆，易折断。气芳香特异，略同樟脑，味辛辣。

【道地与分布】主产于广西、广东。药材以色白、粉性足、气浓厚而辣味强者为佳。

【伪品及易混品】

苦山柰　为姜科植物苦山柰 Kaempferia marginata Y. H. Chen 的干燥根茎。鲜时根茎黄色，干品呈圆形或近圆形的横切片，直径 1 ~ 2cm，厚 2 ~ 6mm。断面类白色，外皮黄褐色，有根痕，皱缩质脆，易折断，富粉性，中柱常凹陷。气稍臭，味苦，干后味亦苦。投入酒精中，其浸液显淡黄色。曾有因食用过量而中毒的。

山银花

山银花包括灰毡毛忍冬、红腺忍冬、华南忍冬三个品种，在

2000年以前历版《中国药典》中均作为金银花的多来源品种而被收载。自2005年版《中国药典》起将此三个品种从“金银花”条中分列开而单独列为“山银花”条。

【别名】 金银花、银花。

【来源】 为忍冬科植物灰毡毛忍冬 *Lonicera macranthoides* Hand.-Mazz.、红腺忍冬 *Lonicera hypoglauca* Miq.、华南忍冬 *Lonicera confusa* (Sweet) DC. 的干燥花蕾或带初开的花。

【鉴别】

1. 山银花 花蕾细长，头部稍膨大而似棒状，多2枚合生枝上，长2 ~ 4cm。表面黄绿色或金黄色，外被毛绒，顶端5裂，雄蕊5枚，着生于花冠管上，花柱1枚。基部萼长约2mm，萼筒绿黄色，外被小硬毛，花冠筒状，细长而扭曲。气芳香，有甜味，嚼之微苦。

2. 红腺忍冬 花蕾为双生花，总花梗短，萼筒无毛，萼齿长三角形，具睫毛，花冠长3 ~ 4.5cm。表面白色或黄色，久贮为红色。外疏生微毛和腺毛，花柱无毛，苞片细小，钻形而非卵形，叶状。可与金银花相区别。

3. 灰毡毛忍冬 花蕾呈棒状，略弯曲，长2.5 ~ 4.5cm。上部直径1 ~ 2mm。表面黄色或黄棕色。外疏生微毛或腺毛，萼筒无毛，萼齿长三角形，具睫毛，花冠3 ~ 4.5cm。小苞片无柄，花柱无毛。药材干后质硬戳手。可与金银花相区别。

【道地与分布】 主产于四川、广东、广西、湖南、贵州、云南、安徽、浙江等省区。广西山银花主要分布于马山、忻城、都安、田阳、宜山、凌云、资源等县市。

道地药材以花蕾呈棒状、表面红棕色或灰棕色、气清香者为佳。

【地区习用品】

细苞忍冬　为忍冬科植物细苞忍冬 *Lonicera similis* Hemsl. 的干燥花蕾，本种在各个主产地也作山银花采收。花蕾呈细棒状，长5～8cm，头部膨大，上部直径1～2mm。表面棕黄色或淡褐绿色。基部较细长，外面无毛或有硬毛、微毛和长腺毛。上下唇均反卷，短于花冠筒2～6倍。萼齿三角形，具睫毛。

山楂

山楂原名山樝，《新修本草》名赤爪草（木），一名羊，一名鼠查，《本草图经》名棠子，《本草纲目》列入果部山果类。具有消食化积、散瘀、驱虫的功效，常用于治疗肉积停乳、脘腹胀满、痰饮痞满、吞酸、肠风泻痢、腰痛、疝气、痛经、产后瘀血、腹痛等症。山楂药材因产地和原植物不同又有“北山楂”和“南山楂”之分。

【来源】北山楂为蔷薇科植物山里红（大山楂）*Crataegus pinnatifida* Bunge var. *major* N. E. Br. 和山楂 *Crataegus pinnatifida* Bunge 的干燥果实。南山楂为蔷薇科植物野山楂 *Crataegus cuneata* Sieb. et Zucc. 的干燥果实。2020年版《中国药典》收载的山楂为北山楂。

【鉴别】

1. 北山楂 即山里红。北京称此为红果、山果子，河北称棠棣。

果实近球形或梨形，直径 1 ~ 2.5cm。表面深红色或紫红色，有光泽，布满灰白色斑点。顶端有宿存的花萼，基部有果柄残痕。商品药材多切成片状。山楂片为圆形片状，多卷边或皱缩不平，直径 1 ~ 2.5cm，厚 0.2 ~ 0.4cm，外皮红色，具皱纹，有灰白色小斑点，果肉深黄色至浅棕色。中部横切片具 3 ~ 5 粒种子，浅黄色，橘瓣状，背面稍具棱，两侧平滑，或已脱落而中空，有的切片可见短果柄或花萼残迹。气微清香，味酸而微甜。

2. 南山楂 又称药山楂、红果子、浮苹果、大红子、猴楂、毛枣子、山梨、小叶山楂、牧虎梨等，其原植物多为野生品种。

果实呈类圆球形或扁球形，个体较北山楂为小，直径 0.8 ~ 1.2cm。表面黄色或棕红色，有细皱纹及小斑点。顶端有宿存花萼，基部有果柄痕。质坚硬，不易破碎，果肉薄，棕红色，有 3 ~ 5 粒种子。气微，味酸而微涩。药材商品常切成半圆形或压成扁平破裂的饼状，果肉较薄。

【道地与分布】

1. 北山楂 分布于北方各地。主产于山东、河南、河北及东北地区。药材以个大、皮红、肉厚者为佳。

北山楂中尤以山东、辽宁所产者为道地。山东栽培的方果山楂，又名大楂。果大，有明显的棱起，鲜重 8 ~ 10g，扁圆形，色深红，有果点，近萼部小而密。肉紧密，粉红色，近梗凹部青色，味酸甜，汁少。

辽宁栽培的大山楂品系，根据其果肉及其他一些性状，分为紫肉、粉肉、绿肉 3 个品系。其果实成熟期均在 10 月上旬以后。

（1）紫肉品系：果肉紫红色，质密。采收时，果实酸而硬，经贮藏后变酸甜而渐软，耐贮藏。第一次全国山楂优良品种鉴评会上名列第一的“紫肉山楂”即属此品种，品质最佳。

（2）粉肉品系：果肉粉白色，肉质细而松软。采收时酸甜绵软而可口，耐藏性稍差。俗称“粉肉山楂”者，即属此品系。

（3）绿肉品系：果肉绿白色，酸而硬，耐贮藏。

2. 南山楂 分布于我国南方各省份，主产于江苏、浙江、云南、四川等省。药材以个匀、色黄或红、质坚硬者为佳。

【地区习用品】

1. 山林果 为蔷薇科植物山林果 *Crataegus scabrifolia* (Franch.) Rehd. 的干燥果实。又名云南山楂，或简称云楂；广西称酸冷果。

枝上常无刺，叶片卵状披针形或卵状椭圆形，具圆钝齿，常不分裂或仅在不孕枝上有少数叶具 3 ~ 5 浅裂片；花梗及总花梗无毛。果实扁球形，黄色或带红晕，直径 1.5 ~ 2cm，有稀疏褐色斑点，小核 5 枚。

主产于云南、贵州、广东等省。

商品多纵剖成两瓣，直径约 1.5cm，外表黄棕色或浅棕色，具粗皱纹，有稀疏不明显的黄棕色圆形小斑点。较南山楂富肉性，黄棕色，气稍清香，味酸甜而微涩。

2. 湖北山楂 为蔷薇科植物湖北山楂 *Crataegus hupehensis*

Sarg. 的干燥果实。

湖北、江苏称猴楂子，江西名大山枣，有的地方称酸楂。枝上有刺，叶边缘齿圆钝，中部以上有 2 ~ 4 对浅裂片，基部宽楔形；花梗及总花梗无毛；萼筒和萼片外无毛，萼片全缘。果实圆球形，暗红色，直径约 2.5cm，表面有明显的小斑点。具小核 5 枚。

产于湖北、湖南、江西、河南、江苏、陕西等省。

3. 陕西山楂 为蔷薇科植物陕西山楂 *Crataegus shensiensis* Pojark. 的干燥果实。

与湖北山楂相似，果直径约 2.5cm，暗红色，但萼筒和萼片外面密被柔毛，萼片具 2 ~ 4 细齿或全缘。主产于陕西省。

4. 辽山楂 为蔷薇科植物辽山楂 *Crataegus sanguinea* Pall. 的干燥果实。

叶片先端 3 ~ 5 裂，基部楔形，花药淡红色或紫色，果实鲜红色。分布于东北地区及山西、内蒙古、新疆等地。

5. 尖嘴林檎 为蔷薇科植物尖嘴林檎 *Malus melliana* (Hand.-Mazz.) Rehd. 的干燥果实。

果实多切成纵、横片状。直径 2 ~ 3cm，果皮表面红棕色或深红色，无浅色斑点。宿存花萼反卷，有绒毛，并有残存花柱，亦密被绒毛。果肉较厚，内果皮木化呈圆环状，每一心皮内有种子 2 粒，味酸涩。

主产于广西，在产地自产自用。

【伪品及易混品】在我国南方多有山楂的伪品出现。

1. 移𢚖 为蔷薇科植物云南移𢚖 *Docynia delavayi* (Franch.) Schneid. 的干燥果实。又名酸移𢚖、移𢚖李皮、楂子树。果实呈卵形或长圆形，常纵切成片状（充木瓜），横切成片（充山楂）。果实直径 2～3cm，表面紫红色或红褐色，有细横皱纹，无灰白色小斑点。宿存花萼略突出，有黄白色绒毛。果肉厚，棕黄色或红棕色，中央分有 5 室，每室有种子 4～10 粒，种子紫红色或灰棕色，类长三角形。气清香，味酸微甜。

主产于云南易门、思茅等地，常伪充正品出售。

2. 楸子 为蔷薇科植物楸子（海棠果）*Malus prunifolia* (Willd.) Borkh. 的干燥果实。

果实呈卵形，直径 2～2.5cm，表面紫红色，无灰白色小斑点，宿存花萼略突出，有绒毛。果肉黄白色，中央可见 3～5 室，每室有种子 1～2 粒。种子淡紫红色至红紫色，扁卵圆形。味甘微酸。

主产于四川省。

【附】北山楂种子特征：种子呈扁圆形或卵形，长 3～5mm，宽 2～3mm，黄棕色至红褐色。先端有明显的种脐稍凹陷，另一端有微凸起的合点，由种脐到合点有一条细纵棱。质坚硬，不易碎。

山慈菇

山慈菇始载于唐代的《本草拾遗》，功能消肿散结、清热解毒，常用于治疗痈肿疔毒、瘰疬结核、蛇虫咬伤等病症。其原植物系多年生草本，均为野生。因其外被有毛须，故有“毛慈菇”之称。现时各地所售的山慈菇异物同名者甚多。

【别名】毛慈菇、泥宾子、冰球子、三道箍、三道圈、活血珠。

【来源】为兰科植物杜鹃兰 *Cremastra appendiculata* (D. Don) Makino 的干燥假鳞茎。

【鉴别】干燥的药材呈不规则扁圆球状、尖圆形或稍扁平，直径 1 ~ 2cm，外表黄棕色或棕褐色，具不规则细纹，顶端有一圆形叶柄脱落后的疤痕，但无杯状齿环，其旁或有花葶痕；基部呈脐状，底部有多数须根，腰部具 2 ~ 3 圈微突起的环节，俗称之为“腰带”。节上有鳞叶干枯腐烂后留下的黄色丝状毛须（维管束），毛慈菇之名即由此而来。质坚硬，难折断。打碎后，见内心黄白色或灰白色，也有乌黑色者。味微香而淡，遇水有黏性。

【道地与分布】主产于四川、贵州。湖北、湖南、陕西、甘肃等省也有分布。

道地药材以身干、个大、质坚硬者为佳。本品销往全国各地，为药材山慈菇的主流商品。

【地区习用品】目前在山慈菇的上述正品品种外，在各地还有以下数种亦作山慈菇入药用，但其药材质量明显不及正品。

1. 独蒜兰　为兰科植物独蒜兰 *Pleione bulbocodioides* (Franch.) Rolfe 的干燥假鳞茎。分布于华东、华中、华南及西南地区。主产于贵州，本省不用，调外省作山慈菇用。

药材呈长颈瓶状，上部尖，下部成盘状，腰部膨大处无突起环节。全体不及杜鹃兰饱满。味淡，微苦而稍黏。

2. 云南独蒜兰　为兰科植物云南独蒜兰 *Pleione yunnanensis* (Rolfe) Rolfe 的干燥假鳞茎。产于云南、四川、贵州。调外省作山慈菇或毛慈菇使用。

药材亦呈瓶状，长 2 ~ 3.5cm，径 0.8 ~ 1cm，但顶有杯状环。花先生于叶，而非花、叶同时出现，花苞片较子房（连花梗）短得多，萼片长圆状倒卵形，顶端稍钝，唇瓣基部阔楔形，明显 3 裂，可资与独蒜兰相区别。

3. 大独蒜兰　为兰科植物大独蒜兰 *Pleione henryi* (Rolfe) Schltr. 的干燥假鳞茎。在浙江南部地区，以本品作山慈菇或毛慈菇入药用。

本品形体较大，花于叶发育后开放，花葶上着花 1 ~ 2 朵。

4. 南独蒜兰　为兰科植物毛唇独蒜兰 *Pleione hookeriana* (Lindl.) B. S. Williams 的干燥假鳞茎。又名毛唇独蒜兰。在湖北的部分地区作山慈菇入药用。

本品与独蒜兰的主要区别在于南独蒜兰的假鳞茎为卵形，长约 1cm，宽约 5mm。植株较矮小，高 7 ~ 15cm。花和幼叶同时开放；苞片披针形，顶端钝；唇瓣肾形，基部宽楔形或近圆形，边缘有不整齐的锯齿或近全缘，内面 7 条主脉上有许多流长刚毛。

5. 山兰　为兰科植物山兰 *Oreorchis patens* (Lindl.) Lindl. 的干燥假鳞茎。分布于四川、云南、西藏、甘肃、陕西及东北地区。四川以其假鳞茎作山慈菇入药，也称冰球子。

6. 小山兰（独叶山兰） 为兰科植物小山兰 *Oreorchis foliosa* (Lindl.) Lindl. 的干燥假鳞茎。分布于湖北、陕西、四川、云南、西藏。西藏以其假鳞茎为山慈菇入药。

假鳞茎生于纤细的根茎上，呈扁球形。干燥的药材呈淡黄色，略透明。

7. 华无柱兰 为兰科植物华无柱兰 *Amitostigma chinense* (Rolfe) Schlechter 的干燥块根。在浙江个别地区以其肉质块根作毛慈菇入药用。又名岩芋。浙江临江称独叶珠，德清、上虞、奉化、天台、金华等地称独叶一枝花，宁波、临安、衢州等地称独叶一枝枪。

川木香

木香为中医临床常用药，本草中收载的木香，一向以“形如枯骨”、从“广州舶上来”的广木香为佳。自 20 世纪中期以来，我国已经在云南丽江对木香进行引种栽培，而且获得了成功，商品称之为“云木香”，其原植物与进口广木香相同。四川产的川木香与灰毛川木香其药材统称“川木香”。其药用质量不及木香（云木香），但历版《中国药典》（1963—1977 年版，1990—2020 年版）一部将这两个品种于木香之外作为药材川木香单独列条收载。

【**别名**】木香、铁杆木香、槽子木香。

【**来源**】为菊科植物川木香 *Dolomiaea souliei* (Franch.) Shih

[*Vladimiria souliei* (Franch.) Ling] 及灰毛川木香 *Dolomiaea souliei* (Franch.) Shih var. *mirabilis* (Anth.) Shih [*Vladimiria souliei* (Franch.) Ling var. *cinerea* Ling] 的干燥根。

【鉴别】习惯上将整条根作药材者称为“铁杆木香”，而将切成纵槽呈半圆柱状作药材者称为“槽子木香”。

完整的根呈圆柱形，稍弯曲，长 10 ~ 30cm，直径 1.5 ~ 3cm。表面黄棕色至暗棕色，粗糙，具支根痕。栓皮已除去者可见到明显的纤维网纹，根头部常被烧黑呈焦黏状（俗称油头）。体轻，质硬脆，难折断。断面不平坦，皮部黄棕色，木部黄白色，可见到点状油室及径向的裂隙，有时中心呈空洞状或腐朽状。油室一般较云木香为少，香气特殊而较弱，味苦，嚼之粘牙。

【道地与分布】产于四川阿坝藏族羌族自治州、甘孜藏族自治州及西藏东部地区。以大金、小金、马尔康、松潘、理县、茂汶、康定、九龙、丹巴等地所产者质量为好。

道地药材以根条粗大、坚实、香气浓、含油多者为佳。在入药使用方面，质量不及云木香和越西木香。

川木通

川木通作为木通药材的一类，与木通科木通具有相近的功效，且资源储藏量较之木通科木通为大。特别是在马兜铃科的关木通被禁用之后，对川木通的需求明显增大。

【来源】为毛茛科植物小木通 *Clematis armandii* Franch. 及绣球藤（白花绣球藤）*Clematis montana* Buch.-Ham. ex DC. 的干燥藤茎。

【鉴别】

1. 小木通　四川筠连称川木通，《植物名实图考》称此为小木通，《滇南本草》称紫木通，《中药志》称淮木通、木通，《中国药用植物志》称大木通，广西称土木通、藤通、竹叶木通，云南称金木通、辣木通、大黑木通，还有称蜀木通、大川木通、山木通者。

干燥的药材呈细圆柱形，长 30～60cm，直径 0.8～2cm。外皮红棕色或灰黄色，多呈撕裂状，易与木质部剥离，有纵条纹，节部膨大，有叶柄及侧枝脱落的痕迹；木质部淡黄褐色或黄白色。体轻质硬，不易折断，断面呈放射形的裂片状，导管孔排列较紧密，可见明显的髓部。气微，味苦。

2. 白花绣球藤　本品通称川木通，又称三角枫，重庆南川、四川盐源称木通、白木通，四川绵阳称油木通，四川蓬溪称白花木通、大木通，重庆万州称金钱木通，陕西、广西、湖北、四川均称花木通，湖北巴东称柴木通，秦岭地区称淮木通，陕西山阳称大淮通，上海称广木通。《中国植物志》称之为绣球藤。《天宝本草》称四朵梅。

药材呈圆条形，上下粗细均匀，长 60～100cm，直径 1.5～3cm。外表棕黄色，常有剥落起层的皮片，节间距离 15～25cm，体轻泡，质坚韧，较难折断；断面粗糙不平，有菊花状的放射纹理，并有多数密集的小孔（大型的导管），孔的两端相通，吹之通气。气微，味微苦。

【道地与分布】

1. 小木通 主产于四川、重庆、贵州、湖南等地，另在云南、湖北、西藏、广东、广西、福建、陕西及甘肃等地亦有分布。

道地药材以条粗、色黄者为佳。

2. 白花绣球藤 主产于四川、重庆、陕西、湖北、云南、贵州等地。此外，安徽、江西、河南、湖南、福建、台湾、广西、甘肃、宁夏、西藏也有分布。

道地药材以条干、粗细均匀、表面红棕色、体轻质硬者为佳。

川贝母

商品川贝母为产于四川及其邻近诸省数种贝母鳞茎的统称。以前多在采收后按鳞茎大小及药材性状特征的不同分为松贝、青贝、尖贝等规格。凡鳞茎呈圆锥形，外层两瓣鳞叶大小不等，顶端闭口而尖，底部平，能平稳直立，其颗粒较小者为尖贝；颗粒较大者为松贝；鳞茎为扁球形或圆锥形，两瓣鳞叶大小几乎相近（偶有悬殊），顶端平或尖，通常开裂，颗粒多歪斜者为青贝。但目前大多不分规格而统称川贝。

【别名】松贝母、松贝、乌花贝母、尖贝、珍珠贝、炉贝等。

【来源】为百合科植物暗紫贝母 *Fritillaria unibracteata* Hsiao

et K. C. Hsia、卷叶贝母（川贝母）*Fritillaria cirrhosa* D. Don 及其数个变种、甘肃贝母 *Fritillaria przewalskii* Maxim. ex Batal.、梭砂贝母 *Fritillaria delavayi* Franch. 等多种同属植物的鳞茎。

【鉴别】

1. 暗紫贝母、卷叶贝母及甘肃贝母 三者药材性状区别不大，在商品上按性状不同分别分为“松贝”和“青贝”两类。

（1）松贝：呈类圆锥形或近球形，高 0.3 ~ 0.8cm，直径 0.3 ~ 0.9cm。表面类白色。外层鳞叶 2 瓣，大小悬殊，大瓣紧抱小瓣，未抱部分呈新月形，习称“怀中抱月”；顶部闭合，内有类圆柱形、顶端稍尖的心芽和小鳞叶 1 ~ 2 枚；先端钝圆或稍尖，底部平，微凹入，中心有 1 个灰褐色的鳞茎盘，偶有残存须根。

（2）青贝：呈类扁球形，高 0.4 ~ 1.4cm，直径 0.4 ~ 1.6cm。外层 2 枚鳞瓣大小形态相近，相对抱合，在顶端形成裂口。习称“观音合掌”。鳞瓣内有心芽和小鳞叶 2 ~ 3 枚及细圆柱形的残茎，底部钝圆。质硬而脆，断面白色，富粉性。气微，味微苦。

栽培品呈类扁球形或短圆柱形，高 0.5 ~ 2cm，直径 1 ~ 2.5cm。表面类白色或浅棕黄色，稍粗糙，有的具浅黄色斑点。外层鳞叶 2 瓣，大小相近，顶部多开裂而较平。

2. 梭砂贝母 即炉贝，又名知贝。四川产品多集散在康定，该地旧名打箭炉，相传为三国时期诸葛亮南征打箭之处，故有炉贝之称。在商品分类上一般统归入川贝类。药材呈棱状圆锥形或长卵圆形，形似马牙状，由 4 ~ 6 瓣鳞叶组成，高 1.2 ~ 2cm，直径 0.8 ~ 1.3cm，外层 2 瓣大鳞叶通常相似。顶端较瘦尖，均呈开口状，露出细小的小鳞叶或心芽，经验鉴别术语称“马牙嘴”。底偏斜不平，多凸出略显锥形，不能放平直立。“梭砂贝母”之“梭”字的由来与此有关。外皮稍粗糙，色淡黄而杂有黄斑者称“黄炉贝”或“虎皮贝”（虎皮川贝）。味甘、微苦。其用硫黄熏过而色白者，称“白炉贝”，有时带有硫黄气味。

【道地与分布】暗紫贝母主产于四川西北部和青海东南部，以四川的松潘、若尔盖、马尔康、刷经寺、洪源、理县及青海的兴海、河南、果洛、班玛等地产者为佳。卷叶贝母主产于西藏东南部、云南西北部、四川西部至西南部及青海等地。甘肃贝母以产于甘肃南部（洮河流域）、青海东部和南部（湟中、民和、囊谦、治多）以及四川西部（甘孜、宝兴、天全）等地者为佳。炉贝（梭砂贝母）主产于四川、青海、西藏及云南，以产于四川西部，云南西北部，青海南部的杂多、囊谦和西藏的拉萨、亚东等地者为佳。

道地药材均以颗粒小而均匀、完整、质坚实、粉性足、色白者为质优。

【伪品及易混品】

1. 轮叶贝母 为百合科植物轮叶贝母 *Fritillaria maximowiczii* Freyn 的干燥鳞茎。药材呈圆锥形或卵圆形，高 0.4 ~ 1.2cm，直径 0.4 ~ 1.0cm。表面浅黄色或浅棕黄色。顶端渐尖，基部突出多数鳞芽。一侧有浅纵沟。质坚硬，难折断。破碎面黄白色，胶质，嚼之粘牙。味淡微苦。以基部鳞盘显著为其特征。

产于河北北部（承德、遵化）、辽宁、吉林和黑龙江（博克图）等地。尤以东北地区产量为大，产区将其作为贝母的伪品处理，而近年来却大量外销，北京、西安、四川丰都和全国很多地区均有发现混充川贝销售的现象。一些省份的药政管理部门已正式发出通知，明令禁止使用本品混充川贝母。

2. 米贝母 为百合科植物米贝母 *Fritillaria davidii* Franch. 的干燥鳞茎。

在四川宝兴称米百合、灯笼花、山慈菇，彭州称“土知母”。干燥的鳞茎多呈圆形、类圆形或不规则而皱缩，直径 0.6 ~ 2cm。表面白色或油质浸色，上部具 5 ~ 20 片大小不等的肥厚鳞叶，向内弯曲，近于相互抱合，稍似莲花状；中下部为子鳞茎脱落后而遗留下小突起的鳞盘；底部具残存须根的圆形疤痕。质地坚硬，断面白色或粉白色，具粉性。气微香，味微甜。

米贝母在彭州当地作民间药使用已有 50 年以上的历史，但它与中药贝母有别。米贝母是植物名而不是药材名，它与川贝中薏米型的“米贝”（珍珠贝）在名称上容易混淆，但实质不同。

3. 光慈菇（老鸦瓣） 为百合科植物光慈菇 *Tulipa edulis* Baker 的鳞茎。药材呈圆锥形，表面黄白色，顶端尖，底部圆，中央凹入，单个，不分瓣，形似独蒜，一侧有一纵沟，外表光滑，质地硬而脆，断面白色、粉性，味淡而不苦。本品含秋水仙碱，有毒，绝不可混作贝母使用。

4. 丽江山慈菇 为百合科植物丽江山慈菇 *Iphigenia indica* Kunth 的干燥鳞茎。本品呈不规则类圆锥形或卵圆形，直径 0.5 ~ 1.5cm，高 0.8 ~ 2cm，黄白色、浅黄色或棕色。顶端渐尖，基部平圆或歪斜，中央多凹入。单个，不分瓣，一侧有一纵沟，表面光滑。质坚硬，不易折断，断面类白色，角质或粉质。气微，味极苦而麻。

在云南丽江、楚雄、曲靖与四川西昌地区、凉山、渡口称此为土贝母或草贝母，甚至有作贝母应用因而发生中毒死亡事故。

5. 西藏洼瓣花 为百合科植物西藏洼瓣花 *Lloydia tibetica* Baker ex Oliver 的干燥鳞茎。又名高山罗蒂、胡莲。陕西太白山的草医将本品混称为“尖贝”与“狗牙贝”。

6. 唐菖蒲 为鸢尾科植物唐菖蒲 *Gladiolus gandavensis* Van Houtte 的鳞茎。其鳞茎呈扁圆形。高约 1.5cm，直径约 3.5cm。表面未去皮者棕褐色，皱缩不平，有多数凹陷圆形芽痕，节明显，常有残留鳞叶，节间长约 1cm。顶端有残留的鳞叶。基部有凹陷瘢痕及细小的根痕或残根。质坚硬，不易折断，断面黄白色，粉性。气微香，味淡。

川牛膝

川牛膝以主产四川而得名，历来认为以产于四川天全县者最佳，故又名“天全牛膝”，畅销全国。根据近年来临床经验，普遍认为怀牛膝补肝肾、强筋骨功效较好；川牛膝通利关节、活血通经作用较强。凡肝肾不足、腰膝痿弱多用怀牛膝；瘀血阻滞、经脉不利诸症多用川牛膝。因此，川牛膝与怀牛膝的治疗作用是有所区别的。

【别名】天全牛膝、肉牛膝、甜牛膝、拐膝、大牛膝。

【来源】为苋科植物川牛膝 *Cyathula officinalis* Kuan 的干燥根。

【鉴别】干燥的药材，根条肥壮，大幅度扭曲如拐杖或牛尾状，故称之为拐牛膝或拐膝，商品以“特拐”为头等，“赛拐”为二等，“拐膝”为三等。头粗尾细，长 3 ~ 12cm，顶端有除去茎的断痕，体表灰褐色或棕黄色（云南产品外皮红色），有扭曲的纵皱纹及侧根痕。质滋润柔韧，不易折断，断面棕黄色，有黄色小点，排成数圈，嚼之富油性，呈黏胶状。味甘而黏，后微回苦。

【道地与分布】主产于四川天全、荥经、峨眉、峨边，云南昭通、曲靖、维西及贵州贵阳、安顺等地，野生或栽培均有。

川牛膝的道地药材质量要求：呈近圆柱形，微扭曲，向下略细，下部具有分支，长 30 ~ 60cm，直径 0.5 ~ 3cm。表面黄棕色或灰褐色，具纵皱纹、支根痕和多数横长的皮孔样突起。质韧，不易折断，断面浅黄色或棕黄色，维管束点状，排列成数轮同心环。气微，味甜。

【伪品及易混品】

1. 麻牛膝 本品常混在川牛膝中，误作川牛膝出售。由于性味与川牛膝不同，不符合中医对川牛膝的用药要求，应注意加以区别。但其鲜品在云南鸡血藤膏中配合使用。

其来源为苋科植物头花杯苋 *Cyathula capitata* (Wall.) Moq. 的干燥根。野生于四川西南部金沙江流域一带，又称金河牛膝。云南与四川西昌地区常混称川牛膝。云南保山则混称红牛膝。主产于云南腾冲、保山、丽江及四川西昌、盐边、盐源、会理和西藏错那等地。

根条较为短小，没有明显的大幅度扭曲，外皮褐灰色，内部色微带棕红色，质脆易折断，鲜品断面亦带棕红色，干品呈灰褐色。味苦涩而略具麻味，故又称“苦麻牛膝”，可资与川牛膝相区别。

2. 味牛膝　为爵床科植物琴叶马蓝 *Strobilanthes nemorosa* Benoist 的干燥根茎及根。又名未牛膝、味膝、野牛膝、土牛膝、窝牛膝。主产于湖北、四川等省，湖北长阳与重庆万州、奉节的味牛膝即为本种。历史上其根曾销往东北地区，混称“川牛膝”。

干燥的根茎粗大，为不规则块状，顶端有圆形凹窝，其下丛生多数圆柱状的根，状如马尾，根全长达 40cm，直径 0.1 ~ 0.5cm，外表灰褐色或暗灰色，被极短的黄棕色绒毛，具环状裂缝，常露出里面的白木心。质坚韧，不易折断。无臭，味淡。

川乌

乌头在《神农本草经》中列为下品，《本草纲目》因其辛温有大毒，将其列入草部毒草类。李时珍并明确指出：“乌头有两种，出彰明即附子之母，今人谓之川乌头是也……其产江左山南等处者，乃《本经》之所列乌头，今人谓之草乌头是也。”现今商品乌头已分为川乌和草乌两类。《中国药典》自 2005 年版起也分别单列专条。

【别名】川乌头、鹅儿花、五毒。

【来源】为毛茛科植物川乌 *Aconitum carmichaeli* Debx. 的根。

【鉴别】产于陕西汉中的商品常为子根，药材呈圆锥形或不规则圆锥形，长 2～3cm，直径 1.5～2.5cm，顶端留有顶芽痕，体表灰褐色，有细皱纹，有时附有多数锥形的小瘤状凸起，质坚实，不易折断，断面灰白色，粉质。气微，味辛辣而麻舌，因有剧毒，口尝时要特别小心，尝后要注意漱口。来自母根的“川乌”，呈瘦长的倒圆锥形，长 3～7cm，直径 2～3cm，外皮灰棕色，棕褐色，有时微带紫色，周围有钉角，多皱缩。顶端留有一茎秆残基。将川乌削平后观察，可见有五角形、七角形或形状不规则的星状环纹（形成层）。

【道地与分布】本品在四川江油市等地栽培已有近千年的历史，现今主产区仍是四川江油、平武一带。

川乌道地药材质量要求：呈不规则的圆锥形，稍弯曲，顶端常有残茎，中部多向一侧膨大，长 2～7.5cm，直径 1.2～2.5cm。表面棕褐色或灰棕色，皱缩，有小瘤状侧根及子根脱离后的痕迹。质坚实，断面类白色或浅灰黄色，形成层环纹呈多角形。气微，味辛辣、麻舌。以饱满、质坚实、断面色白者为佳。

川射干

川射干在 2005 年版及以前历版《中国药典》均不收载，只在四川、陕西、甘肃等省作为地区习用品使用。自 2010 年版《中国药典》起正式收载川射干，但与射干分条作为单独的一个品种。

【别名】蓝蝴蝶、青蛙七、蛤蟆七、搜山狗、土射干、土知母。

【来源】为鸢尾科植物鸢尾 *Iris tectorum* Maxim. 的干燥根茎。

【鉴别】重庆和四川绵阳等地以其根茎充射干入药用，川西称“土射干”，江津称“蛇头知母”，四川部分地区和贵阳称“土知母”，广元称“蒲巴扇根”，贵阳称“鸭屁股”，贵州和甘肃部分地区也有直接作射干使用。

药材根茎呈扁圆柱形，表面灰棕色，有节，节上常有分歧，节间部分一端膨大（形似鸭屁股，在贵州和陕西有鸭屁股之称），另一端缩小，膨大部分密生同心环纹，愈近顶端愈密。长 3～6cm，膨大部分宽约 2cm。表面黄褐色至灰褐色，具横纹。下面根痕明显，呈圆点状突起，常有须根残留。质坚硬，断面淡棕色。气微，味略辛而后有刺舌感。

【道地与分布】分布于四川、重庆、贵州、云南、陕西、湖北、浙江、江苏等省市，生于海拔 800～1 800m 的灌木林缘。本品在各地庭院多有栽培。药材以根条粗壮、无须根、断面发黄者为佳。

广藿香

广藿香为传统藿香的一类。藿香以叶似豆藿而气香故名，始载于《名医别录》，《证类本草》列于木部，《本草纲目》载于草部芳草类。苏颂《本草图经》认为本品是治脾胃吐逆之要药。现代中医多认为藿香是一味芳香化湿，祛暑解表，和胃止呕的好药。局方有藿香正气散，主治外感邪气、内伤饮食、头痛寒热、腹痛吐泻等病症。现代商品藿香主要分为两个类型，即广藿香与（土）藿香。目前中医临床普遍认为，广藿香在质量方面优于（土）藿香，2020年版《中国药典》只收载广藿香。

【别名】枝香。

【来源】为唇形科植物广藿香 *Pogostemon cablin* (Blanco) Bent. 的干燥地上全草。

【鉴别】干燥的药材，全长30～60cm，老茎略呈方柱形，四角钝圆，灰棕色，木质而坚硬，有对生节痕，断面中心有白色髓部。嫩茎呈方柱形，密被毛茸，质微带韧性，折断面稍平坦，呈灰黄绿色。叶片对生，多皱缩或破碎，灰绿色、黄绿色或黄棕色，两面密被毛茸，质柔软。香气浓郁，味微苦而凉。

以石牌藿香提取的藿香油静置后油中可析出一种无色结晶，能与铜离子形成灰蓝色针晶，为海南藿香所不具备的特征。高要产者略松，叶较小，主茎细，次之。海南产者，叶、枝、主茎均较上述三者为松，且带黄褐色，根粗大，叶片较宽，但气味强烈。经验鉴别认为海南藿香质地最次，以其含油最高，故多作制油之用。据称，石牌藿香的种苗移栽至湛江，则形态与含油量即接近海南藿香。广藿香形态变异与土壤、气候、栽培条件关系极大。

2020年版《中国药典》一部收载的广藿香即为本品，行销全国各地。

【道地与分布】原产于菲律宾，现我国广州市郊、高要、肇庆，海南万宁，云南临沧等地均有栽培，为广藿香道地药材产区。在海南栽培者，特称之为海南藿香或南香。

广藿香道地药材质量要求：茎略呈方柱形，多分枝，枝条稍曲折，长 30 ~ 60cm，直径 0.2 ~ 0.7cm；表面被柔毛；质脆，易折断，断面中部有髓；老茎类圆柱形，直径 1 ~ 1.2cm，被灰褐色栓皮。叶对生，皱缩成团，展平后叶片呈卵形或椭圆形，长 4 ~ 9cm，宽 3 ~ 7cm；两面均被灰白色绒毛；先端短尖或钝圆，基部楔形或钝圆，边缘具大小不规则的钝齿；叶柄细，长 2 ~ 5cm，被柔毛。气香特异，味微苦。

【地区习用品】

（土）藿香　为唇形科植物藿香 *Agastache rugosa* (Fisch. et Mey.) O. Ktze. 的新鲜或干燥全草。又称兜娄婆香，江苏苏州、南通、徐州、淮阴称大藿香，苏州称苏藿香，无锡称野藿香，四川产者称川藿香。《植物名实图考》之藿香亦为此种。

全草长 60 ~ 90cm，茎方柱形，直径 0.2 ~ 1.0cm，四角棱脊明显，四侧面平坦或向内凹成纵沟，表面黄绿色，有皱纹，毛茸稀少，断面中央有白髓；老枝坚硬，木质化，断面中空。叶交互对生，多已脱落，剩余叶有长柄；叶片多皱缩或已破碎，完整的叶片呈卵形或三角状卵形，先端长尖，基部非为木质化，疏生细毛，边缘有锯齿。花为轮伞花序聚成的顶生总状花序。花冠唇形，紫色或白色。小花具短柄，花冠多已脱落，小坚果藏于萼内。气清香而微凉，味淡。

（土）藿香在全国各地广有分布，主产于四川、江苏、安徽、河北等地。药材以茎枝青绿、叶多、无杂质及根、香气浓郁者为佳。

【伪品及易混品】

1. 冠唇花 为唇形科植物冠唇花 *Microtoena insuavis* (Hance) Prain ex Dunn 的干燥地上全草。广东地区混称广藿香。分布于广东、云南及贵州。

直立草本或半灌木。茎高 1～2m，方柱形，被贴生的短柔毛。叶片卵圆形或阔卵圆形，长 6～10cm，宽 4.5～7.5cm，先端渐尖，基部截状阔楔形，下延至叶柄而成狭翅，薄纸质，下面橄榄绿色，下面略淡，两面均被微短柔毛，脉上较密，边缘具锯齿状圆齿，齿尖具不明显的小突尖；叶柄扁平，亦被贴生短柔毛。聚伞花序二歧，分枝蝎尾状，在主茎及侧枝上组成开展的顶生圆锥花序；花唇形，花冠紫色。

2. 滇南冠唇花 为唇形科植物滇南冠唇花 *Microtoena patchoulii* (C. B. Clarke) C. Y. Wu et Hsuan ex Hsuan 的干燥地上全草。又名百秋李。云南景东、龙陵称藿香，梁河称野藿香，云南部分地区以此混充广藿香入药用。

直立草本，高 1～2m，被平展柔毛及倒伏小绒毛。叶片呈三角状卵形、稀长圆状卵形，长 2.5～9cm，宽 2～7.5cm，先端急尖，基部宽楔形至心形，两面均被糙伏毛。二歧聚伞花序，多花，腋生或顶生，组成大圆锥花序；花紫色或褐色。

3. 少花冠唇花 为唇形科少花冠唇花 *Microtoena pauciflora* C. Y. Wu 的干燥地上全草。在云南腾冲以本品混充藿香入药用。

本品叶呈卵圆形至长圆形，长 2 ~ 3cm，宽 1.1 ~ 2.5cm，先端急尖，基部圆形至阔楔形，边缘为小牙齿状。与前两种主要区别为本种二歧聚伞花序腋生，少花，通常仅具 2 ~ 3 朵花。

小茴香

小茴香为常用中药，始载于《新修本草》。原名“香”。苏颂曰：“香，北人呼茴香，声相近者。”李时珍曰：“茴香，宿根，深冬生苗作丛，肥茎丝叶，五六月开花，如蛇床花而色黄，结子大如麦粒，轻而有细棱。”小茴香具有理气开胃，祛寒止痛的功效。用于胃寒肿痛、脘腹胀满、少食吐泻、寒疝腹痛等症。

【别名】小茴、谷香、香丝菜、谷茴香、小香。

【来源】为伞形科植物茴香 *Foeniculum vulgare* Mill. 的干燥成熟果实。

【鉴别】双悬果呈细圆柱形或长圆柱形，有时稍弯曲。长 4 ~ 10mm，宽 1.5 ~ 2.5mm。表面黄绿色或淡黄色，光滑无毛。两端略尖，顶端残留有黄棕色或黄褐色突起的花柱残基，基部有的带小果柄，长 0.4 ~ 1cm。果实极易分离成 2 个小分果。分果呈长椭圆形，背面有 5 条隆起的纵棱线，腹面合生面平坦而较宽。断面边缘波状略呈五边形，质较硬，中心灰白色，有油性。气特异芳香，具甜香气，压碎时更显著，味微甘而辛。

【道地与分布】主产于内蒙古、山西、黑龙江、辽宁等地。以山西产量最大，内蒙古所产者品质最优。

道地药材以颗粒饱满、色绿、香气浓者为佳。

【伪品及易混品】

莳萝 为伞形科植物莳萝 *Anethum graveolens* L. 的干燥成熟果实。多数裂成 2 个小分果。呈椭圆形或广椭圆形，扁平，外形较小而圆，长 3 ~ 5mm，宽 2 ~ 3mm，厚约 1mm。表面棕色，背面稍为突起，有 3 条不甚明显的肋线，腹面稍平，两侧棱延伸作翅状。少数未分离的双悬果基部有残存果柄。气微香，味辛。

小蓟

小蓟为常用中药。始载于《名医别录》，列为下品，原名“大小蓟”。苏恭曰：“小蓟处处有之，俗名青刺蓟……四月高尺余，多刺，心中出花，头如红蓝花而青紫色。”小蓟具有凉血止血、祛瘀消肿的功能。用于尿血、吐血、衄血、便血、崩漏下血、外伤出血、痈肿疮毒等症。

【别名】刺儿菜、刺角菜、千针草、刺刺菜、大小蓟、小刺盖。

【来源】为菊科植物刺儿菜 *Cirsium setosum* (Willd.) MB. 的干燥全草。

【鉴别】全草长约 50cm，带有根茎。茎呈圆柱形，常折断，有的上部有分枝，长 15 ~ 30cm，直径 2 ~ 5mm。表面灰绿色或带紫棕色，具纵棱及白色柔毛，质脆，易折断，断面纤维状，中空。叶互生，无柄或有短柄，叶片皱缩、卷曲或破碎，表面黄绿色或暗黄绿色。完整者呈长椭圆形或椭圆状披针形，长

3 ~ 12cm，宽 0.5 ~ 3cm。上表面绿褐色，下表面灰绿色，两面均有疏密不等的白色蛛丝状柔毛。近全缘或微齿裂至羽状深裂，齿尖具金黄色针刺。顶端尖或钝，基部窄狭或钝圆。头状花序顶生，单个或数个生于茎顶端，花苞钟状，苞片 5 ~ 8 层，黄绿色，线形或披针形，花冠多数脱落，冠毛羽状常外露，夏季开花紫红色。瘦果椭圆形或长卵形，略扁平。气微，味微苦。

【道地与分布】全国大部地区均产。药材以色绿、叶多者为佳。

【地区习用品】在各地也有多种同属近缘品种作小蓟入药的习惯，如刻叶刺儿菜 *Cirsium segetum* Bge. 的干燥全草。茎粗为 4 ~ 6mm，叶缘有明显缺刻，具刚刺毛。头状花序多数或排成伞房状。

【伪品及易混品】

1. 苣荬菜　为菊科植物苣荬菜 *Sonchus arvensis* L. 的干燥全草。全株具乳汁，叶及苞片无刺，花全为舌状花。

2. 线叶蓟　为菊科植物线叶蓟 *Cirsium lineare* (Thunb.) Sch.-Bip. 的干燥根。根呈纺锤形，簇生于根茎上，长 7 ~ 11cm，直径 5 ~ 7mm，略弯曲，表面具纵纹理，质坚，断面粉性，白色或黄白色。气微，味微苦。

马尾连

马尾连又称马尾黄连，始载于赵学敏《本草纲目拾遗》草部。据记载："出云南省，药肆皆有之，干者形如丝，上有小根头，土人盘曲之以市"。具有"性寒而不峻，味苦而稍减，不似川连之厚，性能去皮里膜外及筋络之邪热，小儿伤风及痘科用"的功能，在民间常用来代替黄连使用。本品小檗碱的含量较高，是提取小檗碱的良好材料。目前在云南、四川、贵州、甘肃等其他省区也将一些植物的根茎及根称马尾连，品种甚为复杂，质量不一，需要认真加以鉴别。

【别名】草黄连、唐松草。

【来源】为毛茛科植物金丝马尾连 *Thalictrum glandulosissimum* (Fin. et Gagn.) W. T. Wang et S. H. Wang、昭通马尾连 *Thalictrum glandulosissimum* (Fin. et Gagn.) W. T. Wang et S. H. Wang var. *chaotungense* W. T. Wang et S. H. Wang、高原唐松草 *Thalictrum cultratum* Wall. 及多叶唐松草 *Thalictrum foliolosum* DC. 的干燥根茎及根。

【鉴别】

1. **金丝马尾连** 又称多腺唐松草，云南宾川称马尾连。

干燥的根茎上端常带有多数芦头，每个芦头粗约 4mm，其上残留茎苗的痕迹。根茎短，根细长而多，丛生于根茎下，形如马尾而呈金黄色，金丝马尾连之名即由此得来。根茎由数个或十余个结节连生，长 1 ~ 3cm，直径 2 ~ 5mm，可见茎基残痕，表面粗糙，留有鳞叶的残基呈暗棕色。质坚硬，不易折断，断面鲜黄色。根细长，常为数十条，长 10 ~ 25cm，直径约 1mm，外表红黄色或金黄色，有光泽，具纵向细纹，老栓皮及皮层常呈环节脱落，尚未脱落者，以手搓之即脱，脱落处呈金黄色，光滑。体轻，质脆，易折断。根茎断面外圈呈棕褐色，内有黄色木心；须根断面呈深黄色，外表为一薄层金黄色的外皮，断面平坦。气微，味极苦，嚼之粘牙。

2. 昭通马尾连 又称昭通唐松草，云南昭通一带称马尾连。

与金丝马尾连的区别在于小叶较大，长和宽为 1.5 ~ 2.5cm，表面无腺毛，叶轴上的毛长达 0.4mm，单歧聚伞花序多少呈伞房状，花少数而稀疏，花药顶端钝，柱头翅宽，三角形。药材鉴别特点亦与上种相似。

3. 高原唐松草 云南称马尾黄连、草黄连，四川也称马尾黄连。

根茎由数个节连生，细根数十条，长 5 ~ 10cm，直径约 1mm，表面棕色，木栓层脱落处呈浅棕色。质脆，易折断，断面黄色，略呈纤维性。气微，味苦。

4. 多叶唐松草 四川、云南称马尾黄连。

根茎横生，较粗壮，由数个至十余个结节连生，每个结节上面具圆形空洞状的茎痕，直径约 1cm。细根数条至十余条密生于根茎的下侧，直径约 3mm；表面灰棕色，质硬，易折断，断面木心呈金黄色。气微，味稍苦。

【道地与分布】上面所述品种主要分布于四川、云南、西藏等省区，其根小檗碱含量均在 1% 以上，可谓马尾连之佳品，而其中又以金丝马尾连和昭通马尾连为最佳。此外，在甘肃、青海、陕西、内蒙古等省区亦有出产。

本品以根条长而均匀、不带栓皮、外表色金黄光亮者为佳。

【地区习用品】除以上主要品种外，还有一些同科同属植物的根茎及根，其小檗碱的含量相对较少，一般不作正品马尾连收购，而在产区当地就地取材作马尾连使用，有以下几种：

1. 贝加尔唐松草 为毛茛科植物贝加尔唐松草 *Thalictrum baicalense* Turcz. 的干燥根茎及根。

药材细根数十条丛生于根茎下，细根软而扭曲，表面黄褐色。据报道，藏医以本品作为黄连的代用品。

产于四川、青海、山西、陕西、甘肃、宁夏、西藏、河北、吉林、黑龙江等地。

2. 长柱贝加尔唐松草 为毛茛科植物长柱贝加尔唐松草 *Thalictrum baicalense* Turcz. var. *megalostigma* Boivin 的干燥根茎及根。在四川若尔盖地区以本品充作马尾连。

本种与原种的区别主要在于本变种的花柱较长，一般长 1 ~ 1.2cm，柱头为线形而非球形。药材性状与原种相似。产于四川西部及甘肃南部地区。

3. 香唐松草 为毛茛科植物腺毛唐松草 *Thalictrum foetidum* L. 的干燥根茎及根。又称腺毛唐松草。

外形很像高原唐松草，但柱头发育，呈三角状箭头形，瘦果更扁，有短毛可以区别。本品小叶沿脉网有短柔毛和腺毛，花梗通常有白色短柔毛和极短的腺毛。

根茎短，须根密集而生，常数十条丛生于根茎下，外表呈砖红色。

分布于四川、新疆、青海、西藏、甘肃、陕西、山西、河北、内蒙古等地。

4. 黄唐松草 为毛茛科植物黄唐松草 *Thalictrum flavum* L. 的干燥根茎及根。

在根茎下密集着生多数细根，细根长 5 ~ 10cm，直径约 2mm，表面灰黄白色。

分布于新疆阿尔泰山区。

5. 大叶唐松草 为毛茛科植物大叶唐松草 *Thalictrum faberi* Ulbr. 的干燥根茎及根。

在浙江天目山称为大叶马尾连或马尾连。

根茎较短，下部密生数十条细根，细根长约 10cm，直径约 1mm，表面棕褐色，栓皮较疏松，常易脱落。

分布于浙江、安徽、江苏南部、河南南部、江西、福建、湖南等省地。

马宝

马宝俗称马粪石、黄药，为少常用中药，始载于《本草纲目》，为马科动物马胃肠中的结石，《本草纲目》和《辍耕录》中称鲊答。具镇惊化痰、清热解毒之功，主治惊痫癫狂、痰热内盛、神志昏迷、恶疮肿毒及失血等。马宝为我国传统中医药材，自古与牛黄、狗宝并誉为“三宝”。

【别名】鲊荅、马结石。

【来源】为马科动物马 *Equus caballus* (L.) 胃肠中的结石。

【鉴别】完整的马宝呈圆球形、卵圆形或扁圆形，大小不等，一般直径 5 ~ 20cm，重 250 ~ 2 500g，但也有小如豆粒者，表面蛋青色、灰白色至油褐色，光滑有光泽，或附有杂乱的细草纹，亦有凹凸不平者。质坚体重，剖面灰白色而有同心层纹，俗称“涡纹”，且微具玻璃样光泽。其粉末在显微镜下可看到碎草的纤维。气无味淡，嚼之可成细末。

【道地与分布】以西藏、新疆产量大，质量佳。

道地药材以色青白、外表有光泽、润滑如玉、有细草纹、个大、质重而坚实、剖之有层次、断面“涡纹”细微者为佳。

【伪品及易混品】

1. 人工伪造马宝 用水泥伪造。其表面不光滑，剖面多无层纹，粉末遇酸产生大量气体。

2. 驴宝 为马科动物驴 *Equus asinus* L. 胃肠道中的结石。形如马宝，质轻，表面深灰色，剖面层纹不明显，中心有类似未变化的粪球。

3. 骡宝 为马科动物骡 *Equus asinus* L.（♂）× *Equus caballus* (L.)（♀）胃肠道中的结石。表面有云状粗纹，直径 6 ~ 8cm，白色、灰白色或淡黄色。表面平滑，略有光泽。断面轮层较粗。易层层剥落，气微。

马钱子

马钱子又称番木鳖，最初为进口药物，《本草纲目》收载于草部蔓草类。《本草原始》载：“番木鳖，木如木鳖子大，形圆而扁，有白毛，味苦。鸟中其毒，则麻木搐急而毙；狗中其毒，则苦痛断肠而毙。若误服之，令人四肢拘挛。”

【别名】番木鳖、苦实把豆儿、火实刻把都、苦实、牛银、大方八。

【来源】为马钱科植物马钱 *Strychnos nux-vomica* Linn. 的干燥成熟种子。

【鉴别】干燥成熟的种子呈扁圆形，纽扣状，略弯曲，边缘微隆起，常一面稍凹陷，另一面稍突起，直径 1～3cm，厚 3～6mm，表面灰棕色或灰绿色，密生匍匐的银灰色毛茸，呈辐射状排列，有丝光，底面中央有一稍突出的圆点，边缘有一小突起，在圆点与小突起之间有一条棱线。质坚硬，难破碎，破开后种仁淡黄白色，稍透明，角质状。纵切面可见心形的子叶。无臭，味极苦。毒性剧烈，口尝宜特别谨慎。

马钱子历来多为进口药，现我国云南有同属植物云南马钱（马钱藤）*Strychnos pierriana* A. W. Hill，其种子经测定亦含番木鳖碱，可以代替进口马钱子。生药外形与马钱子相似，长径 20～30mm，短径 15～22mm，中央厚 6～10mm，每个重 1.3～1.9（～2.7）g；外面密被棕白色至棕色、光亮的绢毛，自中央向四周辐射状匍匐排列；种脐在种子中央，珠孔在种子的边缘。

【**道地与分布**】主要分布于印度、越南、缅甸、泰国、斯里兰卡等国，主产于印度、越南、缅甸等国。

道地的进口药材以个大、肉厚、质坚硬者为佳。

【**附注**】本品的毒性反应：中毒者会出现颈部僵硬，瞳孔放大，呼吸急促与困难及肌抽筋感，咽下困难，并伴有伸肌与屈肌同时极度收缩而出现强直性惊厥等症状。

解救措施：可用乙醚作轻度麻醉或用巴比妥类药物静脉注射以抑制惊厥，另用高锰酸钾洗胃。

马兜铃

马兜铃始见于宋·《开宝本草》，《本草纲目》列入蔓草类。《开宝本草》马志曰："山南名土青木香，一名兜铃根，蔓生，叶似萝而圆且涩，花青白色，其子大如桃李而长，十月以后枯，则头开四系若囊，其中实薄扁似榆荚，其根扁而长尺许……"现代中医多用以清肺降气、止咳平喘，常用于治疗肺热咳嗽、痰喘等病症。

【**别名**】马斗铃、臭铃铛、臭瓜蛋、臭葫芦、山香瓜、马灯笼。

【**来源**】为马兜铃科植物北马兜铃 *Aristolochia contorta* Bge. 和马兜铃（南马兜铃）*Aristolochia debilis* Sieb. et Zucc. 的干燥成熟果实。

【**鉴别**】成熟的果实为卵圆形或长圆形。长 3 ~ 5cm，直径 2 ~ 3.5cm。表面黄绿色至灰绿色，有 12 条纵棱线，由棱线分出多数横向平行的细脉纹。基部有细长的果柄，果皮轻脆，易裂为6瓣，果梗也相互分裂为6条。果皮内表面平滑而带光泽，有较密的横脉纹。果实6室，每室具多数平叠的种子。种子扁平而薄，呈钝三角形或扇形，长0.6～1cm，宽0.8～1.2cm，种子四面延伸成淡棕色不透明或半透明的翅。气微而特异，味微苦。种子味略麻辣。

上述这两种植物的果实，为目前市售“马兜铃”的主要产品，而尤以北马兜铃为多。二者药材性状的鉴别特点，在于北马兜铃的果实形状较大而稍长，南马兜铃的果实形状较小而稍圆，均像马颈下悬挂的铜铃，故有马兜铃之名。现药房中常简称为“兜铃”或“斗铃”。

【道地与分布】全国大部分地区均有分布与出产。北马兜铃主产于华北、东北及西北诸省，南马兜铃主产于四川、贵州、广西、江苏、浙江、安徽、湖北、湖南、福建等地。

道地药材以果实完整、颜色绿、种子充实者为佳。

【伪品及易混品】在各地常有所谓“土兜铃”者，在云南、四川、贵州等地习惯作马兜铃入药用。其来源多是百合科大百合属或百合属植物的果实。由于此类果实在外形上与马兜铃略有相似之处，故而混用，实系伪品，应注意鉴别。

1. 荞麦叶大百合　为百合科植物荞麦叶大百合 *Cardiocrinum cathayanum* (Wils.) Stearn. 的干燥成熟果实。

本品分布于长江流域各地。四川、贵州以其果实充马兜铃，习称“广兜铃”。

蒴果呈卵圆形或椭圆形，长 4 ~ 5cm，直径 3 ~ 5cm。中部粗大，两端渐窄，顶端有喙，基部有柄。外表红棕色或黑褐色。有 6 条棱线及多数细横纹，质地轻脆。常自顶端裂成 3 瓣，具 3 室。有明显的隔膜，每室有种子多数，呈层层相叠。种子呈扁钝三角形，红棕色，周围有淡红色半透明的膜质翅。气微，味淡。

2. 大百合 为百合科植物大百合 *Cardiocrinum giganteum* (Wall.) Makino 的干燥成熟果实。

本品分布于四川、云南、湖南、广西、陕西、西藏等地。云南丽江、大理、临沧及四川均以本品的种子称为“兜铃子”，果实混称马兜铃或“云兜铃”。

药材特征与上种基本相似。而植株较前种为粗壮，高 1 ~ 2m，直径 2 ~ 3cm。总状花序具花 10 ~ 16 朵，花不具苞片；花丝长约为花被片的 1/2 或稍长。

3. 麝香百合 为百合科植物麝香百合 *Lilium longiflorum* Thunb. 的干燥成熟果实。

贵州以本品的果实混充马兜铃。

果实呈椭圆形或为具六棱的圆柱形，两端稍呈截形。上半部常裂成 3 瓣，底部有粗壮的果柄，果皮黄棕色或暗棕色，具抽皱。果内有三隔膜，分成 3 室，种子扁平，有宽 1 ~ 2mm 的翅。

4. 土贝母果 为葫芦科植物假贝母 *Bolbostemma paniculatum* (Maxim.) Franq. 的干燥成熟果实。

在四川西部地区以本品混充马兜铃入药用。通常是弃去种子和果盖，只用果皮。

药材全形为长圆形，形似铜铃，顶端平截，中空，底部渐尖，有细长的柄。果长 3 ~ 4cm，直径约 1cm。外表面黄绿色或淡棕色，有 10 条绿色的纵纹。但偶尔亦可见贴生于果皮的种子，呈扁长椭圆形，具翅，棕色至灰褐色。

5. 雪胆果　为葫芦科植物马铜铃（小花雪胆）*Hemsleya graciliflora* (Harms) Cogn. 的干燥成熟果实。

四川绵阳地区以本品作土兜铃入药用。

蒴果呈三棱圆锥形，长 2.5 ~ 4cm，直径 1 ~ 1.5cm。表面黄绿色或黄棕色，有纵线纹。顶端多开裂成三角形孔，基部果柄纤细。果实不开裂，一室。种子数枚，不成列，种子扁平长椭圆形，具翅，一端有缺刻，长 1.5 ~ 2cm，宽约 0.5cm，灰褐色或棕色。体轻质脆。气微弱，种子味苦。

马鞭草

马鞭草始载于《名医别录》，列为下品，《本草纲目》列入草部隰草类。为中医常用的破血、通经、杀虫、消胀药。主治女子月经不通、下部湿疮阴肿、久疟等症。近年，广西龙津有用全草作茶饮用以预防传染性肝炎的报道。

【别名】马鞭梢、铁马鞭、小铁马鞭、大铁马鞭梢、疟马鞭、白马鞭。

【来源】为马鞭草科多年生草本植物马鞭草 *Verbena officinalis* L. 的干燥全草。

【**鉴别**】植株高30～130cm，茎四棱形，棱上或节上有白色透明刚毛。叶对生，基生叶有柄，茎生叶无柄，叶片倒卵形至长圆形，多数呈深3裂；大裂片复作不规则羽状分裂，最终裂片披针形，边缘有粗齿，两面有粗毛。夏秋开花，穗状花序顶生或腋生于茎上部的叶腋，长至30cm，类似马鞭状，其上着生多数小形漏斗状的淡紫色或蓝色花，略作二唇形；雄蕊4枚，2长2短；不外露。雌蕊子房长方形，4室，每室具胚珠1枚。蒴果矩圆形，包藏于萼内，分裂为4个小坚果。气微，味微苦。

【**道地与分布**】我国南方诸省广有分布，南方各地所售的马鞭草多为此种。主产于湖北、江苏、贵州、广西等省区。药材以身干、色青绿、无杂质者为佳。

【**伪品及易混品**】现时在我国不同地区仍有各种异物同名品出现，应注意区别。

1. 玉龙鞭　为马鞭草科多年生草本植物假马鞭 *Stachytarpheta jamaicensis* (L.) Vahl 的干燥全草。《中国高等植物图鉴》名假败酱，广东惠阳、定安、屯昌、宝安称大种铁马鞭，广州称牛马鞭，乐东称马鞭，广东西部和西南部各县及增城、乐昌和海南都直接混称为马鞭草，其中有些地区就误作马鞭草用。海南文昌发现此等情况，因之称之为假马鞭，以示与真马鞭不同。本品为民间草药，全草有清热解毒，利水通淋之功。一般用于尿路结石、尿路感染、风湿筋骨痛、喉炎、急性结膜炎、痈疖肿痛等。

株高达1m，基部木质化。叶对生，有柄，叶片卵圆形或椭圆形，长3.5～7cm，宽2～4cm，不分裂，边缘有锯齿，两面近无毛。夏季亦开蓝色小花，为顶生的穗状花序，但穗轴有凹穴，花一半嵌生在穗轴的凹穴之中，雄蕊仅2枚。果实成熟后为2个小坚果。这些特征，均可与真马鞭草相区别。

2. 千屈菜　为千屈菜科多年生草本植物千屈菜 *Lythrum salicaria* L. 的干燥全草。东北别名紫蒿子。

株高达1m，多分枝。具柔毛，有时光滑。叶对生或3片轮生，长圆状披针形，长5～10cm，先端尖，基部圆或心形，有时稍抱茎，全缘，具短刺毛。7～9月开花，穗状花序顶生；苞片披针形；萼筒长管状，有8～12棱；花瓣6枚，红紫色；雄蕊12枚；雌蕊1枚，子房上位，2室。蒴果全包萼内，2裂，裂片常再2裂。种子小，多数。

生于水湿处。据报道，大连、通化、长春、辽阳、营口、张家口及山东省的一些地区均有以本品混作马鞭草的情况。

3. 车前穗　为车前科草本植物车前 *Plantago asiatica* L.、大车前 *Plantago major* L. 及平车前 *Plantago depressa* Willd. 等的干燥果穗。在北京、天津、辽宁（沈阳、朝阳）、吉林、内蒙古、甘肃（兰州）和广西（贵港）等地均曾发现误以上述植物的果穗或花穗混作马鞭草用的情况。

形态鉴别详见“车前草”条。

4. 土牛膝　为苋科植物土牛膝（倒扣草）*Achyranthes aspera* L. 的干燥全草。广东、海南称此为马鞭草或铁马鞭；广西陆川称此为马鞭草，平南称白鞭草；云南个别地区称此为马鞭梢。形态鉴别详见“牛膝”条。

5. 柳叶牛膝 为苋科植物柳叶牛膝 *Achyranthes longifolia* Makino 的干燥全草。广西博白称红马鞭，北流称红马鞭草。形态鉴别详见“牛膝”条。

此外，各地在药名上混称马鞭草或与马鞭之名有牵连的还有许多。如豆科植物的截叶铁扫帚 *Lespedeza cuneate* G. Don 在浙江浦江和江西婺源、彭泽、贵溪及景德镇称铁马鞭，在福建龙溪、福安、宁德、平潭、大田，广东新兴和贵州个别地区混称马鞭草。同科植物绢毛木兰 *Indigofera hancockii* Craib 在云南昆明混称马鞭草。玄参科的四方麻 *Veronicastrum caulopterum* (Hance) Yamazaki 在湖南永兴混称马鞭草。菊科植物的鱼眼草 *Dichrocephala auriculata* (Thunb.) Druce 在四川个别地区混称为大马鞭草。苋科植物杯苋 *Cyathula prostrata* (L.) Blume 在广西博白混称为小马鞭草。忍冬科植物常绿荚蒾 *Viburnum sempervirens* K. Koch 在广东新会、台山、陆丰、安定、屯昌等地亦混作马鞭草。

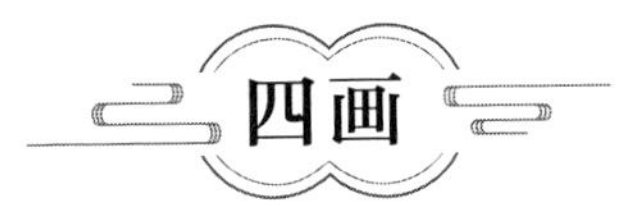

四画

王不留行

王不留行始载于《神农本草经》，列为上品。为中医临床常用之催生下乳之品，并长于行血通经。《本草纲目》记载："此物性走而不住。虽有王命不能留其行，故名。"时珍又云："多生麦地中，苗高一二尺，三四月开小花，如铎铃状，红白色。结实如灯笼草子，壳有五棱，壳内包一实，大如豆。实内细子，大如菘子，生白熟黑，正圆如细珠可爱。"

【别名】不留行、王不流行、禁宫花、剪金花、金剪刀草、麦蓝子。

【来源】为石竹科植物麦蓝菜 *Vaccaria segetalis* (Neck.) Garcke 的成熟种子。

【鉴别】干燥种子，近球形，直径约 2mm。幼嫩时白色，继变橘红色，最后呈黑色而有光泽，表面布有颗粒状突起，种脐近圆形，下陷，其周围的颗粒状突起较细，种脐的一侧有一条带形凹沟，沟内的颗粒状突起呈纵行排列，胚乳乳白色。质坚硬。气无，味淡。

【道地与分布】主产于河北、山东、辽宁、黑龙江。以河北产量为最大。

道地药材以干燥、子粒均匀、充实饱满、色乌黑、无杂质者为佳。

【伪品及易混品】王不留行的药用部分，按古代本草记载，多系全草与种子并用，而现代中医临床则只用种子。但在各地民间也还保留着以全草入药的传统习惯，但与《中国药典》的规定不符。因而在目前各地王不留行的混淆品较多见，应用时应慎重鉴别。

1. 为豆科植物小巢菜 *Vicia hirsuta* (L.) S. F. Gray 的干燥成熟种子。本品呈类球形，直径 0.1 ~ 0.2cm。表面褐色或暗红棕色，有细微的网状纹理。种脐圆点状。子叶 2 片，黄白色，略显油性。气微，味淡。

2. 为豆科植物救荒野豌豆 *Vicia sativa* L. 的干燥成熟种子。本品呈略扁的圆球形，直径 0.3 ~ 0.4cm。表面黑棕色或黑色，种脐类白色。质地坚硬，破开后可见 2 片黄白色大型子叶。气微，味淡，有明显的豆腥气。

3. 为豆科植物四籽野豌豆 *Vicia tetrasperma* (L.) Schreber 的干燥成熟种子。本品呈正圆球形，直径 2 ~ 2.5mm。表面棕色或黑棕色，种脐棕色。

4. 为金丝桃科植物元宝草 *Hypericum sampsonii* Hance 的干燥全草。本品长 30 ~ 60cm。茎圆形，光滑，外表棕黄色，直径 0.2 ~ 0.5cm。叶对生于节上，叶片基部合生，茎自中部贯穿，叶片多已皱缩破碎，呈茶褐色，对光透视叶的背面可见黑色圆形腺点。有的茎顶端生有黄色小花或褐色果实。

天仙子

天仙子始载于《神农本草经》，列为下品。原名“莨菪子”。“天仙子”之名始见于《图经本草》。韩保升曰：“子壳作罂状，结实扁细，若粟米大，青黄色。六月、七月采子，日干。”李时珍曰：“其子服之，令人狂狼放宕，故名。”天仙子具有解痉安神、止痛的功能。用于胃痉挛疼痛、癫狂躁及平滑肌疼痛等症。

【别名】莨菪子、牙痛子、小癫茄子、熏牙子、米罐子、山烟。

【来源】为茄科植物莨菪 *Hyoscyamus niger* L. 的干燥成熟种子。

【鉴别】种子略呈肾形或卵圆形，两面稍扁平，直径约1mm。表面灰黄色、棕黄色或灰棕色，有隆起的细密网纹及排列不整齐的麻点。种脐点处凸出。纵剖面可见弯曲的胚。子叶2枚，胚根明显。气微，味微辛、苦。

【道地与分布】主产于内蒙古、河北、河南、辽宁等地。

道地药材以粒大、饱满、无瘪粒及杂质者为佳。

【地区习用品】

小天仙子 为茄科植物小莨菪 *Hyoscyamus bohemicus* F. W. Schmidt 的干燥成熟种子。其性状与正品基本相似，但整体略小于正品。

【伪品及易混品】

1. 南天仙子 为爵床科植物大花水蓑衣 *Hygrophila megalantha*

Merr. 的干燥成熟种子。种子呈类圆形或扁平心脏形，一端略尖，直径 1mm，表面棕红色、暗红色或暗褐色。放大镜下，表面无网纹较光滑，有贴伏的黏液化表皮毛成薄膜状，遇水后表面黏膜膨胀竖立，蓬松散开，黏性甚大，干后黏液状物变硬。基部种脐明显，边缘有一圈灰黄色透明物。气无，味淡，舔之粘舌。

2. 米瓦罐 为石竹科植物麦瓶草 *Silene conoidea* L. 的干燥成熟种子。种子呈肾形而厚，直径约 1mm，厚 0.6 ~ 0.8mm，表面灰棕色或浅红棕色，中部有一条凹沟，放大镜下，可见表面上有许多小点状突起，以种脐为中心，呈偏心性圆圈状，整齐排列或数层半环状。种脐明显凹陷。种子纵切面，可见子叶 2 片，弯曲呈环状，胚乳白色，粉性。气微，味淡。

【附注】天仙子全株有毒，误食可导致吞咽困难、皮肤和黏膜干燥潮红、心动过速、瞳孔散大，严重者可致死。一旦出现了山莨菪中毒，可用高锰酸钾来洗胃，也可以用鞣酸溶液来洗胃。

天花粉

天花粉为常用中药，始载于《神农本草经》，列为中品，原名“栝楼根”。“天花粉”，始见于《雷公炮炙论》。《新修本草载》：“今用栝楼根作粉……如作葛粉法，洁白美好。”天花粉具有生津止渴、降火润燥、排脓消肿的功能，用于热病烦渴、消渴、黄疸、肺燥咳血、消乳痈、疮疡肿毒、痔瘘、皮肤湿疹、汗斑及热淋小便短数等症。

【**别名**】蒌根、瓜蒌蛋根、屎瓜根、栝蒌粉、蒌粉、瓜蒌根。

【**来源**】为葫芦科植物栝楼 *Trichosanthes kirilowii* Maxim. 或双边栝楼 *Trichosanthes rosthornii* Harms 的干燥块根。

【**鉴别**】

1. 栝楼根 呈不规则圆柱形，纺锤形或瓣块状，长 8 ~ 16cm，直径 1.5 ~ 6cm。表面白色、黄白色或淡黄棕色，有纵皱纹及凹陷的横长皮孔。有的残存黄棕色外皮。质坚实而重，不易折断。纵剖面白色或淡黄色，可见黄色条状的筋脉纹。横断面白色或淡黄色，富粉性。散有黄色筋脉纹点及导管群呈放射状排列。气微，味淡微苦。

2. 双边栝楼根 根似栝楼根，但有时呈藕状，皮色略深，呈灰棕色，有网状皱纹，纤维较多，粉性稍差。去皮的根表面显浅灰黄色或棕黄色，断面淡灰黄色，粉性稍差，筋脉较多。气微，味苦涩。

【**道地与分布**】

1. 栝楼根主产于河南、山东、安徽等地。以河南安阳产量大、质量最好，习称“安阳花粉”。

2. 双边栝楼根主产于山东、四川等地。

安阳花粉道地药材质量要求：表面黄白色或淡棕黄色，有纵皱纹、细根痕及略凹陷的横长皮孔，有的有黄棕色外皮残留。质坚实，断面白色或淡黄色，富粉性，横切面可见黄色木质部，略呈放射状排列，纵剖面色质洁白、粉质良好、无黄色筋脉而多粉。以块大、均匀、色白、质坚细腻、纤维少、粉性足者为佳。

【伪品及易混品】

1. 长萼栝楼 为葫芦科植物长萼栝楼 *Trichosanthes laceribractea* Hayata 的干燥块根。

块根呈不规则的圆柱形或长纺锤形，长 5 ~ 18cm，直径 4 ~ 8cm。表面淡灰黄色，断面黄白色，粉性强。味淡微苦、涩。稍有土腥气。

2. 南方栝楼 为葫芦科植物南方栝楼 *Trichosanthes tamiaoshanensis* C. Y. Cheng et C. H. Yueh 的干燥块根。

块根呈长纺锤形，直径 2 ~ 9cm，表面灰黄色，断面白色。粉性，味微苦、涩。

3. 湖北栝楼 为葫芦科植物湖北栝楼 *Trichosanthes hupehensis* C. Y. Cheng et C. H. Yueh 的干燥块根。

块根粗大，圆柱形，直径 4 ~ 12cm，表面浅棕色。有斜向或纵向延长而突起的皮孔，去皮后呈灰黄色，断面色浅，可见棕黄色导管小孔呈放射状排列，粉性差，纤维较多，味极苦。

4. 长猫栝楼 为葫芦科植物长猫栝楼 *Trichosanthes cavaleriei* Lévl. 的干燥块根。

块根呈椭圆形或梭状椭圆形，直径 1 ~ 3cm，2 ~ 5 个呈簇生状。表面浅灰黄色，有纵向线状皮孔，断面灰黄色，纤维性，稍有角质样，味苦。

5. 木鳖 为葫芦科植物木鳖 *Momordica cochinchinensis* (Lour.) Spreng. 的干燥块根。

块根粗壮，呈长圆形，直径 8 ~ 18cm。表面浅棕黄色，较粗糙，有较密的圆形皮孔，去皮后色稍浅，有扭曲的纵皱纹，断面浅灰黄色，质较松，粉性差，纤维极多。味苦。

6. 血散薯 为防己科植物血散薯 *Stephania dielsiana* Y. C. Wu 的干燥块根。

药材表面呈暗褐色，去皮呈黄棕色，断面呈浅灰黄色，常切成斜片，粉性差，纤维性，味苦，略有麻舌感。

7. 牛皮消（飞来鹤） 为萝藦科植物牛皮消 *Cynanchum auriculatum* Royle ex Wight. 或萝藦科植物隔山消 *Cynanchum wilfordii* (Maxim.) Hemsl. 的干燥块根。

块根呈不规则纺锤形或类圆柱形，直径 2 ~ 5cm，表面黄棕色、棕褐色或黑褐色，去皮者表面灰黄色或黄棕色，具纵皱纹，有的可见横长皮孔。质坚硬，断面淡灰黄色、白色或黄白色，粉性。气微，味淡、微涩。

8. 王瓜根 为葫芦科植物王瓜 *Trichosanthes cucumeroides* (Ser.) Maxim. 的干燥块根。

块根呈纺锤形或圆柱形，肥壮。长 10 ~ 20cm，直径 1.5 ~ 3cm。根粗细不匀，单生或 2 ~ 9 个呈簇生状，表面灰白色或黄白色。质脆，易折断，断面洁白或黄白色，粉性呈颗粒状。气微，味极苦、涩。

9. 粉花栝楼 为葫芦科植物粉花栝楼 *Trichosanthes subrosta* C. Y. Cheng et C. H. Yueh 的干燥块根。块根呈不规则纺锤形或长纺锤形。长 7 ~ 18cm，直径 1 ~ 4cm。表面灰褐色，刮皮后呈灰黄色带浅紫棕色，有细纵皱纹及少数凹陷的须根痕。断面黄白色，粉性强。味淡，微苦、涩。

10. 异叶马瓟儿 为葫芦科植物异叶马瓟儿 *Melothria heterophylla* (Lour.) Cogn. 的干燥块根。呈纺锤形或近圆柱形，直径约 2cm，根粗细不匀，单生或 2 ~ 4 个呈簇生状。表面棕黄色，断面浅黄色，粉性。气微，味微苦。

【附】种子：扁平椭圆状，长 1.2 ~ 1.5mm，宽 6 ~ 10mm，厚约 4mm，外皮平滑，灰褐色，尖端有一白色凹点状的种脐，四周有宽约 1mm 的边缘。种皮坚硬，内含种仁 2 瓣，类白色，富油性，外被绿色的外衣（内种皮）。

天南星

天南星为常用中药。始见于《本草拾遗》。《本草图经》将虎掌归入天南星类，苏颂曰："天南星即本草虎掌也。"天南星具有祛风定惊、化痰散结的功能。用于顽痰咳嗽、中风痰壅、口眼㖞斜、半身不遂、癫痫、破伤风等症。

【别名】虎掌南星、山苞米、山苞芋、禹南星、白南星、一把伞。

【来源】为天南星科植物一把伞南星 *Arisaema erubescens* (Wall.) Schott、异叶天南星 *Arisaema heterophyllum* Bl. 或东北天南星 *Arisaema amurense* Maxim. 的干燥块茎。

【鉴别】

1. 天南星 块茎呈扁圆形或扁圆球形，直径 2 ~ 6cm，厚 1 ~

2cm。表面乳白色、淡黄色至淡棕色，皱缩或较光滑，顶端较平，中心茎基处有浅凹陷的茎痕，有叶痕环纹，周围有大的麻点状须根痕，习称“棕眼”，周边无小侧芽。质坚硬，断面不平坦，白色粉性。气微，味辣，麻舌刺喉。有剧毒，不宜口尝。

2. 异叶天南星 块茎呈稍扁的圆球形，直径 1.5 ~ 4cm，中心茎痕深陷，呈凹状，周围有一圈 1 ~ 2 列显著的根痕，周边偶有少数微凸起的小侧芽，有时已磨平。其余同“天南星”。

3. 东北南星 块茎呈扁圆形，直径 1.5 ~ 4cm，中心茎痕大而较平坦，环纹少呈浅凹状，麻点根痕细而不整齐，周围有微突出的小侧芽。其余同“天南星”。

【道地与分布】

1. 天南星 主产于陕西、四川、河南、河北等地。

2. 异叶南星 主产于湖北、湖南、四川、贵州等地。

3. 东北南星 主产于黑龙江、吉林、辽宁等地。

各种道地药材均以个大、色白、粉性足者为佳。

【地区习用品】

1. 虎掌南星 又称“禹南星”，为天南星科植物虎掌 *Pinellia pedatisecta* Schott 的干燥块茎。块茎呈扁圆形或扁圆球形，直径 1.5 ~ 6cm，厚 1 ~ 2.5cm，表面灰白色、淡棕色或黄白色，偶带有未去尽的棕色外皮。光滑或少数粗糙不平，顶端中心有一大的凹陷茎痕，周围密布麻点状须根痕。大小不一，大的块茎四周常有 1 ~ 4 个联体的、突出的、圆形大小不等的子块茎，形如虎掌，块茎底部呈圆形凸出，较光滑，各块茎顶部中央凹陷，为除去顶芽的痕迹。凹陷四周围有一圈呈同心圆排列的棕色麻状小凹点，系除去叶片及鳞叶时叶脉维管束的痕迹，偶有未去尽外皮的棕色斑或显乳白色的刀削痕。粉性，气微，味辣而有麻舌感。

2. 灯台莲 为天南星科植物灯台莲 *Arisaema sikokianum* Franch. et Sav. var. *serratum* Makino Hand.-Mazz. 的干燥块茎。块茎呈扁圆形，较小，直径 1 ~ 3cm，周围根痕不明显。在浙江、湖北、湖南等省也作天南星入药用。

3. 狭叶南星 为天南星科植物狭叶南星 *Arisaema angustatum* Franch. et Sav. var. *peninsulae* (Nakai) Nakai 的干燥块茎。块茎呈扁圆形，直径 1.5 ~ 4cm。表面棕色或浅棕色，粗糙，顶端凹陷茎痕较浅，根痕不明显，周边无突出侧芽。在吉林、辽宁等省作天南星入药用。

4. 磨芋 为天南星科植物磨芋 *Amorphophallus rivieri* Durieu 的干燥块茎。块茎呈扁圆形。较大。直径 2.5 ~ 7.5cm。表面棕褐色，粗糙，顶端凹茎痕较深，根痕明显，周边无突出侧芽。在广西、云南等省区作天南星入药用。

5. 刺柄南星 为天南星科植物刺柄南星 *Arisaema asperatum* N. E. Brown 的干燥块茎。块茎呈扁圆形，直径 1.5 ~ 6.5cm。表面棕色，周围麻点状根痕细小，周边有较多突出的侧芽。在陕西、甘肃、湖北、四川等省作天南星入药用。

6. 象头花 为天南星科植物象头花 *Arisaema franchetianum* Engl. 的干燥块茎。块茎呈扁平，周边着生着数个突出小侧芽，略似爪状，直径 1.5 ~ 6cm。表面深棕色，质坚硬，角质。在广西、四川、云南、甘肃等省区作天南星入药用。

7. 象南星 为天南星科植物象南星 *Arisaema elephas* Buchet. 的干燥块茎。块茎呈扁圆形，直径 2～5cm。茎痕明显而大，浅凹状，四周根痕明显，有 4～6 个突出的小芽痕。在陕西、甘肃、四川等省作天南星入药用。

8. 花南星 为天南星科植物花南星 *Arisaema lobatum* Engl. 的干燥块茎。块茎呈扁圆形，直径 2～5cm。表面深棕色，幼时可见周围着生着小块茎，长大后小块茎自行脱落留有疤痕。在陕西、四川、湖北、贵州等省作天南星入药用。

9. 螃蟹七 为天南星科植物螃蟹七 *Arisaema fargesii* Buchet. 的干燥块茎。块茎扁平凹状，呈多角形或圆形，直径 3～5cm。表面淡黄色、棕色或绿黑色。光滑，顶端茎痕平坦，根痕较粗，茎痕周围有多数突起的球状侧芽，质坚硬，呈角质状。在湖北、甘肃、四川等省作天南星入药用。

【附】天南星果实及种子特征：浆果红色，种子 1～2 枚，球形，长 5～7mm，宽 8～18mm，橘黄色。

天麻

天麻为常用息风止痉药，疗效确切，在临床上应用范围很广，故在各地以伪充真者较多。本品为卫生部、国家医药管理局重点查处的十八种伪劣药品之一。天麻因其茎色赤，直立似箭，故名赤箭，在《神农本草经》中列为上品，天麻之名首见于宋代的《开宝本草》。

【**别名**】瓜天麻、明天麻、冬彭（西藏）、木浦（云南）。

【**来源**】为兰科植物天麻 *Gastrodia elata* Bl. 的干燥块茎。

【**鉴别**】本品有冬春之分。在立夏以前刚出土抽苔时采挖的称“春麻”，在冬至后芽苞未出土前采挖的称“冬麻”。春麻皮皱明显，色白，肉坚硬，光泽。如采集较晚者则顶端带残茎，俗称“老断头”。质地较冬麻略松而次。质轻泡中空者，贬称为“母猪泡”或“母猪壳”。冬麻块茎充实质佳，皮光色油白或稍有皱缩，肉坚硬光泽，顶端带嫩红芽，即所谓“鹦哥嘴”或“红小辫”（幼芽生长伸长后，芽茎表面的膜质鳞片，左右旋列，色淡红至紫红，形如辫状者，较“鹦哥嘴”为长）。

本品的主要鉴别特征为：整体呈长椭圆形而略扁弯曲，外皮有纵皱，长 3 ~ 13cm，宽 2 ~ 6cm，厚 1 ~ 3cm。先端有残留茎基，或红棕色干枯芽苞（鹦哥嘴），末端有自母麻脱落后的圆脐形疤痕（俗称圆盘底或圆脐，肚脐眼），淡黄色至黄棕色，表面有由芝麻点样的潜伏芽排列成环的节纹数圈（俗称点轮环）。质坚实，半透明，断面平坦，角质化。气微，味微苦而甜。嚼之发脆而有黏性。

鉴别天麻的真伪常可归纳三大特点，即鹦哥嘴、点轮环、肚脐眼。因这三个特征为天麻所独具，是自然形成的，假冒者必然在此三点上留有人为的痕迹。春麻可因鹦哥嘴脱落而显樱红色疤痕或顶端有残留茎基，但另两个特点均应同时存在，若缺其中之一，就有伪品的可能，必须仔细鉴别。有两首鉴别天麻的歌诀或顺口溜，形象而上口便于掌握。一首为："天麻长圆扁稍弯，点状环纹十余圈，头顶芽苞鹦哥嘴，底部疤痕似脐圈。"另一首是："鹦哥嘴，扁圆体，点轮环，圆盘底，断面角质一条线。"

此外，天麻的横切片经水浸后具有伸缩性及黏液，因不含淀粉，切片遇碘不显蓝色，也是常用的有效鉴别方法。

【道地与分布】本品主产于四川、云南、贵州、湖北、陕西等省。云南昭通产者最为驰名，习称云天麻；四川宜宾产者亦佳，称川天麻。

通常以个大，体实无空心，色黄白明亮呈半透明者为上品。故商品又有"明天麻"之称。

昭通天麻道地药材质量要求：宽卵形、卵形，稍扁缩，且短、粗、肩宽、肥厚；长 5 ~ 12cm，宽 1.5 ~ 6cm，厚 0.8 ~ 4cm。表面灰黄色或浅棕色，有纵向皱折细纹，习称"姜皮样"。有明显棕色小点状组成的环节，棕色点大且多（20 ~ 30 个），习称"芝麻点"；环节纹深且粗，节较密，一般为 9 ~ 12 节；芽苞完整，呈"鹦哥嘴"状，新鲜个体芽为深棕色，芽较小巧；呈"凹状圆脐形"疤痕，脐眼较小巧。断面，质坚实，难折断，断面平坦，半透明革质，白色或淡棕色，体重质结实，无白心、无空心。新鲜天麻蒸煮熟后，香糯回甜，粉性足且容易煮烂；干天麻气香特异，较浓，味微甘甜，无酸味。

【伪品及易混品】天麻历来存在以伪充真及误收误用的情况，而且伪品品种甚多。

1. 马铃薯　为茄科植物马铃薯 *Solanum tuberosum* L. 的块茎。

经仿照天麻正品，人工加工成扁椭圆形，表面刻有沟及纵皱纹，顶端有时具人工用绳索捆扎而成的“鹦哥嘴”，并染成红色。底部无圆脐形疤痕。无环节纹，质坚硬而韧，难折断，断面平坦，角质。味淡而不苦。因马铃薯富含淀粉，切片遇碘则显蓝色，比较容易鉴别。

2. 大丽菊 为菊科植物大丽菊 *Dahlia pinnata* Cav. 的块根，呈长纺锤形，微弯或扁，表面灰白色或类白色，未去皮者显黄棕色。纵沟明显而不规则，无环节纹。顶端茎基及末端均呈纤维状。质硬而较正品为轻，不易折断。断面类白色，角质状，或纤维性。与正品最明显的区别点是，断面中心木质化或中空。

3. 紫茉莉 为茉莉科植物紫茉莉 *Mirabilis jalapa* L. 的根。经蒸后刮去外皮来冒充正品，加工压扁，平直或稍弯曲，顶端残留茎基或凹陷。表面白色或灰棕黄色，半透明，有纵沟或呈扭曲状，无环节。质硬。断面呈同心环纹，纤维性。味淡，有刺喉感。

4. 芋艿 为天南星科植物芋 *Colocasia esculenta* (L.) Schott 的子块茎。经刮皮蒸制晒干而成，外观呈压扁状，有纵沟及皱褶，顶端有芽苞残基，无环节纹，断面粉白色，微甜。在贵州见有以此冒充天麻者。因含淀粉，切片遇碘显蓝色。

5. 黄精 主要为百合科植物滇黄精 *Polygonatum kingianum* Coll. et Hemsl. 的干燥根茎的节块，全体有细皱纹及稍隆起的环节。茎痕显著，呈圆盘状，上布许多小麻点。每一节间形似大白及。味甜，嚼之有黏性。

6. 羊角天麻 为槭树科植物羊角天麻 *Dobinea delavayi* (Baill.)

Engl. 的块根，多呈纺锤形，一端常扭曲成羊角状，故有羊角天麻之称。表面有须根痕及线样横环纹，顶端有残茎基，纤维性，味淡。云南有以此充天麻。

7. **天花粉**　为葫芦科植物栝楼 *Trichosanthes kirilowii* Makim. 的干燥根。充天麻之天花粉多为块根之小者。呈纺锤形，一端有茎基残留或扎成短嘴状，纵剖面可见棕黄色条状筋脉（维管束），断面点状（维管束）散在，排列成放射状，导管孔甚大。质坚重，不易断，富粉性。无臭，味淡，微苦。贵州有以此充天麻者。

8. **芭蕉芋**　为美人蕉科植物芭蕉芋 *Canna edulis* Ker 的干燥块茎，外形与正品天麻很相似，茎基处有残留叶鞘，纤维外露。底部渐尖。断面不平坦，淡黄白色，质韧，有焦糖气，味甘。在四川、福建、广东、浙江等地曾有以此冒充天麻。

9. **赤瓟根**　为葫芦科植物赤瓟 *Thladiantha dubia* Bunge 的干燥块根。药材呈纺锤形，长 4 ~ 6cm，直径 1.5 ~ 2.5cm，具棱脊。表面灰黄色或灰黄棕色，有纵沟及横长皮孔样疤痕。质坚硬难折断。断面平坦，呈粉性。味微苦而刺舌。在河北安国等地曾发现以此冒充天麻。

10. **羽裂蟹甲草**　为菊科植物羽裂蟹甲草 *Sinacalia tangutica* (Maxim.) B. Nord. 的干燥块茎。在西北地区亦称鸡多囊、猪肚子等。块茎呈长椭圆形或椭圆形，长 4 ~ 9cm，直径 1.5 ~ 2.5cm，有的已被压扁，表面黄棕色，有明显的环节、不规则的沟纹皱纹及须根痕，断面呈隔板状或中空。加工去皮蒸煮后则为灰棕色，半透明，断面呈角质样。无臭，味微苦。在甘肃及宁夏个别地区以此充天麻。

11. 双舌蟹甲草 为菊科植物双舌蟹甲草 *Sinacalia davidii* (Franch.) Koyama 的块茎。在四川将此称为角天麻，又称红川乌。其块茎的形态特征与羽裂蟹甲草相似。

12. 竹芋 为竹芋科植物竹芋 *Maranta arundinacea* L. 的干燥根茎。本品外表与天麻相似，亦有“鹦哥嘴”及“肚脐眼”，但纤维性强，质粗糙，表面呈浊白色。在广东省个别地区有以此混充天麻。

13. 慈菇 为泽泻科植物华夏慈菇 *Sagittaria trifolia* L. var. *sinensis* (Sims.) Makino 的球茎。在贵州省部分地区以本品的球茎加工后混充天麻。伪品多呈长卵圆形，压扁状，长 5～11cm（包括芽苞在内），宽 3～4cm，表面暗褐棕色或褐绿色，微呈透明状，有 2～3 个环节，环节上常残存有膜质鳞叶片，中部多凹陷，有纵向细皱纹，上端有粗大的芽苞，下端有致密的皱褶，底部有浅灰色的圆脐形“疤痕”或为短柄状凸起。质重而坚硬，难折断，断面中空，组织不紧密，微呈角质状。气微，味淡。含有大量淀粉。

天葵子

天葵子始载于《本草纲目拾遗》。原名“千年老鼠屎”。《百草镜》载：“二月发苗，叶如三角酸，向阴者紫背为佳，其根如鼠屎，外白内黑，三月开花细白，结角亦细，四月枯。”天葵子具有清热解毒，消肿散结，利水通淋的功能。用于痈肿疔疮、瘰疬、淋巴结核、乳痈、带下、尿酸结石、毒蛇咬伤、痔疮等症。

【别名】紫背天葵子、千年老鼠屎、小乌头、野乌头子、天葵根、紫背天葵。

【来源】为毛茛科植物天葵 *Semiaquilegia adoxoides* (DC.) Makino 的干燥块根。

【鉴别】块根呈不规则的椭圆形、纺锤形或短柱形而扭曲，略扁，长 0.8 ~ 3cm，直径 0.5 ~ 1cm。表面暗褐色或灰黑色，略凹凸不平，有不规则纵横皱纹及须根痕，根头部带叶柄残基及残留茎，外被黄褐色鞘状鳞片或根头部 2 ~ 3 分叉，呈结节状。质较软，易折断。断面平坦，皮部类白色，木部黄白色，有黄色放射状纹理。气微，味先甘而后微苦辛。

【道地与分布】主产于江苏、湖北、湖南等地。

道地药材以个大、饱满、断面皮部色白者为佳。

【伪品及易混品】

香附子　为莎草科植物莎草 *Cyperus rotundus* L. 的干燥根茎。主要区别点在于，香附子多呈纺锤形，略弯曲，两头稍尖，表面黑褐色，有黑棕色毛须。质坚而脆，断面粉白色，有香气。小个香附子很容易和天葵子混淆。

木瓜

木瓜，因外形如瓜而木质，故以得名。木瓜以“木瓜实”为名始载于《名医别录》，列为中品，《本草纲目》列入山果类，为中医临床常用药物。具有敛肺止咳，平肝和胃，去湿舒筋的功效。常用于治疗吐泻转筋、湿痹、脚气、水肿、痢疾等病症。目前市售木瓜品种较为复杂，商品规格有“皱皮”与“光皮”之分，驰名全国的“宣木瓜”就是皱皮木瓜。另一种外皮不皱缩者称“光皮木瓜”，质量较次。

【别名】宣木瓜、铁脚梨、木瓜实。

【来源】为蔷薇科植物皱皮木瓜（贴梗海棠）*Chaenomeles speciosa* (Sweet) Nakai 的干燥近成熟果实。

【鉴别】干品多纵剖为二，外表面棕红色至紫红色，微有光泽，常抽皱成褶，大的抽皱内又有细皱纹，为其特征。边缘向内卷曲，剖开面棕红色，平坦或有凹陷的子房室，子常脱落，脱落处表面平滑而光亮，种子形似橘核稍大而扁，红棕色。质坚实，果肉微有香气，味酸涩。

【道地与分布】原产于南方，现在河北、陕西、山东、江苏、浙江、安徽、河南、湖北、湖南、广东、四川和云南等地均有分布或栽培。其中尤以安徽宣城、浙江淳安产者为质优。

道地药材以个大、外皮抽皱、颜色紫红、质坚实、味酸者为佳。

安徽宣城所产的皱皮木瓜有 3 个类型，即罗汉脐、圆木瓜、香木瓜。其中，①罗汉脐：果为长椭圆形，长 9 ~ 11.5cm，直径 7 ~ 8.5cm，果顶突起，果大，一般 1 ~ 3 个 /kg，肉厚质佳，晒干率高；②圆木瓜：果形似苹果，果顶凹陷，果长 5.5 ~ 6cm，果小而肉薄，品质稍次，晒干率较低，但结果率高，产量较高；③香木瓜：果形似梨，果顶凹陷，果实比圆木瓜略小，香气浓郁，结果少，产量低。

浙江淳安木瓜道地药材质量要求：淳安木瓜呈长圆形，多纵剖成两半，长 4 ~ 9cm，宽 2 ~ 5cm，厚 1 ~ 2.5cm。外表面紫红色或红棕色，有不规则的深皱纹；剖面边缘向内卷曲，果肉红棕色，中心部分凹陷，棕黄色；种子扁长三角形，多脱落。质坚硬。气微清香，味酸。

【地区习用品】

1. 光皮木瓜（榠楂） *Chaenomeles sinensis* (Thouin) Koehne 的干燥近成熟果实。又名木李。四川称酸木瓜；江苏淮阴、连云港称土木瓜；商品又称大木瓜和山东木瓜。产于河南、陕西、山东、安徽、江苏、浙江、福建、湖北、湖南、江西、广西、贵州、四川等省区。有野生，亦有栽培。本品的总产量较皱皮木瓜为大，外销地区亦广，但品质不及皱皮木瓜。故自 2005 年版《中国药典》一部起，只收载皱皮木瓜。一般多是在皱皮木瓜货源不足时，才以本品代用。

药材多纵切为二，形如小木船，两端上翘。长 4 ~ 9cm，宽 3.5 ~ 4.5cm。外表面平滑无皱或稍粗糙，呈紫红色，剖面平坦，果肉呈颗粒性，边缘不卷曲或稍卷曲。种子多数密集，呈扁平三角形。质坚硬而重。气微，味微酸涩，嚼之有砂粒感。

2. 毛叶木瓜 为蔷薇科植物毛叶木瓜 *Chaenomeles cathayensis* (Hemsl.) Schneid. 的干燥近成熟果实。

《诗经》称木桃；重庆江津、四川古蔺与河南亦称木桃；陕西称香木瓜；浙江称淳安木瓜；广西乐业、龙胜、恭源等地称木瓜。此外，还有称西南木瓜和木瓜海棠者。

梨果卵球形，长可达10cm，宽可达8cm，绿色至黄色。晒干后亦作皱皮木瓜入药。

分布于陕西、甘肃、福建、江西、湖北、湖南、广西、四川、重庆云南等省区。当地以果实作木瓜入药。

3. 西藏木瓜 为蔷薇科植物西藏木瓜 *Chaenomeles thibetica* Yü 的干燥近成熟果实。

药材多纵切成2～4瓣，长4～6cm，直径约4cm，外表面红棕色或灰棕色，饱满或皱缩。剖开面可见大部分为子房室，果肉较薄。外形饱满者果肉疏松呈海绵状，外形皱缩者果肉较致密。种子多数密集，每室约30粒，红棕色，呈扁平三角形，臭特异，味极酸。

分布于四川西部及西藏部分地区，以其果实作木瓜用。

【伪品及易混品】

1. 温桲 为蔷薇科植物温桲 *Cydonia oblonga* Mill. 的干燥近成熟果实。

又名木梨、土木瓜。果实呈洋梨状或苹果状，直径约7cm，黄色，有芳香，外被绒毛。干燥品外皮较细致。

山东曹县、菏泽，江苏南京，新疆等地有见以此品充木瓜入药的现象。

2. 移㭴 为蔷薇科植物云南移㭴 *Docynia delavayi* (Franch.) Schneid. 的干燥近成熟果实。

又名酸楂、酸李，云南、四川的西昌、雅安地区称此为“小木瓜”。果实为亚球形或椭圆形，直径 2 ~ 3cm，花萼宿存。商品多切成片出售，外表紫红色，有细皱纹，果肉棕黄色，内瓤占全径的 1/2 左右。种子似米粒大小，淡棕色。肉味酸甜而较木瓜为淡。

3. 番木瓜　为番木瓜科植物番木瓜 *Carica papaya* L. 的干燥近成熟果实。

华南地区称木瓜，广西北海又名木冬瓜、树冬瓜。果实呈矩形或近球形，熟时橙黄色，长 10 ~ 30cm，外表有 10 条浅纵棱，果肉厚，内壁着生多数黑色种子。广西民间用作通乳药，广东用作甜食品。与药用木瓜不能混为一谈。

4. 文冠果　为无患子科植物文冠果 *Xanthoceras sorbifolium* Bunge 的干燥近成熟果实。

河北、山西、陕西、甘肃、宁夏、内蒙古均以其果实混称“木瓜”；陕西称崖木瓜；甘肃称龙瓜。此与蔷薇科木瓜在形态上完全不同。成熟的果实呈圆形或椭圆形，顶端为突起尖状，外表为绿色，直径远较木瓜为小，4 ~ 6cm。干燥后常分裂为 3 果瓣。种子呈球形，黑褐色，直径约 1cm。

【附】皱皮木瓜的种子特征：呈瓣状近三角形，扁，长 8.5 ~ 12.2mm，宽 4.2 ~ 7.0mm，厚 1.6 ~ 3.3mm；表面黄棕色至红褐色。解剖镜下可见种子表面有细密的纵向纹理，种子边缘向内稍卷曲，表面多褶皱，中央向内下陷呈浅窝状，红褐色。种脐位于基部尖端。

木香

木香始载于《神农本草经》，列为上品，为中医临床常用药物。具有芳香健胃、行气止痛功效，常用于治疗肠胃气滞、胸脘胀满、食积不消、不思饮食及痢疾而有里急后重、胀闷不爽者。木香，《名医别录》又名蜜香，陶弘景称青木香，李时珍因马兜铃根为青木香，乃呼此为南木香或广木香以别之。木香原产于印度，过去多由广州进口，故有“广木香”之名。20世纪50年代在我国云南大量引种栽培木香成功，所以又被称作“云木香”。目前商品木香主要分为三类，即木香、川木香及越西木香。就原植物而言，均为菊科植物。但2020年版《中国药典》只收载木香和川木香。

【别名】广木香、云木香、蜜香、青木香、五木香、南木香。

【来源】为菊科植物云木香 *Saussurea costus* (Falc.) Lipech. [*Aucklandia lappa* Decne.] 的干燥根。

【鉴别】木香商品呈两头平截的圆柱状，多呈枯骨形或半圆柱形，长7～12cm，直径2～3cm，表面呈棕黄色至灰褐色，大部分已除去栓皮，有时可见明显的网状皱纹，具抽沟与筋条，并有侧根的残痕。质坚硬，难折断，断面稍平坦，黄棕色、暗棕色或黄白色，全体可见褐色、光亮、大形的散在油室，形成层环状，棕色，有菊花心，皮部约占半径的1/3，老根有髓，幼根无髓。具特异浓烈甜蜜的香气，味微苦而辛。

过去进口的广木香，有老木香与新木香之分，老木香又称一号木香，多为破裂块状，如折断之枯骨，木心多腐朽，外表污黄褐色，断面呈灰绿色，花纹较紧密。香气浓烈。新木香又称三号木香，形似云木香，为半截扁圆柱形，顶端有时呈“胡萝卜头状”，外表灰褐色，具有多数纵皱，断面棕色。气香而味辛烈。

【道地与分布】本品除进口外，主产于云南丽江，尤以鲁甸、榕峰及安乐等乡所产者量大而质佳。近年来湖北、湖南、广东、广西、陕西、甘肃、四川、西藏等省区也有引种栽培。

药材以身干、质坚实、色黄白、香气浓而油分多者为佳。

云木香道地药材质量要求：呈圆柱形枯骨形或板状，长 5 ~ 15cm，直径 0.5 ~ 6cm。表面黄棕色至灰棕色，有明显的皱纹、纵沟及侧根痕。质坚，不易折断，断面略平坦，灰棕色至暗棕色，形成层环棕色，有放射状纹理及散在的棕色点状油室，老根中央多枯朽。气香浓烈而特异，味微苦。以身干、质坚实、香气浓、油多者为佳。

【地区习用品】

越西木香　20 世纪 60 年代初期，当木香药源紧张，供不应求时，我国药学工作者为了寻找木香的代用品，终于在四川越西一带首先发现了可以代木香应用的川木香属中的一些种类，后来就将这些种类称为“越西木香”。又因越西原名越嶲，所以也有称之为“越嶲木香”者。越西木香中的某些种类，也有产于云南西北部者（主要是大理、丽江），这些在云南生产的种类，商品习称为“理木香”。因此，“越西木香”与“理木香”在品种上有交叉，但广义上则统称“越西木香”。在四川主产于盐源、盐边等地区。

其来源为：菊科植物越西木香 *Vladimiria denticulata* Ling、木理木香 *Vladimiria muliensis* (Hand.-Mazz.) Ling、膜缘木香 *Vladimiria forrestii* (Diels) Ling、菜木香 *Vladimiria edulis* (Franch.) Ling、有茎菜木香 *Vladimiria edulis* (Franch.) Ling f. *caulescens* (Franch.) Ling、有苞菜木香 *Vladimiria edulis* (Franch.) Ling f. *bracteata* Ling 及厚叶木香 *Vladimiria berardioidea* (Franch.) Ling 等多种植物的干燥根。

商品越西木香的根呈类圆柱形而稍扭曲，略似鸡腿骨，长 5～25cm，直径 0.5～1.5cm。或已切成两半，表面黄棕色、暗棕色或灰棕色，有纵皱纹及纵裂沟，并有突起的侧根痕；偶尔可见焦黑的斑点。质坚实，较易折断，折断面略平坦，棕色或棕黄色，多有偏心性放射状纹理，皮部与木部厚度几乎相等，可见棕色点状树脂腔散在，形成层环状。有令人不快的特异香气。味微甜而苦辣，嚼之粘牙。

越西木香，在京津地区一度代木香使用。实际上质量较木香稍次。武汉市药材公司规定只能作川木香药用，较为合理。

主产于四川盐源、盐边、西昌、木里、德昌、石棉及凉山彝族自治州等地。本品以根条粗大而均匀、色褐黄、质坚实、香味浓厚者为佳。在入药使用方面，质量不及云木香。

木贼

木贼为常用中药。始载于《嘉祐本草》。李时珍曰：“此草有节，面糙涩，治木骨者，用之磋擦则光净，犹云木之贼也。故名。”木贼具有疏风散热、退目翳的功能。用于迎风流泪、目生云翳等症。

【别名】毛筒草、锉草、节骨草、节节草、擦草、笔头草。

【来源】为木贼科植物木贼 *Equisetum hyemale* L. 的干燥地上部分。

【鉴别】地上部分为带有鞘状叶的茎，茎呈长管状，不分枝。长 20 ~ 60cm，直径 2 ~ 6mm。表面灰绿色或黄绿色，有 20 ~ 30 条细纵棱，平直排列，在扩大镜下可见每条棱脊上有 2 行细小的疣状突起，触之有粗糙感，稍挂手。节明显，节间长 2.5 ~ 9cm。节上着生鳞片状合生的筒状叶鞘，上部棕灰色，叶鞘基部和先端具 2 圈深棕色或棕黑色较宽的环。中部灰色或淡黄色，鞘片背面有 2 条棱脊及 1 条浅沟。质脆，易折断，断面中空。边缘有 20 ~ 30 个近圆形的小空腔，排列成环状，内有灰白色或浅绿色的薄瓤。气微，味甘淡、微苦涩。嚼之有砂石感。

【道地与分布】主产于东北地区及陕西、湖北等地。以陕西产量最大，辽宁产者品质佳。

道地药材以茎粗长、表面绿色、不脱节者为佳。

【伪品及易混品】

1. 问荆　为木贼科植物问荆 *Equisetum arvense* L. 的干燥地上部分。茎呈圆柱状长管形，表面绿色，每节有多数轮生的细枝，节上围有退化鳞片状叶，茎的顶端生笔头状孢子囊穗，由多数楯状孢子叶而成，孢子叶下面有孢子囊。质脆，易折断，断面中空。气微，微苦。

2. 纤弱木贼 为木贼科植物笔管草 *Equisetum ramosissimum* Desf. subsp. *debile* (Roxb. ex Vauch.) Hauke 的干燥地上部分。茎呈圆管状，光滑，有分枝，稍扁。表面葱绿色，有 10 ~ 20 条纵棱脊，棱脊上有 1 行疣状突起，或不明显。节上叶鞘先端平截无沟或有长芒，棕褐色。基部棕褐色或黄绿色，并有一黑色细圈，鞘片背面较平坦，无沟，两边有棱角。体轻质脆，易折断。断面中空。边缘有小空腔，排列成环状，有的已压扁，不明显。微臭，嚼之有砂石感。

3. 节节草 为木贼科植物节节草 *Equisetum ramosissimum* Desf. 的干燥全草。茎呈圆柱形。中部以下有分枝，表面黄绿色，有纵棱脊 6 ~ 20 条，叶鞘茎部无黑圈，反鞘齿为黑色，断面中空。质较软，不易折断。微臭，嚼之有砂石感。

木通

木通始载于《神农本草经》，列为上品，为中医临床常用药物。具有降火利水、通利血脉的功效，常用于治疗小便赤涩、淋浊、水肿、胸中烦热、喉痹咽痛、遍身拘痛、妇女经闭、乳汁不通等病症。从古代本草记载来看，木通药用品种的变化很大。20 世纪 60—70 年代，木通科木通资源的十分短缺，在药材市场上多见的是马兜铃科的关木通和毛茛科的川木通。由于马兜铃科的关木通含有具有肾毒性的马兜铃酸成分，自 2005 年版《中国药典》一部起已经恢复了木通科三种木通的正品地位。同时，原国家食品药品监督管理局正式下文停止马兜铃科关木通的使用[国家药品监督管理局关于取消关木通药用标准的通知（国药监注〔2003〕121号）]。

【来源】为木通科植物木通 *Akebia quinata* (Houtt.) Decne.、三叶木通 *Akebia trifoliata* (Thunb.) Koidz. 及白木通 *Akebia trifoliata* (Thunb.) Koidz. var. *australis* (Diels) Rehd. 的干燥藤茎。

【鉴别】三种来源的木通其药材极为相似，如不借助原植物形态，很难根据它们的形态特征加以区分。

藤茎圆柱形，有的弯曲或扭曲，直径0.4～2.0cm，常有显著膨大的枝痕。表面灰色、灰棕色或暗棕色，颜色不均匀，五叶木通外皮颜色略深，而三叶木通、白木通外皮颜色略淡，表面还可见浅纵棱，五叶者较明显，而另外两者不甚明显；但三叶木通表面有较明显的似鳞状突起，白木通有鳞状痕迹但不突出，而五叶木通则无。质坚脆，较易折断，但三叶木通稍显韧性。断面木质部黄白色，导管孔细密，可见明显的放射状纹理，中心圆形髓部明显，若切成1～2mm的薄片，则具有明显的透气性。断面皮部颜色较深，呈棕褐色，可与木质部剥离，去皮处可见明显的纵向棱沟。气微，味稍苦、涩。

【道地与分布】三种木通主要分布于长江流域地区。木通和三叶木通主要分布于江苏、浙江、安徽、江西、湖南、湖北、四川；而白木通主要分布于四川、云南、湖北及湖南。自然分布不均匀。

道地药材以藤茎粗壮、断面木质部黄白色、皮部颜色较深呈棕褐色、可与木质部剥离、去皮处可见明显的纵向棱沟者为佳。

【伪品及易混品】

关木通 又名东北木通、马木通、万年藤、苦木通，为马兜铃科植物木通马兜铃 *Aristolochia manshuriensis* Kom. 的干燥藤茎。

药材茎呈圆柱状，平直或稍弯曲，长短不一，直径 1 ~ 3.5（~ 5）cm。表面灰黄色或黄棕色，平滑，间或有浅槽纹及横裂纹，节或分枝处稍膨大；去皮较深的可见淡棕色带光泽的纵直脊纹（中柱鞘纤维束）。质坚硬，新鲜横切面黄色，皮部薄，木部占大部分，木射线明显，有时于射线部开裂，导管密布，孔洞大，呈轮状排列。髓部较明显且髓区扁狭为其特点。味苦。

主产于东北地区。此外，陕西、甘肃等省亦有分布。关木通性味苦寒，含马兜铃酸，有致癌作用，已有服后中毒的报道。但据作者 10 年前的调查，发现关木通在各地药材市场仍有流通，需鉴别应用。

五加皮

五加皮始载于《神农本草经》，列为上品，为中医临床祛风湿、壮筋骨、活血祛淤常用之品。《本草图经》载：“五加皮，生汉中及冤句，今江淮、湖南州郡皆有之。春生苗，茎、叶俱青，作丛。赤茎又似藤蔓，高三、五尺，上黑刺；叶生五义作簇者良，四叶、三叶者最多，为次；每一叶下生一刺；三、四月开白花；结细青子，至六月渐黑色；根若荆根，皮黄黑，肉白，骨坚硬。”

【别名】南五加皮、豺漆、文章草、木骨、追风使、五叶路刺。

【来源】为五加科植物细柱五加 *Eleutherococcus nodiflorus* (Dunn) S. Y. Hu[*Acanthopanax gracilistylus* W. W. Smith] 的干燥根皮。

【鉴别】干燥根皮呈卷筒状，单卷或双卷，长 7 ~ 10cm，筒径约 6mm，厚 1 ~ 2mm。外表面灰褐色，有横向皮孔及纵皱，内表面淡黄色或淡黄棕色。质脆，易折断，断面不整齐，淡灰黄色。气微香，味微苦涩。

【道地与分布】道地药材以粗长、皮厚、气香、无木心者为佳。主产于湖北、河南、安徽。陕西、四川、江苏、广西、浙江等地亦产。

【伪品及易混品】从历代本草记载来看，五加皮入药者尚不止这一种，但目前在各地民间所应用的其他品种严格来说只能算是混淆品。

1. 为红毛五加 *Acanthopanax giraldii* Harms 的茎皮。本品呈卷筒状，一般长 20 ~ 30cm，直径 0.5 ~ 1.5cm，厚 0.5 ~ 1mm。外表面黄色或黄棕色，密被红棕色毛状针刺，针刺长 3 ~ 5mm，倒向一端，节部有突起的芽痕或叶柄残基。内表面黄绿色或淡棕色，平滑。质轻脆，易折断。气微，味淡。使用于四川。

2. 为五加科植物无梗五加 *Acanthopanax sessiliflorus* (Rupr. et Maxim.) Seem. 的干燥根皮。本品根皮卷筒状，表面灰褐色至灰黑色，厚约 0.2cm。内表面淡黄棕色。质脆，易折断。断面略平坦，无纤维性。根茎和茎呈不规则圆柱形，表面暗灰色或灰黑色，具明显隆起的椭圆形皮孔。质硬，折断面无纤维性。气微香，味淡。使用于东北地区。

3. 为萝藦科植物杠柳 *Periploca sepium* Bge. 的根皮，商品习称“香加皮”或“北五加皮”。在药材市场中混用的现象较为常见，本品在各地习惯作五加皮使用，但有毒。但其性状不同，可资区别。详见本书“香加皮”条。

此外，还有五加科植物白簕 *Acanthopanax trifoliatus* (L.) Merr.、乔木五加 *Acanthopanax evodiaefolium* Franch. var. *ferrugineus* W. W. Smith、蜀五加 *Acanthopanax setchuenensis* Harms 和藤五加 *Acanthopanax leucorrhizus* (Oliv.) Harms 的根皮，分别在西南地区、西藏、四川和陕西等地也作五加皮入药用，应注意鉴别。

五灵脂

五灵脂始载于《开宝本草》，后代本草均有收载。因其似凝脂而受五行之灵气，故名，为常用中药。其味甘咸，性温。有活血、化瘀、止痛的功效。商品药材中常分为灵脂块和灵脂米两类。

【别名】灵脂、九转子（山西）、糖灵脂、灵脂米、灵脂块。

【**来源**】为鼯鼠科动物复齿鼯鼠 *Trogopterus xanthipes* Milne-Edwards 的干燥粪便。

【**鉴别**】

1. **灵脂块**　呈不规则块状，黑棕或灰棕色，表面凹凸不平，常裂碎，显纤维性，有油润性光泽。常黏附有长椭圆形颗粒。质硬，断面黄棕色或棕褐色，不平坦，气腥臭。

2. **灵脂米**　为长椭圆形颗粒，长 5 ~ 15mm，直径 3 ~ 6mm，表面较平滑，常有淡黄色纤维残痕，略有光泽。体轻，质松易折断，断面不平坦，纤维性，黄绿色或褐灰色。气微。

【**道地与分布**】主产于山西太行山及秦岭一带，北京房山、昌平，河南林州等地亦产。

灵脂块以黑褐色、糖心润泽、油香大、有光亮，其中夹有豆粒状者为佳品；灵脂米以纯净、有光泽、体轻、断面黄绿色者为佳。一般认为灵脂块较佳，春季采收者品质较佳。

【**伪品及易混品**】

1. **飞鼠粪**　为同科动物飞鼠 *Pteromys volans* Linnaeus 的粪便。产自黑龙江、辽宁、新疆等地。药材呈团块状，表面黑褐色，凹凸不平。质硬不易碎。断面可见粪粒，淡黄色，纤维性。无臭、味淡。

2. **鼠兔科多种动物的粪便**　多为鼠兔属（*Ochotona*）不同种动物的粪便。多产于我国西北、东北等地。常见者有鼠兔 *Ochotona daurica* (Pallas)、西藏鼠兔 *Ochotona thibetana* Milne-Edwards. 等。

药材呈圆球形或略呈长圆形，直径 3 ~ 4.5cm；或黏成块状。表面灰褐色或棕褐色。体轻质松，易破碎。断碎面纤维性。无臭、味淡。

3. 红白鼯鼠粪 为鼯鼠科动物红白鼯鼠 *Petaurista arborufus* Milne-Edwards 的粪粒。产于湖北、四川等地。

药材呈长椭圆形，长 0.6 ~ 1.6cm，直径 4 ~ 8mm，多为棕色，也可见土褐色，表面较粗糙，捻碎有多数草纤维，味淡。

4. 金龟子粪 为金龟子科动物小青龙潜 *Dicranobia potanini* (Kr.) 幼虫的粪便，产于我国中部、青藏高原、甘肃等地。

药材呈细长椭圆形，两端钝圆，长 3 ~ 5mm，直径 1.5 ~ 2.5mm。表面黑灰色，光滑。体轻，质硬，易碎。断面平坦，呈泥状。无臭、无味。

5. 伪制糖灵脂 为用沥青掺小碎石块粘结一起制作，表面粘有少量五灵脂，混称糖灵脂。表面暗黑，质坚，体重，不易碎。

太子参

太子参之名，最早见于《本草从新》（清・吴仪洛），曰其：“大补元气，虽甚细如参条，短紧坚实，面明芦纹，其力不下大参。”《本草纲目拾遗》引《百草镜》云：“太子参即辽参之小者，非别种也，乃苏州参行从参包中拣出短小者名此以售客。味甘苦，功同辽参。”赵氏又引张觐斋之言曰：“称太子参者，乃参中之全枝而小者，是参客取巧之名也。”赵氏认可太子参即辽参，甚为明确，而吴仪洛所述“虽甚细如参条”，则又似是而非，究属何指？不甚明确，很可能指的是另一外形似参条而较细的品种。

【**别名**】孩儿参、童参、四叶参、四叶菜、米参等。

【**来源**】为石竹科植物孩儿参（异叶假繁缕）*Pseudostellaria heterophylla* (Miq.) Pax ex Pax et Hoffm. 的干燥块根。

【**鉴别**】干燥的块根呈纺锤形、圆锥形或不规则长条形，稍弯曲，多单一，长 2 ~ 6cm，直径约 6mm，外表淡黄白色，半透明，全体有细纵皱纹，或若干横向凹沟，其间可见细根痕。根头部常留有残茎或茎痕，末端渐细如鼠尾。质硬而脆，断面白色，有粉性。气微，味微甘。

【**道地与分布**】本品产于东北地区，以及河北、河南、山东、山西、江苏、安徽、浙江、江西、湖北、陕西等省，山东省也有栽培。以江苏南京、徐州、淮阴，山东莒南、临沂等地所产者质量上乘。

道地药材以身干、肥润、外表黄白色而无须根者为佳。

【**地区习用品**】

1. **棒棒草**　为石竹科假繁缕属植物矮小孩儿参（棒棒草）*Pseudostellaria maximowicziana* (Franch. et Savat.) Pax ex Pax et Hoffm. 的块根。

出产于陕西秦岭、华山一带，其花瓣全缘，先端不凹入，可与正品相区别。

2. **人参**　为五加科植物人参 *Panax ginseng* C. A. Mey. 的细

小干燥根。

在浙江杭州一带药店所售确有以辽参（人参）之小者为太子参的。

【伪品及易混品】

1. 粗根宝铎草 为百合科植物粗根宝铎草 *Disporum sessile* (Thunb.) D. Don var. *pachyrrhizum* Hand.-Mazz. 的根。在湖北咸宁以本品的根混充太子参。

干燥根呈细长纺锤形，稍弯曲，长 2.5 ~ 5cm，粗 2 ~ 5mm。表面淡黄棕色，有明显的细纵皱纹，有的顶端留有疙瘩状茎基。质脆，易折断，断面黄白色，中间有 1 条细木心。气微，味淡。

本变种与原种宝铎草的最主要区别为根的形态不同，粗根宝铎草根呈纺锤形肉质根，与石竹科太子参的外形有相似之处，而宝铎草的根则不为纺锤形，多呈细长圆柱形或须状，与石竹科太子参显然不同，原种宝铎草的根，在四川峨眉充白薇使用，则可想而知它们在根的形态方面确实有明显的差异。

2. 石生蝇子草 为石竹植物石生蝇子草 *Silene tatarinowii* Regel 的根。

产于湖北恩施、宜昌、郧阳等地。五峰、鹤峰、恩施均以其根混充太子参，恩施又称洋参，巴东更混称西洋参。

干燥根单个或数个簇生，长圆柱形，多弯曲或稍扭曲，有时具分枝。长 2 ~ 13cm，直径 2 ~ 8mm。顶端常有疣状突起的茎残基或茎痕。表面灰黄色，有纵皱纹并有棕黑色横向凹陷，其中有点状突起的须根痕。质硬而脆，易折断，断面白色。气微，味微苦。

3. 云南繁缕 为石竹科植物千针万线草（云南繁缕）*Stellaria yunnanensis* Franch. 的根。

在云南又称千针万线草，个别地区以本品混称太子参。

根数个簇生，单个者呈纺锤形或细长条形，长 3.5 ~ 9cm，直径 0.1 ~ 0.35cm，微弯曲，两端细长呈尾状。簇生根的顶端有疙瘩状茎痕，根外表黄白色或灰棕色，纵皱纹明显成沟状，并具点状细根残痕。质脆，易折断。断面黄白色，角质样，中柱淡白色，占 1/3。气微，味甜微苦。

此外，在浙江、湖南、吉林、云南等地还发现有以石竹科植物蝇子草 *Silene fortunei* Vis.、爵床科植物菜头肾 *Championella sarcorrhiza* C. Ling、玄参科植物亨氏马先蒿 *Pedicularis henryi* Maxim.、菊科植物山莴苣 *Lagedium sibiricum* (L.) Sojak、萝藦科植物金雀马尾参 *Ceropegia mairei* (Lévl.) H. Huber 等植物的根混充太子参的情况。

车前子

车前始载于《神农本草经》，列为上品，《本草纲目》列于草部隰草类，子与全草均入药。车前子为中医常用的利水通淋、清热明目药，主治小便不利、溺赤淋沥、溲少涩痛、泄泻下痢、目赤肿痛等症。其原植物为多年生草本，均为野生。多生于路旁、山坡、原野、田埂阴湿地及沟边诸处。目前药用车前子商品有

“大粒车前”与“小粒车前”两大类，其原植物为车前属 *Plantago* 多种植物种子，其中种子较大者称“大粒车前”，种子较小者称“小粒车前”，各地多就地取材，均同供药用。此外，在陕西、湖北、广西、辽宁等地还有以同属植物大车前及日本车前的成熟种子入药用的习惯。

【别名】车轮菜子、猪耳朵棵子、凤眼前仁。

【来源】为车前科植物车前 *Plantago asiatica* L. 或平车前 *Plantago depressa* Willd. 的干燥成熟种子。

【鉴别】

1. 车前（大粒车前） 蒴果卵状圆锥形，膜质，熟时周裂。种子 5～6 粒，少见 7～8 粒，呈扁平椭圆形或不规则长圆形或三角状长圆形，长 2mm，宽 1mm。外表棕褐色或黑紫色，略有光泽。一面较凸起，另一面较平坦，近中心处有一灰白色略凹陷的小点（种脐）。以扩大镜观察，可见紧密网状皱纹。质坚硬，切面可见乳白色胚及胚乳，粉质。无臭，味淡，嚼之带黏性。放入水中，种皮有黏液分泌。

2. 平车前（小粒车前） 蒴果内通常含种子 5 粒，种子较前者更为细小，呈扁平椭圆形或不规则长圆形，长 1～1.5mm，宽不及 1mm。其他特征与前种相同。

【道地与分布】以上两种车前在全国大部分地区均有分布与出产，车前主产于南方各省，其中以主产于重庆市，四川省德阳市、什邡市及周边产区者称为“川车前”。而平车前以华北、东北、西北地区所产者为主。其中大粒车前商品在江西习称为“凤眼前仁”。

药材以颗粒饱满、大小均匀、外表色黑、嚼之带黏性、无杂质者为佳。

【地区习用品】

1. 大车前子 为车前科植物大车前 *Plantago major* L. 的干燥成熟种子。

大车前（小粒车前）蒴果卵状圆锥形，含种子 6～16 粒，呈矩圆形、扁平不规则倒卵形或类三角形，边缘较薄，长 1.2～1.5mm，宽 0.5～0.9mm。为三种车前种子最小者。表面黄棕色或棕褐色。在扩大镜下观察，可见点状不规则的突起，腹面隆起较高，脐点白色，多位于腹部中央或一端，凹陷。本品之所以称大车前是根据原植物的叶片大而言，但种子数量多，而外形却较小。

2. 北车前子 为车前科植物北车前 *Plantago media* L. 的干燥成熟种子。

本品主产于东北地区及河南等地。

种子属于“大粒车前”类型，呈卵圆形或不规则长圆形，长、宽可分别达 2mm 及 1mm 以上，表面棕褐色或黑棕色。

3. 滇车前子 为车前科植物滇车前 *Plantago erosa* Wall. 的干燥成熟种子。《滇南本草》称之为“蛤蟆草”，子名车前子。产于云南，在贵州、山东和广东有以本品混作车前子入药的习惯。

本种的特点为蒴果所含种子的数目与其他种有所不同，含种子 10～15 粒，种子外表为纯黑色。

4. 台湾大车前子 为车前科植物台湾大车前 *Plantago macronipponica* Yamamoto 的干燥成熟种子。本品主产于台湾。

叶大形，叶片呈卵状，边缘有粗齿，叶脉 9 条，叶柄长至 15cm。花葶高达 50cm。以种子入药，其种子粒大，外表呈棕红色。

此外，在新疆少数民族地区尚有将亚麻子车前 *Plantago psyllium* L. 的种子入药用的习惯。此种车前子比药用大粒车前子还要大一些，形似亚麻种子。本种盛产于欧洲。

【伪品及易混品】历史上曾有以土荆芥子伪充车前子的记载，现代商品中尚未发现这种情况。1985 年在河南柘城县，发现有以唇形科植物藿香 *Agastache rugosa* (Fisch. et Mey.) O. Ktze. 的小坚果冒充车前子销售者。

小坚果呈椭圆形，稍扁，长 1 ~ 2mm，宽约 1mm，表面深棕色或棕色，具三条明显的纵棱，顶端具白色绒毛，底端有淡黄色小点。气微香，味淡，嚼之不黏，有芳香感。应注意鉴别。

瓦松

瓦松始载于《新修本草》，原名“昨叶何草”。其原植物喜生于房屋的瓦垄中间火墙墙头及向阳的山坡、石缝中，均为野生品。我国北方习用瓦松，南方则习用瓦花。

【别名】瓦花、瓦塔、瓦宝塔、瓦葱、瓦霜、瓦莲花。

【来源】为景天科植物瓦松 *Orostachys fimbriatus* (Turcz.) Berg. 的干燥全草。

【鉴别】瓦松全草茎细长，呈类圆柱形，长 5 ~ 15cm，直径 0.3 ~ 0.6cm。表面灰棕色、黄褐色或棕黑色。茎上有多数枝、叶脱落的痕迹，有明显的纵棱线，交互连接，凸起成菱形花纹。叶呈条形至倒披针形或卷曲皱缩，绿色或黄褐色，多已脱落，长 1.2 ~ 1.5cm，宽 1.5 ~ 3cm，先端具一个半圆形软骨质的附属物。茎上部着生花枝，有多数分叉，圆锥花序穗状，小花白色或粉红色，先端棕红色或红褐色，膜质，花梗长 0.5 ~ 1cm。体轻质脆，易碎。气微，味酸。

【道地与分布】全国大部分地区均产。药材以花穗完整、带红色者为佳。

【地区习用品】为景天科植物瓦花 *Orostachys japonica* (Maxim.) Berg. 的干燥全草。

全草茎细长，类圆柱形，长 8 ~ 20cm，直径 0.3 ~ 0.7cm，表面灰棕色或浅棕色，茎上有叶，呈螺旋状排列，叶茎间有棱线相连。叶细长，多皱缩卷曲，表面棕褐色，易脱落。脱落后现突起的疤痕，近根处茎上的叶常残存。根茎短小，长约 1cm，其上有棕褐色鳞叶覆盖。花梗极短，穗状花序着生在茎端，长 4 ~ 8cm，每一花枝着生两个小花，棕色或红棕色，密生成穗状，较大。气微，味淡。

瓦楞子

瓦楞子原名为“魁蛤”，始载于《名医别录》。《本草拾遗》

名蚶壳。《本草蒙筌》名蚶子壳。瓦楞子之名见于《本草备要》。性味甘、咸，平，入肝脾经，可化痰、软坚、散瘀、消积。

【别名】毛蛤、瓦垄、花蚬壳、蚶子壳、蚶壳、魁蛤壳。

【来源】为蚶科动物毛蚶 *Arca subcrenata* Lischke、泥蚶 *Arca granosa* Linnacus 或魁蚶 *Arca inflata* Reeve 的贝壳。

【鉴别】

1. 毛蚶壳 三角形或扇形，长 4 ~ 5cm，高 3 ~ 4cm，壳外面隆起，多有棕色茸毛。壳顶向内卷曲，自壳顶至腹面有延伸的放射肋 30 ~ 40 条，壳内面白色，平滑，壳缘有与壳外面直楞相对应的凹陷，铰合部具小齿 1 列。质坚，无臭，味淡。

2. 泥蚶壳 长 2 ~ 4cm，高 2 ~ 3cm，壳外无棕色茸毛，放射肋 18 ~ 21 条，肋上有颗粒状突起。

3. 魁坩壳 长 7 ~ 9cm，高 6 ~ 8cm，壳外面放射肋为 42 ~ 48 条。

【道地与分布】主产于江苏连云港，辽宁大连、营口，山东青岛、烟台以及福建、广东等沿海地区，尤以广东新安、平海、汕尾等地所产者量大质佳。药材以整齐、无残肉、无杂质、色白者为佳品。

水田七

水田七始载于《南宁市药物志》。水田七具有凉血散瘀、消炎止痛的功能。用于消化道溃疡病、肺结核、咳嗽、百日咳、跌打损伤、痈肿、无名肿毒等症。

【别名】水三七、屈头鸡、水鸡头、水鸡仔、水槟榔、长须果。

【来源】为蒟蒻薯科植物蒟蒻薯 *Tacca leontopetaloides* (L.) Kuntze. 或箭根薯 *Tacca chantrieri* Andre 的干燥块茎。

【鉴别】

1. 水田七 块茎呈圆球形或长圆形，稍弯曲，长 2 ~ 4cm，直径 1 ~ 2cm。表面黄白色或浅棕色，粗糙，有多数须根痕。上端有残存的膜质叶基。质硬，折断面较平，颗粒性，暗黄褐色，有蜡样光泽，散有点状维管束。

2. 箭根薯（水狗仔） 其块茎同水田七相似，区别点在于，本种块茎不弯曲，断面带有蓝色。

【道地与分布】主产于广西、广东、贵州等地。药材以块大、黄白色、断面有蜡样光泽者为佳。

水红花子

水红花子始载于《名医别录》，列为中品。原名“荭草”。“水红花子”始见于《本草衍义》。苏颂曰：“荭即水荭也，似蓼而叶大，赤白色，高丈余。”李时珍曰：“其茎粗如拇指，有毛。其叶大如商陆叶。花色浅红成穗。秋深子成，扁如酸枣仁而小，其色赤黑而肉白。”水红花子具有散瘀消痞、清热止痛的功能。用于痞块腹胀、肝脾肿大、瘿瘤肿痛、食积不消、胃脘胀痛等症。

【别名】蓼实子、红草实、水荭子、大蓼子、河蓼子。

【来源】为蓼科植物红蓼（荭草）*Polygonum orientale* L. 的干燥成熟果实。

【鉴别】果实呈扁圆形，直径 2 ~ 3.5mm，厚 1 ~ 1.5mm。未成熟者表面黄棕色，成熟者黑棕色或红棕色，有光泽，顶端有突起的残存花柱，稍尖突，基部类圆形，可见有黄白色或浅棕色略突起果柄痕，偶有残留的黄白色膜质花被。两面微凹，一面中部略有 2 条纵向浅沟。质坚硬。内有黄白色扁圆形种子 1 枚，先端突起，另端有棕色圆形种脐，胚乳白色，粉质。气微，味淡微辛。

【道地与分布】主产于黑龙江、吉林、辽宁、内蒙古等地。药材以粒大、饱满、色黑棕者为佳。

【伪品及易混品】

1. 酸模叶蓼子 为蓼科植物酸模叶蓼 *Polygonum lapathifolium* L. 的干燥成熟果实。果实呈扁圆形，直径 1 ~ 1.5mm，厚约 1mm。表面暗棕色或红棕色，有光泽。

2. 柳叶蓼子 为蓼科植物柳叶蓼 *Polygonum lapathifolium* L. var. *salicifolium* Sibth 的干燥成熟果实。果实呈扁圆形或扁长圆形，直径 1.5 ~ 2mm，厚约 0.5mm，残存花柱较长。

水蛭

水蛭始载于《神农本草经》，列为下品。《本草纲目》列于虫部卵生类。按其记述，并非一种，今药用水蛭亦非一种。味咸苦，性平，有毒。功能破血，逐瘀，通经。

【别名】马蛭、马蟥、马鳖、吸血虫、马蜞、肉钻子。

【来源】为水蛭科动物蚂蟥 *Whitmania pigra* Whitman、水蛭 *Hirude nipponica* Whitman 或 柳 叶 蚂 蟥 *Whitmania acranulata* Whitman 的干燥体。

【鉴别】

1. 蚂蟥（宽水蛭） 为扁平纺锤形，长 5～12cm，宽 0.6～2cm，背部稍隆起，黑褐色或黑棕色，有黑色斑点排成5条纵纹；腹面平坦，棕黄色。两侧棕黄色，前端稍尖，后端钝圆，两端各有 1 个吸盘。后吸盘大，前吸盘不明显。质脆易折断，断面呈胶质状而有光泽。有土腥气。

2. 水蛭（小水蛭、医用蛭） 为扁长圆柱形，长 2～5cm，宽 0.1～0.3cm，腹面稍高，体多弯曲扭转，通常用线穿起，多数密集成团，全体黑棕色。质脆断面不平坦，无光泽，气微腥。

3. 柳叶蚂蟥（长条水蛭） 呈狭长扁平形或线形，长 6～12cm，宽 0.2～0.5cm。体两端均较细，体表凹凸不平。背腹面均呈黑棕色，加工时一般两端穿有小孔，吸盘不易辨认，质脆无光泽，有土腥气。

【道地与分布】东北地区及河南、山东、江苏、湖北分布较多，各地均有。药材以条粗、整，黑棕色，有光泽，无杂质者为佳。

水獭肝

水獭肝始载于《名医别录》，原名为獭肝，《本草纲目》列于水獭项下。性味甘温。功能益阴，除热，止嗽、止血。

【别名】水狗肝、獭肝。

【来源】为鼬科动物水獭 *Lutra lutra* L. 及小爪水獭 *Micronoyx cinerea* Illigen 的干燥肝脏。

【鉴别】呈不规则、卷缩的块状，直径 3.5～8cm。肝叶多呈扁圆形，具 7 片叶，大小不等，前面 3 片叶上部连合，胆囊隐匿于左起第 2～3 片叶之间。肝隆起，正面左右对称，长 5～9cm，宽 4～8cm；后面 2 片叶较小，最小的叶呈短尾状，长 1～2cm，宽 0.5～1.2cm，另一片小叶稍狭长，三角形或犁头形。肝叶上端较厚，隆起，边缘较薄。表面紫黑色或黑褐色，质细腻，角质样。气腥味微咸。

【道地与分布】主产于吉林、黑龙江、云南。药材以完整、紫红色、不带残肉、无腐臭味者为佳。

【地区习用品】

貂肝　为鼬科动物紫貂 *Martes zibellina* L. 的肝脏。在四川部分地区作为水獭肝药用。

本品肝叶数及形态结构与水獭肝相似，但胆囊在前面有多角形露口，隆起面两侧肝叶不对称，左侧叶片较大，边缘无明显裂缺，右侧肝叶较小，后面的犁状叶较长，右侧有 1 个小裂瓣，腥气微。

【伪品及易混品】

旱獭肝　为松鼠科动物旱獭属 *Marmota* 多种旱獭的肝脏。

旱獭肝有 5 片叶，前面 1 片叶宽扁，三角状圆形，两侧各有一浅裂，胆囊位于右裂处，左右两侧肝叶大小极不对称，左侧最大，呈半月形，直径 8～9cm，后面尾状叶和犁状叶均较小。肝叶黄褐色或紫褐色，外表常附有黄棕色粉状物。体较轻，质地较疏松，有较强烈膻臭气。

牛黄

牛黄始载于《神农本草经》。历代本草均有收载，今市售主要有天然牛黄（包括人工培植牛黄）与人工牛黄两类。牛黄因其形似鸡蛋黄而得名，为常用中药。

【**别名**】丑宝、西黄、丑黄、管黄、东黄、犀黄。

【**来源**】为牛科动物牛 *Bos taurus domesticus* Gmelin 的干燥胆结石或胆管、肝管结石（天然牛黄）。

【**鉴别**】在牛胆内形成的结石称为胆牛黄或胆黄，而在胆管或肝管内形成的结石称为管牛黄或管黄。

1. **胆牛黄**　完整者多呈卵圆形、不规则球形、三角形等。少数呈管状或颗粒状，大小不等，直径 0.6～4.5cm。表面黄色至棕黄色，细腻而略有光泽。有的表面挂有黑色光亮的薄膜，习称“乌金衣”；有的粗糙，具疣状突起；有的具龟裂纹。体轻，易碎，碎片多呈层状。断面黄色至棕黄色，可见紧密而细腻的同心层纹，有的夹有白心。气清香，味微苦而后甘，有清凉感，嚼之易碎不粘牙。

2. 管牛黄 商品多呈短管状或破碎的片状，直径 1 ~ 1.5cm。表面粗糙而显褐色，并有裂纹及颗粒状的突起。质地松脆，断面外周有层纹。中心部呈糟朽状或中空。有的表面颜色黑，质坚硬，断面无层纹，其质量较次。

此外还有一些因加工不当而形成的次品牛黄，商品上将其称为“吃胆牛黄”。外表多呈暗红棕色，质地较硬，断面似胶状，并显黑色或墨绿色，同心层纹不明显，亦无清香气，味苦。

3. 人工牛黄 由牛胆或猪胆的胆酸、胆甾醇、胆红素、无机盐等加工而成。多呈土黄色、疏松的粉末，也有制成不规则球形或方形的，水溶液亦能“挂甲”，气微清香而略腥，味微苦，入口无凉感。

【道地与分布】

1. 天然牛黄 主产于北京，河北，天津，新疆乌鲁木齐、伊犁，四川昌都，青海，西藏，内蒙古，河南洛阳、南阳，广西百色、宜山，甘肃岷县、卓尼，陕西西安、宝鸡等地，以西北、西南、东北地区产量较大。国外主产于印度、加拿大、阿根廷、乌拉圭等地。

2. 人工牛黄 主产于北京、天津等地。

药材均以表面光泽细腻、体质轻松、断面层纹细密整齐、无白膜、味先苦而后甘、气清香而有凉感者为佳。

【伪品及易混品】

1. 骆驼黄 为骆驼科动物双峰驼 *Camelus bactrianus* L. 的胆

囊结石。个大，质粗糙，无光泽，微臭，味咸。

2. 熊胆黄 为熊科动物黑熊 *Selenarctos thibetanus* G. Cuvier 与棕熊 *Ursus arctos* L. 的胆囊结石。断面无明显层纹，无牛胆气味。

3. 黄连大黄加工品 用黄连、大黄及姜黄粉末，加蛋黄、胆汁等物伪制而成。无光泽，体较重，断面棕褐色，粗糙，无层纹。无清香气，味苦，嚼之粘牙。加水湿润，涂指甲色易擦掉，无透甲现象。

4. 马铃薯块茎的加工品 表面乌黑色或浅黄色，粗糙，有裂纹，体重，断面有加工成的同心层纹。气微腥，不挂甲。显微镜下可见大量淀粉粒。

牛膝

牛膝为中医常用的一种活血通经、消癥下胎、通利关节、引血下行药。生用活血；熟用补肾，强健筋骨；南方尤多用于喉症。《神农本草经》列为上品，《本草纲目》载入草部隰草类，又名牛茎、百倍、山苋菜和对节菜。从历史上看，自宋代起牛膝在河南古怀庆地区就有广泛的栽培，其主根粗而直长，是牛膝的主流品种，而行销全国。因而道地药材称为“怀牛膝”，并成为久负盛名的“四大怀药”之一。

【别名】怀牛膝、淮牛膝。

【来源】为苋科植物牛膝（怀牛膝）*Achyranthes bidentata*

Bl. 的干燥根。

【鉴别】干燥的根为细长圆柱形，上端较粗，下端较细，常直长，较少弯曲，长 30 ~ 100cm，表面土黄色或浅棕色，具细纵纹和稀疏的侧根痕，皮孔明显。质硬而脆，略有弹性，易折断，断面平坦，黄白色，微呈角质样而油润，木心明显，周围有多数点状的维管束，排列成 2 轮。气味特殊，稍带酸气，味微甘而涩。以条长而肥状者为佳，商品分特肥、头肥、二肥与平条等规格。

【道地与分布】主产于河南武陟、温县、孟州、博爱、沁阳、辉县等地。此外，河北、山西、山东、江苏、辽宁等省也有出产。河南武陟等地所产者，由于长期栽培过程中的变异，根据其叶脉的不同，有不同的名称。据报道，叶脉较粗而突起明显，形似核桃树叶者，称为“核桃纹”；根部芦头较肥大者称“大疙瘩”，芦头较小者称“小疙瘩”。一般认为怀牛膝中以“核桃纹”品种最佳，但数量不多，其次为“小疙瘩”，再次为“大疙瘩”。

怀牛膝道地药材质量要求：呈细长圆柱形，挺直或稍弯曲，上端稍粗，下端较细，长 30 ~ 70cm，直径 0.4 ~ 1cm。表面灰黄色或淡棕色，有微扭曲的细纵皱纹、排列稀疏的侧根痕和横长皮孔样的突起。质硬而脆，易折断，断面平坦，淡棕色，略呈角质样而油润，黄白色。气微，味微甜而稍苦涩。

【地区习用品】

红牛膝　红牛膝的名称是针对牛膝新鲜时所呈现出来的红颜色而称呼的。在四川又名红牛克膝，四川、湖北、贵州等地亦有出产，其疗效与牛膝相似。四川的草医在临床应用方面，谓其更入血分，用以破瘀行血。商品红牛膝其来源主要有以下两种：

（1）牛膝（怀牛膝）：在四川的野生品或栽培品，其茎、叶鲜时呈紫红色者，根的断面亦带紫红色。干后久之其色逐渐消退。

（2）狭叶红牛膝：为苋科植物柳叶牛膝*Achyranthes longifolia* Makino 的干燥根。四川会理、湖北利川等地的药材公司经销的红牛膝即为本种，在湖南及贵州等地也有本品出现。干燥的根多数呈簇，有的带有茎基，也有单条者，呈长圆柱形，有时具分枝，长 10 ~ 15cm，直径 2 ~ 7mm。表面灰棕色或红棕色，有细纵纹。质柔，易折断，断面灰棕色或带粉红色，维管束排列成环状，1 ~ 4 层。无臭，味微苦麻。

【伪品及易混品】

狗筋曼 为石竹科植物狗筋蔓 *Cucubalus baccifer* L. 的干燥根。在云南被称作“白牛膝”，又名九股牛、小被单草、水筋草、九股牛膝、长深根、移筋散、大鹅肠菜、土参须子、抽筋草、铁栏杆、催筋草、接筋草和筋草等。

根呈长圆柱形，长 15 ~ 40cm，直径约 0.5cm，稍扭曲，时有分枝，外表灰黄色，有纵皱纹及横向皮孔。质硬而脆，容易折断，断面角质性，皮部灰白色，特点是中部有明显的黄色木心。味稍甜。

【附】果实及种子特征：胞果长圆形，坚硬，褐色，常附带黄色苞片及小苞片，上方有宿存的花柱，胞果内含种子 1 粒。种子长圆形，长 2.5mm，宽 1.5mm，黄褐色。种胚紧靠种皮，外胚乳肉质，在种胚的内方。

升麻

升麻始载于《神农本草经》，列为上品，为中医临床常用中药。具有发表透疹、清热解毒、升提中气、散风止痢等功效。常用于治疗中气下陷所致的气短、倦怠、久泻脱肛、子宫下垂及崩漏不止等病症。从历代本草来看，升麻从古至今均有异物同名现象。因各地用药习惯不同，所用品种较为混乱。很多品种虽有升麻之名，但其成分和功效都与正品升麻完全不同，需要认真加以鉴别。

【别名】北升麻、关升麻、西升麻、黑升麻、绿升麻、鸡骨升麻。

【来源】为毛茛科植物兴安升麻 *Cimicifuga dahurica* (Turcz.) Maxim.、大三叶升麻 *Cimicifuga heracleifolia* Kom.、升麻 *Cimicifuga foetida* L. 的干燥根茎。

【鉴别】

1. 兴安升麻 在商品升麻中所谓的“北升麻”，即是指本种。别名窟窿牙根、牛架根、龙眼根、龙牙根。

根茎干燥品呈不规则疙瘩块状弯曲，有分叉，长 7 ~ 15cm，直径 1.5 ~ 5cm，外表棕黑色至黑色，粗糙不平，有火烧过的痕迹和坚硬的细须根残留。上面有较密的圆形窟窿状的茎基或茎痕（窟窿牙之名，即由此而来），洞内壁可见到淡黄色呈片状分离的辐射花纹，下侧或两侧着生多数须状根。根茎外表有隆起的细条纹，有时棕黑色的皮部脱落而露出淡黄色的木部，呈三棱形纹理。质坚硬而轻虚，不易折断，具焦气，味苦。

2. 大三叶升麻　在商品升麻中所谓的“关升麻”，即是指本种。别名窟窿牙根、龙眼根、牛卡架、苦力芽。

药材外形与兴安升麻极为相似，但较上种为大，分歧较少，直径 1.5 ~ 2cm，上面具数个深的圆形空洞，洞的直径可达 2cm，质硬而轻，断面黄白色呈片状，洞壁上可见放射状沟纹。气无，味微苦。

3. 升麻　在商品升麻中一般将本种称为“西升麻”。

通称川升麻，湖北、云南及西北地区称绿升麻，青海又称鸡骨升麻，贵州称毛药。

根茎为分歧极多的不规则块状，大小相差甚悬殊，长 3 ~ 13cm，直径 0.7 ~ 3.5cm，表面灰棕色至暗棕色。茎基痕圆形窟窿甚密，呈分歧状的突起，洞径较前二者为小，通常在 1cm 以下。洞壁断面有放射状沟纹，外皮脱落处可见网状维管束，周围细根残基极多，坚而刺手。体轻而质重，不易折断，横断面灰绿色或灰黄色。气微弱，味微苦。

【道地与分布】

1. 兴安升麻　主产于黑龙江、吉林、辽宁、河北、山西、内蒙古等省区。以山西大同，河北承德、龙关、张家口产量最大，销往全国各地并有出口。商品药材以肥大、外皮黑褐色、无须根、断面微绿色者为佳。

2. 大三叶升麻　主产于黑龙江、吉林、辽宁等省。商品药材以个大、整齐、外皮黑色、无细根、断面灰色者为佳。

3. 升麻 分布于云南、四川、青海、甘肃、陕西、河南和山西南部。但以四川、陕西、云南所产者质佳。

西升麻（川升麻）道地药材质量要求：根茎呈不规则长块状，分枝较多，长 3 ~ 17cm，直径 1.7 ~ 4cm，表面暗棕色，极粗糙，上面具有多个圆形空洞状的茎基，直径 0.8 ~ 2.5cm，高 1 ~ 2cm，内壁粗糙，洞浅；下面有众多须根残基。体实质坚韧，不易折断，断面不平坦，木质部黄绿色，呈放射状，髓部稍平坦，灰绿色，稍具粉性。气微，味较苦。

【地区习用品】

1. 单穗升麻 为毛茛科植物单穗升麻 *Cimicifuga simplex* Wormsk. 的干燥根茎。

根茎为不规则的长条块状，长 8 ~ 15cm，直径 1 ~ 1.5cm；表面棕黑色或棕黄色，圆形茎基直径 0.7 ~ 1.5cm，下面有多数细根及根痕。质坚硬，断面木部黄色，呈放射状。在东北和四川地区时有混入升麻药材中销售的情况。

2. 小升麻（金龟草） 为毛茛科植物小升麻 *Cimicifuga acerina* (Sieb. et Zucc.) Tanaka 的干燥根茎。

四川称拐枣七、棉花七、熊掌七，湖北五峰称绿升麻、白升麻、米升麻，浙江天目山称金丝三七、五角连，陕西平利称开喉箭、茶七，又称金龟草、黑八角莲，湖北又称万年根。

根茎为不规则的块状或条形结节状，长 6 ~ 10cm，直径 0.5 ~ 2cm，表面棕褐色或深褐色，圆形残茎痕直径 0.5 ~ 1cm，下面及周围有多数须根。

3. 南川升麻 为毛茛科植物南川升麻 *Cimicifuga nanchuenensis* Hsiao 的干燥根茎。在重庆南川以其根茎称为绿豆升麻。

叶为二至三回三出复叶，小叶呈卵形，花序分枝 4 ~ 8 条，花两性，退化雄蕊顶端二浅裂。产于重庆南川。

4. 多小叶升麻 为毛茛科植物多小叶升麻 *Cimicifuga foetida* Linn. var. *foliolosa* Hsiao 的干燥根茎。青海又称马尿杆、火筒杆。四川的若尔盖和青海均以此作升麻入药用。

与升麻的区别在于小叶较小，通常长 2.5 ~ 4cm，宽 1 ~ 2.5cm，背面有长柔毛。花密集而生，花梗通常比花短。

5. 毛叶升麻 为毛茛科植物毛叶升麻 *Cimicifuga foetida* Linn. var. *velutina* Franch. ex Finet et Gagnep. 的干燥根茎。

与升麻或多小叶升麻的区别点主要在于，本变种叶背密被短柔毛。产于云南西北部，丽江地区以本品作升麻或绿升麻入药用。

【伪品及易混品】升麻在各地有很多异物同名品，这些品种虽有升麻之名，但与正品升麻无论是在植物基源方面，或是在功效主治方面均不相同。但仅因同名，而往往造成混用、混收、混销。

1. 广东升麻 为菊科植物华麻花头 *Serratula chinensis* S. Moore 的干燥根。这是在广东、广西和福建地区习惯销售的一种名为“升麻”的药材，不是毛茛科真正的升麻，而是菊科植物华麻花头的根。人们称之为广东升麻，或简称为广升麻或南升麻，又称鸭麻菜，在广东常混作绿升麻，并多供出口之用。其确切的功效尚不十分清楚。

本品干燥的根呈长扁柱形或纺锤形，稍扭曲。长 8 ~ 14cm，直径 0.4 ~ 1cm，表面暗黄褐色或浅灰色，有明显的纵沟或纵皱纹，常带有少数须根痕，顶端有时可见到残留的茎痕。质坚脆，易折断，断面浅棕色或灰白色，显粉性足。气特殊，味淡，微苦涩。

2. 红升麻（赤升麻） 为虎耳草科植物落新妇 *Astilbe chinensis* (Maxim.) Franch. et Sav. 的干燥根茎及根。

此即《本草拾遗》中的“小升麻”。在四川称术活，达州称升麻、红三七，会理县称铁杆升麻，浙江奉化称野升麻，云南称南红升麻、升麻、金毛三七、金猫八、阴阳虎，甘肃、陕西称红升麻、金毛七，在东北称虎麻，山东称鸟足升麻，河南称外庄升麻，贵州称山花七。

根茎为小个不规则的块状。表面棕褐色或黑褐色，凸凹不平，有分枝状的地上茎，无圆形空洞状茎基，有多数须根痕突起。全体可见环节痕，有的节上生有棕黄色绒毛状鳞片。质坚实，难折断，断面呈棕红色，无空洞。味苦涩。

除本种之外，在各地还将同科属一些近缘植物以及一些同科不同属，甚至不同科属植物的干燥根茎及根，也都作红升麻入药使用。有些是明显的伪品。

3. 腺毛马兰 为爵床科植物腺毛马兰 *Strobilanthes forrestii* Diels. 的干燥根茎。又称绿升麻、味牛膝。在全国一些省份混作升麻入药用。干燥的根茎呈不规则长形块状或带有 2 ~ 3 分枝的结节状，长 5 ~ 10cm，直径 0.8 ~ 2cm。表面灰褐色，顶端有多数类圆形凹陷的茎基，直径 0.2 ~ 0.7cm，洞内壁呈灰褐色。皮部与木部分离，皮部脱落处有较细致的纵纹。体充实，质坚硬，不易折断，断面呈纤维状，皮部深蓝色，木部灰蓝色或灰白色，髓部灰白色，柔软。气微弱，味淡而带涩。

除上述品种外，各地还有许多被称作“秤杆升麻”“白升麻”“土升麻”的药材，其植物来源涉及十余个科，名目繁多，在药名上都与正品升麻有牵连之处。但它们都不是真正的升麻，应注意鉴别，不得混用。

丹参

丹参为活血祛瘀、凉血、养血安神之常用中药，始载于《神农本草经》，列为上品。本品专走血分，有显著的祛瘀生新的作用。常用于治疗妇女月经不调、经闭经痛、产后瘀滞腹痛、血崩带下、痈肿疮毒等病症。近年来的临床实践表明，丹参对于各种贫血、血小板减少性紫癜、高血压、高血糖以及动脉粥样硬化性心脏病等均有明显疗效。

【别名】赤参、紫丹参、红丹参、血山根、红根、状元红等。

【来源】为唇形科植物丹参 *Salvia miltiorrhiza* Bunge 的干燥根及根茎。

山东称之为血山根、杂杂红根，河北称之为血丹参、大红袍和状元红，安徽滁州称之为山丹参，四川称赤参，江苏称红根，东北称之为血参根，河南称血参。四川栽培品称川丹参。

【鉴别】野生干燥品根茎短粗，上方有时残留茎基，下方着生数支细长圆柱形的根，稍弯曲。有时分枝，并具须状细根，全长 10 ~ 20cm，直径 3 ~ 10mm，表面棕红色或砖红色，深浅不一，粗糙，具不规则纵皱，外皮有时呈鳞片状剥落，老根栓皮糟朽，手捻易脱落。质坚硬，易折断，折断面疏松有裂隙或略平整而致密，皮部颜色较深，紫黑色或砖红色，木部导管束灰黄色或黄白色，8 ~ 10 束放射状排列呈菊花心形。气微弱，味微苦涩。

栽培品主根粗壮，分支少，全体较野生品肥实。直径 5 ~ 15mm。表面红褐色，具纵皱，栓皮结实不易剥落。质地坚实，折断面平整，略呈角质状。气微弱，味甘而涩。以条粗，色紫者为佳。

【道地与分布】全国大部分地区均有出产，野生品主产于华北和华东地区。人工栽培品以四川产者质量最好，而野生品以山东产者为佳。

川丹参道地药材质量要求：根较粗壮肥实，顶端有残留的茎基；根数条，长圆柱形，略弯曲，粗糙，外表砖红色或红棕色，具纵皱纹，外皮紧贴不易剥落，无脱落现象；有的分枝具须状细根；质地坚实，不易折断，断面较平整致密，皮部呈紫红色，木心细，略呈角质样；气微，味微苦涩。

山东丹参道地药材质量要求：呈长圆柱形，一般长 10 ~

20cm，直径 0.6～1cm。表面红棕色。有纵皱纹。质硬而脆，较易折断。断面纤维性，呈红棕色。气微，味甜微苦。

【地区习用品】

1. 南丹参 为唇形科植物南丹参 *Salvia bowleyana* Dunn 的干燥根及根茎。

江西、福建、湖南称丹参、赤参、紫丹参，湖南称红根、奔马草，福建又称七厘麻、七里蕉、土丹参。

本品的形态与丹参甚为相似，但根较小，外皮灰红色。小叶卵状披针形，长 4～7.5cm，宽 2～4.5cm，先端渐尖或尾状渐尖，基部圆形或浅心形或稍偏斜，边缘具圆锯齿，两面除下表面脉上被疏柔毛外均无毛，侧生小叶较小，基部偏斜。花萼筒状或近筒状；花冠筒短，内藏，上唇长约 1.2cm。

干燥的根呈圆柱形，长 5～8cm，直径 0.5cm。表面灰红色。质较硬，易折断，断面不平坦。横切面木质部导管束数目较少，7～8 个呈放射状排列。气微弱，味微苦。本品分布于浙江、江西、福建、湖南、广东、广西等省区。多自产自销，并与丹参一齐混用。

2. 甘肃丹参 为唇形科植物甘西鼠尾草 *Salvia przewalskii* Maxim. 的干燥根及根茎。

又称甘西鼠尾，四川称红秦艽，甘肃、宁夏、青海及云南昭通称丹参，云南丽江又称紫丹参。

本种主要特征在于叶为单叶，三角状卵形或卵状披针形，长 8～20cm，基部心形至戟形，边缘有钝锯齿，下面被白色绒毛。

本品根呈圆锥形，上粗下细，长 10 ~ 20cm，直径 1 ~ 4cm。表面暗红褐色，根头部常由一至数个茎基合生，根部呈辫子状或扭曲状，具错综的纵向沟纹，外皮常有部分脱落而显红褐色。质松而脆，易折断。断面极不整齐，多数异形维管束之木质部呈黄色点状，散列于各处。气微弱，味淡，微苦涩。

本品分布于甘肃、宁夏、青海、四川、云南、西藏等省区。生高山森林中。

3. 大紫丹参 为唇形科植物大紫丹参 *Salvia przewalskii* Maxim. var. *mandarinorum* (Diels) Stib. 的干燥根及根茎。

又名褐毛甘西鼠尾、褐毛丹参，昆明称大紫丹参，甘肃称丹参、紫丹参。

本种与甘肃丹参近似，主要区别点为叶片基部耳状，叶下面密生褐色柔毛。根特别粗壮，长 15 ~ 30cm，直径 3 ~ 6cm，根头单条或叉分为数枝，每枝又由数股合成，主根有多数不规则的纵沟，略似祁州漏芦（但非网纹），表面紫褐色，粗糙，木心黄白色。质松而脆。

在甘肃、宁夏、青海及云南丽江，以本品作丹参入药用。此外，在一些地区还有使用同科同属植物的根作丹参入药用的情况存在。

【附】丹参果实及种子特征：椭圆形小果。棕色或褐色，有纵棱，扁椭圆形或三棱形，具光泽。种脐位于种子一端，有灰白色痕迹。长 2 ~ 3mm，宽 1.5 ~ 2mm，厚 1 ~ 1.5mm。种子由种皮、胚、胚乳构成。

乌药

乌药首载于《本草拾遗》，功能顺气解郁、散寒止痛。临床上常用于治疗气逆胸腹胀痛、宿食不消、反胃呕食、寒疝、脚气、小便频数等症。历史上素以浙江天台所产者为道地药材，故有“天台乌药”或“台乌药”之称。

【别名】矮樟根、香桂樟根、香叶子树根、白叶柴根、钱柴头根等。

【来源】为樟科植物乌药 *Lindera aggregata* (Sims) Kosterm 的干燥根。

【鉴别】商品乌药常有乌药个与乌药片之分。

1. 乌药个　干燥的根呈纺锤形，两头稍尖，略弯曲，中间膨大，或成连珠状，习称“乌药珠”。长 5 ~ 15cm，直径 1 ~ 3cm。表面灰褐色或棕褐色，有须根痕，并有细纵皱纹及横生环状裂纹。质坚硬不易折断，横切面类圆形，断面浅棕色而微红，稍显粉性，中心色较深，外层皮部棕色，甚薄；木质部有放射状纹理及环纹。

2. 乌药片　又分为薄片与厚片两种，均为类圆形片状。厚片有时斜切成椭圆形，直径 1 ~ 2cm，厚约 1.5mm；薄片厚约 1mm 以下。均平整而有弹性。切面黄白色至淡棕色而微红，有放射状纹理及环纹。

【道地与分布】

主产于浙江、湖南、安徽、广东、广西。以浙江天台所产者质量最佳。此外，湖北、江西、陕西、四川、云南、福建等省也有出产。

台乌药具有“色黄白、气芳香、味微苦、清凉感”的品质特征。

台乌药（个）道地药材以根呈连珠状、质嫩、粉性大、横断面浅棕色者为佳。

台乌药（片）道地药材以平整不卷、色淡、无黑斑、不破碎者为佳。

【地区习用品】在广西地区有一种乌药，其来源为同属植物鼎湖钓樟（白胶木）*Lindera chunii* Merr. 的干燥根。药材性状与本品相似，其原植物老叶下面密生金黄色或锈色贴伏柔毛，有光泽。

乌梢蛇

乌梢蛇始载于《开宝本草》，原名“乌蛇”。李时珍云，“乌蛇有二种：一种剑脊细尾者为上；一种长大无剑脊而尾稍粗者，名风梢蛇，亦可治风，而力不及。”乌梢蛇原动物异非一种，由来已久。现今加工乌梢蛇药材的蛇种较为混乱，但主要为乌梢蛇，味甘，性平，具祛风、通络、止痉的功效。因加工方式不同，主要分为盘蛇和蛇棍。

【别名】乌蛇、剑脊蛇、青蛇、黑花蛇、乌风蛇、黑乌梢。

【来源】为游蛇科动物乌梢蛇 *Zaocys dhumnades* (Cantor) 除去内脏的干燥体。

【鉴别】

1. **盘蛇** 圆盘状，盘径大小不一，约为16cm。头盘圆形盘于中间，口内有刺状小牙。尾部渐细，尾端插入外缘的腹腔内，脊部高耸呈脊状，俗称“剑脊”。通体乌黑，表面可见菱形细鳞，腹部剖开，边缘向内卷，内表面黄色或熏成灰黑色，可见排列整齐的肋骨。

2. **蛇棍** 将蛇体折为20～30cm长形。其他同上。

【道地与分布】主产于浙江嘉兴、瑞安、景宁、丽水、青田等县（市）。此外，江苏、贵州、湖北等地亦产。药材以头尾齐全、皮黑肉黄、质坚实者为佳。

【伪品及易混品】

1. **赤链蛇** *Dinodon rufozonatum* (Cantor) 珊瑚红色，有阔幅黑色横斑，每个横斑点2～3个鳞列，间隔着单个鳞列的狭窄红斑，红黑相间，头顶棕黑，鳞缘红色，蛇头短而扁平。眼多下陷，尾部渐细。

2. **黑眉锦蛇** *Elaphe taeniura* Cope 分布于青海、甘肃、吉林、浙江、安徽等地。背部灰棕色，体前有黑色梯状横纹，体后有4条长纹伸至尾端，眼后有2条明显的黑纹延向颈部，状如黑眉。

3. **中国水蛇** *Enhydris chinensis* (Gray) 又名水蛇、泥蛇。背部深灰色至灰褐色，平滑，有大小不一的黑点，排成3纵行，最外侧红棕色。腹鳞前半部灰褐色，后半部棕黄色，尾部腹侧中央有1条青黄纵纹。

4. **王锦蛇** *Elaphe carinata* (Güenther)　又名王蛇、锦蛇。分布于江苏、浙江、安徽、福建等地。头部及背部的鳞片，中央为黄色，边缘为黑色，前额有“王”字花纹。体前半部有黄色斜横纹，腹鳞黄色，腹鳞后缘有黑色斑纹。

5. **玉斑锦蛇** *Elaphe mandarina* (Cantor)　又名“玉带蛇”。背部灰褐色或紫灰色，有30多个镶黄边的黑色菱形斑，中央色浅。腹部灰色。有左右相间的黑色粗横斑。

6. **红点锦蛇** *Elaphe rufodorsata* (Cantor)　又名水蛇。背部表面红褐色，有4条红棕色长纹，前部有断续斑点，中心为红色。边缘棕色，4条长纹中又间杂3条浅色长纹，正中1条为红色，两侧的为灰棕色，头部有三条棕黑色“∧”形花纹。腹鳞红棕色，密缀灰黑方斑。尾下正中线为黑棕色，两侧乳黄色。

7. **滑鼠蛇** *Ptyas mucosus* (Linnaeus)　又名黄闺蛇。背部表面黄褐色，身体后部有不规则的黑色横斑。头部黑褐色，腹面黄白色，腹鳞的前段后缘两侧呈黑色。

乌梅

乌梅为常用中药。始载于《神农本草经》，列为中品，原名“梅”。李时珍曰：“梅实采半黄者，以烟熏之为乌梅，青者盐腌曝干为白梅，亦可蜜煎、糖藏，以充果……惟乌梅、白梅可入药。”乌梅具有敛肺涩肠、生津杀虫的功能。用于肺虚久咳、虚热消渴、蛔厥呕吐腹痛等症。

【别名】大乌梅、酸梅、合汉梅、橘梅肉、黄仔、黑梅。

【来源】为蔷薇科植物梅 *Armeniaca mume* Sieb. [*Prunus mume* (Sieb.) Sieb. et Zucc.] 的干燥近成熟果实。

【鉴别】果实呈类球形或不规则扁球形。直径 1.5 ~ 3cm，表面棕黑色或乌黑色。极为皱缩，凹凸不平，于放大镜下可见密生棕色毛茸，基部有明显凹陷的圆脐即果柄痕，果肉厚，质柔软或略硬，乌黑色或黑棕色，易剥离。果核坚硬，椭圆形，棕黄色，表面有小凹点及黏附物似茸毛，内含浅黄色种子一枚，卵圆形或扁卵形。特异的酸气并具有烟熏样臭气，味极酸而涩。

【道地与分布】主产于四川、浙江、湖南、福建、广东等地。以福建产者肥大肉厚、色带红，习称“红梅”。药材以肉厚、乌黑、味极酸者为佳。

【伪品及易混品】

1. 杏　为蔷薇科植物杏 *Armeniaca vulgaris* Lam.（*Prunus armeniaca* L.）的干燥未成熟果实。果实呈类圆形或扁球形，直径 1.5 ~ 2.5cm。表面灰棕色、黑棕色、灰褐色或乌黑色。皱缩，凹凸不平，一端有脱落的果柄痕。果肉薄，易剥离。果核圆心形或椭圆形，黄棕色，坚硬，较光滑，边缘厚有一条沟。中有种子一枚，扁心形，黄棕色至深棕色。气微，味酸。

2. 李　为蔷薇科植物李 *Prunus salicina* Linn 的干燥未成熟果实。果实呈椭圆形或卵球形，直径 0.8 ~ 1.5cm。表面灰褐色、灰黑色或红黑色。平滑无毛，微有皱缩，一端略尖，一端有果柄脱离后的小圆疤痕。果肉薄而皱缩，紧贴果核。果核坚硬，椭圆形，淡棕色，基部略偏斜，不对称。表面可见网状纹理。内含种子 1 枚，长卵圆形，表面淡棕色或棕色。气微，味淡酸涩（用醋加工的酸味）。

3. 桃 为蔷薇科植物桃 *Amygdalus persica* L. [*Prunus persica* (L.) Batsch] 的干燥未成熟果实。果实呈扁球形或椭圆形，直径 1.5 ~ 2.5cm。表面染成灰棕色或灰黑色，微有皱缩，具毛茸。果肉薄而干枯。果核坚硬，表面有众多的麻点，具沟状边缘。内含种子 1 枚，扁长卵形或类卵形，黄棕色或红棕色。气微，味淡酸涩。

桃、杏、乌梅果实虽然相似，加工后难以区别，但果核性状差异很大，只要除去果肉，便可一目了然，可将三者加以区别。

4. 山杏 为蔷薇科植物山杏 *Armeniaca sibirica* (L.) Lam.（*Prunus armeniaca* L. var. *ansu* Maxim.）的干燥成熟果实。果实经加工仿制后，呈扁球形，两端略尖，直径 1.5 ~ 2cm，表面暗棕色或乌黑色，皱缩不平，被有毛茸。果肉质硬而薄，不易剥离。果核坚硬，扁圆形，表面棕黑色，具有细网状纹理及锋利的沟状边缘，内含种子 1 枚，扁心形，黄棕色或暗棕色。气微，味酸涩。

巴豆

巴豆始载于《神农本草经》，列为下品。苏颂曰："五六月结实，作房生青，至八月熟而黄，类白豆蔻，渐渐自落即收之，一房三瓣，一瓣有实一粒，一房共三粒也。"巴豆有大毒，具有峻下积滞、逐水消肿的功能。用于寒积停滞，腹水肿胀。外用蚀疮去腐，治疮毒等症。

【**别名**】巴仁、猛子仁、肥鼠子、江子、毒鱼子、刚子。

【**来源**】为大戟科植物巴豆*Croton tiglium* L.的干燥成熟果实。

【**鉴别**】果实呈卵圆形或椭圆形，长1.8～2.2cm，直径1.5～2cm。表面黄白色、灰黄色或棕黄色。具3棱，偶有4棱，有6～8条纵线，略粗糙，具细小点纹。凹入处常易开裂，顶端平截，常有柱头残基，基部有短小果柄或点状果柄痕。3室或4室，每室含种子1枚。

种子为扁椭圆形或卵圆形，长1.2～1.5cm，直径0.7～0.9cm，厚4～6mm。表面灰棕色或棕色，有微突起的纵纹或网纹。易擦落而露出黑色平滑内层，腹面一端有点状种脐和细小种阜或种阜脱落的痕迹，另端有微凹的合点，合点与种阜间有纵直种脊。种皮薄，质硬而脆。横断面略呈方形，破碎可见一层薄膜状灰白色的内种皮，胚乳黄白色或黄棕色。富有油性。胚乳连合面紧贴两枚菲薄子叶，胚根细小，位于种阜一端。气无，味辛辣如灼（因有大毒避免口尝）。

【**道地与分布**】主产于四川、福建、广东、广西等地。以四川产者质优，为道地药材。药材以饱满、种仁油性足者为佳。

巴戟天

巴戟天简称巴戟，始载于《神农本草经》，列为上品，为中医常用的补肾壮阳、强筋骨、祛风湿之要药，主要用于治疗肾虚阳痿、早泄、宫冷不孕、月经不调、少腹冷痛、风湿痹痛、筋骨痿软等症。古本草所记载的传统药用巴戟天，目前已难以考证出其为何种。1985年以后历版《中国药典》一部中所收载的巴戟天为茜草科植物，应可视为药用巴戟天在近现代的“新兴品种”。

【别名】鸡肠风、鸡眼藤、黑藤钻、三角藤、兔儿肠、猫肠筋。

【来源】为茜草科植物巴戟天 *Morinda officinalis* How 的干燥根。

【鉴别】药用巴戟天为挖取生长5～10年的根晒至六七成干后用木槌轻轻打扁者，故商品多呈扁圆柱形，略弯曲，长度不等，通常长7～14cm，直径1～2cm。表面灰黄色或灰黄棕色，有的微带紫色，具纵皱及深陷的横纹，有的呈缢缩状或皮部横向断离而露出木部，形成连珠状或节状，形如鸡肠，鸡肠风之名，即由此而来。质坚韧，折断面不平，皮部较厚，紫褐色，木部直径2～6mm，木心齿轮状，棕黄色，仅占直径的30%～40%；黄棕色或黄白色，如在加工时先蒸约半小时，或用开水泡烫者则皮部色更紫。气无，味甘，略涩。

【道地与分布】主产于广东的高要、德庆、梅县、惠阳及广西苍梧等地，两广的其他一些地区及福建南部诸县亦产。栽培或野生。栽培者，种植2～3年即可采收。

广巴戟道地药材质量要求：呈圆柱状，略弯曲，条大，肥壮，直径0.5～3cm。外表灰黄色或暗灰色，具纵纹及横裂纹，有的皮部横向断面露出木部，质韧，肉厚易剥落。断面皮部肉厚，紫色，易与木部剥离；木部坚硬，黄棕色或黄白色，直径1～5mm。气微，味甘而微涩。

【地区习用品】

1. 羊角藤 为茜草科植物印度羊角藤*Morinda umbellata* L.的干燥根及根皮。

广东五华称乌泥藤，海丰、龙门称三角藤，河源、连平称羊角扭，高要、高鹤称塘角扭，东莞、连平称羊角树、山羊角。福建福州称穿骨虫，福鼎称放筋藤，南平称牛的藤，南靖称猫江藤。还有称乌稔藤的，商品常称为“建巴戟”。江西个别地区也混称作巴戟。

本品之根通常不呈念珠状，外皮粗糙，呈棕褐色、黄棕色或灰黄色，具不规则皱纹或粗纵皱纹，并有深陷横断裂纹。木心粗大，占直径的60%～70%，星状或放射状，皮部较薄，有的竟几乎无肉，不呈紫色，干后只有一层皮。幼根稍肉质，圆柱形，外皮黄褐色，干后皮部断裂成节，露出较粗的木质部，每节长1～3cm。质易折断，断面略呈颗粒状。无臭，味淡微甜。

2. 假巴戟（副巴戟） *Morinda shuanghuaensis* C. Y. Chen et M. S. Huang的干燥根及根皮。

广东、福建又称巴戟公。在产地及其周围个别地区充巴戟天入药用。

根呈长圆柱形，长短不一，直径1.2～2.0cm。不呈念珠状或念珠状不明显，仅有少数横缢，外表粗糙，灰褐色，具纵皱纹，深或浅陷断裂的横纹较少，根分枝少。根皮部菲薄，松脆，揉之易脱落，脱落或断裂处可见露出的木部。木心特别发达，约占直径的80%，蓝紫色，呈放射状。无臭，味淡微甜。

本品质量较次而不合入药要求，不能充代巴戟天应用。

3. 四川虎刺 为茜草科植物四川虎刺 *Damnacanthus officinarum* Huang 的干燥根。也称恩施巴戟，产于四川和湖北等省。湖北恩施地区以其根作巴戟天入药，1978年曾销至北京。近年来，浙江省也从外地调入。

药材呈圆柱形、短圆柱形，略弯曲。长0.4～2.0cm，直径0.3～1cm。多折断。表面土棕黄色至棕黑褐色，具不规则纵皱纹或细的横皱纹。横断面肉质，黄白色或略带淡紫色。中心具一圆形孔洞（为除去木心后而留下的孔洞），孔径1～2mm，质坚脆，易折断，气无，味微甜。

4. 虎刺 为茜草科植物虎刺 *Damnacanthus indicus* (Linn.) Gaertn. f. 的干燥根。

在湖北也被称作恩施巴戟，又称绣花针、伏牛花、千口针、针上叶。广东省个别地区曾以其根充巴戟天用。

根为不规则的短圆柱形，呈念珠状，长0.5～1.5cm，直径0.5～0.6cm。表面红棕色、黄棕色或黑褐色，具多数横皱纹，横断面皮部约占直径的2/3。木心较细而硬，圆形，呈淡黄色，多已抽掉。肉不呈紫色。气微，味苦而微酸。

本品分布于长江以南至南部各省，为民间草药，根与全株有祛风利湿、活血止痛之功。主治肝炎、风湿筋骨痛、跌打损伤、龋齿痛等。虎刺并无巴戟天补肾壮阳之功，所以不能混作巴戟天入药。

【伪品及易混品】

1. 铁箍散 为木兰科或北五味子科植物合蕊五味子（铁箍散）*Schisandra propinqua* (Wall.) Baill. var. *sinensis* Oliv. 的干燥藤茎及根茎。

四川称香巴戟、香血藤或五香血藤，四川及贵州又称土巴戟。

干品藤茎呈圆柱形，细长而弯曲，有分枝，直径 0.3 ~ 0.5cm，表面棕红色或棕褐色，具纵皱纹，有分枝断痕和疣状突起，横裂深者露出木心，似节状，其直径 0.25 ~ 0.4cm，约占直径的 80%。质坚韧，断面不平坦，皮部松脆，木部米白色，髓部中央有空心。气微香，味微苦凉，嚼之发黏。根与藤茎性状相似而略粗大，膨大而不规则，直径 0.5 ~ 1.5cm。表面灰棕色或灰褐色，有横裂纹及细长的须根和须根痕。断面皮部呈灰白色，有较多的红棕色小点，木部灰棕色，与皮部交接处呈紫棕色环状，髓部中央无空心。质坚，气香，味辛凉，嚼之有黏性。

2. 鸡筋参 为茜草科植物长叶数珠根 *Damnacanthus indicus* Gaertn. var. *giganthus* Makino 的干燥根。

主产于湖南湘西怀化、常德等地区，在产区伪充巴戟天入药用。

本品为不规则的念珠状，多为压扁状，长 5 ~ 20cm，直径 0.1 ~ 1cm。表面灰黄色，具细纵皱纹及多数横裂纹，常露出木部，木心较细，呈灰棕色。气微弱，味微甜。

3. 白木通 为木通科植物白木通 *Akebia trifoliata* (Thunb.) Koidz. var. *australis* (Diels) Rehd. 的干燥茎及根。

在湖南习称为“湘巴戟”，充作巴戟天入药用；在四川、重庆以其根作“土巴戟”使用。

本品的茎为圆柱形，多已切成 3 ~ 6cm 的小段，直径 0.2 ~ 1cm。表面呈灰黄色或黄褐色，可见均匀的纵条纹。质坚硬而脆，折断面木部占绝大部分，灰黄色，呈放射状纹理；皮部较薄，颜色与木部相同。气微，味微苦。

本品的根呈圆柱形，长短不等，直径 0.4 ~ 1.8cm，表面淡灰黄色或灰褐色，有多数纵皱纹及深陷横断裂纹，有时断裂处露出木部或大块剥落，露出纤维状木部。质坚硬，不易折断。断面皮部厚 0.1 ~ 0.4cm，淡黄白色或褐色，木部直径 0.5 ~ 1.4cm。气微香，味微苦。

4. 木防己 为防己科植物木防己 *Cocculus orbiculatus* (L.) DC. 的干燥根。

在四川成都地区误以其根充作“土巴戟”用，又称“川巴戟”。药材呈长条状的扁圆柱形，弯曲不直，根条较瘦而如枯柴状，长 6 ~ 15cm，直径 0.5 ~ 1.2cm，全体多有裂隙，中央有木心贯穿，外表呈灰棕色或长褐色，具环形裂纹、细皱纹及须根痕。断面木心可见明显的车轮纹，臭微弱。

5. 玉葡萄根 为葡萄科植物三裂叶蛇葡萄 *Ampelopsis delavayana* (Franch.) Planch 的干燥根。在个别地区混作巴戟天入药用。

本品的根为略弯曲的圆柱形，长短不等，直径 0.5 ~ 1.5cm，多为一端稍粗。表面暗红棕色或暗褐色，有纵皱纹，有皮部呈横向断离而露出木质部。断面皮部较厚，显红褐色；木质部颜色较淡，纤维性。气微弱，味涩。

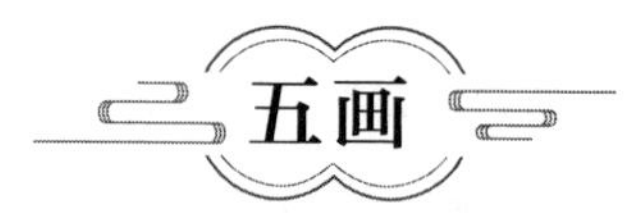

五画

玉竹

玉竹为常用的养阴润燥、生津止渴之品，用以治疗热病伤阴、咳嗽烦渴、虚劳发热、小便频数等症。原名萎蕤，《神农本草经》中列为上品。《本草纲目》列入山草类。在药材商品上易与黄精相混，故应注意鉴别。

【别名】尾参、玉参、铃铛菜、靠山竹、笔管菜、竹根七。

【来源】为百合科植物玉竹 *Polygonatum odoratum* (Mill.) Druce 的干燥根茎。

【鉴别】根茎呈圆柱形，药材多弯曲而稍平，有的有分枝，长短不等。长 5 ~ 15cm，直径 0.5 ~ 1cm，表面浅黄色至淡棕色，半透明，有年节，节间长约 1cm。全体显纵皱纹及隆起的细环纹，似竹节，须根多已除去，残留多数白色圆形小疤痕。有的端部具顶芽。干者质硬，受潮则软韧，易折断。断面不平，棕黄色，肉质。有的因加工而色较深并带角质性。气微，味甘，微有豆腥气，嚼之有黏性。

【道地与分布】本品在东北、华北、西北、华东地区及河南、湖北、湖南等地均有出产。以湖南、河南产量最大，浙江新昌产者质地最佳。湖南产者习称“湘玉竹”。

湘玉竹道地药材质量要求：呈长圆柱形，略扁，顶端光滑，常分3枝，间有2枝，粗细均匀，长4～20cm，直径0.6～2.5cm。表面黄白色，半透明，具微隆起的环节，纵皱纹不明显，有白色圆点状的须根痕和圆盘状茎痕。质地柔润，易折断，断面角质样。气微，味甘，嚼之发黏。以根条粗壮、色泽黄亮、质地柔润、无僵皮、不泛油者为佳。

【地区习用品】本品除主流品种外，其他同属植物的根茎在不同地区亦习惯作为玉竹入药用。

1. 毛筒玉竹 为百合科植物毛筒玉竹 *Polygonatum inflatum* Kom. 的根茎。根茎呈圆柱形，长5～10cm，直径6～10mm，有的呈弯曲状，表面黄棕色至深棕色。产于黑龙江、吉林、辽宁，在当地作玉竹用。

2. 二苞玉竹 为百合科植物二苞玉竹 *Polygonatum involucratum* (Franch. et Sav.) Maxim. 的根茎。山西称之为小玉竹。根茎呈细长圆柱形，直径3～5mm，较之他种玉竹细而短小。产于黑龙江、吉林、辽宁、河北、山西及河南等省。产地以其根茎作玉竹。

3. 新疆玉竹 为百合科植物新疆黄精 *Polygonatum roseum* (Ledeb.) Kunth 的根茎，又名紫花玉竹、玫瑰红玉竹。根茎呈细圆柱形，粗细大致均匀，直径3～7mm，节间3～5cm。产于新疆塔里木盆地，在当地以之为玉竹，有的地方称之为黄精。

4. 康定玉竹 为百合科植物康定玉竹 *Polygonatum prattii* Baker 的根茎。根茎呈细长圆柱形，近等粗，常有叉状分枝，直径3～5mm，药材为淡黄棕色，味甜，嚼之有黏性。产于云南和四川西部地区，四川称之为小玉竹，云南大理以其茎作玉竹入药用。

5. 热河黄精 为百合科植物热河黄精 *Polygonatum macropodium* Turcz. 的根茎。东北南部和华北部分地区以其根茎为玉竹，并称之大玉竹。性状特征见“黄精”条。

6. 互卷黄精 为百合科植物互卷黄精 *Polygonatum alternicirrhosum* Hand.-Mazz. 的根茎。在四川绵阳地区以其根茎作玉竹用。性状特征见“黄精”条。

【伪品及易混品】

1. 深裂竹根七 为百合科植物深裂竹根七 *Disporopsis pernyi* (Hua) Diels 的根茎，又名竹根假万寿竹。根茎呈圆柱形，直径 5 ~ 10mm，质地较正品玉竹为坚硬，略扁或弯曲，外表棕色。产于四川、贵州、湖南、广西、云南、广东、江西、浙江和台湾等省区。本品在西南地区混称之为“大玉竹”。四川称之为“肖玉竹”。

2. 散斑竹根七 为百合科植物散斑竹根七 *Disporopsis aspera* (Hua) ex Krause 的根茎，又名散斑假万寿竹。根茎圆柱形，花黄绿色，多稍具有黑色斑点。副花冠裂片与花被裂片互生。四川也称肖玉竹。广西三江以其根茎混作玉竹应用。

此外在其他地区还发现有以百合科植物鹿药 *Smilacina japonica* A. Gray 和三白草科植物三白草 *Saururus chinensis* (Lour.) Baill. 等的地下部分伪充玉竹的现象。

【附】玉竹果实和种子特征：浆果球形，成熟后紫黑色。种子卵圆形，直径 3.4mm，黄褐色，无光泽，不光滑，种脐明显突起，深棕色。

甘松

甘松香自古即入药，最早见于唐代《本草拾遗》和五代的《海药本草》，其后宋代《开宝本草》正式收载之。以产于四川松潘（古称松州）、味甘且具特殊的香气而得名，现多简称“甘松”或“香松”。甘松具有理气止痛、开郁醒脾的功效，常用于治疗脘腹胀痛、呕吐、食欲不振、牙痛、脚肿等病症。

【别名】甘松香、香松、芽甘松、虾松。

【来源】为败酱科植物甘松 *Nardostachys chinensis* Batal. 和匙叶甘松 *Nardostachys jatamansi* DC. 的干燥根及根茎。

【鉴别】根茎多须，干燥品成结节状弯曲，宛如虾形，故商品有“虾松”之称。表面棕褐色，全体呈圆锥形，上粗下细，稍弯曲，长 6 ~ 18cm。上端包被枯死基生叶的残基，多疏松而分散，外层黑棕色，内层棕色至黄色，呈纤维状或狭长片状，或呈膜质包被中央地上茎的残基。根单一或数条交结，分枝或并列，直径 0.3 ~ 1cm，表面棕褐色，皱缩而有须根。体轻泡，易破碎。有特殊而浓郁的芳香气，味甘而微苦。商品之为“正甘松”。

匙叶甘松的药材形态与甘松香相似，商品也称“正甘松”。以上二者一般均认为系历来药用甘松香之正品，与《证类本草》所载者相一致。

【道地与分布】甘松主产于四川西北部松潘草原海拔 3 500m 以上的阴湿地带，现四川阿坝藏族羌族自治州甘松岭、黄胜关、章腊营、毛儿盖、镇江关、若尔盖等地均产之。甘肃、青海也有分布。匙叶甘松原产印度，我国四川阿坝藏族羌族自治州及甘孜藏族自治州、云南与西藏喜马拉雅山均有产。

两种甘松道地药材的质量要求：身干，主根肥壮，气味芳香而浓郁，条长，表面皱缩，浅棕黄色。质松脆，易折断，断面粗糙，皮部深棕色，常成裂片状。气特异，味苦而辛，有清凉感。

甘草

甘草以其根甜而得名，是我国特产药材之一。中西、医药均广泛使用。中医认为甘草功能泻火解毒，润肺止咳，补脾缓急，调和诸药，故有“国老”之称。西医用为缓和祛痰药、矫味药，并为丸剂的黏合剂、赋形剂等。甘草用量极大，除供国内应用外，还外销日本、越南、朝鲜。过去商品甘草分为皮草及粉草两大类。每类又按产地及大小不同分为数十种等级。粉草即去皮甘草，因去皮过程中损失较大，故现代均不去皮。现皮草又分为西草和东草两类，一般是按产地来划分，将产于我国西部者称为西草，将产于东部地区者称为东草。而传统鉴别实质上是按质量而不是严格按产地来区分的，将质量高者归为西草，东草则质量较次。

【别名】甜草、粉甘草、甜根子、甜草根、红甘草、国老。

【来源】为豆科植物甘草 *Glycyrrhiza uralensis* Fisch.、光果甘

草（洋甘草）*Glycyrrhiza glabra* L. 及胀果甘草 *Glycyrrhiza inflata* Bat. 的干燥根及根茎。

【鉴别】根茎通常淡黄褐色，光滑，节部具明显的鳞片，较老的根部外皮呈红褐色，断面中部有髓。干燥的药材呈圆柱形直长条，不分枝，长短不一，一般在 30 ~ 120cm 之间，直径 0.5 ~ 3cm，外皮枣红色、红棕色或土红色，有显著的纵皱纹、沟纹及不规则深黄色横向突出的皮孔，并有稀疏的细根痕，两端切齐，外皮松紧不等。剥去外皮，内部显浅黄色。质坚韧而重，易纵裂，折断面呈粗纤维性，黄白色，粉性。横切面有明显的形成层环和放射状纹理，有的有裂隙。嗅无，具特殊甜味。

质量上乘的甘草外皮细而近有抽沟，质坚实而重。断面黄白色，粉性大，横切面形成层环纹及放射状纹理明显，中间细密多皱缩，下陷成小坑，粉性较足。无臭，味很甜，嚼之纤维残渣很少。

质量中等的甘草外皮粗而松，质不很坚实。表面有顺纹，无抽沟。断面黄白色，粉性小，较空松。气味较淡薄，嚼之多纤维。

质量较差的甘草外皮灰棕色，皮粗而抽皱。表面有顺纹或现网纹。质松，纤维性强，粉性小，断面深黄色。中间有圆心，外圈多裂隙。气味淡薄。

胀果甘草的根茎粗壮而为木质，根分枝较多，加工除去支根后留下疤痕，根皮较粗糙，淡棕褐色或灰褐色，木部淡黄色。质地坚硬，粉性小，木质纤维较多。味先甜而后回苦。

【道地与分布】本品产于东北、西北及华北地区。一般将产于内蒙古、陕西、甘肃、青海、新疆等地者称西草，产于东北、河北、山西的称东草。

习惯认为，甘草以内蒙古梁外（伊盟，黄河以南的杭锦旗一带）、巴盟、阿拉善盟各旗及甘肃、宁夏所产者最佳，该地产品外皮多呈枣红色，微有光泽，粗（直径约2cm）而嫩，皮细而紧，两头原断面中心细小的髓部稍下陷（习称“缩屁股”），质坚脆，易折断，粉性重，断面黄白色而鲜艳，味甜者为一等品。过去刮皮草强调“抽沟、瓦垅、缩屁股”，即表示质嫩之意。东草则外皮发灰，纤维多，断面色灰黄，品质较次；外皮粗而铁心（心色黑）者为老甘草，质劣。

【地区习用品】在新疆、甘肃等省区以黄甘草 *Glycyrrhiza eurycarpa* P. C. Li 的根及根茎亦作甘草收购入药。本品呈灰黄色，黄甘草之名即由此而来。有鳞片，根部发达，外皮褐色。皮孔横生较规则，横断面黄色，有粉性，味甜。

【伪品及易混品】

1. 云南土甘草 为豆科植物云南甘草（刺球）*Glycyrrhiza yunnanensis* Cheng f. et L. K. Dai ex P. C. Li 的根及根茎。药材呈长圆柱形，长 30 ~ 70cm 或更长，直径 1.5 ~ 5cm，外表灰棕色至棕褐色，具明显纵皱纹及横纹，皮孔不规则。断面不平坦，浅黄色，或内面淡红棕色，富纤维性。味极苦，几无甜味。产于云南丽江及木里地区，据研究报道，本品成分与正品甘草完全不同。

2. 刺果甘草 为豆科植物刺果甘草 *Glycyrrhiza pallidiflora*

Maxim. 的根及根茎。药材呈圆柱形，略似甘草，外皮色黄而较光滑，折断面显纤维性。味苦。在辽宁发现，有以此混充甘草的情况，当地称之为狗甘草。

此外，在各地还有一些称为“土甘草”或“山甘草”者，其功能主治均与甘草不同，故不应混用。

甘遂

甘遂始载于《神农本草经》，列为下品，为中医常用的利水药，适用于水肿胀满、痰饮积聚，亦可用于治疗肋膜炎及血吸虫晚期腹水。其基源系多年生草本植物，均为野生品种。

【别名】主田、重泽、苦泽、甘泽、甘藁、陵泽。

【来源】为大戟科植物甘遂 *Euphorbia kansui* T. N. Liou ex S. B. Ho Wang 的干燥块根。

【鉴别】药材块根呈连珠状、椭圆形、长圆形或不规则的棒状，瘦长者略弯曲或扭曲，长 3 ~ 9cm，直径 6 ~ 18mm。大多已除去外皮，外表白色或黄白色，凹陷处可见有未除尽的棕色栓皮。上面有少数淡黄色的须根，并常有未刮净的褐色栓皮残留，贮藏日久者，则变红黄色。质轻脆，易折断，断面粉性；外形为长圆柱形者，粉性较小。皮部白色，约占直径的 1/2，木部淡黄色，有放射状纹理。臭无，味微甘辛，而有持久的刺激性。

【道地与分布】分布于河北、山西、陕西、甘肃、河南、四川等省。药材以产于陕西、山东者质量最好。

道地药材以肥大饱满、表面白色或黄白色、细腻、断面粉性足、无纤维者为佳。而根细长、黄棕色、粉性小、断面纤维性强者，其质量较次。

艾叶

艾叶为常用中药。始载于《神农本草经》，原名“艾”。艾叶具有散寒止痛、温经止血的功能。用于少腹冷痛、月经不调、宫冷不孕、吐血、衄血、崩漏经多、妊娠下血；外治皮肤瘙痒等症。

【别名】艾蒿、蕲艾、香艾、野莲头、狼尾蒿。

【来源】为菊科植物艾 *Artemisia argyi* Lévl. et Vant. 的干燥叶。

【鉴别】叶多皱缩，破碎，有短柄。完整叶片展开后呈卵状椭圆形，羽状深裂，裂片椭圆状披针形，边缘有不规则粗锯齿。上表面灰绿色或深黄绿色，疏生蛛丝状柔毛。下面密生灰白色绒毛。质柔软。气清香，味微苦辛。

【道地与分布】全国大部地区均有生产。以湖北蕲州产者为道地药材，习称“蕲艾”。

蕲艾道地药材质量要求：叶片较大、较厚实，裂片较宽大，叶背面绒毛较多、较厚密，特异清香气较浓烈。

【地区习用品】

1. 艾蒿 为菊科植物北艾 *Artemisia vulgaris* L. 的干燥叶片。分布于陕西、甘肃、青海、新疆、四川等地，在山西、陕西、河北、甘肃及湖北等地也作艾叶入药用。

叶片呈一至二回羽状分裂，裂片椭圆形、披针形至线形，全缘或有锯齿，叶上面绿色无毛，无腺点，下面被白色丝状毛，上部叶近乎无柄，裂片狭窄如线。

2. 野艾蒿 为菊科植物野艾蒿（细叶艾）*Artemisia lavandulaefolia* DC. 的干燥叶片，亦称细叶艾、野艾。分布于东北、华北地区及陕西、甘肃等地，在宁夏、内蒙古、河北、河南及东北地区作艾叶入药用。下部叶有长柄，中部叶有假托叶，叶片呈一至二回羽状深裂至全裂，裂片条形或狭条状披针形，边缘常微反转，上部叶较小，条形，全缘。

3. 魁蒿 为菊科植物魁蒿 *Artemisia princeps* Pamp. 的干燥叶片。亦称黄花蒿、五月艾。分布于华北、东北、西北及西南地区，在产地常作艾叶入药用。

叶片呈羽状深裂，裂片矩圆形，顶端急尖，边缘有疏齿或无齿，叶上表面无白色腺点，上部叶较小，有 3 个裂片或不裂，基部常有抱茎的假托叶。

【伪品及易混品】

1. 朝鲜艾 为菊科植物朝鲜艾 *Artemisia argyi* Lévl. et Vant. var. *gracilis* Pamp. 的干燥叶。分布广泛，在内蒙古和山东等地常混作艾叶入药用。

与正种的形态极为相似，茎基部叶片宽卵形，近羽状全裂，中裂片又多 3 裂。

2. 宽叶山蒿 为菊科植物宽叶山蒿 *Artemisia stolonifera* (Maxim.) Komar. 的干燥叶片。分布于东北、华北地区及山东、江苏、安徽、浙江、湖北等地，部分地区以本品或作艾叶入药用。

茎中部叶卵状或倒卵状矩圆形，长 6 ~ 13cm，宽 4 ~ 7cm，羽状深裂或浅裂，有疏齿或密锯齿，基部极狭成楔形的短柄。

3. 蒙古蒿 为菊科植物蒙古蒿 *Artemisia mongolica* (Fisch. ex Bess.) Nakai 的干燥叶片。广布于我国北部、东北部及东部地区。在内蒙古等地作艾叶入药用。

茎中部叶近椭圆形，长 6 ~ 10cm，宽 4 ~ 6cm，羽状深裂，侧裂片通常 2 对，又常羽状浅裂或不裂，裂片披针形至条形，渐尖，上表面近无毛，下表面除短中脉外被白色短绒毛。

除上述几种外，在各地混作艾叶入药用的品种还有许多。据调查，全国各地有 20 余种。可见，在我国作艾叶的药用植物品种是十分混乱的。

石决明

石决明始载于《名医别录》，列为上品。为中医临床常用平肝潜阳、除热明目之要药。《本草图经》载："今岭南州郡及莱州海边皆有之，采无时……决明壳大如手，小者如三两指大，可以浸水洗眼。七孔、九孔者良，十孔者不佳，海人亦啖其肉。"

【别名】 鳆鱼甲、千里光、真海决、金蛤蜊皮、九孔鲍。

【来源】 为鲍科动物杂色鲍 *Haliotis diversicolor* Reeve、皱纹盘鲍 *Haliotis discus hannai* Ino、羊鲍 *Haliotis ovina* Gmelin、澳洲鲍 *Haliotis ruber* (Leach)、耳鲍 *Haliotis asinina* Linnaeus 或白鲍

Haliotis laevigata (Donovan) 的贝壳。

【鉴别】

1. 杂色鲍 呈长卵圆形，内面观略呈耳形，长 7～9cm，宽 5～6cm，高约 2cm。表面暗红色，有多数不规则的螺肋和细密生长线，螺旋部小，体螺部大，从螺旋部顶处开始向右排列有 20 余个疣状突起，末端 6～9 个开孔，孔口与壳面平。内面光滑，具珍珠样彩色光泽。壳较厚，质坚硬，不易破碎。气微，味微咸。

2. 皱纹盘鲍 呈长椭圆形，长 8～12cm，宽 6～8cm。高 2～3cm。表面灰棕色，有多数粗糙而不规则的皱纹，生长线明显，常有苔藓类或石灰虫等附着物，末端 4～5 个开孔，孔口突出壳面，壳较薄。

3. 羊鲍 近圆形，长 4～8cm，宽 2.5～6cm，高 0.8～2cm。壳顶位于近中部而高于壳面，螺旋部与体螺部各占 1/2，从螺旋部边缘有 2 行整齐的突起，尤以上部较为明显，末端 4～5 个开孔，呈管状。

4. 澳洲鲍 呈扁平卵圆形，长 13～17cm，宽 11～14cm，高 3.5～6cm。表面砖红色，螺旋部约为壳面的 1/2，螺肋和生长线呈波状隆起，疣状突起 30 余个，末端 7～9 个开孔，孔口突出壳面。

5. 耳鲍 狭长，略扭曲，呈耳状，长 5～8cm，宽 2.5～3.5cm，高约 1cm。表面光滑，具翠绿色、紫色及褐色等多种颜色形成的斑纹，螺旋部小，体螺部大，末端 5～7 个开孔，孔口与壳平，多为椭圆形，壳薄，质较脆。

6. 白鲍 呈卵圆形，长 11 ~ 14cm，宽 8.5 ~ 11cm，高 3 ~ 6.5cm。表面砖红色，光滑，壳顶高于壳面，生长线颇为明显，螺旋部约为壳面的 1/3，疣状突起 30 余个，末端 9 个开孔，孔口与壳平。

【道地与分布】主产于广东、福建及山东沿海各地。道地药材均以个大、壳厚、外表洁净、内表面有彩色光泽者为佳。

石莲子

石莲子原名藕实，始载于《神农本草经》上品的“藕”项内，《本草纲目》列于果部水果类莲藕项下，均足以说明历代本草药用的正品莲子应为莲实。目前市售商品石莲子有甜、苦两种，分别来源于不同科属的植物，前者味甜而后者味苦，二者药性功能均有所不同，不能混淆应用，否则有发生医疗事故的危险，亟应注意鉴别。

【别名】甜石莲、莲实、莲蓬子、壳莲子、带皮莲子。

【来源】为睡莲科植物莲 *Nelumbo nucifera* Gaertn 的干燥成熟果实。即带皮壳的莲子。

【鉴别】药材外形特征为卵圆形，两头略尖，长 1.5 ~ 2cm，直径 0.8 ~ 1.3cm，外壳黑或棕黑色，不具环纹，偶被白色粉霜，并密生浅色小点，顶端有圆孔，底部有短果柄。质坚硬，难相对开，内部种子即为莲子，种皮红褐，子叶两瓣，肥厚，黄白色，显粉性，中心有一个绿色的莲子心。气无，子叶味甘，莲子心味苦。子叶遇浓硝酸呈黄色反应。

【道地与分布】全国大部分地区均有分布与栽培。主产于湖南、福建、江苏、浙江、江西等省，产量大而质量佳。

道地药材以外表颜色黑、颗粒饱满、质重者为佳。

【伪品及易混品】

苦石莲　为豆科植物喙荚云实（南蛇勒）*Caesalpinia minax* Hance 的干燥成熟种子。本品又称广石莲子、老鸦枕头、喙荚云实、雀不粘子、阎王刺果、猫儿核、石莲勒子、青蛇子等。

药材外形特征为长圆形，中部稍下陷，两端浑圆，顶端有一小圆孔，下端有小柄，种子长 1.8 ~ 2cm，直径 8 ~ 10mm，外表黑色，或暗红色，光滑，时具密环纹或横裂纹。质极坚硬，不易破开，子叶两瓣，黄白色，肥厚，富油质，中有一黄白色小心，为胚芽之所在。气微弱，味极苦辛，并刺舌麻喉，令人欲呕。子叶遇浓硝酸显红棕色反应。

主产于广东、广西、福建、江西、四川、云南等地。北京销售的石莲子即有此种。本品在广西等地，多用于治疗流行性感冒，与正品莲子的功效主治完全不同，不可混用。

【附】果实及种子特征：果实卵圆状椭圆形，两端略尖，长 1.5 ~ 2cm，直径 0.8 ~ 1.3cm。表面灰棕色至黑棕色，平滑，有白色霜粉，先端有圆孔状柱迹或有残留柱基，基部有果柄痕迹，质坚硬，内含 1 粒种子。种子卵形，种皮黄棕色或红棕色，有细纵纹和较宽的脉纹，不易剥离；先端中央呈乳头状突起，深棕色，常有裂口，其周围及下方略下陷；子叶 2 枚，淡黄白色，粉性，中心凹入成槽形；中间胚及幼叶略呈细棒状，绿色，长 1.5cm，直径 2mm，其中幼叶 2 枚，一长一短，卷成箭形，向下反折，胚芽极小，位于两幼叶之间，胚根圆柱形，长约 3mm，黄白色。

石菖蒲

石菖蒲原名昌蒲，始载于《神农本草经》上品。功用开窍，豁痰，理气，活血，散风，祛湿。常用于治疗癫痫、痰厥、热病神昏、健忘、心胸烦闷、胃痛、腹痛、风湿痹痛、痈疽肿痛、跌打损伤等病症。以菖蒲为名入药者，古今均有多种植物来源，现代药用的菖蒲类药物品种主要有三类，即石菖蒲、钱蒲、水菖蒲。因古本草中有“一寸九节者良”的记载，故中医处方中又多见有“九节菖蒲”之名。真正的九节菖蒲，应为石菖蒲中的最佳品，而现代大部分地区，特别是陕西、山西、河南等省以毛茛科阿尔泰银莲花 *Anemone altaica* Fisch. ex C. A. Mey. 的根茎作九节菖蒲入药用，主要根据是其根茎细瘦而多节，因而被误认为就是“一寸九节”的九节菖蒲。

【别名】水剑草、水蜈蚣、石扁兰、黑衣蜈蚣。

【来源】天南星科植物石菖蒲 *Acorus tatarinowii* Schott 的干燥根茎。

【鉴别】江西、湖南、四川等省称九节菖蒲，贵州称药菖蒲，湖南又称山菖蒲，中医处方中多称石菖蒲或石上菖蒲。

根茎横卧，干燥的药材呈扁圆柱形，稍弯曲，长 8 ~ 20cm，直径 0.3 ~ 1cm，节间长 3 ~ 8mm，常有较细的分枝，外表暗棕色或棕红色，粗糙，具细皱纹，有紧密的环节。根茎上方具呈三角形的叶痕，左右交互配列，下方有多数圆点状突起的根痕，偶有残存的细根。节部有时残留有纤维状的叶基。质坚硬而韧，难折断。折断面纤维性，类白色或微红色，短纤维状，横切面可见环状内皮层。气芳香，味苦，微辛。

【道地与分布】本种在全国绝大多数地区都有分布，主产于四川、浙江、江苏等省。

药材均以身干、条长、粗壮、坚实、无须根者为佳。

【地区习用品】

1. 钱菖蒲　又称鲜菖蒲、金钱菖蒲、细叶菖蒲，为天南星科植物金钱蒲 *Acorus gramineus* Soland. 的新鲜或干燥根茎。

矮小纤细多年生草本，高 3 ~ 10cm。叶狭如韭，宽 2 ~ 3mm。根茎细而稍扁，多分枝，长 3 ~ 15cm，直径约 5mm，表面白色而带有红晕，有紧密而明显的环节，节间长 2 ~ 3mm，可见残留的鳞片，节下面生根。野生或栽培，喜生于阴湿砂质土壤。药店多有栽培，供临时配方作鲜菖蒲用。

2. 水菖蒲　又名泥菖蒲、臭蒲子、白菖蒲，为天南星科植物菖蒲 *Acorus calamus* L. 的新鲜或干燥的根茎。全国各地均有分布，主产于湖北、湖南、辽宁、四川等地。

本品特点在于植物体高大。叶长 50 ~ 60cm，宽 6 ~ 15mm，有中脉，多生于池沼湿地。

干燥的根茎呈略扁的圆柱形，稍弯曲，较石菖蒲为粗，长 8～15cm，直径 1～2.5cm，外表黄棕色或棕色，有细纵皱纹，粗糙而多环节，节间长 0.2～1.5cm，上面节部有呈三角状的叶痕，左右交互配列，在节的脊线上，通常残留有呈棕色的毛鳞状物，下侧有较多且凹陷的圆点状根痕并有纵皱或须根。质坚硬，易折断，断面淡红色或淡灰白色，纤维少。横切面可见明显的环状内皮层。去皮者，则叶和根痕均不显。香气特异而显著，味苦而辣。

【伪品及易混品】如前所述，目前陕西、河南、山西等地产销的“九节菖蒲”根本不是菖蒲类药物，而这种商品在国内 20 余个省份均有销售，作石菖蒲入药用。其原植物为毛茛科植物阿尔泰银莲花 *Anemone altaica* Fisch.，又称九节离，四川称小菖蒲、外菖蒲、京玄参，一般地区称之为寸菖蒲、节菖蒲。陕西、山西等地称“九节菖蒲”。

药材为干燥的根茎，细长，呈圆柱形或稍呈纺锤形，稍弯曲，有时具短分枝，长 3～6cm，中部直径 3～4mm，表面棕黄色、淡棕色至暗棕色，具多数半环状突起的节，其上可见有鳞叶痕，呈斜向交互排列，节上并可见点状突起的小根痕。质坚脆，断面白色，显粉性、气微，味微酸而稍麻舌。

石斛

石斛之名，最早见于《山海经》，《神农本草经》列于上品，

《本草纲目》载于草部石草类，诸家本草亦多有记载，为中医常用的滋阴清热、生津止渴药，主治热病伤津、阴虚内热、病后津枯虚热、烦渴舌绛少津等症。常用的成方有石斛清胃汤、石斛夜光丸等。石斛之功效，因鲜、干及品种之不同而异。据中医的经验，认为鲜石斛清热之力过于滋阴，干石斛滋阴之力过于清热，霍石斛脂膏丰富，滋阴之力最胜。

【别名】吊兰花、黄草。

【来源】为兰科植物金钗石斛 *Dendrobium nobile* Lindl.、铁皮石斛 *Dendrobium candidum* Wall. ex Lindl.、马鞭石斛 *Dendrobium fimbriatum* Hook. var. *oculatum* Hook. 及其多种近缘种的新鲜或干燥茎。

【鉴别】药用石斛为多来源品种，其原植物非常复杂，同时由于传统的石斛药材对加工的要求十分讲究，故其商品药材分类各地也很不统一。下面以商品药材分类为主，结合其植物基源，分述主要鉴别特征。

1. 鲜石斛　根呈细圆形，茎丛生直立，高约 30cm，呈圆柱形或扁圆柱形。表面黄绿色或黑绿色，光滑，有细纵纹，具明显的节，节的颜色较深，节上有膜质叶鞘。质肥嫩而多汁，易折断。叶无柄，着生于顶端的叶 3 ~ 4 片，叶片呈长椭圆形。花白色或红色，生于茎顶。无臭，嚼之微苦而有黏性。

鲜石斛的原植物主要有石斛 *Dendrobium nobile* Lindl.、铁皮石斛 *Dendrobium candidum* Wall. ex Lindl. 及黄草类石斛等。

2. 金钗石斛（金钗、扁草、扁金钗）　主要特征为茎呈扁圆柱形，上部多稍呈卷曲状。长 20～40cm，直径 0.4～0.6cm。中身粗而宽，表面金黄色或黄绿色，光亮，具纵皱纹，有明显的茎节，节间长 2.5～3cm，顶端的一节扁平而膨大，形如金钗股。质硬而脆，折断面平坦。无臭而味苦。其原植物主要为石斛 *Dendrobium nobile* Lindl.。

3. 霍石斛（霍山石斛） 药材呈细条状，多扭曲盘绕成团，茎大多单个分离并碎断，也有为数枝丛生于小型根茎上，根茎下方尚有须根残留，茎长短不一，多数长 8～12cm，直径 1～2mm，外表金黄色，表面有扭曲的细纵纹，节间较短，质柔韧。霍山石斛有的地方也有称黄草或金钗石斛。

霍石斛的基源主要包括有：霍山石斛 *Dendrobium huoshanense* G. Z. Tang et S. J. Cheng、黄花霍石斛 *Dendrobium tosaense* Makino 和铁皮石斛 *Dendrobium candidum* Wall. ex Lindl. 等三种植物。

4. 环草石斛（环钗、环草） 茎细长圆柱形，多节，药材通常弯曲，盘绕成团状，长 15～35cm，直径 1～3mm，节间长 1～2cm，表面金黄色，有光泽，具细纵纹。质柔软，较结实，嚼之有黏性。最细条的称小环草（小环钗），稍粗一点的称中环草（中环钗）和大环草。环草石斛在有的地区也有称金钗石斛的。由于本品鲜时茎为草黄色，干后呈古铜色，所以商品通称为铜皮石斛。

一般作环草石斛入药的原植物，常见者有如下数种：

（1）美花石斛（粉花石斛）*Dendrobium loddigesii* Rolfe，广

西称小环草；广东称环钗；贵州各地称小黄草；云南红河称石蚌腿。

（2）细茎石斛 *Dendrobium moniliforme* (L.) Sw.，广西称铜皮兰、耳环草、细环草、小金钗、小石斛、细草；浙江称铜皮石斛或黄花铜皮石斛；广东称环钗；小环钗，云南称黄草、小黄草、西风斗；台湾称接骨草、金丝石斛、金钗石斛。

（3）广东石斛 *Dendrobium wilsonii* Rolfe，贵州称黄草；广东称环钗，又称铜皮兰或白花铜皮石斛，运至外地称“广东钗斛”。

（4）铁皮石斛 *Dendrobium candidum* Wall. ex Lindl.，广西称铁皮兰；云南称黑节草；浙江称岩竹。

（5）重唇石斛（网脉唇石斛）*Dendrobium hercoglossum* Rchb. f.，贵州兴义称毫猪尖，罗甸称中黄草；广西称鸡爪兰、小金钗；浙江杭州称细霍斛，也称鸡爪兰。

5. 黄草石斛（黄草） 茎呈长条形，基部常带有膨大的根茎，呈疙瘩头状。茎的直径较环草粗而节间则较长，表面金黄色至淡褐色，具纵沟，折断面纤维性，粉质少。通常以茎的粗细和长短不同而有小黄草、中黄草和大黄草之分，小黄草为其中之最细和较短者（贵州分级标准：大黄草长 50 ~ 150cm，直径 5 ~ 8mm，节间长 3 ~ 5cm；中黄草长 30 ~ 50cm，直径 3 ~ 5mm，节间长 2 ~ 3cm；小黄草长 20cm 左右，直径 1.5 ~ 3mm）。黄草的原植物很多，常见有如下数种：

（1）罗河石斛 *Dendrobium lohohense* Tang et Wang，广西称此为出芽草和小黄草，行销香港称中黄草；贵州通称黄竹丫，罗甸称中黄草。

（2）白花钩状石斛 *Dendrobium aduncum* Wall. ex Lindl.，贵州兴义、罗甸称藤蓝，黎平称中黄草、寄生草；广东称黄草。

（3）钩石斛 *Dendrobium faulhaberianum* Schlecht.，广东、海南称黄草。

（4）束花石斛 *Dendrobium chrysanthum* Wall. ex Lindl.，贵州称大黄草、水打棒、水马棒；广西称黄草，也有称马鞭草的。

（5）齿瓣石斛 *Dendrobium devonianum* Paxt.，贵州称大黄草或中黄草、水打棒、旱马棒。

（6）玫瑰石斛（大黄草）*Dendrobium crepidatum* Lindl. et Paxt.。

6. 马鞭石斛　茎呈长圆柱形，长 40～120cm，直径 5～8mm，节间长 3～4.5mm，表面黄色至暗黄色，具有纵深沟槽。节间长 3～4.5cm。叶鞘灰黄色。质地疏松，断面呈纤维状，无黏性，味极苦。

此类石斛在广西称马鞭草，在贵州，则归入黄草石斛类。此类为石斛中最长而粗大者，由于多在山上就地加工，往往连根拔起，用火烧燎，以致色暗而不亮，条粗的用槌敲扁，求其易于干燥，干后多成松泡状。近年来有些地区改进加工方法，用烘干法使其干燥，色亦黄亮。

马鞭石斛的原植物常见者有如下数种：

（1）马鞭石斛 *Dendrobium fimbriatum* Hook. var. *oculatum* Hook.，分布于广西、贵州。

（2）流苏石斛 *Dendrobium fimbriatum* Hook.，广西称马鞭草，贵州称旱马棒或称大黄草。

（3）迭鞘石斛 *Dendrobium chryseum* Rolfe.，贵州兴义、罗甸、平塘、安龙、关岭等地称此为大黄草；广西称大马鞭草；云南则称紫斑金兰。

（4）细叶石斛 *Dendrobium hancockii* Rolfe.，贵州称黑竹丫草，四川称金钗花，甘肃称草石斛。

7. 耳环石斛（枫斗） 商品耳环石斛即以石斛属多种植物经特殊加工制成的干燥品，或称枫斗。由于成品外形不同，商品名称亦颇复杂，就其主要者分述如下：

（1）西枫斗：即选长4～7cm，具短根的鲜石斛（新发绿色幼茎不能供用）经过剪根去叶、微火烘扭等一系列的特殊加工过程而制成的一种商品。形小而卷曲呈螺旋状，或呈弹簧状。以有“龙头凤尾”（茎基根痕形如龙头，茎尖端状如凤尾）者为佳。以所用原料之不同，又可分为：

1）铁皮枫斗：以铁皮石斛制成。有旋纹及皱纹，色深绿，微紫，有光泽。其根部短粗。气味清香，具黏性。云南的西枫斗，就是以黑节草加工而成。一般可见有1～4个圆拐（曲折）。以有龙头凤尾，粗肥，粉质多，仅1～2个圆拐者为一等品。有龙头凤尾，较瘦小，具2～3个圆拐者为二等品。有头无尾或有尾无头，瘦小，圆拐在3个以上者为三等品。

2）爪兰枫斗：多以重唇石斛（鸡爪兰）制成。根部细长，旋纹较粗，色黄有光泽。味带苦，发黏。

3）铜皮枫斗：多由细茎石斛（铜皮石斛）制成。根部及中部粗细相仿，唯旋纹较浅而细，色光泽而绿，带黄。黏性比铁皮枫斗差，但无苦味。

（2）圆枫斗（圆斗）：即用上述几种供制枫斗用的石斛长于8cm的茎而不适于加工西枫斗者，将其剪成长约5cm的断节，于微火上烘干，同时扭卷成圆形，即以一端作圆心捻成如钟表发条状的一种商品。不论其原植物为何种，商品统称为圆枫斗。

（3）结子斗：系用铁皮石斛的茎节剪断烘干时并打成纽结状者。

过去商品枫斗还有直条枫斗、葫芦斗、生川斗、广藿斗等规格名称。

【道地与分布】各种来源的石斛在长江流域及以南各省区均有分布和出产，其中石斛主产于广东、广西及浙江；霍山石斛主产于安徽省的霍山县一带；环草石斛和黄草石斛主产于广东、广西、云南、贵州等省区。

霍山石斛道地药材质量要求：药材呈喇叭形弹簧状，具有2～6个旋环，长0.2～1cm，直径0.2～0.8cm；茎直径0.1～0.8cm。表面黄绿色或棕绿色，有细皱纹，无膜质叶鞘，一端为茎基部根头，较粗，具须根数条（习称“龙头”），另一端为茎尖，较细（习称“凤尾”）。质硬而脆，易折断，断面平坦，灰绿色至黄绿色。气香，味淡，嚼之有黏滞感，回甘，无渣。

鲜石斛药材以外表颜色青绿或黑绿、茎饱满而多汁、嚼之发黏者为佳。

干石斛药材以外表颜色金黄、有光泽、质地柔韧者为佳。

耳环石斛药材以外表颜色鲜艳、肥厚饱满、有龙头凤尾、嚼之即碎且发黏者为佳。

【伪品及易混品】在贵州、广西、云南和四川绵阳、重庆涪陵地区另有称作“小瓜石斛”者，原系民间草药，其药效与正品石斛不同，以之冒充正品，则属伪品。其植物来源主要有三种；同时目前对于非石斛属植物而冒名“石斛”者，均应作伪品处理，如有瓜石斛。

1. 石仙桃　为兰科石仙桃属植物石仙桃 *Pholidota chinensis* Lindl. 的干燥幼嫩根茎。广西武鸣称此为浮石斛。根茎厚而横走，可见覆瓦状的鳞片包裹，有明显的节。每节之下有残留的根，节上生有假鳞茎，呈纺锤形，肉质而干瘪，具纵抽沟，淡绿色或金黄色，顶端具叶痕。根茎先端有长纤维样毛状物。

2. 石枣子　为兰科石仙桃属植物云南石仙桃 *Pholidota yunnanensis* Rolfe 的干燥幼嫩根茎。产于四川、云南、贵州等省。

性状与上种相似，而假鳞茎较前者为细长，呈长圆形或卵状长圆形，长 2.5 ~ 5cm，直径 3 ~ 6mm，表面棕褐色，有细纵纹，有的假鳞茎顶端残留有 2 枚叶片，叶片呈披针形，长 7 ~ 10cm，宽 6 ~ 9mm。革质。

3. 细叶石仙桃　为兰科石仙桃属植物细叶石仙桃 *Pholidota cantonensis* Rolfe 的干燥茎及假鳞茎。主产于广西。

假鳞茎呈卵形或卵状长圆形，长 1 ~ 2cm，直径约 5mm；外表浅灰褐色，具明显纵皱纹，顶端呈截形，有多数圆形凹点或略呈马蹄形的分界线，为2枚叶片脱落后的痕迹。有的假鳞茎被鳞片包裹，鳞片呈卵形，浅棕黄色，无毛。有的叶片残存，呈条状披针形，长4～6cm，宽5～7mm，灰绿色，革质。气微，味淡而微涩。

4. 有瓜石斛 广西、云南、贵州药肆有一类叫“有瓜石斛”的草药，实为兰科金石斛属 *Flickingeria* (*Ephemerantha*) 植物，其特点为具长的匍匐根茎，茎呈假单轴分枝，直立或俯垂，每一分枝顶端膨大而成扁压状纺锤形的假鳞茎，此假鳞茎俗称“瓜”，“有瓜石斛”之名即由此而来。常见的品种有二色金石斛 *Flickingeria bicolor* Z. H. Tsi et S. C. Chen（云南），同色金石斛 *Flickingeria concolor* Z. H. Tsi et S. C. Chen (云南)，流苏金石斛 *Flickingeria fimbriata* (Bl.) Hawkes (广西、海南、贵州、云南) 等。

龙胆

龙胆为中医临床常用中药，功能清肝胆实火，泻下焦湿热，多用于治疗目赤头晕、耳聋耳肿、胁痛口苦、咽喉肿痛、惊痫抽搐、湿热疮毒等病症。现代临床应用表明，龙胆对于扁桃体癌、喉癌、甲状腺癌、淋巴肉瘤、胃癌、宫颈癌及膀胱癌等亦有一定疗效。商品龙胆一般通称为龙胆草或胆草，往往因产地不同或生境有别，又有多种不同的称谓，如关龙胆、严龙胆、川龙胆、山龙胆、水龙胆等。因此，历来龙胆商品的名目繁多，品种复杂，而且相互交错，质量不一。

【别名】胆草根。

【来源】为龙胆科植物条叶龙胆 *Gentiana manshurica* Kitag.、龙胆 *Gentiana scabra* Bunge、三花龙胆 *Gentiana triflora* Pall. 及坚龙胆 *Gentiana rigescens* Franch. ex Hemsl. 的干燥根及根茎。

【鉴别】条叶龙胆、龙胆（粗糙龙胆）和三花龙胆主要分布于我国东北地区，故在商品流通中统称为“关龙胆”或“东胆草”；而坚龙胆主产于四川，故商品称之为“川龙胆”。其鉴别特点分述如下：

1. **条叶龙胆** 又名东北龙胆、龙胆草、草龙胆、胆草。根茎多直生，块状或长块状。根头处具越冬芽 1 个，长不超过 1cm，中有小芽 2 ~ 3 个。根系通常垂直着生有 10 条以下的须根，稀有达 16 根者。根细长圆柱形，长可达 15cm，直径 1.5 ~ 4mm。上下粗细几乎相等，外表黄褐色至暗棕色，具细密的横环纹，以上部较为明显，并有不规则的纵皱，支根痕很少。质脆易折断，断面略平坦，皮部黄白色或淡黄棕色，木部色较浅，外侧有多数裂隙，中央有一淡黄色点状髓部。气微，味极苦。

2. **龙胆** 东北称龙胆，内蒙古称观音草、乌各缺（蒙名）。

与条叶龙胆的区别点为根茎多横生，顶端有越冬芽 1 个，稀为 2 个，长不超过 7mm，其中有小芽 2 个。根茎侧面斜向着生，呈细长圆柱形，根 4 ~ 30 余条，通常在 20 条以上，长可达 20cm，直径 1 ~ 4mm，上下粗细相差较大，表面灰白色，淡黄褐色或橘黄色。

3. **三花龙胆** 常生于湿草地或苇塘边。

与条叶龙胆很相似，其主要区别为：根茎粗壮，长 1 ~ 5cm，直径 0.7 ~ 1.5cm，顶端有越冬芽 1 ~ 5 个，粗壮，红紫色，长可达 2.5cm，中有小芽 2 ~ 4 个，苞片有脉 6 ~ 7 条。根 4 ~ 30 余条，自根茎处斜出，常多于 15 条，根细长圆锥形，长可达 20cm，直径 1 ~ 4（~6）mm，自上而下渐变细，表面黄白色，稀为黄褐色，有时外皮脱落，上部环纹不明显，折断面具众多裂隙，质较轻泡。

4. 坚龙胆 主产于四川、云南、贵州，是商品川龙胆的主要来源。四川称龙胆草和川龙胆，云南称龙胆草、龙胆、胆草、苦草、小苦草、青鱼胆、土丁香、酒药花、蓝花根、火把草、炮胀花、雪山苦草等。《滇南本草》收载的龙胆草即为此种，故称滇龙胆。《植物名实图考》的“滇龙胆”亦为本品。

根茎极短，呈结节状，留有残茎（常有鳞叶残存）多数，非木质。越冬芽数个乃至十数个。下端着生须根数条乃至 30 余条，呈细纺锤形，长达 20cm，直径 1 ~ 3.5mm，稍扭曲，表面浅棕色至棕褐色，略呈角质状，具细纵皱和突起的支根痕，并且可见脱落的灰白色膜质套筒状物；质硬脆，易折断，断面近平坦，中间有白色木心。气微，味极苦。

本品为西南地区药用龙胆的主品种，多自产自销，少量销往外省。其所含苦苷成分与关龙胆相近，而且含量也比较高，亦可视为优质龙胆品种之一。

江苏生产的龙胆，商品称之为“苏龙胆”。就品种而论，包括条叶龙胆与龙胆两种，其实此两种不仅江苏有产，华东诸省均有生产。产于山区者则称之为“山龙胆”，原植物以龙胆为主，如安徽滁州（全椒）、池州（青阳、贵池），铜陵（大通）以及皖、浙交界处皆产。而产于江苏北部沿海地区如泰兴、东台、海安、盐城等地者，多生长于沿海荒原上，商品称之为“水龙胆”，其原植物为条叶龙胆。一般认为山龙胆较好，水龙胆质次。

【道地与分布】关龙胆以产于东北地区、内蒙古者，产量大质量优；川龙胆以产于四川及云、贵者质量较好；苏龙胆则是以产于江苏、浙江及安徽者质量上乘。

关龙胆道地药材质量要求：根茎呈不规则块状，长 1 ~ 3cm，直径 0.3 ~ 1cm，顶端有突起的茎基，表面暗灰棕色或深棕色，周围和下端着生多数细长的根（龙胆的根通常 20 余条；条叶龙胆的根常少于 10 条；三花龙胆的根约 15 条）。根圆柱形，略扭曲，长 10 ~ 20cm，直径 0.2 ~ 0.5cm，表面淡黄色或黄棕色，上部多有显著横皱纹，下部较细，有纵皱纹和支根痕。质脆，易折断，断面略平坦，皮部黄白色或淡黄棕色，木部色较浅，成点状环列。气微，味甚苦。

其他各种龙胆均以根条粗长、均匀顺直、外表黄色或黄棕色、无碎断者为佳。

【地区习用品】

1. 严龙胆　为龙胆科植物建德龙胆 *Gentiana manshurica* Kitag. ssp. *jiandeensis* J. P. Luo et Z. C. Lou 的干燥根及根茎。浙江地区也称山龙胆。分布于浙江西部建德地区，建德古称严州，“严龙胆”之名即由此得来。

药材性状与条叶龙胆相似，但根的表面呈灰棕色，具明显的不规则纵皱，环纹常不明显。据报道，本变种在叶的组织构造方面也与条叶龙胆有明显的不同，可作为形态分类的佐证。

2. 头花龙胆 为龙胆科植物头花龙胆 *Gentiana cephalantha* Franch. ex Hemsl. 的干燥根及根茎。四川西昌地区称为龙胆草，云南鸡足山称龙胆。分布于云南、四川、贵州等省，当地以全草作龙胆草入药用。

根茎粗长，长 1.5 ~ 9cm，直径 3 ~ 10mm，不带越冬芽。表面浅褐色或褐色。根细长，呈圆柱形，长 10 ~ 25cm，最粗点常在顶端，自上而下逐渐变细，多弯曲，表面黄棕色或暗棕色，无环纹，折断面中央有白色木心。

3. 亚木龙胆 为龙胆科植物亚木龙胆 *Gentiana suffrutescens* J. P. Luo et Z. C. Lou 的干燥根及根茎。四川西昌地区称大龙胆。分布于四川南部和云南等地。

根茎上的残茎类木质，无残存的鳞叶和越冬芽。着生根 5 ~ 40 条不等，根呈细长圆柱形，长可达 18cm，直径 0.8 ~ 2mm，顶端最粗，表面浅棕黄色或棕色。

4. 德钦龙胆 为龙胆科植物阿墩子龙胆 *Gentiana atuntsiensis* W. W. Sm. 的干燥根及根茎。在四川省内作龙胆入药用，过去也曾销往外省。分布于四川南部、云南西北部和西藏等地。

根茎横生，呈圆柱形，长 1.5 ~ 4.5cm，直径 5 ~ 8mm。表面灰棕色或灰褐色。无越冬芽。有时可见残留的褐色营养茎基。着生根数条至十数条，根呈细长圆柱形，长可达 12cm，直径 1 ~

2mm，表面黄棕色或棕色，无环纹，常可见脱落的灰白色膜质筒状物。质脆易折断，断面中央有 1 个浅棕色小点。

据报道，本品化学成分与正品的条叶龙胆、坚龙胆等相似，而且在毒性方面还较条叶龙胆为低，故认为本品的质量较好。

5. 五岭龙胆 为龙胆科植物五岭龙胆 *Gentiana davidii* Franch. 的全草。浙江的温州、青田、泰顺称为九头青，遂昌、云和、龙泉称为鲤鱼胆，金华、兰溪称落地荷花、簇花龙胆等。分布于浙江、江西、福建、广东、广西等省区。

本品植株矮小，高 10 ~ 20cm，根茎短，根呈细长圆柱形，淡黄色。基生叶，叶片呈披针形，全缘，无柄，质稍厚。茎生叶从侧面抽出，披针形。

6. 红花龙胆 为龙胆科植物红花龙胆 *Gentiana rhodantha* Franch. ex Hemsl. 的全草或根。四川绵阳、重庆万州称龙胆，也称青鱼胆草、山龙胆、苦龙胆。云南昭通、曲靖、大理、文山，贵州贵阳和湖北均称之为小龙胆草。

根茎极短，着生不定根数条至十数条，呈细长圆柱形，表面无环纹，长可达 7cm，直径 1 ~ 2mm。茎直立，有棱，分枝。叶对生，革质，卵形或卵状三角形，叶脉 5 ~ 7 条。生于山坡草丛或灌木丛中。

【伪品及易混品】目前发现的龙胆伪品已有数种，现分述如下：

1. 兔儿伞 为菊科植物兔儿伞 *Syneilesis aconitifolia* (Bunge) Maxim. 的干燥根及根茎。在辽宁和河南的个别地区混充作龙胆入药用。

根茎呈圆柱形，表面棕褐色，上端具残留的茎基，下端有多数细根，呈马尾状。根表面灰黄色或土褐色，密被毛茸，断面黄白色，中央有棕色小油点。干时质脆。气特异，味辛，入口不苦或微苦。

2. 桃儿七 为小檗科植物桃儿七 *Sinopodophyllum hexandrum* (Royle) Ying 的干燥根及根茎。在甘肃、青海的个别地区混充龙胆入药用。

根茎呈不规则的块状，粗壮，上端可见凹陷的茎痕。根簇生于根茎下面，呈细圆柱形，长 6 ~ 12cm，直径 2 ~ 3mm，表面灰褐色，平坦或微显纵皱纹，但无横纹。质硬而脆，易折断，断面显粉性，白色，木心黄色。气微而味苦。

此外，在各地发现的伪品还有：萝藦科植物合掌消 *Cynanchum amplexicaule* (Sieb. et Zucc.) Hemsl.，石竹科植物剪秋罗 *Lychnis senno* Sieb. et Zucc.，百合科植物南玉带 *Asparagus oligoclonos* Maxim.，兰科植物火烧兰 *Epipactis helleborine* (L.) Crantz 等。

【附】龙胆果实及种子特征：蒴果内藏，宽椭圆形，两端钝；种子浅黄褐色，有光泽，长卵形，长 1.8 ~ 2.5mm，表面具增粗的网纹，两端具宽翅。胚乳椭圆形，位于种子中央。

三花龙胆果实及种子特征：蒴果内藏，宽椭圆形，两端钝，柄长至 1cm；种子褐色，有光泽，披针形，表面具增粗的网脉，两端有翅。

条叶龙胆果实及种子特征：蒴果内藏，宽椭圆形，两端钝；种子黄褐色，有光泽，狭披针形，长 1.8 ~ 2.2mm，表面具增粗的网纹，两端具翅。

龙眼肉

龙眼肉始载于《神农本草经》，列入中品。苏恭曰："龙眼树似荔枝，叶若林擒，花白色，子……有鳞甲，大如雀卵。"龙眼肉具有补益心脾、养血安神的功能。用于心悸怔忡、健忘失眠、便血、月经过多等症。

【别名】龙目、桂圆、桂圆肉、龙眼干、荔枝奴、圆眼。

【来源】为无患子科植物龙眼 *Dimocarpus longan* Lour. 的干燥假种皮。

【鉴别】假种皮呈不规则块片、球块状或圆筒块片，凹陷扁瘪，片状大小不等，片长 1 ~ 1.5cm，宽 1 ~ 4cm，厚约 1mm。表面红棕色或棕褐色，半透明，外表面（靠果皮的一面）皱缩不平，微具网状，内表面（紧贴种子的一面）光亮，有细纵皱纹。常相互粘结成团块。质柔润，有黏性。香气特异，味浓甜美。

【道地与分布】主产于福建、广东、广西、云南等地。以福建产品质量最佳，广西产量最大。

道地药材以片厚、柔润、色棕褐、甜味浓者为佳。

【伪品及易混品】

龙荔　为无患子科植物龙荔 *Dimocarpus confinis* (How et. Ho)

H. S. Lo 的干燥果实冒充龙眼出售，果壳外表面具有许多圆点状瘤状突起，成熟种子的种皮纵向开裂，假种皮难与种子剥离，种子呈不规则卵圆形。气微，味微甜、涩。嚼之有粘牙的感觉。

平贝母

平贝母简称平贝，在古本草中未见记载，是近百年来在东北地区作贝母应用的新品种。并常以川贝母之名进入市场。

【来源】为百合科植物平贝母 *Fritillaria ussuriensis* Maxim. 的鳞茎。

【鉴别】药材呈扁圆形，高 5 ~ 8cm，直径 1 ~ 2cm，乳白色或黄白色，外层两瓣鳞叶肥厚，大小相似，或一片稍大，抱合。顶端略平或稍凹入，长开裂，中央的鳞叶小，底部也略凹陷，质实而脆，断面粉性。味苦，微酸。

【道地与分布】平贝母主产于东北地区，以黑龙江五常、尚志，吉林桦甸、抚松、通化、临江等地所产为主。

道地药材以鳞茎均匀、皮细、坚实、粉质重者为佳。

【附】平贝母果实及种子特征：蒴果倒卵形，具 6 条圆棱，长 2.5 ~ 4mm，直径 16 ~ 19mm，子房 3 室，顶裂，中轴胎座，内含 100 ~ 150 粒种子。种子扁平，半圆形至三角形，边缘具翅，黄绿色，种子长 5.5 ~ 6.3mm，宽 4.2 ~ 4.8mm，厚约 0.46mm，为有胚乳种子，胚乳长 4 ~ 4.5mm。

北刘寄奴

北刘寄奴为常用中药。始载于《植物名实图考》，始见于“阴行草”之名。曰：“阴行草产南安。丛生，茎硬有节，褐黑色，有微刺，细叶，花苞似小罂上有歧，瓣如金樱子形而深绿。开小黄花，略似豆花，气味苦寒”。北刘寄奴具有清利湿热、凉血去瘀的功能。用于黄疸型肝炎、尿路结石、小便不利、便血、外伤出血等症。

【别名】鬼芝麻、黑茵陈、金钟茵陈、铃茵陈、寄奴。

【来源】为玄参科植物阴行草 *Siphonostegia chinensis* Benth. 的干燥全草。

【鉴别】全草长 30 ~ 80cm，密被锈色短毛。茎圆柱形，直立而硬，有棱，上部多分枝，下面有时带短而弯曲的根。直径 0.2 ~ 0.4cm。表面灰棕色、棕紫色或棕黑色，质脆易折断，折断面黄白色，边缘呈纤维性，中央为白色疏松的髓。叶对生，多已脱落，完整者展平为羽状深裂，棕黑色。枝梢有长筒状花萼，长约 1.5cm，直径约 3mm，黄棕色或黑棕色，表面有 10 条明显隆起的纵棱，顶端 5 裂。花瓣唇形，超出花萼外，呈棕黄色，长 0.5 ~ 1cm。蒴果狭卵状椭圆形或狭长椭圆形，长 5 ~ 10mm，棕黑色，有多数纵脉纹，质脆易破裂。种子多数，细小，长形，表面皱缩，棕黑色。气微，味淡。

【道地与分布】主产于黑龙江、辽宁、吉林、河北、山西等地。

道地药材以身干、枝叶整齐，无根者为佳。

北豆根

北豆根在传统上是作为山豆根药材的一类，《中国药典》自2005年版起单独列专条。

【别名】北山豆根、山豆秧根、黄带子、晃晃茶、山花子根、小葛香。

【来源】为防己科植物蝙蝠葛 *Menispermum dauricum* DC. 的干燥根茎。

【鉴别】原植物系多年生缠绕性草本，均为野生。我国北部地区均以其根茎作山豆根入药，故名“北豆根”。

药材呈细长圆柱形，弯曲，有时可见分枝。长可达50cm，直径3～8mm。表面黄棕色至暗棕色，有纵皱纹及稀疏的细根或凸起的细根痕，外皮易成片剥落。质地韧性较强，不易折断，断面不整齐，显纤维性，木部淡黄色，呈放射状排列，中心有髓，呈类白色。气微，味苦。

【道地与分布】主产于东北、华北地区及陕西、山东、青海、甘肃等地。

道地药材以身干、条粗壮而长、外皮黄棕色、断面浅黄色者为佳。

此外，在各地以“土山豆根”为名的药材相当复杂，各地区的异物同名品种很多，往往都混作山豆根入药用，应注意加以鉴别。

北沙参

沙参之分南、北，始见于清代张璐的《本经逢原》，民国曹炳章所著《增订伪药条辨》载："按北沙参，山东日照、故墩、莱阳、海南各县俱出。海南出者，条细质坚，皮光洁，色白润泽，为最佳。莱阳出者，质略松，皮略糙，白黄色，亦佳。日照、故墩出者，条粗质松，皮糙黄色者质次。关东出者，粗松质硬，皮糙，杏黄色，更次。其它台湾、福建、湖广出者，粗大松糙为最次。"这均是指伞形科植物珊瑚菜而言，亦即"莱阳沙参"。

【别名】莱阳沙参、海沙参、辽沙参、建沙参、银沙参、条沙参。

【来源】为伞形科植物珊瑚菜 *Glehnia littoralis* Fr. Schmidt ex Miq. 的根。

【鉴别】主根细长，呈圆柱形，长可达 40cm，直径 0.5cm，中间较粗两端细，很少有侧根。药材外表呈淡黄白色，略粗糙，有的呈半透明状，或有纵直细条纹，并有棕黄色点状皮孔和须根痕，根头渐尖，颈细，有的略带棕黄色茎基，根的尾端尖细如鼠尾。质坚实而脆，易折断，断面不整齐但肉质细腻，皮部较厚，淡黄白色，与木部不分离，木部呈黄色木心，形成层呈环状，颜色较深。微有特异香气，味微甜。

【道地与分布】本品主产于山东、辽宁、河北、内蒙古。此外，江苏、浙江、福建、台湾、广东等地亦有出产。但以山东莱阳、烟台、蓬莱、崂山、文登，江苏的连云港，河北秦皇岛以及辽宁大连，内蒙古赤峰等地的产量大、品质佳。

商品北沙参以枝条细长、圆柱形均匀、质坚而味甜者为佳。

【伪品及易混品】商品北沙参常有混乱品种存在，目前已知有如下几种：

1. 田葛缕子 为伞形科植物田葛缕子 *Carum buriaticum* Turcz. 的干燥根。又称野胡萝卜、马缨子等。本品在北京郊区混称为北沙参，河北称此为“土沙参”或“山沙参”，青海则混称“防风”。根呈圆柱形，略弯曲。长 10 ~ 30cm，直径 0.2 ~ 1.5cm。根头部具凹陷的茎基痕，外表粗糙，有纵皱或沟纹，质坚硬，易折断，断面粗糙，皮层呈土黄色，木质部呈鲜明的白黄色。气弱，味微甘而略苦。分布于东北、华北及西北地区。

2. 葛缕子（藏茴香） 为伞形科植物葛缕子 *Carum carvi* L. 的干燥根。在新疆阿尔泰地区以本品混称作北沙参。

3. 山茴香 为伞形科植物山茴香 *Carlesia sinensis* Dunn. 的干燥根。在辽宁个别地区混充作“沙参”或“北沙参”。

4. 硬阿魏 为伞形科植物硬阿魏 *Ferula bungeana* Kitag. 的干燥根。又称沙前胡、刚柴胡、赛防风、假防风、牛角毛、野茴香、沙茴香、沙椒、牛椒等。在陕西和山西的雁北地区同本品作沙参，北京大兴区则以此充“北沙参”。

经加工后的根呈长条形，长 20 ~ 26cm，直径 3.5 ~ 7cm，外表呈白色或肉白色，质地坚硬，折断面平坦，无香气，味淡。

5. 石生蝇子草（石生麦瓶草） 为石竹科植物石生蝇子草 *Silene tatarinowii* Regel 的干燥根。又称铃儿草、脱骨草等。在河北承德及浙江等地均发现有以本品混充北沙参的现象。

干燥的根单个或数个簇生，呈长圆柱形，多弯曲或稍弯曲，有时有分枝。长 2 ~ 13cm，直径 2 ~ 8cm。顶端常有疣状突起的茎残基或茎痕。表面灰黄色，有纵皱纹并有棕黑色横向凹陷，其中有点状突起的须根痕。质硬而脆，易折断，断面白色。气微，味微苦。商品常加工成单支，偶有双支者。外皮已除去，表面光洁而细腻，呈淡黄白色，有纵皱纹，根头部常残留有部分茎基。质硬而坚，易折断，断面白色。气微，味微苦。

【附】果实及种子特征：果实近圆球形或倒广卵形，长 6 ~ 13mm，宽 6 ~ 10mm，密被长柔毛及绒毛，果棱有木栓质翅；分生果的横剖面半圆形。种子为双悬果，圆球形或椭圆形，长 7.0 ~ 12.6mm；宽 6.1 ~ 1.1mm；厚 4.6 ~ 13.0mm。解剖镜下可见分果背面隆起，腹面较平，横切面弧形，胚细小，乳白色，埋生于种仁基部。

仙茅

仙茅始载于《开宝本草》，曰："其叶似茅，久服轻身，故名仙茅。"仙茅具有温肾壮阳、祛寒除湿的功能。用于阳痿精冷、腰膝冷痹、阳虚泄泻、小便不禁等症。

【别名】地棕根、仙茅根、独茅根、独茅、地棕、仙茅参。

【来源】为石蒜科植物仙茅 *Curculigo orchioides* Gaertn. 的干燥根茎。

【鉴别】根茎呈圆柱形，略弯曲，长 3 ~ 10cm，直径 0.4 ~ 0.8cm。表面棕灰色、棕褐色或黑褐色。粗糙皱缩，有细孔状凹陷的粗根痕及细密的抽沟及横皱纹。质硬脆，易折断。断面平坦，略呈角质状，微带颗粒性，红棕色、淡褐色或棕褐色，中心处色较深，并有一深色环。气微香，味微苦、辛。

【道地与分布】主产于四川、云南、贵州等地。以四川产质量最好。

道地药材以条粗长、外表黑褐色、坚脆者为佳。

白及

白及始载于《神农本草经》，列为下品，《本草纲目》列入草部山草类。时珍释其名曰："其根白色，连及而生，故曰白及。"本品味苦、甘，性平。具有补肺、止血、消肿、生肌、敛疮等功效。临床常用于治疗肺伤咳血、衄血、金疮出血、痈疽肿毒、溃疡疼痛、汤火烧伤、手足皲裂等病症。现代研究表明，本品具有明确的止血作用及对肺结核、胃及十二指肠出血（穿孔）的治疗作用。本品的原植物为多年生草本，有野生也有栽培。

【别名】甘根、白根、白给、白鸡儿、皲口药、连及草等。

【来源】为兰科植物白及 *Bletilla striata* (Thunb. ex A. Murray) Rchb. f. 的干燥块茎。

【鉴别】药材呈鹰爪状或扁平掌状，有2 ~ 3个分歧，长1.5 ~ 4.5cm，厚约 0.5cm。表面黄白色，有细皱纹，上面有凸起的茎痕，下面亦有连接另一块茎的痕迹，以茎痕为中心，周围有棕褐色同心环纹，其上有细根残迹。质坚硬，不易折断。横切断面呈半透明角质状，并有分散的维管束点。气无，味淡而微苦，并有黏液性。

【道地与分布】主产于贵州安龙、兴义，四川内江、温江，湖南大庸、桑植，湖北咸宁、鹤峰，安徽滁州、池州，浙江的临海，江苏江宁及陕西渭南等地。此外，广西、甘肃、云南等地亦有出产。

药材以块茎肥厚、色白明亮、个大坚实、无须根并去净外皮者为佳。

【地区习用品】

黄花白及　为兰科植物黄花白及 *Bletilla ochracea* Schltr. 的干燥块茎。分布于甘肃、陕西、四川、湖南、湖北、云南、贵州、广西等地，在产区亦习惯作白及入药用。

本品与正品白及的原植物近似而较为粗壮，干燥后块茎则较为瘦小而短，外皮呈明显的纵皱，黄色或棕黄色。

【伪品及易混品】

小白及　为兰科植物小白及 *Bletilla yunnanensis* Schltr. 的干燥块茎，也称云南白及。分布于陕西、四川、云南、贵州、广西、台湾。在产区亦常混作白及入药用。本品与黄花白及近似，药材明显瘦小而干枯，表面多纵皱，无厚润感。

【附】白及果实及种子特征：果实为椭圆形，具六棱。不同发育时期，果实颜色分别为绿色、黄色和棕色。果实成熟后，果皮颜色由绿色变为黄色或棕色，每个果实内种子的数量众多且极小，种子数万粒。

种子呈不规则长椭圆形。授粉后42天的果实，果实为绿色，种子为白色，相互粘结；果实为棕色时，种子为深褐色，松散，易同果皮分离。100粒种子的平均长度为1.72mm，宽度为0.22mm。

白术

白术为补中益气、健脾和胃、燥湿利水、止吐泻之常用药物。术之名《尔雅》就有记载。《神农本草经》将“术”列为上品，而不分白术和苍术。梁·陶弘景则提及术有白术及赤术（即苍术）两种，宋《本草衍义》更明确的说明有苍、白之分。现代中医认为苍、白二术性味功能不同，在临床应用上要有所区别。在商品上，因加工方法各异，各地产品在外观性状上也都有所不同。

【别名】于术（於术）、浙术、冬术、烘术、生晒术。

【来源】为菊科植物白术 *Atractylodes macrocephala* Koidz. 的干燥根茎。

【鉴别】

1. 白术 根茎肥厚，有若干不规则的瘤状分枝，全体集成拳状团块，大者直径4～5cm，下部两侧膨大似如意头，一段称为“云头”，向上则渐细，有的留有一段木质地上茎，俗称“白术腿”，而全体则呈脚蹄形。外表暗棕色，偶有烧灼痕，质坚实，不易折断，断面烘术淡灰黄色，带角质，肉多孔隙（俗称“骨头碴”）。气清香，味甘、微辛，嚼之有黏性。

白术因药材形态特征的不同而有狮子术、云头术、鸡腿术、狗头术、鸡冠术等名目，其实均为同种。

2. 冬术 本品即白术采收后，选择较大根茎直接晒干入者。所以又称“生晒术”或“晒冬术”。本品外表黄灰色，具浅波纹及皮孔，每一瘤状分枝的顶端常有茎基残迹或芽痕。因是冬季出土，故有冬术之名。晒干后性柔软，肉结实饱满，不呈蜂窝状，断面色红黄而油润，中间略有菊花纹及少数棕黄色油室小点。气清香特殊，味甘微辛辣，略带黏液性。

3. 于术（於术） 过去商品上的于术，是以产于浙江於潜（已并入昌化）而得名。于术亦有野生与栽培之别，过去野生品多产于天目山，故称天生术、野术或野於术。药材为圆球形或扁圆形，大如半夏，直径 1.5 ~ 2cm，外表深棕色，皱纹细密，质柔而润，断面可见深棕色朱砂点（油室），虽存放若干年，依然油润。亦有双球者。过去商品于术又有鹤形于术、金钱于术和种术之分。

（1）鹤形于术：为深山野生品。其性状似白术，但较瘦长，底部“云头”较白术为小，顶端留有一段地上茎，俗称“凤头鹤颈”，又称“鹤形术”。表面红润光泽，有纵皱沟纹，断面黄白色，带有红黄色点状油室，气极清香。此为术类珍品。

（2）金钱于术：主产于浙江南部的龙泉、云和等地，原为温州药帮经营。本品系由安徽“种术”的移植品种，经改进栽培技术和产地加工方法，形成特有性状。本品起出土后，将根茎揉搓轧成圆球状，个如荔枝，顶端保留一段细长地上茎，晒干后比线粗，为本品的特征，故俗称“金钱吊葫芦”或称“金钱于术”，产地亦称“湖广子”。其表面呈黄棕色，断面黄白色，显油润，布满朱砂点。气味辛香，而略带苍术气味。

（3）种术：又称“徽术”。主产于安徽皖南山区，以徽州（今黄山市歙县）为中心的黄山、休宁一带，多为栽培。一般栽植二、三年后，秋后起土，其形状不整齐，大小悬殊，大者如拳，小者如指。小个的称“小种术”，大个的称“大种术”。若其根茎细长者，须盘成球形，常以泥土粘连，外用稻草缠绕。本品表面呈棕褐色，断面基本与金钱于术相同，但气味较浊。上述三种于术目前均已罕见。

【道地与分布】本品为浙江特产药材之一，习称“浙白术”。素以产于浙江新昌、嵊州、天台、东阳、磐安、余杭及安徽歙县、黄山、宁国等地者质量最佳。此外，四川、江西、湖南、湖北、江苏、福建等省也有出产。

浙白术道地药材质量要求：不规则的肥厚团块，长 3 ~ 13cm，直径 1.5 ~ 7cm，表面灰黄色或灰棕色，有瘤状突起及断续的纵皱和沟纹，并有须根痕，顶端有残留茎基和芽痕。质坚硬不易折断，断面不平坦，黄白色至淡棕色，有棕黄色的点状油室散在；烘干者断面角质样，色较深或有裂隙。气清香，味甘、微辛，嚼之略带黏性。直径 0.15 ~ 0.2cm。气味稍淡。以个大整齐、表面黄褐色、断面黄白色、质坚实、香气浓郁者为佳。

【伪品及易混品】

1. **菊三七** 为菊科植物菊三七 *Gynura japonica* (Thunb.) Juel. [*Gynura segetum* (Lour.) Merr.] 的根茎。药材呈拳形肥厚团块状，长合 3 ~ 6cm，直径约 3cm，表面灰棕色或棕黄色，有瘤状突起及断续的弧状沟纹，突起物顶端常有茎基或芽痕，下部有细根痕。质坚实不易折断。断面淡黄色，纵切面显菊花心状。气无，味淡而后微苦。在广东发现有以本品伪充白术者。

2. **芍药根头** 为毛茛科植物芍药 *Paeonia lactiflora* Pall. 的根茎切片。多为不规则的纵切片，厚 0.4 ~ 1cm，长 3 ~ 8cm，宽 1.5 ~ 3cm。外表面灰棕色或棕褐色；切面浅土黄色或棕色。断面不平坦，类白色或浅棕色，横切面具放射状纹理。气微，味微苦，略酸。在河北、安徽个别地区发现有以本品冒充白术的现象。

3. **朝鲜土白术** 为菊科植物关苍术 *Atractylodes japonica* Koidz. ex Kitam. 的干燥根茎。呈结节状圆柱形或不规则团块，长 4 ~ 7cm，直径 1.5 ~ 2.5cm。表面黄棕色或棕褐色，有密集的瘤状突起，不规则皱纹及须根痕，栓皮脱落处呈黄白色或淡黄褐色。质坚硬。不易折断，断面疏松，黄白色或淡黄棕色，纤维性，有黄色或黄棕色油点散在。气清香，味甘，微苦辛。本品为朝鲜族民间用药。本品在日本、韩国和朝鲜均作白术应用，认为其化学成分与正品白术相似。

【附】白术种子特征：呈扁长圆形，长 8 ~ 10mm，宽 3.4mm，厚 1.8 ~ 2mm，表面密生黄白色长毛，底色为棕色，冠毛长

1.5cm，基部为刚毛质，草黄色，上有羽毛状分枝，果肉内和子叶纵切面有分布不均匀的深牵牛紫色，子叶肉质。

白头翁

白头翁被《神农本草经》列为下品，《本草纲目》载入草部山草类，自古用为凉血、解毒、治痢要药。近年来，在治疗阿米巴痢疾方面，已进一步得到科学试验和临床的证明。《伤寒论》之白头翁汤，就是以白头翁为主，再配加黄连、黄柏、秦皮所成的方剂，治热痢下重，功效卓著。

【别名】毛姑朵花、老姑花、老公花、猫姑花、连合夜、耗子花。

【来源】为毛茛科植物白头翁 *Pulsatilla chinensis* (Bunge) Regel 的干燥根。

【鉴别】干燥的根呈长圆柱形或圆锥形，稍扭曲，长 6 ~ 20cm，中部直径 0.4 ~ 1.5cm。外表黄棕色或棕褐色，具不规则的纵槽纹及皱纹，有分枝或具小根除去后的根痕，有时皮部脱落而露出黄色木质部。根头部稍膨大，常留有鞘状叶柄基部，位于外层的呈暗棕色，内层的为黄白色，其背面生有白色绒毛，在根头顶端部分绒毛特多成丛，时而有芽存在。近根头外常呈劈破状，皮部常朽或凹入，朽裂处显网状裂纹。质硬而脆，折断面较平坦，皮部类白色，木部现黄色。臭微弱，味苦涩而收敛。

【道地与分布】全国大部分地区均有分布，主产于东北地区及内蒙古、河北、河南、山东、安徽、江苏等地。药材一般以根条整齐、坚实、均匀，表面棕褐色，根头部具灰白绒毛者为佳。

滁州白头翁道地药材质量要求：呈圆柱形或圆锥形，一般长10～30cm，直径0.4～2.5cm。表面黄棕色，具不规则纵皱纹或纵沟，皮部不易脱落；网状裂纹或裂隙、朽状凹洞均较少。根头部稍膨大，有白色绒毛，有少量鞘状叶柄残基。质坚实，硬而脆。断面裂隙较少。

【地区习用品】

1. 兴安白头翁 为毛茛科植物兴安白头翁 *Pulsatilla dahurica* (Fisch.) Spreng. 的干燥根。产于辽宁、吉林、黑龙江。在黑龙江省常以本品的地上部分（花茎及果）称白头翁，而其根部错作漏芦入药，应纠正以根入药才是。根形与前者相似而直，长达16cm，直径5～7mm。

2. 朝鲜白头翁 为毛茛科植物朝鲜白头翁 *Pulsatilla cernua* (Thunb.) Bercht. et Opiz. 的干燥根。产于吉林、辽宁。

本植物之特点，在于基生叶为二回羽状分裂，裂片上部有锯齿，顶端2～3浅裂；花鲜紫红色，不下垂。根长约8cm，上部直径5～7mm，外表黄褐色，根头处亦有白毛。

3. 细叶白头翁 为毛茛科植物细叶白头翁 *Pulsatilla turczaninovii* Kryl. et Serg. 的干燥根。产于内蒙古北部、甘肃及新疆等地，在当地以根作白头翁入药。

基生叶三回羽状分裂，裂片狭条形，密集，宽1～2.5mm。

花大，直立，蓝紫色；花被片不反折，外面被伏毛。

4. 高山白头翁 为毛茛科植物高山白头翁（蒙古白头翁）*Pulsatilla ambigua* Turcz. 的干燥根。产于内蒙古、青海与新疆。内蒙古称“伊尔贵”及“胡赫 - 伊尔贵”。青海药用的白头翁有为此种。

基生叶三回羽状分裂，末回深裂片狭长披针形，宽 0.8 ~ 1.5mm，具 1 ~ 2 小齿，上面几无毛，下面疏被紧贴的长柔毛。花较小，先下垂后直立；花被片紫色，先端向外反折，外面被白色长毛。根部较为短小。

5. 肾叶白头翁 为毛茛科植物肾叶白头翁 *Pulsatilla patens* (L.) Mill. 的干燥根。产于新疆阿尔泰地区，在当地亦作白头翁入药用。

基生叶轮廓肾状心形，掌状多裂，裂片较宽。苞叶条状，长约 4mm，宽 1 ~ 2mm。根部长达 10cm，直径 1cm，外表黑褐色，糟朽，根头处多有叉，并宿存叶片残基，根下部偶有分支。质脆易折断，断面不平坦，皮部黑褐色，木部黄色，有裂隙。

6. 大火草 为毛茛科植物大火草 *Anemone tomentosa* (Maxim.) Pei. 的干燥根。产于山西、甘肃等地，在产区亦作白头翁入药用。

根呈圆柱状长条形，多扭曲，长 7 ~ 14cm，直径 0.5 ~ 2cm。表面棕褐色或灰褐色，有纵沟或具枯朽的黑色空洞。根头部多有残留叶基，密生白色软毛。质脆，易断，断面灰黄色。臭微弱而味苦。

7. 秋牡丹 为毛茛科植物秋牡丹 *Anemone hupehensis* Lem.

var. *japonica* (Thunb.) Bowles et Stearn 的干燥根。产于贵州、四川。

本品的性状与上种大火草相似，多弯曲不直，长 10 ~ 15cm，直径 0.5 ~ 1.5cm；外表棕褐色或紫褐色；粗糙，有不规则的皱纹；根头部亦较粗大，四周密被黄白色短绒毛，下端逐渐细小，时有须根除去后的疤痕。质松脆，断面黄棕色，纤维性。臭微弱；味苦。

8. 委陵菜 为蔷薇科植物委陵菜 *Potentilla chinensis* Ser. 的干燥根或全草，或带嫩苗的根。在江苏无锡、盐城、常州、镇江、扬州等地将本品的根或全草作白头翁入药用；在贵州、广西、四川、湖南及福建等地则是以本品的根充作白头翁用；在湖北东部将本品带嫩苗的根入药，称之为“黄州白头翁”；在安徽、江西及湖北西部是以本品的全草作白头翁用。

根呈圆锥形，粗直而长，偶有弯曲及分枝，长 5 ~ 18cm，直径 5 ~ 14mm；外表红棕色或暗棕色，微显粗糙，且有不规则的纵皱纹与少数较深的横裂纹。根头部较粗，带有黄棕色干枯的叶柄残基，亦被白色软毛。质地坚实，木质，用力可折断，断面不平坦，带裂片状，现紫红色射线与白色木质部相间而成的放射状花纹。臭微弱，味微苦而涩。

白芍

芍药在《神农本草经》中列为中品，云：“主邪气腹痛，除血痹，破坚积，寒热疝瘕，止痛，利小便，益气”，而未分赤、白。芍药有赤白之分，最早见于《本草经集注》。在古代，多以开白花者为白芍，开红花者为赤芍。而现代商品的白芍与赤芍则不是依据花的颜色作为区别的标准。商品白芍、赤芍的主要分界为家种与野生和是否经过去皮、水煮等加工过程。一般将家种品，取肥大平直者，经过刮皮、煮后修整并晒干的称白芍；一切野生的芍药属芍药组的品种，其根多较家种者为瘦小而多筋，则统称为赤芍。但野生芍药中比较粗壮的直条过去也有加工作白芍用的，如陕西的“宝鸡白芍”即为野生品。栽培品中之瘦小不够白芍规格者，则不加工而直接划入赤芍应用。

【别名】白芍药。

【来源】为毛茛科植物芍药 *Paeonia lactiflora* Pall. 的干燥根。

【鉴别】商品白芍因产地不同而又分为：杭白芍（主产浙江）、亳白芍（主产于安徽亳州）、川白芍（主产于四川）。

1. 杭白芍 杭白芍根呈圆柱形，平直或略弯曲，两端平截，长 10 ~ 20cm，直径 1.5 ~ 2.6cm。表面淡棕红色，全体光洁，有纵皱纹及根痕，偶有残存的外皮，粗壮者有断续突出横纹。质坚实体重，不易折断，断面颗粒状，类白色，形成层环明显，射线放射状。气微，味微苦、酸，粉性足，似油润。

2. 亳白芍 根条顺直或弯曲，长 10 ~ 15cm，直径 0.6 ~ 1.5cm。表面白色，皮较粗糙而不光润，有纵向刀削痕，两头时有红点，质较坚，但体较轻。断面白色或灰白色，细腻，粉性大。此种产量最大。

3. 川白芍 根上粗下细而多弯曲，或有疙瘩头，略圆锥形。

长 6～15cm，中部直径 0.6～1.5cm。表面粉红色或淡黄色，光滑，无纵皱纹，皮孔和须根痕稍下陷，质坚实而体重，木质程度较强，不易折断，断面淡粉色或淡黄白色，有时稍带棕色，角质样。

以上三种断面均有菊花纹，其粉稍挂手。气无，味微苦、酸。

白芍均为栽培品，传统的栽培品种分类，常依花瓣数量和花型为依据。如：

1. 单瓣类　花瓣 1～3 轮，雌雄蕊正常，结实力强。品种有紫蝶献金、紫单片、紫玉奴等。

2. 复瓣类　花瓣 3 轮以上，雌蕊正常，雄蕊部分已退化，但仍有较强的结实能力，如乌龙棒盛等。

3. 千瓣类　花瓣多轮，雌雄蕊已退化，花瓣自外向内排列，变小，无外瓣与内瓣之分，结实力弱，如银针绣红袍、平顶红等。

4. 楼子类　外瓣 1～3 轮或多瓣，雄蕊大部分或全部退化，雌蕊正常或退化为瓣状，中间花瓣突高起。品种如砚池洋波、锦旗银辉、火炼赤金、西施粉、紫袍金带、大红袍等。

【道地与分布】杭白芍以产于浙江东阳、临安、余姚等地者为佳；亳白芍主产于安徽亳州、涡阳；川白芍主产于四川的中江、渠县以及重庆垫江等地。一般认为，杭白芍质量最佳。

三种白芍道地药材均以条粗长、质坚实、粉性足、无白心或裂隙者为优。

【伪品及易混品】

1. 宝鸡白芍　为毛叶草芍药 *Paeonia obovata* Maxim. var.

willmottiae (Stapf) Stern. 的根，在四川西北部称“土白芍”。根较细小，直径约 1cm 左右，条不均匀，头大尾细，常带有扁宽的根头部，根多弯曲，不甚顺直，表面灰色，有细纵皱纹或裂纹及稀疏的根痕，具易剥落的鳞状皮，体轻而质松，断面淡黄色，粉性较小，木性强，菊花纹分散不明显，气味亦较淡。一般认为质量较次。

2. 云白芍 为紫牡丹 *Paeonia delavayi* Franch. 及黄牡丹 *P. delavayi* Franch. var. *lutea* (Franch.) Finet et Gagnep. 等的根。药材呈圆柱形，长 10 ~ 18cm，直径 1 ~ 2.5cm，两端常平齐，外表灰黄色至棕黄色，有明显纵纹及须根痕。质亦坚实，不易折断；断面不甚平坦，浅黄色，角质，木部亦具菊花心。气微香，味微苦，酸。

在各地还有一些称为土白芍的，都不是白芍，但这个名称又与白芍容易混淆，应该注意鉴别。其中主要有：

1. 梅叶冬青 *Ilex asprella* (Hook. et Arn.) Champ. ex Benth. 为冬青科植物，在浙江泰顺和福建霞浦将其根称为土白芍。

2. 青羊参 *Cynanchum otophyllum* Schneid. 为萝藦科植物，在云南楚雄以其根混称作土白芍。

3. 赤苍藤 *Erythropalum scandens* Bl. 为铁青树科植物，在广西陆川、北流、博白等地将其根称为土白芍。

4. 土人参 *Talinum paniculatum* (Jacq.) Gaertn. 为马齿苋科植物，在广西蒙山将其称为土白芍。

5. 乌药 *Lindera aggregata* (Sims) Kosterm 为樟科植物，在四

川有以其纺锤形木质根去皮加工伪充白芍出售的，纯属伪品。

【附】芍药果实及种子特征：蓇葖果纺锤形，有小突尖。种子 5 ~ 7 粒。种子圆形，因干缩而有凹陷，紫黑色或棕色。解剖镜下可见种子表面有网格样棱纹。种脐位于下部，黄色条形。胚乳细胞间有空隙，细胞内含红色油滴。

白芷

白芷又称香白芷，《神农本草经》列为上品，《本草纲目》载入草部芳草类。为中医常用的发表、散风、燥湿、排脓药，且有镇痛功能，主治感冒头痛、头胀鼻渊、赤白带下、肿痛疮疡等症。成方白神散、排脓汤与香苏白芷散等就是以白芷为主药的中药方剂。白芷除药用外，有时亦作香料或调味辅料。

【来源】为伞形科植物白芷 *Angelica dahurica* (Fisch. ex Hoffm.) Benth. et Hook. f.、杭白芷 *Angelica dahurica* (Fisch. ex Hoffm.) Benth. et Hook. f. var. *formosana* (Boiss.) Shan et Yuan 的干燥根。

【鉴别】

1. 白芷　国内广大地区生产的白芷为此种，河南禹州、长葛产者称禹白芷、会白芷；河北安国、定州产者名祁白芷；安徽亳州产者称亳白芷；在各地多以栽培为主。

根呈圆锥形，长 7 ~ 25cm，时有少数侧根，亦上粗下细。上部较粗，外直径 1.5 ~ 2cm，有时稍弯曲，状如胡萝卜。顶端即根头部呈钝四棱形或近圆形，有凹陷的茎痕，具多数环状纹理，根外表黄白色或棕色，皮部散有多数棕色油点，皱纹较密。具支根痕及皮孔样的横向突起，俗称“疙瘩丁”，有时较少，有的排列成四纵列，并有侧根断掉的痕迹。质较硬，较轻，断面粉性小，木质部呈圆形，约占横断面的1/3强。气芳香浓郁，味微苦。

2. 杭白芷 浙江杭州栽培品通称杭白芷，重庆南川自杭州引种栽培者称川白芷，云南昆明栽培者称吴白芷。

类圆锥形而具四棱，长10～20cm，直径1.5～2.5cm，顶端有凹洼的茎痕。表面灰黄色或淡棕色，有较少的纵皱纹，布有多数长0.5～1cm的皮孔样横向突起，习称“疙瘩丁”，多排列成四纵行，体形因之而具四棱，突起处色较深，有时也有支根切除的痕迹。质坚硬。断面粉质，白色或类白色，皮部有多数棕色油点，形成层环状棕色，明显；木质部淡棕灰色，约占横断面1/2，射线紧密，自中心向四周辐射。气芳香，味苦辛。

3. 川白芷 川白芷主产于重庆南川，四川绵阳、达州、内江等地。

药材多呈长圆锥形或略成圆形，多直，少弯曲，不分支或少分支，长15～25cm，直径1.5～3cm。表面灰棕色或黄棕色，表面粗糙，根头圆形或类方形，顶端有凹陷的茎痕、下部圆形。具纵皱纹、支根痕及皮孔样的横向突起，有的呈疙瘩丁状，散生或有的排列成四纵行。体重，质坚实，不易折断，断面白色或灰白色，粉性强，形成层环圆形或类方形，皮部散有多数棕色油点。气芳香，味辛、微苦。

【道地与分布】

1. 祁白芷　我国南北方各地均有栽培，禹白芷主产于河南禹州、长葛，特点是香气虽短但不暴；祁白芷主产于河北安国、定州，香气短而带酸，质量不及禹白芷。

2. 杭白芷　主产于浙江杭州、余姚、临海等地，气清香浓厚而不浊，味辛微苦。杭白芷气清香而不浊，质量最好。

3. 川白芷　气虽清香，但粗而短，质量不及杭白芷。此外，在福建、台湾、湖北、湖南等省有栽培。

各地所产白芷均以根条粗大、体坚实、粉性足、香气浓郁者为佳。条小或过大、体轻松、粉性小、香气淡者质次。

【地区习用品】

1. 滇白芷　为伞形科植物滇白芷 *Heracleum scabridum* Franch. 的干燥根。

《滇南本草》之白芷，即为此种。现云南地区通称为“白芷”，大理称香白芷，丽江称水白芷。

根呈长圆锥形，向下逐渐变细为牛尾状，形似牛尾独灰黄色，有纵皱纹，具稀疏的小瘤状隆起的皮孔或须根痕。分布于云南、四川等省。

2. 短毛牛尾独活　为伞形科植物短毛牛尾独活 *Heracleum moellendorffii* Hance 的干燥根。在河北小五台山等地亦作白芷入药用。

小叶较大，长 5 ~ 15cm，宽 7 ~ 10cm，果被短刺毛，分果被面油管细丝状，比接合面油管窄 3 ~ 4 倍，接合面油管棒状，全部油管长不超过果体的1/2。

3. 川鄂牛尾独活 为伞形科植物川鄂牛尾独活 *Heracleum hemsleyanum* Diels 的干燥根。在重庆南川地区作土白芷入药用。

与滇白芷的区别为：叶为二回羽状复叶，边花较小，直径7～8mm，瓣先端深裂；分果背面的油管4条完全发达，近于棒状。

此外，在陕西个别地区将伞形科植物狭叶牛尾独活 *Heracleum stenopterum* Diels 的根也作白芷；云南一些地区将同科属植物水苏叶牛尾独活 *Heracleum betonicifolium* Wolff 的根作香白芷；在云南昆明将同科属植物白亮独活 *Heracleum candicans* Wall. 及白云花根（鹤庆独活）*Heracleum Rapula* Franch. 的干燥根亦作白芷入药用。

【附】白芷种子特征：长圆形至卵圆形，黄棕色，无毛，背棱扁，厚而钝圆，近海绵质，侧棱翅状，较果体狭；棱槽中有油管1个，合生面油管2个。

白豆蔻

白豆蔻为常用中药，其为名贵中药材。始载于《名医别录》。原名“豆蔻”。李时珍曰：“白豆蔻子，圆大如白牵牛子，其壳白厚，其仁如缩砂仁……”白豆蔻具有芳香化湿、理气宽中的功能，用于寒湿呕逆，脾胃湿浊，不思饮食，湿温初起，胸闷不饥，胃寒引起的呕吐、呃逆等症。

【别名】豆蔻、印尼豆蔻、紫蔻、十开蔻、元蔻、老蔻。

【**来源**】为姜科植物白豆蔻 *Amomum kravanh* Pierre ex Gagnep. 或爪哇白豆蔻 *Amomum compactum* Soland ex Maton 的干燥成熟果实。

【**鉴别**】

1. 白豆蔻　果实呈类球形或圆球形，直径 1.2 ~ 1.8cm。表面黄白色、淡黄色或淡黄棕色，具有三条较深的纵向槽纹及不显著的钝棱线三条，并有 25 ~ 32 条纵纹。顶端有凸起的柱基，中央呈空洞状，基部有稍凸起的圆形果柄痕，柱基及果柄痕的周围均有浅棕色或黄色绒毛。果皮体轻木质而脆，易纵向裂开，内表面色淡有光泽，可见凹入的维管束纹理。内含种子 20 ~ 30 粒，集结成团，习称"蔻球"。果实分为 3 室，中轴胎座，每室有 7 ~ 10 粒种子，习称"白蔻仁"或"蔻米"，纵向排列于中轴胎座上。种子呈不规则多面体，背面稍隆起，直径 3 ~ 4mm，外被类白色膜状假种皮。种皮暗棕色或灰棕色，具有微细的波纹，并被有残留的假种皮。种脐呈圆形的凹点，位于腹面的一端。质坚硬，断面白色，有油性。气芳香，味辛凉，略似樟脑。

2. 印尼豆蔻　果实呈类球形，具三钝棱状，个略小。直径 0.8 ~ 1.2cm。表面黄白色，有的略显紫棕色。每一棱上隆起线（维管束）较白豆蔻明显。果皮较薄，木质，无光泽，果实 3 室，每室有种子 2 ~ 4 枚。种子瘦瘪，气味较弱。

【**道地与分布**】

1. 白豆蔻　主产于泰国、柬埔寨等国。我国海南、云南、广西现有栽培。

2. 印尼白蔻 主产于印度尼西亚。我国海南及云南南部有栽培。

道地药材均以个大饱满、果皮薄而完整、皮色洁白、气味浓厚者为佳。

【伪品及易混品】

小豆蔻 为姜科植物小豆蔻 *Elettaria cardamomum* Maton 的干燥成熟果实。果实呈长卵圆形，具三钝棱。长 1 ~ 2cm，直径 1 ~ 1.5cm。表面淡棕色至灰白色，具有细密的纵纹，顶端有凸起的柱基，基部有凹入的圆形果柄痕。果皮质韧，不易开裂，种子呈长卵形或 3 ~ 4 面形。长 3 ~ 4mm，厚约 3mm，表面淡橙色或暗红棕色，外被无色薄膜状假种皮，背面微凸起，腹面有沟纹，断面白色。气芳香而峻烈，味辣、微苦。

白附子

目前商品白附子药材，一般均分为禹白附和关白附两个类型。两者基源植物不同，功效主治有别，但在传统习惯上又常将二者放在一起。前者形如鸡心，或如牛奶头，所以又称鸡心白附或牛奶白附，功能祛风痰、定惊、止痛，常用于治疗中风失音、心痛血痹、偏正头痛等；后者外皮有多数突起的纵纹，分段排列，隐约如节，故又名竹节白附，功能祛风痰、逐寒湿、定惊，常用于治疗中风痰壅、口眼㖞斜、癫痫、风湿痹痛等。在古本草中所收载的白附子均为关白附，而现代商品常用的却是禹白附。

2020年版《中国药典》只收载禹白附。

【别名】鸡心白附、牛奶白附、麻芋子。

【来源】为天南星科植物独角莲 *Typhonium giganteum* Engl. 的干燥块茎。

本品块茎带皮者称独角莲（山东），一般用于治疗淋巴结核，疗效显著。北京名产“独角莲膏”即以此为原料制成。但块茎加工去皮后，商品即作“白附子”销售，湖北、河南、江西及华南地区称之为“牛奶白附”，上海称“鸡心白附”。因其主产于河南禹州及长葛，故过去通称为“禹白附”。现四川、山西、陕西、甘肃和北京等地所销的白附子，均为此种。

【鉴别】块茎外形多呈卵形或椭圆形，形如蚕茧，或似小芋艿而色黄白，长2～4cm，直径1～2cm，外表稍粗糙，具环纹及多数小麻点状的根痕。顶端多带有茎痕或芽痕，有时中部缢缩。质坚实而硬，难折断，断面白色，富粉性，无臭，味初淡而复有持久性如针刺舌的辛麻感。

四川所产的禹白附，一般不去外皮，多为斜切片。用姜汁浸泡后蒸煮，晒干。药材呈卵圆形片状，厚0.3～0.7cm，表面棕色，粗糙皱缩，密生薄膜状鳞片，顶端尤多，包有粉红色顶芽，剥落鳞片后可见到节。断面白色。

【道地与分布】本品以河南禹州及长葛所产者质量最佳，产量最大。在甘肃天水、武都，湖北等地亦为主产地。此外，山西、河北、四川、陕西等地亦有出产。

禹白附道地药材质量要求：呈椭圆形或卵圆形，长2～6cm，直径 1～3.5cm。表面黄白色或淡棕色，略粗糙，有环纹及须根痕。顶端有茎痕或芽痕。质坚硬，断面白色，粉性。气微，味淡、麻辣刺舌。以个大、肥壮饱满、质坚实而重、色白、粉性足为佳。

【地区习用品】

1. 关白附 又名山喇叭花、两头菜、白花子、竹节白附、乌拉花，为毛茛科植物黄花乌头 *Aconitum coreanum* (Lévl.) Raipaics 的干燥块根。

本品块根（母根或子根）在东北称白附子，销往浙江及上海，则称“关白附”，以其来自关外而得名。本品母根略似草乌，呈倒长圆锥形，稍弯曲，长 4～7cm，直径 1～1.5cm。表面暗棕色，多突起的纵皱，顶端亦有如草乌母根之残茎。具纵皱、沟纹及横长突起的根痕，体轻，质地疏松，断面有裂隙，粉性较小。子根呈卵形、椭圆形或长圆形，长 1.5～4cm，直径 1～1.5cm，表面浅棕色或灰褐色，有皱纹和瘤状突起侧根痕。顶端无残茎而有突起的芽，质坚硬难折断，断面较平坦，类白色，富粉性。以水浸润后，可见散在的异型维管束呈点状断续排列成不连续的环，这个特征正是与一般草乌之区别点。在东北亦确有以草乌充白附者，可用此法鉴别之。本品气微弱，味辛辣而麻舌，有毒。

本品主产于黑龙江、吉林、辽宁及河北等省。以东北产者质量最佳。药材以个大、皮细、饱满充实、粉性足的子根为佳。母根及粉性较小的子根则质量稍次。

2. 犁头尖 为天南星科植物犁头尖 *Typhonium divaricatum* (L.) Decne 的干燥块茎。在华南地区以其充作禹白附使用。本品与正品禹白附为同科属植物，其药材形状亦很相似，只是个体较小，因此也称作“小白附子”。块茎去掉外皮后，一般均较中等大的禹白附为小，但与小个的禹白附则很难区别。其疗效与正品禹白附也很近似。

白茅根

白茅根为常用中药，始载于《神农本草经》，列为中品。李时珍曰：“茅有白茅……白茅短小，三、四月开白花成穗，结细实，其根甚长，白软如筋而有节，味甘，俗呼丝茅。”白茅根具有凉血止血、清热利尿的功能。用于热病烦渴、吐血衄血、血瘀、血淋、肺热、喘急、小便不利、水肿、黄疸等症。

【别名】茅根、白花茅根、茅草根、丝毛草根、丝茅根、毛草根。

【来源】为禾本科植物白茅 *Imperata cylindrica* (L.) Beauv. var. *major* (Nees) C. E. Hubb. 的干燥根茎。

【鉴别】根茎呈细长圆柱形，通常不分枝，长短不一，长 30 ~ 60cm，直径 2 ~ 5mm。表面乳白色、黄白色或淡棕黄色，微有光泽。具有纵皱纹，环节明显，有浅黄色或浅棕黄色微隆起的节，节上偶有须根、鳞叶及芽痕残留。节间长短不等，节距 1.5 ~ 3cm。质轻而韧，不易折断，断面纤维性，皮部白色，皮层较宽，多有裂隙，呈放射状或有无数空隙如车轮状排列，中柱较小，呈黄白色或淡黄色，中心有 1 个小孔，皮层与中柱极易剥离。气微，味微甘。

【**道地与分布**】全国大部分地区均有分布和出产，以华北地区产量最高。药材以条粗、色白、味甜者为佳。

【**伪品及易混品**】

1. 白草根 为禾本科植物白草 *Pennisetum flaccidum* Griseb. 的干燥根茎。根茎黄白色，质坚硬，断面中央有白色髓心，有时中空，皮层较窄，无放射状裂隙，不具皮下纤维，中柱较大，皮层与中柱不易剥离。无香气，味不甜。

2. 光稃草根 为禾本科植物光稃茅香 *Hierochloe glabra* Trin. 的干燥根茎。根茎鲜时黄白色，茅根稍黄，无甜味。干后具有浓厚的香气，多呈圆柱形，直径 1.5 ~ 3mm。表面棕色或棕红色，无光泽，细纵纹不明显，节部凸起，有明显的须根痕，节距 2 ~ 4cm。质柔韧，皮部无裂隙，折断可见纤维性，中心孔隙较大。气香，味淡。

3. 荻 为禾本科植物荻 *Triarrhena sacchariflora* (Maxim.) Nakai 的干燥根。根呈扁圆柱形，常弯曲，直径 2.5 ~ 5mm。表面黄白色，略具光泽及纵皱纹。节部常有极短的毛茸，节距 5 ~ 19mm。质硬脆。断面皮部裂隙小，中心有 1 个小孔，孔周围粉红色。气微，味淡。

4. 大油芒 为禾本科植物大油芒 *Spodiopogon sibiricus* Trin. 的干燥根。根呈细长圆柱形。直径 2 ~ 3mm。表面黄色或棕黄色，无光泽。可见明显白细纵纹，节距 1 ~ 2cm。皮部柔韧，中柱坚硬。皮部有多数裂隙，中央处有黄色木心。气微，味微甜。

白果

白果始载于《日用本草》。原名“银杏”。李时珍曰：“原生江南，叶似鸭掌，因名鸭脚。宋初始入贡，改呼银杏，因其形似小杏而核色白也。今名白果。”白果具有敛肺定喘、涩精止带的功能。用于喘咳痰多、带下白浊、遗尿、尿频等症。

【别名】公孙树果、鸭脚树果、银杏。

【来源】为银杏科植物银杏 *Ginkgo biloba* L.的干燥成熟种子。

【鉴别】种子呈倒卵形或椭圆形，略扁，长 2 ~ 3.5cm，直径 1.5 ~ 2.2cm，厚约 1cm。外壳骨质，极光滑，厚约 0.5mm。表面乳白色，久贮变为浅土黄色。顶端有一圆点状突起，其中央为珠孔，基部渐尖，有点状种柄痕。两面凸起形似杏核，两侧边缘各有 1 条纵棱，偶有 3 条纵棱，质坚硬，不易破开。内含 1 枚椭圆形或宽卵形的种仁，仁外面有红褐色或淡棕色的薄膜状内种皮，有光泽。剥去薄膜，种仁呈淡黄色、淡绿色或淡黄绿色。横断面外面黄色，内部白色，粉质，中间有空隙。靠近顶端具有似莲子心的绿心，为一细长条形的胚，白色或无色，长 1 ~ 1.3cm，子叶 2 枚。此心味微苦有毒。种仁气微清香，味甘微苦涩。入口嚼之有粉性。

【道地与分布】主产于广西、四川、河南、山东等地。以广西产者最佳。

道地药材以粒大、壳色白、种仁饱满者为佳。

白药子

白药子也称白药，始载于唐代的《新修本草》。具有散瘀消肿、止痛、清热解毒等功效，常用于治疗痈疽肿痛、腮腺炎、毒蛇咬伤、跌打肿痛等病症。白药从古至今都存在有异物同名的问题，故各地入药的品种也较为复杂混乱。

【别名】 金钱吊蛤蟆、白蛤蟆、山乌龟、铁秤砣、独脚乌桕、金钱吊鳖。

【来源】 为防己科植物头花千金藤 *Stephania cepharantha* Hayata 的干燥块根。

【鉴别】 块根呈不规则团块或短圆柱形，直径 3 ~ 9cm，其下常分出若干个短圆柱状根，有时数个相连成念珠状，顶端有根茎残基。

商品多将丰满硕大的扁圆形块根切成片状，以横切为多见，亦有纵切者，横切片直径 4 ~ 8cm，厚 1 ~ 2cm，边缘外皮浅灰褐色，有皱纹，切面灰白色，显粉性，可见点状或环状排列的筋脉纹，时而见有环轮，有时见有偏心性车轮状木心。本品质脆，断面白色，整齐。气微，味淡而微苦。

【道地与分布】 分布于华东、华中及西南各省份，主产于湖南、湖北及浙江。目前全国大部分地区所使用的白药子均为此种。

道地药材以片大、断面色白、粉性足者为佳。

【地区习用品】 除上述主流品种外，在少数地区还有个别地区习用品种存在。主要是滇白药子，包括有三个植物基源品种：

1. 草黄滇白药子 为薯蓣科植物草黄滇白药子 *Dioscorea kamoonensis* Kunth var. *straminea* Prain et Burk. 的干燥块根。主要分布于滇中、滇西北及滇东南等地区。《滇南本草》整理本中收载的白药子即为本种。

本品块根呈圆柱形，时带曲折，直径 2 ~ 3cm，外皮黄棕色，具纵皱及须根痕。断面白色，不平坦，有黄色小点散在。气无，味微甜。

2. 黑珠芽薯蓣 为薯蓣科植物黑珠芽薯蓣 *Dioscorea melanophyma* Prain et Burk. 的干燥块茎。又称黑弹子，分布于云南、贵州。本品在云南部分地区作白药子药用。

块茎呈卵圆形，表面有多数须根，新鲜时食用有令人不快的感觉。地上茎无毛，叶腋有球形珠芽，直径 6 ~ 7cm，成熟时黑色，因此而得名“黑珠芽薯蓣”。

3. 黄山药 为薯蓣科植物黄山药 *Dioscorea panthaica* Prain et Burk. 的干燥根茎。又名姜黄草、老虎姜，分布于云南、贵州、四川及湖南。云南的部分地区以其根茎切片作白药子入药。

根茎横生，呈圆柱状，表面着生多数须根，外表黄棕色，断面白色而有粉性，气微，味微甜。

除滇白药外，还有陕西白药子和成都白药子：

1. 陕西白药子 为蓼科植物翼蓼 *Pteroxygonum giraldii* Dammer et Diels的干燥块根。又名翼蓼，草药名荞麦七、金荞仁。

本品块根断面鲜时色白，干后变红，陕西西安与太白一带以之为“白药”，汉中称之为“红药”（植物形态及药材性状详见“红药子”条)。

2. 成都白药子 为葫芦科植物成都白药子 *Trichosanthes* sp. 的干燥块根。

四川所产白药子不止一种，成都所售的为葫芦科植物，通体有毛，叶似栝楼，唯花、果未见。

药材为纺锤形块根，单个或数个相连，单条者长 3 ~ 7cm，直径 1 ~ 2cm，外皮灰棕色，极度皱缩而干枯，断面色白而微黄，亦粉性。气特殊。

白前

白前始载于《名医别录》中品，为中医临床常用药物。具有泻肺降气、下痰止咳、健脾和胃的功效。常用于治疗肺实喘满、咳嗽多痰、胃脘疼痛等病症。白前自古就有与白薇混淆错用的情况，现在在个别地区仍然存在这种现象。此外，其他药材与白前混乱的情况也较为常见。

【别名】 鹅管白前、空白前、水白前、软白前。

【来源】 为萝藦科植物柳叶白前 *Cynanchum stauntonii* (Decne.) Schltr. ex Lévl. 和芫花叶白前 *Cynanchum glaucescens* (Decne.) Hand.-Mazz. 的干燥根茎及根。

【鉴别】

1. 柳叶白前 通称白前，浙江称草白前、竹叶白前、水杨柳，江西名西河柳、观音柳、江杨柳、石杨柳、水豆粘，湖南称土白前、酒叶草，安徽称水草柳、水河柳、顺河柳，福建称水柳、水柳树，上海称鹅白前、鹅管白前。在白前白薇互相颠倒使用的地区常误称此为白薇或草白薇（南京、镇江）。

根茎多横生或斜生，根系极发达，根多而细，呈须状，根茎与根随生长环境之不同或呈黄白色，或略带红棕。本植物多生于溪滩或江边砂碛之上，如因大水流砂冲击，而将部分地上茎压伏于砂内，则此被淤砂压伏之地上茎部分即失去原有之绿色，并于节处生根，而本身即逐渐转变为根茎，故白前根茎之长短与流砂压伏之深浅及时间长短有关，其为流砂压伏愈深而为时愈久者，其根茎愈多，同时也比较粗壮，中空如“鹅管”，一般即认此为“鹅管白前”之佳品。

干燥的药材，根茎细长圆柱形，稍弯曲，一般长 4 ~ 8cm，有时可达 20cm，直径 1.5 ~ 2.5mm，有时可达 4mm，表面淡黄色、棕黄色乃至深棕色。有分枝，其上有节，节间长 2 ~ 4cm。根自节部生出，纤细而弯曲，常相互交织成团，长达 10cm 以上，直径约 0.5mm，表面黄色，黄棕色乃至棕色，有极细而短的纵纹，质脆，断面纤维性。本品无臭、味微甘，根茎嚼之带粉性。根据不同地区用药习惯，浙江一带单用根茎，其上附有断根残基，称为“鹅管白前”，有些地区应用干燥的全草、带地下部，称“白前”“草白前”或“白前草”，浙江建德以根之色红者称红前。以全草入药的白前除带有全部地上茎以外，还有叶和少数果实。

中药配方所用的白前，系将生药去土后，切成长 1 ~ 1.5cm

的小段入药，称为“白前咀”。

2. 芫花叶白前 浙江称白前，建德称毛白前或土白前、鹅管白前，江西称沙消，湖南称水竹消，福建称溪瓢羹、消结草、乌梗仔。在白前、白薇互相颠倒使用的地区，常误称为白薇或鹅管白薇。

根茎黄白色，露于地面部分稍带绿色，根黄白色，地上茎埋在砂中者亦呈黄白色。其被流砂压伏较久时亦于节处生根，而本身也逐渐变为根茎，亦被称为“鹅管白前”。

干燥的药材，根茎亦呈圆柱形，有时分枝，一般长 2 ~ 15cm，直径 1.5 ~ 2.0mm，表面光滑，遗留有交互对生的叶痕。根从节上生出，多已除去，或残留有长 0.5 ~ 1.0cm 的断根。地上茎平直，多分枝，表面灰绿色，有细纵纹，有的还可见有极细的毛茸，与根茎相连处无明显界限。

在少数地区以全草入药，亦有以根为主入药者。带有部分根茎和地上茎者称“毛白前”。根细长，稍弯曲，簇生在不同的节上，成一大团块或马尾状，长 5 ~ 10（ ~ 15）cm，直径 0.5 ~ 1mm，呈土黄、黄棕或灰棕色，质轻而脆，易折断，断面平坦，白色至黄白色，每簇根上残存 3 ~ 5（ ~ 10）枝的地上茎，长 0.5 ~ 1.5（ ~ 4）cm，直径 1.5 ~ 2.0（ ~ 3.5）mm，表面灰棕色或灰绿色。本品微有清香气，味淡或微甘。

【道地与分布】

1. 柳叶白前 本品在浙江、江苏、安徽、江西、福建、湖南、贵州、广西、广东等地均有分布，其中以浙江产量最大。多生于山谷湿地、溪滩、江边砂碛处，以至半浸在水中。

2. 芫花叶白前 本种植物与柳叶白前常常生长在一处，故其产地与柳叶白前相同。

两种白前药材均以根茎粗、须根长、无泥土及杂质、颜色黄白者质量为佳。

【伪品及易混品】

1. 白薇 为萝藦科植物白薇 *Cynanchum atratum* Bunge 及蔓生白薇 *Cynanchum versicolor* Bunge 的干燥根茎及根。鉴别特征详见“白薇”条。

2. 瓦草 为石竹科植物粘萼蝇子草 *Silene viscidula* Franch. 的干燥根。

云南又称瓦草参、九大牛、青骨藤、大牛夕，《植物名实图考》所记载的“滇白前”即为此种。在云南昆明、曲靖地区称本品为白前。

干燥的根呈长圆锥形或纺锤形，肉质，有时有分枝，长达30cm，直径3～12mm。有明显的芦头。根表面呈黄白色或棕黄色，有横向伸长的皮孔及纵皱。质坚硬而脆，易折断。断面不整齐，显蜡质，皮部黄白色，木部淡黄色。

药材常切成扁长圆形或扁圆形的厚片，长1～5cm，直径0.5～2cm。气微弱，味辛辣。

3. 三分丹 为萝藦科植物毛果娃儿藤 *Tylophora atrofolliculata* Metcalf 的干燥根茎及根。

广西又称蛇花藤、黎针，在广西的大新、马山、武鸣等地混称为白前，上林称白前草。

根茎呈直立状，周围和下端丛生多数细长须根，长达15cm，直径0.1～0.2cm。质脆，易折断。气微弱。

4. 龙须菜 为百合科植物龙须菜*Asparagus schoberioides* Kunth的干燥根茎及根。

在河南林州以本品充白前使用。分布于黑龙江、吉林、辽宁、河北、河南、山东、山西、陕西、甘肃等省。

根茎粗长，横生或斜生。长1.5～5cm，直径0.5～1cm。表面粗糙，上端常带有多数圆形的茎痕或卵形的芽，纵向伏生灰褐色膜质鳞片。根茎一端常残存一段草质的茎基。须根长而弯曲，密集丛生，呈圆柱形或扁缩，长10～30cm，直径1～2mm，灰褐色，有时可见密生灰白色的绒毛。质空虚软韧，不易折断。断面中央有小木心。气微弱，味淡微苦。

5. 长花龙须菜 为百合科植物长花龙须菜*Asparagus longiflorus* Franch.的干燥根茎及根。

又名多刺龙须菜，在山西晋城、河南禹州以本品充白前使用。分布于河北、山西、内蒙古、陕西、甘肃、青海、河南及山东等省区。

药材特征与上种龙须菜近似，主要的不同点是根簇比较大，而根也比较粗长，多呈圆柱形，最长者可达85cm，直径一般多在2mm以上。

6. 白射干 为鸢尾科植物白射干*Iris dichotoma* Pall.的干燥根茎及根。

又名白花射干、扁蒲扇、扁竹兰、搜山虎。在江苏徐州、连云港、灌云等地以本品充白前入药用。分布于东北、华北地区和山东等地。

根茎粗而短，呈不规则的结节状。长 2 ~ 5cm，直径 0.7 ~ 2.5cm。表面灰褐色，粗糙，可见圆形的茎痕或残留的茎基。茎基的叶鞘呈基部连合。须根细长而弯曲，下部多已折断。长 5 ~ 20cm，直径 1.5 ~ 4mm。表面黄棕色，有明显的纵皱纹及疏生的细根，有时可见纤维的绒毛。质空虚软韧或硬而脆，横断面中央有小木心，木心与外皮间为空隙或黄白色的皮层。气微弱，味淡微苦。

分布于内蒙古、河北、陕西、甘肃、宁夏、新疆等省区。

7. 萱草根　为百合科植物小萱草 *Hemerocallis minor* Mill.、金针菜 *Hemerocallis citrina* Baroni. 或萱草 *Hemerocallis fulva* L. 的干燥根茎及根。在个别地区混充白前使用。

根茎下簇生多数细长根，呈干瘪皱缩状，长 5 ~ 10cm，直径 0.2 ~ 0.5cm。表面灰黄色或淡灰棕色至灰褐色，具多数细微的横环纹及纵皱纹，末端残留须根。体轻，质松软，不易折断。断面多中空而呈裂隙状。气微香，味淡。

8. 老瓜头　为萝藦科植物老瓜头 *Cynanchum komarovii* Al. Iljinski 的干燥根及根茎。

直立半灌木，高达 50cm，全株无毛，根须状。叶革质，对生，狭椭圆形，长 3 ~ 7cm，宽 5 ~ 15mm，先端渐尖或急尖，干后常呈粉红色，近无柄。伞形聚伞花序近顶部腋生，着花 10 余朵；花紫红色或暗紫色。

药材地上茎残基外表带紫色，空心较小。根茎也似鹅管白前，带须状根者较粗，直径可达 1.5 ~ 2mm。

分布于宁夏、甘肃、河北和内蒙古等地。西北个别地区以其根部混称白前。

白扁豆

白扁豆为常用中药。始载于《名医别录》，列为中品。原名“豆”。苏颂曰：“蔓延而上，大叶细花，花有紫白二色，荚生花下。其实亦有黑白二种，白者温而黑者小冷，入药当用白者。”白扁豆具有健脾化湿、和中消暑的功能。用于脾胃虚弱、食欲不振、大便溏泻、白带过多、暑湿吐泻等症。

【别名】白梅豆、峨眉豆、眉豆、膨皮豆、沿篱豆、火镰扁豆。

【来源】为豆科植物扁豆 *Lablab purpureus* (Linn.) Sweet 的干燥成熟种子。

【鉴别】种子呈扁椭圆形或扁卵圆形，长 0.8 ~ 1.3cm，宽 6 ~ 9mm，厚约 7mm。表面灰白色、淡黄白色或淡黄色。平滑，略有光泽，有时可见棕黑色斑点。一侧边缘有隆起的白色眉状种阜，剥去后可见半月形的凹陷种脐，紧接种阜的一端有珠孔，另端有短的种脊。质坚硬，种皮薄而脆，子叶 2 枚，肥厚，黄白色，角质。气微，味淡，嚼之有豆腥气。

【道地与分布】主产于辽宁、河北、安徽、陕西、湖南、河南等地。药材以粒大、饱满、色白者为佳。

【附注】扁豆衣　为豆科植物扁豆 *Lablab purpureus* (Linn.) Sweet 的干燥种皮。种皮呈不规则卷缩片状，大小不等，厚不超过 1mm，光滑，乳白色或淡黄白色。类白色半月形的种阜多完整存在，略呈革质，易碎。气微，味淡微弱。

白蔹

白蔹始载于《神农本草经》，列为下品，为中医临床常用药物。具有清热解毒、散结生肌、止痛消痈等多种功效。常用于治疗痈肿、疔疮、瘰疬、烫伤、温疟、血痢、肠风、痔漏等病症。白蔹的原植物系多年生攀缘藤本，均为野生品。近年来，在药材市场上已发现有多种伪品及易混品，应注意鉴别纠正。

【别名】鹅抱蛋、猫卵子、山萝卜、地老鼠、七角莲、广白蔹。

【来源】为葡萄科植物白蔹 *Ampelopsis japonica* (Thunb.) Makino 的干燥根。

【鉴别】未加工的白蔹药材，根一般呈椭圆形或纺锤形，长 5 ~ 12cm，直径 1.5 ~ 2.5cm。栓皮棕色，易层层剥落，栓皮上可见横长的皮孔。两头尖细，内外均呈粉白色或淡红色，外表有皱纹，往往残留部分未除净的粗皮。加工品一般为对剖或斜切的瓣片，对剖者，中部有一凸起的棱线，切面周边常向内卷曲；斜切者，多呈卵圆形，中央略薄，周边较厚，微翘起或微弯曲。质轻泡，易折断，折断时有粉尘飞出，断面白色或淡红色，有放射状裂隙。味微麻，不苦。

【道地与分布】主产于河南、湖北、安徽及江西。此外，在江苏、浙江、四川、广西等地亦有出产。

道地药材以身干、根条肥大、断面色粉白、粉性足者为佳。

【伪品及易混品】

1. 草白蔹　为葡萄科植物乌头叶蛇葡萄*Ampelopsis aconitifolia* Bunge 及其变种掌裂草葡萄 *Ampelopsis aconitifolia* Bunge var. *glabra* Diels et Gilg. 的干燥根。

（1）乌头叶蛇葡萄：在陕西称过山龙、羊葡萄蔓、草葡萄、狗葡萄、草白蔹，西北地区也混称为白蔹。根外皮呈紫褐色，内皮为淡粉红色，具黏性。茎为圆柱形，有皮孔，幼枝被黄色绒毛，卷须与叶对生。

分布于陕西、甘肃、宁夏、河南、山东、河北、山西等地。

（2）掌裂草葡萄：也称光叶草葡萄，在河南南阳地区以其根部混称为白蔹。根呈纺锤形或块状。枝条细长，无毛或有毛。叶为掌状 3 ~ 5 全裂，宽卵形，边缘有不规则的粗齿。

分布于东北、西北、华北地区及山东、河南、江苏、四川等地。

2. 土白蔹　为葫芦科植物马㼎儿 *Zehneria indica* (Lour.) Keraudren 和茅瓜 *Solena amplexicaulis* (Lam.) Gandhi 的干燥块根。

（1）马㼎儿，广东称老鼠拉冬瓜、老鼠拉金瓜、老鼠瓜、蛇苦瓜、土白蔹、土花粉、老花粉。《救荒本草》的马瓟儿即为此种。

根部分膨大成一串纺锤形块根，呈薯状，大小相间，故有老鼠拉冬瓜之名，富含淀粉，所以也作土花粉用。茎纤细，柔弱。常缠绕于荒地灌木上。

分布于江苏、浙江、福建、江西、安徽、广东、广西和云南等省区。

（2）茅瓜，福建、广东、广西、湖北以之作“土白蔹”入药，也有混称白蔹的，云南和两广有称“土花粉”或直接以上混充“天花粉”者。茅瓜，别名老鼠瓜、肚瓜、杜瓜、异叶马瓟儿。

块根呈纺锤形或块状，长 3 ~ 10cm，直径 1 ~ 2cm。药材常为纵切或斜切的厚片，呈卷曲或皱缩状。表面灰棕色或灰黄色，有不规则的皱纹及横环纹，劈破处可见到黄色的维管束。质脆，易折断。断面不平坦，黄白色，富含淀粉及纤维。臭微弱，味淡。

分布地区除与前种一致外，西藏也产。

在产区，将本品的块根与马瓟儿同作“土白蔹”或“土花粉”应用，在广西平南直接混称白蔹入药用。

3. 滇白蔹　为萝藦科植物青羊参 *Cynanchum otophyllum* Schneid. 的干燥根。又名青阳参，《植物名实图考》所载的青羊参即为此种。云南保山称为小白蔹，云南昆明地区称此为“白蔹”。

根呈单一或数条，圆柱形，肥大，直径约 8mm，外皮呈黄褐色或灰黑色，内面白色。鲜品折断时可见有乳汁外溢。

本品对家畜、家禽有大毒，误食可致死。本品功能祛风除湿，解毒镇痉，疗效与葡萄科白蔹不同，不可混用。

4. 耳叶牛皮消 为萝藦科植物耳叶牛皮消 *Cynanchum auriculatum* Royle ex Wight 的干燥根。又称隔山撬、隔山消、白芡、土白蔹。在贵州、四川成都以其根混称“白蔹”入药用。

根呈椭圆形或圆柱形，长 3 ~ 10cm，直径 1.5 ~ 3cm，有时纵切成两半，切面边缘内卷。表面淡黄色，皱缩凹凸不平，残留的栓皮呈棕褐色，有时可见横向的皮孔状疤痕。质坚硬，不易折断。断面白色，显粉性。臭微弱，味淡微苦。

5. 隔山消 为萝藦科植物隔山消 *Cynanchum wilfordii* (Maxim.) Hemsl. 的干燥块根。在湖北恩施地区以本品混称“白蔹”。

块根呈圆锥状，栓皮多已除去。外表皱缩凹凸不平，呈米黄色或灰黄色。未刮净粗皮者呈灰色，纵剖的剖面中心为白色。质坚脆，易折断。断面粉质，味微苦。

白鲜皮

白鲜皮首载于《神农本草经》，列为中品，《本草纲目》列入山草类“白鲜”项下，释名白膻、白羊鲜、金雀儿椒。李时珍曰：“鲜者，羊之气也。此草根白色，作羊膻气，其子累累如椒，故有诸名。”白鲜皮入药具有祛风、燥湿、清热、解毒的功效，常用于治疗风热疮毒、疥癣、皮肤痒疹、风湿痹痛、黄疸等病症。

【别名】白藓皮、北鲜皮。

【来源】为芸香科植物白鲜 *Dictamnus dasycarpus* Turcz. 的干燥根皮。

【鉴别】其原植物在东北称“八圭牛”，安徽称“椒棵子”，河北称“好汉子拔”，山西称“羊鲜草”，陕西华山称“六月寒”或“大六月寒”。

药材商品一般呈卷状或双卷状，长 6 ~ 22cm，直径 6 ~ 16mm，厚约 3mm，外表淡黄白色或黄棕色，稍光滑，有细纹和去支根后的疤痕。内表面淡黄色，光滑而具侧根形成的圆孔。质轻脆，易折断，断面不平呈乳白色，呈层状，其未去木心者，则木心常不位于正中而偏向一方。在日光或灯光下，可见闪烁的白色细小结晶物。嗅之有羊膻气，为其特点。味稍苦。

【道地与分布】全国大部分地区均有分布，主产于辽宁、河北、四川、江苏、浙江、安徽等地。

道地药材以身干、条大、肉厚、呈卷筒状、无木心、断面分层、色灰白者为佳。

【伪品及易混品】商品伪白鲜皮，已发现者有如下数种：

1. 锦鸡儿　为豆科植物锦鸡儿 *Caragana sinica* (Buc'hoz) Rehd. 的干燥根皮。

四川、贵州又名“阳雀花根”“羊雀花根”，湖南称其为“金雀花根”。《本草纲目拾遗》之“金雀花”即为此种。另外，还有称大绣花针、土黄芪、粘粘袜、酱瓣子、黄雀梅、黄棘等。

根皮呈卷筒状，多折断，长 6 ~ 20cm，直径 1 ~ 2cm，厚 3 ~ 6mm。外表淡黄白色，平坦，偶有稀疏的环形凹纹。质坚硬，断面强纤维性，略有粉性。无羊膻气，味淡。

分布于河北、陕西、新疆、山东、江苏、浙江、江西、福建、河南、湖北、湖南、四川、贵州和云南等省区。在湖北、四川、贵州、云南等省的部分地区以其根皮充白鲜皮入药。本品为何与白鲜皮相混，很可能因白鲜有“金雀儿椒”的别名，而本品亦名“金雀花”或“金雀儿”。且根皮外表为黄白色，所以容易相互混淆。

2. 白皮锦鸡儿 为豆科植物白皮锦鸡儿 *Caragana leucophloea* Pojark. 的干燥根皮。

药材形态特征与上种相似，但叶为窄披针形。

新疆部分地区以其根皮充白鲜皮，亦属误用。根含鸟嘌呤，与白鲜皮所含成分完全不同。

3. 鹅绒藤 为萝科植物鹅绒藤 *Cynanchum chinense* R. Br 的干燥根皮。又名祖子花、趋姐姐叶、老牛肿、酸浆、羊角秧、羊羊奶奶。

根皮呈卷筒状或槽状，形似地骨皮，长 2 ~ 4cm，直径 3 ~ 7mm，厚 1 ~ 2mm。外表皮灰黄色，有皱纹和裂纹，外表面比较平坦。质松脆，易折断，断面分为两层，外层黄棕色，内层黄白色，气微。

分布在辽宁、河北、山西、陕西、宁夏、甘肃等地，河南有见以其根皮充白鲜皮的情况。

4. 圆锥五叶参 为五加科植物圆锥五叶参 *Pentapanax henryi* Harms 的干燥茎皮。又名大麻漆、马肠子树、椰档树。云南昆明以其茎皮混称白鲜皮。

干燥的茎皮呈条状或片块状，外皮多已除去。表面淡黄色，内面有细网状纹理，质脆，折断面纤维性。无粉尘飞扬是本品的特征，可与真白鲜皮相区别。

白薇

白薇始载于《神农本草经》中品，为中医临床常用药物。具有清热凉血、利尿通淋、解毒疗疮的功效，常用于治疗阴虚内热、灼热多眠、肺热咳血、温疟、产后虚烦血厥、热淋、血淋、风湿痛、瘰疬等病症。从历史情况来看，白薇就存在着使用混乱的现象，比较突出的典型是与白前颠倒而用，即把白前作白薇，而把白薇作白前。此外，很多同名异物品混充白薇入药的情况也比较混乱。

【别名】龙胆白薇、硬白薇、实白薇、山白薇。

【来源】为萝藦科植物白薇 *Cynanchum atratum* Bunge 及蔓生白薇 *Cynanchum versicolor* Bunge 的干燥根及根茎。

【鉴别】

1. 白薇 江苏称白马尾、白马薇、龙胆白薇、东白薇，北京称山烟根子，河北称山老鸹瓢、老鸹瓢，山东称瓢儿瓜、老犍子角、山瓜拉瓢、瓜拉瓢、大瓜儿瓢、爬古角、金金英、山龙瓜，四川称老君须，云南称大白薇、白龙须、婆婆针线包，广西称百荡草。在白前、白薇互相颠倒使用的地区，常误称此为白前或东白前。

干燥的药材，根茎短小，略呈结节状，直径 0.5 ~ 1.2cm，上面具有圆形凹陷的茎痕，直径 2 ~ 6mm，有时尚可见茎基，直径在 5mm 以上，下面及两侧簇生多数（数十条乃至百余条）细长的根，形似马尾状。根呈细圆柱形，略弯曲，长 5 ~ 20cm，断面略平坦，类白色至黄棕色，皮部发达，木部较小（中央有一黄色木心），仅占直径的 1/3。气微，味微苦。

2. 蔓生白薇 又名蔓白薇、半蔓白薇、变色白薇、白马尾，辽宁千山称小藤葛或小葛藤，天津市蓟州区称白薇。在白前、白薇互相颠倒使用的地区常误称此为白前或东白前。

与白薇相似，主要区别点在于植物体不具白色汁液，茎上部缠绕，下部直立，叶质地较薄。花小，初黄绿色，后渐变为暗紫色。药材也与前种相似，但根茎较细，直径 4 ~ 8mm。残存的茎基也较细，直径在 5mm 以下，根多弯曲。根的数目一般较前者为少。

【道地与分布】

1. 白薇 常生于山坡或树林边缘。分布于黑龙江、吉林、辽宁、河北、山东、山西、江西、福建、湖北、湖南、广东、广西、陕西、四川、贵州、云南等省区。以山东、安徽、湖北及东北地区产者为佳。

2. 蔓生白薇 常生于山地灌木丛中。分布于吉林、辽宁、河北、河南、山东、山西、江苏、安徽、浙江、四川等省。尤以河北、山东、山西、河南、安徽、辽宁为主产地。

道地药材以身干、根粗壮而长、条匀、色棕黄、断面白色实心者为佳。

【地区习用品】

1. 黄绿花合掌消　为萝藦科植物黄绿花合掌消 *Cynanthum amplexicaule* (Sieb. et Zucc.) Hemsl. 的干燥根茎及根。又名肿三消、合掌草、硬皮草、土胆草。

根形似白薇，但簇生情况不及白薇繁密。叶卵圆形或倒卵状长椭圆形，对生，长 4 ~ 8cm，宽 2 ~ 4cm，无柄，两侧下延成短耳状，抱茎，两叶合抱，故名合掌消。花黄绿色。

分布于黑龙江、辽宁、安徽、江西等省。江西九江和南昌以全草充白薇，江苏泗洪则以其根当白前混用。

2. 合掌消　为萝藦科植物紫花合掌消 *Cynanchum amplexicaule* (Sieb. et Zncc.) Hemsl. var. *castaneum* Makino 的干燥根茎及根。《植物名实图考》之合掌消应为此变种。

分布于辽宁、黑龙江、河北、湖北、湖南、江西及陕西等省。黑龙江泰来和辽宁曾以其根部作白薇用。现时湖北销售的白薇主要为此种，湖南部分地区也有销售。《植物名实图考》谓“消肿、追毒良药”，疗效与白前、白薇有所不同。其根形似白薇而有羊膻气。

3. 竹灵消　为萝藦科植物竹灵消 *Cynanchum inamoenum* (Maxim.) Loes. 的干燥根茎及根。四川称白龙须、老君须、白薇、川白薇，涪陵、万州地区称细根白薇；北方地区称雪里蟠桃、婆婆针线包、牛角风、九造台。

根茎横生或斜生，略弯曲，长2～4（～9）cm，直径3～5mm，节间极短，表面灰棕色，上端遗留有许多圆点状的茎痕或短段的残茎，四周及下侧密生多数细根，根较白薇细而弯曲成团，有极细的须根，根表面浅棕色至灰棕色。将其软化伸直，长达15cm，直径达1mm，断面平坦，白色，木部可见一浅棕色的圈。

分布于辽宁、河北、河南、山东、山西、安徽、浙江、湖北、湖南、陕西、甘肃、宁夏、四川、贵州、西藏等省区。

商品白薇中，除正品外，以此为常见。四川销售的白薇主要为此种，故又有“川白薇”之称。而在山东、宁夏则混称白前。

4. 潮风草 为萝藦科植物潮风草 *Cynanchum ascyrifolium* (Franch. et Sav.) Matsum. 的干燥根茎及根。又名小葛瓢。根形与正品白薇相似，但较之细瘦而繁密。

分布于东北地区，在吉林的个别地区以此充白薇使用。

5. 毛白薇 为萝藦科植物毛白薇 *Cynanchum mooreanum* Hemsl. 的干燥根茎及根。江苏称老君须、白薇。苏州地区和湖北襄阳、黄冈以此作白薇入药用。根形似白薇，但较之细长而稀疏。

分布于河南、湖北、安徽、江苏、浙江、江西、福建、广东等省。

【伪品及易混品】

1. 蔓剪草 为萝藦科植物蔓剪草 *Cynanchum chekiangense* M. Cheng ex Tsiang et P. T. Li 的干燥根及根茎。浙江又名四叶对剪草、蔓白薇，河南商城称四叶细辛。

直立草本，单茎，端部蔓生，缠绕，全株近无毛。叶薄纸质，对生或中间二对甚为近似四叶轮生状，卵状椭圆形，稀宽倒卵形，长 10 ~ 26cm，宽 4 ~ 15cm，两端急尖或先端突渐尖，上面略被微毛，下面脉上被疏柔毛；叶柄长 2 ~ 2.5cm。花深红色。根形似白薇。

分布于浙江、河南、湖南、广东等省。湖南和浙江部分地区以其根部混称白薇。

2. 太行白薇 为萝藦科植物太行白薇 *Cynanchum taihangense* Tsiang et Zhang 的干燥根及根茎。山西运城、河南辉县、济源等县山区群众称白薇。

草质藤木，茎单生，中空，下部直立，上部略为缠绕，被微毛，高达 1 m。叶纸质，偶有革质，椭圆形，长 5.5 ~ 15cm，宽 2 ~ 7cm，基部楔形，先端短渐尖至渐尖，叶面在叶脉上被微毛，叶背被绒毛；叶柄长 0.8 ~ 1.5cm，向上叶渐小。花序腋间生，二至五出，比叶短，着花约 8 朵；花序梗长 2 ~ 4.5cm，略被微毛；花黄绿色，直径 7mm。根部形态似白薇，但较之细瘦而繁密。

主产于山西太行山、小西天及运城雪花山等地。

3. 徐长卿 为萝藦科植物徐长卿 *Cynanchum paniculatum* (Bunge) Kitag. 的干燥根茎及根。广东、广西称了刁竹、瑶山竹、山刁竹、寮刁竹、药王一支竹、千云竹、蛇月利草，福建称观音竹、天竹根、蛇草、溪柳、逍遥竹、柳枝黄，江西称遥竹消、马尾逍遥、钓鱼竿、一支简明、英雄草，河南、四川称柳叶细辛、竹叶细辛，云南称白细辛，山西称对叶草，江苏、浙江称一枝香、红香草、独脚虎，贵州称对叶莲，东北地区称铜锣草。

根茎瘦长，呈不规则柱形，斜生或横生。长 1 ~ 8cm，直径 1.5 ~ 4mm。节间短或细长达 3cm，节处膨大。上端可见圆形茎痕，直径 1 ~ 2mm。须根丛生，细长圆柱形，较平直。长 5 ~ 18cm，直径 0.5 ~ 1mm。表面灰黄色、灰褐色至灰棕色，具细纵纹，并有纤细的支根。质轻脆，易折断，断面平坦，皮部黄白色，中央有黄色小木心。有浓厚的丹皮香气，味苦而辛麻。

徐长卿始载于《神农本草经》，其功能主治与白薇、白前均不相同，只是植物的根部形态近似，因此决不能充代白薇或白前入药用。

4. 云南娃儿藤 为萝藦科植物云南娃儿藤 *Tylophora yunnanensis* Schltr. 的干燥根茎及根。云南又名小白薇、白龙须、野辣椒、金线包、老妈妈针线包、野辣子、蛇辣子、山辣子、羊角草。

根系全形似白薇而紧窄，根茎横生或斜生，成结节状，长 2 ~ 6cm，直径约 5mm，上端可见成簇排列的茎痕，并有残茎基。茎痕直径 2 ~ 3mm，下面簇生马尾状细长圆柱表根，长 15 ~ 20cm，直径 1 ~ 2cm，表面黄白色、土黄色或棕黄色，多顺直，时而显波状弯曲。体轻质脆，易折断，折断面皮部黄白色，中有一小黄色木心。

生长于海拔 2 000m 以下山坡向阳旷野及草地上。

分布于云南、贵州和四川。云南保山、玉溪、丽江、曲靖地区以其根部作白薇或小白薇使用。

5. 娃儿藤 为萝藦科植物娃儿藤（卵叶娃儿藤）*Tylophora ovata* (Lindl.) Hook. ex Steud. 的干燥根茎及根。广东、广西称三十六荡、三十六根、双飞蝴蝶、白龙须、哮喘草，广西又称落地金瓜、关腰草、藤细辛、土细辛、落地蜘蛛，湖南称黄芽细辛，云南思茅称藤霸王，红河州称小白龙须，也有混称小白薇者。在广西苍梧则混称土白前，博白混称白前。

根茎呈短结节状，略横向延长，上端有茎基残留。其下簇生多数细长圆柱状根，稍弯曲，根长 10 ~ 15cm，直径 1 ~ 1.5mm，表面黄白色至黄棕色，具微细纵纹。体轻质脆，气特异微香，味辛，麻舌。

6. 七层楼 为萝藦科植物七层楼 *Tylophora floribunda* Miquel 的干燥根茎及根。江西又名土细辛、双飞蝴蝶、一见香、小尾伸根，湖南又称老君须。在安徽霍山以其根部混称白薇。

分布于江苏、浙江、安徽、福建、江西、湖南、广东、广西和贵州等省区。

7. 兔耳风 为菊科植物毛大丁草 *Gerbera piloselloides* Cass. 的干燥全草及根。

又名毛大丁草、一枝香、一炷香、头顶一枝香、磨地香，《滇南本草》称小一支箭。两广地区称全草为“白眉”，作“白薇”入药（白眉系白薇之音讹）。除华南外，也常销售于西北及华东一带，纯系误用。

药材为全草。叶为基生叶，具柄；叶片倒卵圆形，背面密具长软毛，外观呈灰棕色，正面毛较少，呈暗棕色。根头部亦具白色长软毛，根簇全形与白薇略似而较小。根长圆柱形，长 2 ~ 5（~ 8）cm，直径 0.5 ~ 1.2（~ 1.8）mm，表面灰棕色，不平滑，有细皱纹；质脆易断，断面不平坦；横切面可见木部呈棕色，皮部类白色。气无，味稍苦。

本品多生于山间潮湿地或草坡、林下。

分布于云南、四川、广东、福建、江西等省。

8. **兔儿伞** 为菊科植物兔儿伞 *Syneilesis aconitifolia* (Bunge) Maxim. 的干燥根。又名雨伞菜、一把伞、水鹅掌。吉林、辽宁的个别地区以其地下部分混称“白薇”。

本品根系状如马尾，根细长圆柱形，外表土褐色，具绒毛。易与白薇相区别。

9. **南玉带** 为百合科植物南玉带 *Asparagus oligoclonos* Maxim. 的干燥根茎及根。又名山松，辽宁地区以其根部充“白薇”。

茎平滑，坚挺，上部不俯垂，有时嫩枝疏生软骨质齿。叶状枝通常每 5 ~ 12 枚成簇，近扁圆柱形，略具数棱，伸直或稍弧曲，长 1 ~ 3cm，直径 0.4 ~ 0.6mm；叶鳞片状，基部具刺状短距或距不明显。花通常每 1 ~ 2 朵腋生；花黄绿色；花梗长 15 ~ 20mm。

药材形态：根茎粗长，横生或斜生。长 1.5 ~ 5cm，直径 0.5 ~ 1cm。表面粗糙，上端具有多数圆形茎痕或卵形的芽，纵向伏生灰褐色膜质鳞片。根茎一端常残存一段草质的茎基。须根长而弯曲，密集丛生，呈圆柱形或扁缩，长 10 ~ 30cm，直径 1 ~

2mm，灰褐色，有时可见密生灰白色的绒毛。质空虚而柔软，有韧性而不易折断。断面中央有小木心。气微弱，味淡微苦。

分布于黑龙江、吉林、辽宁、内蒙古、河北、山东、河南等省区。生于海拔较低的草原、林下或潮湿处。

10. 长蕊万寿竹　为百合科植物长蕊万寿竹 *Disporum bodinieri* (Lévl. et Vant.) Wang et Tang 的干燥根茎及根。四川又名竹凌霄、石竹根、倒竹散、白尾笋，湖北称老龙须。

根茎曲折横走呈结节状。上端可见圆盘状的茎痕或残留茎基。具有明显的环节，残存棕褐色鳞片。须根丛生，如马尾状，呈细长圆柱形，多弯曲。长 6 ~ 20cm，直径 1 ~ 2.5mm。表面灰黄色或淡黄棕色，具有明显的纵皱纹。质脆，易折断。折断面皮部类白色，中央有淡黄色小木心。气微弱，味淡而甚黏。四川绵阳、温江、乐山地区以其根及根茎充白薇。

11. 宝铎草　为百合科植物宝铎草 *Disporum sessile* D. Don 的干燥根茎及根。四川又名石笔根、倒竹散、淡竹花、竹凌霄、百尾笋。

植物形态与上种极相似，其主要特征为叶柄极短，叶片长圆状披针形，斜向上，长 4 ~ 15cm，宽 1.5 ~ 5cm，先端渐尖，主脉 3 ~ 5 条，弧形。夏季开黄色花，花 1 ~ 3 朵生于上部叶腋；梗长 1.5 ~ 2cm，无总梗；花被片 6 片，长圆状匙形，长 2.5 ~ 3cm，先端钝，基部有囊状短距，雄蕊及花柱均不超出花被，可资与前种相区别。

药材性状与前种极相似，难以区分。

重庆万州，四川绵阳、成都等地以其根部充白薇入药。

12. 万寿竹 为百合科植物万寿竹 *Disporum cantoniense* (Lour.) Merr. 的干燥根茎及根。又名山竹花、竹叶七、草药叶，贵阳称百尾笋，湖北称白龙须、竹叶参。

本种与长蕊万寿竹的主要区别在于：叶为披针形或椭圆状披针形；茎在上部多呈二叉状分枝。伞形花序生叶腋短枝上而与上部叶对生；花通常紫色，钟状，花被片基部有长 2 ~ 3cm 的距。叶状苞 1 枚，与叶同形。

药材形态与前两种相似，但根较粗壮。

贵州及四川的一些地区以其根与根茎充白薇，纯属误用。

玄参

玄参始载于《神农本草经》，列为中品，《本草纲目》列入草部山草类。李时珍释其名曰："玄，黑色也。其茎微似人参"，故有玄参之名。功能滋阴降火，除烦解毒。临床上常用于治疗热病烦渴、发斑、骨蒸劳热、夜寐不宁、自汗盗汗、津伤便秘、吐血衄血、咽喉肿痛、痈肿瘰疬等病症。本种之原植物为多年生草本，现多为栽培品。

【别名】重台、鬼藏、元参、黑参、乌元参、馥草等。

【来源】为玄参科植物玄参 *Scrophularia ningpoensis* Hemsl. 的干燥根。

【鉴别】干燥的药材多呈圆柱形，有的弯曲似羊角，中间略肥满而粗，两头略细或上粗下细。长 10 ~ 20cm，中部直径 1.5 ~ 3cm。表面灰黄色或棕褐色，有顺纹及抽沟，间有横向裂隙（皮孔）及须根痕。顶端有芦头均已修齐，下部钝尖。质坚实，不易折断。断面乌黑色，具有淡浅棕色菊花纹（点中维管束），色微有光泽，无裂隙。无臭或微有焦煳气，味甘、微苦、咸，嚼之柔润。

【道地与分布】主产于浙江东阳、杭州、磐安等地，道地药材习称“浙玄参”。此外四川、湖北、湖南、贵州、江西等地亦有出产。

浙玄参道地药材质量要求：中间略粗或上粗下细，有的微弯曲，长 6 ~ 20cm，直径 1 ~ 3cm。表面灰黄色或灰褐色，有不规则的纵沟纹、横长皮孔样凸起及稀疏的横裂纹和须根痕。体重、质坚实、肉肥厚，断面黑色、柔润、微有光泽，有浓郁焦糖气味，味甘，微苦。以枝条肥大、皮细而紧、质坚实、芦头修净、肉色乌黑者为佳。

【地区习用品】

北玄参　为玄参科植物北玄参 *Scrophularia buergeriana* Miq. 的干燥根。分布于东北、华北及西北等地。在北方一些地区也常混作玄参入药用。

干燥的根亦呈圆柱形，但较正品为细小，表面灰黑色，有纵皱纹及须根痕。

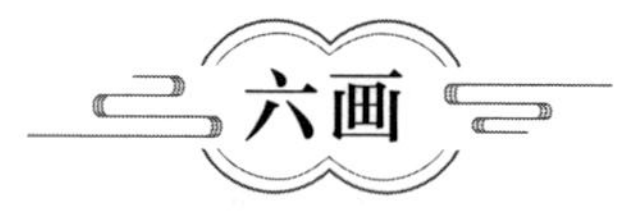

六画

地肤子

地肤子为常用中药，功能清湿热，利小便。《济生方》地肤子汤，地肤子即为主药之一，用于治热结成淋，古方又作为强壮剂，用于阳痿。地肤，《神农本草经》列为上品，《日华子本草》别名落帚，《图经本草》别名独帚，《本草纲目》载于草部隰草类。李时珍曰："地肤嫩苗可作蔬茹，一科数十枝，攒簇团团直上，性最柔弱，故将老时可为帚，耐用。"结合《证类本草》密州地肤子及蜀州地肤子的附图，可知历代本草药用的地肤子均为藜科植物地肤的果实，其胞果亦称扫帚子。

【**别名**】扫帚菜子、千头子。

【**来源**】为藜科植物地肤 *Kochia scoparia* (L.) Schrad. 的干燥成熟果实。

【**鉴别**】胞果扁球形、扁平卵或五角星形，直径 1 ~ 3mm，厚约 1mm，外面为宿存花被，表面灰绿色或黄褐色，周围具膜质小翅 5 枚，排列成五角星状，背面中央有微突起的点状果柄痕及放射状脉纹 5 ~ 10 条。剥落花被可见膜质果皮，半透明。种子扁卵形，形似芝麻，长约 1mm，仔细观察，可见通体有密布小麻点。气无，味微苦。

【**道地与分布**】分布几遍全国。主产于河北、河南、山西及东北三省。药材以身干、果实饱满、灰绿色、不含杂质者为佳。

【伪品及易混品】目前商品地肤子尚有伪品布在，常见者如下：

1. 藜实（灰条子） 为藜科植物藜 *Chenopodium album* L. 的干燥成熟果实。东北地区称灰条菜、灰菜、灰帚菜、银粉菜；河北称落藜；四川成都称灰砂菜、灰苋菜，山西称灰吊子；福建称千子草、羊仔耳、田凉伞；广西称沙苋菜；华中地区称灰烟草；上海称灰蓼头；甘肃称灰料草。华北及中南地区有以此果实充地肤子者。

一年生草本，叶互生，下部叶片菱状卵状三角形，长 3～6cm，宽 2～5cm，边缘有粗齿，叶下面具白粉。胞果呈钝三角球形，无翅，花被片背面密生点状白色突起，顶端 5 裂，果扁压状圆球形，紫褐色，直径约 1mm，有光泽。臭微，味苦。据文献记载，接触或服用藜以后，在强烈日光下照射，可能引起日光性皮炎。

2. 草木犀子 为豆科植物草木犀 *Melilotus officinalis* (L.) Pall. 的干燥成熟果实。别名辟汗草。四川、重庆、云南、贵州等地以其果实混充地肤子，四川东部、南部称此为小地肤子。

多年生草本，叶为三出复叶，小叶狭椭圆形。总状花序腋生，上生蝶形黄色小花。小荚果外形呈长椭圆形，微扁，长约 3mm，宽约 1.5mm，厚 1mm，外面褐黑色，紧包果实 1/2 或 1/3 部位，中央有一细小如芒的果柄，形弯曲似钩；一端有花柱残痕的小尖突起，内含黄褐色长圆形种子，微有土香气，味苦。

3. 岗松子 为桃金娘科植物岗松 *Baeckea frutescens* L. 的干

燥成熟果实。广西称松毛枝、扫把枝、鸡儿松、山松柏，也称南宁地肤子。部分地区以其果实作地肤子用。

矮小多分枝秃净灌木，高 30 ~ 60cm，小枝纤细，线形。叶小，锥样尖，直立或扩展，长 5 ~ 10mm，宽 0.3 ~ 0.5mm，表面有槽，背面隆起。花小，白色，萼筒钟状，具短柄，单生于叶腋内；花瓣 5 片，圆形，膜质。秋季结小蒴果。萼筒上部红棕色，下部黄绿色或深棕色，表面具多数小麻点（油腺），先端有 5 裂片，常向内卷，萼筒内蒴果已开裂，子房 3 室，宿存花柱由顶端中部伸出。种子细小，多数，扁平，圆形，红黄色。萼筒用手搓之有特殊香气。

4. 刺苋子 为苋科植物刺苋 *Amaranthus spinosus* L. 的干燥成熟果实。福建称刺苋菜，又称力苋菜、乌仔苋、猪母刺。

叶互生，有长柄，叶片卵形或长卵形，先端尖、全缘。花小形，单性，排列成穗状花序。其子形如苋菜子。

5. 水蔓菁子 为玄参科植物轮叶婆婆纳 *Veronica spuria* L. 的干燥成熟果实。东北别名六月霜、狗日巴花；江苏称狼尾拉花。国内个别地区混称其子为地肤子。以水蔓菁误称肤子，始自明代《救荒本草》。该书载："水蔓菁一名地肤子。生中牟县（在河南省）南沙涡中，苗高一、二尺，叶仿佛似地瓜儿叶，却甚短小，卷边凹面，又似鸡儿肠菜，颇尖俏，梢头出穗开淡藕丝褐花，叶味甜。"即指本种而言。《救荒本草》只是将"地伏子"作为水蔓菁的别名处，并未言其种子作地肤子用，因此只能看成是地肤子异物同名品之一。

6. 茺蔚子 为唇形科植物益母草 *Leonurus japonicus* Houtt. 的干燥成熟种子。

广州及香港误将茺蔚子作地肤子用，这已有多年的历史。陈仁山《药物出产辨》云：“地肤子，产广东肇庆，以益母草仁为真。”说明陈仁山不明地肤子的真伪，且对后来者有所影响，应予纠正。

地骨皮

地骨皮，即是枸杞或宁夏枸杞原植物的干燥根皮，春初或秋后采挖其根部，洗净，剥取根皮，晒干即得。地骨皮为中医临床常用中药，功能清虚热、凉血，常用于治疗虚劳潮热盗汗、肺热咳喘、吐血、衄血、血淋、消渴、高血压、痈肿、恶疮等病症。

【别名】杞根、甜齿牙根、红耳堕根、狗奶子根皮、红榴根皮、狗地芽皮。

【来源】为茄科植物枸杞 *Lycium chinensis* Mill. 和宁夏枸杞 *Lycium barbarum* L. 的干燥根皮。

【鉴别】两种植物来源的药材特征基本相似。药材呈筒状或槽状（半筒状），也有呈双筒状和不规则的碎片，长 3 ~ 10cm，宽 0.5 ~ 1.5cm。外表面灰黄色至棕黄色，粗糙，有不规则纵裂纹，易成鳞片状剥落，内表面黄白色至灰黄色，较平坦，有细纵纹。体轻，质脆，易折断，断面不平坦，外层黄棕色，内层灰白色。气微，味微甘而后苦。

以“槽皮白里无香气”为地骨皮药材的鉴别特征。地骨皮药材与香加皮（杠柳皮）外形相似，但后者内表面淡黄色，有浓郁的香气，可资鉴别。

【道地与分布】全国大部分地区均有分布与出产。药材以块大、肉厚、无木心者为佳。

【伪品及易混品】

1. 大青 为马鞭草科植物大青 *Clerodendrum cyrtophyllum* Turcz. 的干燥根皮。福建南平、福安、宁德、周宁、永定、龙海以及浙江、广西部分地区均将其根皮称土地骨皮或直接混充“地骨皮”入药。浙江温州、瑞安有称之为红地骨皮者。

2. 红灯笼 为马鞭草科植物红灯笼（鬼灯笼）*Clerodendrum fortunatum* L. 的干燥根皮。广西陆川以其根皮为土骨皮，用于治疗血热、衄血、赤痢。广东罗定以之混充“地骨皮”，两广地区均有称之为“红花地骨”者。

3. 毛叶探春 为木犀科植物毛叶探春（黄素馨）*Jasminum floridum* Bunge subsp. *giraldii* (Diels) Miao 的干燥树皮。四川、湖北、湖南以其干皮充地骨皮（又称茎皮、北全皮），并销至广西。

本品与地骨皮相混，是有一定原因的。因地骨皮在四川等地至少有“全皮”之称，因而药材经营部门就将从陕西等省购进的大批“茎皮”（毛叶探春）误作地骨皮（全皮），这种现象已经在几个省有所发现。

根皮呈槽状、半筒状或筒状，长短不等。外表面黄棕色至棕黄色或姜黄色，粗糙，有不规则裂纹。内表面棕黄色或棕褐色，有细纵纹。药材较薄，质脆，易折断，断面不平坦，外层黄色至棕黄色，气微，略有香气，味微苦。

毛叶探春为活血祛瘀药，与地皮清虚热、凉血功用不同，不能混用。

样品如为粉末则可用荧光观察法鉴别之。其法将样品醇提液装在小烧杯中，置 365nm 紫外光灯下，与液面呈水平方向观察，地骨皮醇提液呈淡蓝色透明状态，液面都显强烈的亮蓝色荧光，毛叶探春（茎皮）醇提液呈不透明的深棕色，液面显微弱紫色荧光和一线强烈的亮黄色荧光，可资鉴别。

地榆

地榆始载于《神农本草经》，列为中品，为中医临床常用药物。具有凉血止血、泻火收敛的功效，常用于治疗咳血、吐血、便血、尿血、痔疮出血、功能性子宫出血、白带异常、痢疾及慢性肠胃炎等病症。地榆药材商品有异物同名品存在，不同地区的商品其植物基源不同，品种来源较为复杂。

【别名】黄瓜香、玉札等。

【来源】为蔷薇科植物地榆 *Sanguisorba officinalis* L. 及其变种长叶地榆 *Sanguisorba officinalis* L. var. *longifolia* (Bert.) Yu et Li 的干燥根。

【鉴别】

1. 地榆　东北称黄瓜香、马猴枣、鞭枣胡子、小棒锤、山地瓜，河北称山红枣根、蒙古枣，山东称马虎枣根，河南新乡称红根，安徽称老牛筋，四川称西地榆，贵州贵阳称枣儿红、红绣球、涩地榆，云南玉溪地区称花椒地榆，红河地区称鼠尾地榆等。

根呈圆柱形或呈长纺锤形，稍弯曲，长短不一，长 7 ~ 14cm，直径 0.5 ~ 2cm，表面灰褐色至暗棕紫色，粗糙，有扭曲的纵皱纹及横长的线形皮孔，有时带有支根，顶端连有较粗的根茎，可见茎基及叶柄残基，或根茎已被除去。质坚硬，不易折断，折断面较平坦，呈淡黄色或红棕色，木部色较浅，可见放射状纹理及排列成环状的白色小点，皮部露出柔软的纤维。臭微弱，味涩。

2. 长叶地榆 湖北蒲圻称此为绵地榆，文献有称之为“直穗地榆”者。根较正种地榆更富含纤维性，断面不整齐，故有绵地榆之称。

本变种基生叶小叶带状长圆形至带状披针形，基部微心形至宽楔形，茎生叶较多，与基生叶相似，但较细长。花重穗长圆柱形，长 2 ~ 6cm，横径通常 0.5 ~ 1cm，雄蕊与萼片近等长。根呈长圆柱形，稍扭曲。长 6 ~ 25cm，直径 0.5 ~ 2cm。表面红棕色或棕紫色，有细纵皱纹、横裂纹及支根痕。质坚韧，断面呈黄棕色或红棕色，皮部可见到较多外露的黄色至棕色的纤维。气味与上种相同。

【道地与分布】

1. 地榆 本品全国广有分布。主产于黑龙江、吉林、辽宁、河北、山西、陕西、甘肃等省，山东、河南、江苏、浙江、江西、湖北、四川、贵州、云南、西藏等省区也有少量生产。以东北产者质量为佳。

2. 长叶地榆 主产安徽、江苏、浙江、江西、湖北、湖南、广东、四川、贵州、云南、台湾等省，黑龙江、辽宁、河北、山东、山西、甘肃、河南也有少量分布。南方各省使用的地榆主要为此变种。

两种地榆药材均以身干、条粗、质坚、断面色红者为佳。

【地区习用品】除上述正品外，在全国不同地区就地取材而不同来源的地榆较多，一般均自产自销，就地使用。

1. 长蕊地榆 为蔷薇科植物长蕊地榆 *Sanguisorba officinalis* L. var. *longifila* (Kitag.) Yu et Li 的干燥根。

《东北草本植物志》称此为直穗粉花地榆。本变种与长叶地榆相近似，所不同处在于花丝长 4 ~ 5mm，比萼片长 0.5 ~ 1 倍。产于黑龙江、吉林、内蒙古等地。

2. 腺地榆 为蔷薇科植物腺地榆 *Sanguisorba officinalis* L. var. *glandulisa* (Kom.) Worosch. 的干燥根。

本变种茎下部、叶柄基部或多或少被红褐色腺毛及长柔毛，小叶近革质，呈长圆形、椭圆形或长卵形，长 5 ~ 5.5cm，宽 2.5 ~ 3.5cm，下面被短柔毛。产于黑龙江、河北、陕西、甘肃等省。

3. 粉花地榆 为蔷薇科植物粉花地榆 *Sanguisorba officinalis* Linn. var. *carnea* (Fisch.) Regel ex Maxim. 的干燥根。

本变种与正种区别处在于花为粉红色或白色。产于辽宁、河北、山西及山东等省的部分地区。

4. 细叶地榆 为蔷薇科植物细叶地榆 *Sanguisorba tenuifolia* Fisch. ex Link 的干燥根。

《东北草本植物志》称本种为垂穗粉花地榆。根茎较肥厚，棕褐色。根较粗壮，直径 0.5 ~ 1.5cm。表面棕褐色，有纵皱纹及横裂纹。质坚韧，不易折断。断面外部皮层有众多的黄白色至棕黄色的纤维，中部木质部略平坦，称黄色，可见到放射状网纹。气微，味苦涩。

5. 宽蕊地榆 为蔷薇科植物宽蕊地榆 *Sanguisorba applanata* Yu et Li 的干燥根。

本品的药材性状与细叶地榆近似。产于山东及河北省。

6. 高山地榆（阿拉善地榆） 为蔷薇科植物高山地榆 *Sanguisorba alpina* Bge. 的干燥根。

本种花序在花后伸长及花丝扩大程度有变异，少数仅稍微扩大而近似丝状。产于宁夏贺兰山、甘肃、新疆等地。在宁夏的部分地区作地榆入药用。

7. 紫地榆 为牻牛儿苗科植物紫地榆 *Geranium strictipes* R. Knuth 的干燥根。

又称赤地榆，在明代的《滇南本草》中即收载。为云南当地民间草药。药材多切成长 2 ~ 6cm，宽 1 ~ 1.5cm，厚 2 ~ 5mm 的片。外表暗棕色，内皮紫色，上下切面黄棕色，木部颜色较深，常于皮部分离。气无，味苦。

除以上品种外，在各地还有被称作“翻白地榆”“黄地榆”“土地榆”等药材，它们均不是真正的地榆，均不得与正品地榆混用。

西红花

西红花又称番红花，因其从国外传入而得名。《本草纲目》载：“番红花出西番回回地面及天方国……”番红花具有活血化瘀、凉血解毒、解郁安神的功能。用于经闭、癥瘕、产后瘀阻、温毒发斑、忧郁痞闷、惊悸发狂等症。

【别名】藏红花、番红花。

【来源】为鸢尾科植物番红花 *Crocus sativus* L. 的干燥柱头。

【鉴别】柱头为弯曲的细线状，呈深红色、暗红棕色或紫色，有油润感，有光泽，柱头三分枝。长约3cm。上部较宽而略扁平，顶端边缘显不整齐的齿状，内侧有一短裂隙，下端有时残留一小段黄色花柱，较细，俗称“凤头龙尾”。体轻，干燥后质松而脆。具特异香气，微有刺激性，味微苦。入水浸泡则柱头膨胀，呈长喇叭状，有橙黄色色素物质溶出，呈直线下沉，水被染成黄色。

【道地与分布】主产于西班牙、希腊、法国等国。我国有栽培。

道地药材以色紫红、油润、有特殊香味者为佳。

【伪品及易混品】

1. 红花（草红花） 为菊科植物红花 *Carthamus tinctorius* L. 的

干燥花。花呈管状，长约 1.5cm。红色或红黄色，较之正品颜色为淡。花冠先端 5 裂，花柱细长，柱头呈长圆柱形，顶端微分叉。入水观察则无橙黄色直线下沉，水被染成黄褐色。

2. 莲须 为睡莲科植物莲 *Nelumbo nucifera* Gaertn. 的干燥雄蕊。雄蕊呈线状而略扁，长 0.5 ~ 2cm，棕红色至暗棕色，油润而有光泽，顶端无分叉。入水观察无橙黄色直线下沉，水被染成红色。

3. 人工伪造品 系用化学纸浆等做成的锥状物，外面包一层淀粉，经染色并加少许油脂而成。

伪造品长约 3cm，一端极细，另一端宽而扁，细端 1cm 长的部分呈黄色，其余部分均呈深红色，有少数基部边连合成为三叉状。入水观察无橙黄色直线下沉，水被染成红色。

西洋参

西洋参原产于美国北部和加拿大，过去多由广东、香港进口，故商品西洋参又称广东人参。《本草纲目拾遗》收载之。从植物形态上看，与人参很相似，所不同者为总花梗与叶柄等长或近等长；小叶片脉上刚毛稀少或无毛，锯齿不规则而稍粗大而已。

【**别名**】洋参、花旗参。

【**来源**】为五加科植物西洋参 *Panax quinquefolium* L. 的根。

【**鉴别**】根呈圆柱形或长纺锤形，长 2 ~ 6cm，直径 0.5 ~

1.2cm，无芦头、侧根与须状根，表面淡棕黄色或类白色，上部有密集的横环纹，全体可见明显的纵皱纹。质轻松，折断面平坦，淡黄白色。气微香，味微苦回甜。在药材加工上，将带有栓皮者习称“原皮参”，又称“面参”；如果再经湿润撞去外皮，用硫黄熏后晒干，称“去皮参”，又称“粉光参”或“光皮西洋参”。

【道地与分布】西洋参过去一直依靠进口，自1958年江西庐山植物园首先引种成功，但为数很少，未能推广生产。1976年，吉林省抚松参场、辽宁桓仁县参茸场以及北京、西安、哈尔滨等地有关单位对西洋参也进行了引种试验，结果证明西洋参在我国东北、华北、山西都能正常生长。1986年，北京怀柔大面积棚栽西洋参获得成功，其质量标准均已达到或接近进口品种。

【伪品及易混品】

1. **人参**　为五加科植物人参 *Panax ginseng* C. A. Mey. 的根。

目前国内市场上最常见的伪品就是以人参冒充西洋参，在各药材市场随处可见。在人参的加工过程中，挑选个形较小，外形与西洋参近似者，也按西洋参的加工方法，加工成“原皮参”或“粉光参”。其与正品西洋参的主要鉴别点在于：质地较疏松而轻，较易折断，断面往往不平坦，嚼之不苦而发甜。

2. **白芷**　为伞形科植物白芷 *Angelica dahurica* (Fisch. ex Hoffm.) Benth. et Hook. f. 的根。曾发现有用本品幼小的根加工伪造而成者。据报道，广东发现的此种伪品，根呈长圆锥形，表面灰黄色或淡棕色，具侧根残痕及横长突起物。质硬而脆。断面粉性，白色，具白芷芳香气，味甘、辛。

3. 其他伪品 据报道，河南有发现以桔梗科植物桔梗和石竹科霞草根混充西洋参的情况，不可不辨。

【附】西洋参果实及种子特征：果实为核果状浆果，熟时为红色，内含 1～2 粒种子。

种子宽椭圆形、倒卵形、椭圆状倒卵形，扁。长 5.2～7.7mm，宽 4.1～5.6mm，厚 2.6～3.5mm。表面呈黄白色，粗糙，背侧呈弓形隆起，腹侧平直或稍内凹，基部有一个小尖突，上面有点状吸水孔。两个侧面比较平坦，粗糙而且没有明显的沟纹。内种皮极薄，淡棕色，贴生于胚乳。胚乳为白色，有油性，胚细小，埋生于种仁的基部。

百合

百合始载于《神农本草经》，列为上品，《本草纲目》列入菜部柔滑类。李时珍释其名曰："百合之根，以众瓣合成也。或云，专治百合病，故名，亦通。其根如大蒜，其味如山薯，故俗称为蒜脑薯。"本品性味甘微苦，平。功能润肺止渴、清心安神。常用于治疗肺痨咳嗽、咳唾痰血、热病后余热未消、虚烦惊悸、神志恍惚、失眠多梦、脚气浮肿等病症。

【别名】白百合、蒜脑。

【来源】为百合科植物卷丹 *Lilium lancifolium* Thunb.、百合 *Lilium brownii* F. E. Brown var. *viridulum* Baker.、细叶百合（山丹）*Lilium pumilum* DC. 及麝香百合 *Lilium longiflorum* Thunb. 等多种

同属近缘植物的肉质鳞叶。

【鉴别】干燥的鳞叶呈长椭圆形、披针形或长三角形，长2～4cm，宽0.5～1.5cm，肉质肥厚，中心较边缘为厚，边缘薄而成波状，或向内卷曲，表面乳白色或淡黄棕色，光滑而细腻，略有光泽，瓣内有数条平行纵走的白色维管束。质坚硬而稍脆，折断面较平整，黄白色似蜡样。气微，味微苦。

几种来源的百合药材性状大致相同，只是在鳞叶的长、宽、厚以及在鳞叶的纵直脉纹数目上有所区别。其中以细叶百合的鳞叶个形较大。

百合药材又有野生与家种之分。野生的百合药材鳞片小而厚，其苦味较浓；而家种者鳞片宽阔而较薄，味较甘而微苦。

【道地与分布】全国大部分地区均有分布和出产，主产于湖南的黔阳、邵阳及湘西苗族自治州，浙江的吴兴、长兴、龙游，江苏的宜兴、江浦，陕西的大荔、蓝田，四川的中江，重庆的合川，安徽的安庆，河南的嵩县、栾川等地。其中尤以湖南所产者质量最佳，浙江所产者量最大。行销全国，并大量出口。

邵阳龙牙百合道地药材质量要求：呈长椭圆形，形似龙牙，长2～5cm，宽1～2cm，中部厚2～4mm。表面乳白色、淡黄色至淡棕黄色，有数条明显的纵直平行的白色维管束，有些略为凸出表面。顶端稍尖，基部稍宽，中间厚，边缘薄，微波状，略向内弯曲。质硬而脆，断面较平坦，角质样。

苏百合道地药材质量要求：呈长椭圆形，长2～5cm，宽1～2cm，中部厚1.3～3mm。表面黄白色或淡棕黄色，有3～8条纵直脉纹，有些略为突出表面，内面偶见纵裂。顶端较尖，基部较宽，边缘薄，微波状，略向内弯曲。质硬脆、易折断，断面平坦，角质样。无臭，苦味较明显。

【地区习用品】除以上正品外，在各地也习惯上将同属多种植物的鳞茎作百合入药用。其性状也较难区分，只是鳞片的大小、厚薄等有所不同，只有通过原植物才能正确加以区别。

1. 川百合 为百合科植物川百合 *Lilium davidii* Duch. 的干燥鳞茎。主要分布于四川及西北地区，在当地作百合入药用。其鳞叶长 2.5 ~ 5.5cm，宽约 1.2cm，厚 1 ~ 3mm。

2. 药百合 为百合科植物药百合 *Lilium speciosum* Thunb. var. *gloriosoides* Baker 的干燥鳞茎。分布于安徽、江西、浙江、湖南、广西等地，在产地也作百合入药用。其鳞茎较小，鳞叶较薄，味较苦。

此外，在各地作百合入药用的还有：渥丹 *Lilium concolor* Salisb，分布于吉林、河北、河南、山西、陕西、山东等地；产于台湾；东北百合 *Lilium distichum* Nakai et Kamibayashi，分布于吉林和辽宁。

百部

百部自古以根用为杀虫、镇咳、退热药。因其根多者百十连属如部伍而得名。《名医别录》列入中品；《本草纲目》载于草部蔓草类；钱乙方百部丸主治小儿寒嗽；《疡医大全》方百部膏治癣；都是以百部为主的成方。近代科学研究已证实其有显著的杀虱功效。

【别名】一窝虎、牛虱根、牛虱股、野天冬、长头草、八棒头。

【来源】为百部科植物直立百部 *Stemona sessilifolia* (Miq.) Miq.、百部 *Stemona japonica* (Blume) Miq. 及大百部（对叶百部）*Stemona tuberosa* Lour. 的干燥块根。

【鉴别】

1. 直立百部 别名婆妇草，江苏称一窝虎、百步袋；山东称百部子；浙江称百部草；安徽称水萝卜、百条根，也还有称百部奶和闹虱药的。

干燥的药材，其块根大多分离，但也有成簇存在的，成簇的药材，带有长 2～3cm 的根茎。块根单个或十个至数十个簇生于根茎上。块根略呈纺锤形，平直或弯曲而干缩，两端细，长 5～18cm，膨大部分直径 0.5～1cm，表面白色至暗棕色，有不规则深纵沟，偶有横皱纹。质脆，受潮后软韧，断面平坦，角质样，断面淡黄色或黄白色，皮部宽广，中柱扁缩。臭微弱，味先甜后苦。

2. 百部（蔓生百部） 湖南称药虱药；湖南称多鬼婆、儿多母苦。还有称九十九条根的。

药材形态与直立百部相似，难以区别，唯块根数目较少。在药材商品上，将直立百部与蔓生百部习惯上称为“小百部”。

在药材产区，蔓生百部还有一个变种即多花百部 *Stemona*

japonica (Blume) Miq. var. *multiflora* Z. W. Xie，亦与蔓生百部同供药用。本变种根药材性状与蔓生百部相同。

3. 大百部（对叶百部）　湖南称三百根，广东梅县称大春根药，四川、云南、贵州称九重根，云南又称儿多母苦、九古牛，广西称龙蒙薯，福州称穿山薯，江西石城称山薯，湖北称八棒头、十弟花、十耳根等。

干燥的药材，其块根往往单个分离，呈纺锤形而特别长大，长 10 ~ 30cm，直径 0.8 ~ 1.5cm。外表浅黄棕色至灰棕色，亦皱缩或有不规则的纵槽。质硬，断面黄白色至暗棕色，中柱较大，髓部呈类白色。味微甜而有强烈的苦味。

【道地与分布】

1. 直立百部　产于山东、安徽、江苏、浙江、河南、江西、福建等省。

2. 蔓生百部　产于浙江、安徽、江苏、江西、福建、湖北、四川等省。

3. 大百部（对叶百部）　产于华南、西南地区及福建、台湾等地。

三种百部的药材均以条粗壮、质坚实、无杂质者为佳。

【地区习用品】

1. 羊齿天门冬　为百合科植物羊齿天门冬 *Asparagus filicinus* Ham. ex D. Don 的干燥块根。

别名千锤打，四川以为土百部，或竟以此充百部入药，亦有称广百部者，云南昆明称山百部、滇百部，丽江混称百部，玉龙山群众称此为小百部,《云南药品标准》(1974)收载的小百部即为此种。

块根常数十个成簇聚生,有时 3 ~ 4 个,多者可至 7 ~ 8 个一簇。药材全形成团簇状,很少单个存在。每条块根呈纺锤形,两端尖,长 2 ~ 6cm,膨大部分直径 0.5 ~ 0.8cm。外表棕褐色,微有纵皱纹,偶有横向褶皱。质较松,易折断如空壳状,内心空虚而少肉质,偶尔在块根的中部留有中柱残余。气微酸,味甜或带麻。

2. 密齿天门冬 为百合科植物密齿天门冬 *Asparagus meioclados* Lévl. 的干燥块根。云南腾冲民间以此为百部。

干燥的块根纺锤形,状如大麦冬,长 1 ~ 2cm,直径 0.8cm,外表土棕色,有纵褶,距根头远生,上部连根长约 10cm。

3. 昆明天门冬 为百合科植物昆明天门冬 *Asparagus mairei* Lévl. 的干燥块根。云南昆明地区群众混称此为百部。

块根十数条簇生,每根呈纺锤形,长 7 ~ 10cm,直径约 5mm。外表土棕色,多纵褶及纵皱,末端呈鼠尾状。

4. 文竹 为百合科植物文竹 *Asparagus setaceus* (Kunth.) Jessop 的干燥块根。福建称蓬莱竹。广西个别地区以其块根作小百部入药。

块根通常数十个成簇,呈长圆形,长 10 ~ 30cm,直径 3 ~ 6mm。外表黄白色或土黄色,有抽皱及不规则的沟槽。质柔韧。

5. 肥厚石刁柏 为百合科植物肥厚石刁柏 *Asparagus officinalis* L. var. *altilis* L. 的干燥块根。湖北个别地区混称本品为大百部，或湖北大百部。

块根 5～8 条簇生，不等长，长约 1cm。根簇生，呈细长圆锥形或长柱形，多扭曲，长 10～20cm，上部直径 8mm，表面土黄色，有抽皱。

光慈菇

光慈菇与山慈菇或毛慈菇仅一字之差，但其功用主治有所不同，实为二药，不可相混。而从古至今，因其名称相近，加之功能亦有近似之处，在各地多有混用的现象。光慈菇性味甘，寒，有毒。功用散结，化瘀。常用于治疗咽喉肿痛、瘰疬、痈疽、疮肿及产后瘀滞等病症。光慈菇所含的秋水仙碱毒性较大，常可引起恶心、呕吐、腹泻、衰竭、虚脱及呼吸麻痹等症状。

【别名】光菇、棉花包、双鸭子、毛地栗、尖慈菇、毛地梨。

【来源】为百合科植物老鸦瓣 *Tulipa edulis* (Miq.) Baker 的干燥鳞茎。

【鉴别】药材呈卵圆形或圆锥形，高 0.7～1.6cm，直径 5～10mm，顶端锐尖，底面作圆盘状而凹陷，可见明显的根痕。表面白色，或淡黄色，光滑，无皱纹，于其一侧有纵沟从基部伸向顶端。质坚而脆，具粉性，内面白色而微黄。经加工蒸煮者，表面浅黄色或浅棕色，断面呈角质样。淡无味。由于本品在外形上与川贝母有类似之处，故山西和浙江寿昌有以充“贝母”入药者，应予注意。

【道地与分布】陈仁山《药物出产辨》所云："光菇，产安徽安庆府、滁州府，三月新"，即是指本种而言。分布于辽宁、陕西、河南、山东、江苏、安徽、湖北、湖南、江西等省。主产于安徽、河南、山东、江苏。

药材以色白、质硬、体质饱满、粉性足者为佳。

【地区习用品】

1. 伊犁光慈菇　为百合科植物伊犁郁金香 *Tulipa iliensis* Regel 的干燥鳞茎。

分布于新疆，在当地称光慈菇或山慈菇。当地亦作山慈菇入药用。

形态与正品品种相近，其特点在于鳞茎外皮薄革质，叶 3 ~ 4 枚，近轮生，条形，或下部的叶为带状或条状披针形。花黄色带有紫罗兰斑点，较大，长 2.5 ~ 3.5cm。其鳞茎的外层皮呈革质，黑褐色，里面近顶端和基部生伏贴毛。

2. 丽江山慈菇　为百合科植物丽江山慈菇 *Iphigenia indica* Kunth 的干燥鳞茎。

云南部分地区和四川西昌误称土贝母、草贝母，丽江地区称山慈菇和闹狗药，四川越西称"光菇子"，也有称光苦子或苦子的。分布于云南中部至西北部、四川西南部。

药材呈不规则短圆锥形，高 1 ~ 1.5cm，直径 0.7 ~ 2cm，顶端渐尖，基部平或呈脐状凹入。表面黄白色或灰黄棕色，光滑，一侧有 1 个自基部伸至顶端的纵沟，不分瓣，质坚硬。断面胶质或微带粉质，类白色或黄白色。味苦而麻。

当归

当归为中医常用的妇科病圣药，有补血、活血、调经止痛、润肠通便之功效。同时，当归也是我国传统特产药材之一，在国际市场上享有盛誉。但药用当归的品种自古以来就有异物同名品存在，而且名目繁多。直至目前，药用当归亦有许多类同品和异物同名品流行于市。

【别名】秦归、西归、云归、川当归、岷归。

【来源】为伞形科植物当归 *Angelica sinensis* (Oliv.) Diels 的干燥根。

【鉴别】药材可分为三个部分，根头习称归头或葫首，主根习称归身，侧根及侧根梢部习称归尾。全长 15 ~ 25cm，归头直径 2 ~ 3.5cm，侧根直径 0.5 ~ 1cm，外表灰棕色或棕褐色，全体具纵纹。归头上端圆平，有茎叶残基，常具环形皱纹，归身略呈圆柱形，身面凹凸不平，其下生有 3 ~ 5 条或更多的侧根，归尾上粗下细，多扭曲，有小疙瘩状的须根痕迹。质多柔韧，断面黄白色或淡黄棕色，皮部厚油润，有裂隙，中层有浅棕色环纹，并有多数棕色油点，木质部色较淡，有棕色放射状纹理（菊花纹），无纤维性。气芳香特异，香中透甜而稍带辣味。

当归的质量鉴别过去有“前山腿子后山王”之谓。所谓的“前山”是指岷山山脉以南的白龙江流域，包括宕昌、武都等地；而“后山”则指岷山山脉以北洮河流域的岷县、临坛、单离等县。一般认为前山产的当归，头粗而身短，尾长质松，不及后山产者。若当归一经抽苔，根就木化呈现柴性，身枯干无油，若水烂、发霉以及用旺火烘干的当归，内心均呈黑色，质量低劣，均不宜入药。

【道地与分布】本品主产于甘肃岷县、武山、武都、文县、宕昌、礼县等地，道地药材称为“岷当归”。其次在四川、云南、陕西、湖北亦有出产。以甘肃岷县产者，横断面雪白粉茬呈菊花心的“菊花归”质量最佳。

岷当归道地药材质量要求：个头普遍较大，主根发达、呈圆柱形，侧根较少且较粗，质地紧密、坚实、质重。外皮黄棕色，断面黄白色、气味浓郁。岷县传统常采用烟熏干燥或阴干的产地加工方式，在此过程中经多次堆闷、捋把揉搓，使水分和挥发油分布均匀，质地柔韧，显油润，无空心，表皮细腻，略带烟熏味。

云当归道地药材质量要求：个头普遍较大，主根粗壮，上部肥大，稍短，一般长 4 ~ 7cm，直径 3 ~ 6cm。下部支腿多，体饱满质实而柔润，外形粗犷，顶端圆而不平，残留叶鞘茎基突起，常见鳞片呈层塔状。表面浅黄白色或黄棕色，断面黄白色，有棕黄色油点，气特异浓郁，味甘辛，微苦。

【伪品及易混品】

1. 东当归　为伞形科植物东当归 *Angelica acutiloba* (Sieb. et Zucc.) Kitag. 的根。别名日本当归或大和归，朝鲜称“倭当归”。

我国延边地区有栽培。根肥大而柔软，分枝较多，亦呈马尾状，而有特异香气，但从外观上看油性较少，质干而脆。在当地朝鲜族聚居地作当归入药，在日本为药用当归的主要品种。

2. 朝鲜当归（大独活） 为伞形科植物朝鲜当归 *Angelica gigas* Nakai 的根。朝鲜亦称真当归或乌足当归，又称辛甘菜，我国延边地区称土当归，桓仁和吉林省东部地区称当归，本溪称紫花芹，在日本作独活使用。根亦粗大，有分枝，表面暗灰褐色。产于吉林省延边朝鲜族自治州、蛟河市、抚松县、珲江市，延边地区自产自销。

3. 云南野当归 为伞形科植物云南野当归 *Angelica* sp. 的根。根呈圆锥形，长 5 ~ 10cm，常有数个分枝，以二歧呈“人”字形张开，根头部具横纹，顶端有茎痕或短鳞片残茎。表面棕色或黑褐色，具明显的抽沟或纵皱纹，侧根多切除。质坚硬，粗者不易折断，断面黄白色，有棕色斑点。具类似当归的香气，味微苦而辛。

4. 欧当归 为伞形科植物欧当归 *Levisticum officinale* Koch 的根。本种是我国自 20 世纪 50 年代从欧洲引种成功的新品种，具有栽培容易、生长期短的特点（一年即长成），对正品当归有很大的冲击力。其根呈圆锥形，长 5 ~ 10cm，直径 2 ~ 4cm，根头部常附有叶鞘残基，具横纹，根外表黄棕色，有纵皱，多侧根断去的疤痕。破折面呈颗粒性，质疏松呈海绵状。具特异之芳香，味初微甘，继则辛香而微苦。

肉豆蔻

肉豆蔻始载于宋代的《开宝本草》，为海外进口药物之一，《本草纲目》列入草部芳草类。李时珍曰：“肉豆蔻花及实状虽似草豆蔻，而皮肉之颗则不同。其颗外有皱纹，内有斑缬纹，宛似槟榔，紫白相间也。”

【别名】迦拘勒、豆蔻、肉果、玉果。

【来源】为肉豆蔻科植物肉豆蔻 *Myristica fragrans* Houtt. 的干燥种仁。

【鉴别】种仁呈卵圆形或椭圆形，长 2 ~ 3.5cm，宽 1.5 ~ 2.5cm。表面灰棕色至暗黄棕色，有分歧顺纹和细皱纹形成的网状沟纹，一侧有明显的纵沟，为原种脊部位，宽端有浅色圆形隆起，为原种脐部位，狭端有暗色凹陷，为原合点部位。质坚硬，纵切面可见表层的暗棕色的外胚乳向内伸入类白色内胚乳，交错而成大理石样纹理，在宽端有凹孔，其中可见干燥皱缩的种胚。气芳香而强烈，味辣而微苦。

【道地与分布】主产于马来西亚及印度尼西亚、斯里兰卡及西印度群岛等国家和地区。药材以个大、体重、坚实、无虫蛀、破开后油性大、香气浓者为佳。

【地区习用品】

兰屿肉豆蔻　为肉豆蔻科植物台湾肉豆蔻 *Myristica cagayanensis* Merr.，产于台湾。核果呈椭圆形，长约 5cm。成熟后纵裂，种子灰褐色，被粉红色假种皮。

延胡索

延胡索原名玄胡索，后因避宋真宗讳而改玄为延。始载于宋《开宝本草》，其后在历代本草中均有收载。《本草纲目》列入草部中之下。本品为中医临床常用药物，目前商品药材主要为浙江的人工栽培品，为著名的“浙八味”之一。但从历史上看，本草最早记载的延胡索应是产于辽宁及河北承德一带的野生品种。据现代研究，产于东北的齿瓣延胡索与浙江栽培的品种，在植物形态、化学性质等方面相比较，认为基本一致。所以，在东北及河北承德地区也将齿瓣延胡索纳入地方用药标准范围。

【别名】玄胡索、元胡、玄胡。

【来源】为罂粟科多年生草本植物延胡索 *Corydalis yanhusuo* W. T. Wang ex Z. Y. Su et C. Y. Wu 的干燥块茎。

【鉴别】块茎为不规则扁圆形，有的呈倒圆锥形，直径 0.5 ~ 2cm。表面灰黄色或黄棕色，有不规则网状细皱纹，表皮脱落处显灰棕色。上端凹陷，有茎痕，底部中央稍凹陷呈脐状，底部常有疙瘩状或圆锥状突起。质坚硬而脆，破碎处或断面金黄色或淡黄色，边缘角质样，有蜡样光泽。气微，味极苦。与其他土元胡区别的关键在于，断面的颜色，正品者必为黄色。

【道地与分布】主产于浙江的东阳、磐安、永康一带，所产者质量最佳，产量亦大。现今湖南、湖北、江苏等地也有引种栽培。

浙元胡道地药材质量要求：呈不规则的扁球形，直径 0.7 ~

1.5cm。表面黄色或黄褐色，有不规则网状皱纹。顶端有多数凹陷的茎痕，底部中央稍凹陷呈脐状，也有底部略呈圆锥状突起。质硬而脆，断面金黄色至黄棕色，角质样，有蜡样光泽。气微，味苦。以个大、饱满、皮细、质坚、断面金黄色、角质样、有光泽者为佳。

【地区习用品】

1. 齿瓣延胡索 为罂粟科多年生草本植物齿瓣延胡索 *Corydalis turtschaninovii* Bess. [*Corydalis remota* Fisch. ex Maxim.] 的干燥块茎。本品在辽宁及河北承德地区均作正品收购，除供本地区应用外，亦销往外地。

干燥的块茎呈不规则球形，直径 0.3 ~ 1.5cm，表面黄棕色，皱缩，表皮脱落后显细皱纹，上端有多数凹陷茎痕，底部稍有突起。破碎面及断面为黄色或淡黄色，边缘角质样。气微，味极苦。

2. 全叶延胡索 为罂粟科多年生草本植物全叶延胡索 *Corydalis repens* Mandl. et Muehld. 的干燥块茎。产于华北北部及东北的部分地区，在产地称土元胡入药用。

干燥的块茎呈圆球形、长圆形或圆锥形，长 1 ~ 2.5cm，直径 0.5 ~ 1.8cm。表面灰棕色，皱缩，表皮脱落处呈棕黄色，上端中央有凹陷的茎痕，底部具根痕。质坚硬而脆，碎断面棕黄色或浅黄白色，粉质。气微，味苦。

3. 东北延胡索 为罂粟科多年生草本植物东北延胡索 *Corydalis ambibua* Cham. et Schltd. f. *leariloba* Maxim. 的干燥块

茎。主要分布于黑龙江、吉林、辽宁等省，在当地亦作延胡索入药用。

4. 土元胡 为罂粟科多年生草本植物土元胡 *Corydalis humosa* Migo 的干燥块茎。主要分布于山东、江苏、河南等省，在产地亦作延胡索入药用。药材与正品极相似，主要区别点在于本种原植物的小叶片呈卵形或扇形，先端有缺刻，下面粉白色。

5. 粉绿延胡索 为罂粟科多年生草本植物新疆延胡索 *Corydalis glaucescens* Regel 的干燥块茎。在新疆的一些地区亦常作延胡索入药用。

本品的块茎较小，呈不规则球形，直径在 1cm 以下。表面灰色或灰棕色，皱缩，皱纹明显。断面或破碎面呈白色或灰白色。

在东北各地，还有紫堇属 *Corydalis* 的多种植物的块茎亦常混作延胡索入药用，其原因是本属植物均为野生，形态极为近似，当地采收者常不加以辨认而统作延胡索（齿瓣延胡索）采挖交售。而从东北调往外地的商品延胡索药材，多是各种野生延胡索的混合体。经验鉴别的关键是掌握外皮和断面的颜色及苦味。

伊贝母

新疆地区所产的贝母在六种以上。“伊贝”又名“生贝”，为新疆药用贝母的代表种，其次天山贝母在商品上也作伊贝母用。

【来源】为百合科植物伊犁贝母 *Fritillaria pallidiflora* Schrenk 和新疆贝母 *Fritillaria walujewii* Regel 的鳞茎。

【鉴别】

1. 伊犁贝母　鳞茎呈卵圆形或扁球形，高 0.8 ~ 1.8cm，直径 1 ~ 2.3cm，外皮两瓣鳞叶大小相似，心形成新月形，肥厚，相对抱合。顶端呈开口状，孔形或开裂，孔口具残留的茎秆。底部略平坦，微凹陷，一般能放平直立，表皮粗糙，黄白色，时具黄白色斑块。质疏松而脆，断面颗粒，微带粉性。气微，味苦带咸。

2. 新疆贝母　药材呈扁球形或圆锥形，高 0.5 ~ 1cm，直径 0.6 ~ 1.2cm，表面类白色或淡黄棕色，光滑，外层两瓣鳞叶近相等或一大一小，呈月牙形而肥厚。顶端钝圆而开裂，内有较大的鳞片及残茎，心芽各 1 枚。质硬坚实，断面白色，气微，味微苦。

【**道地与分布**】伊犁贝母主产于新疆西北部的伊宁、绥定、霍城等地，天山贝母主产于新疆的天山地区和乌鲁木齐、巩留、昭苏一带。

两种贝母均以质重坚实、粉性足、味苦者为佳。

【地区习用品】

滩贝母　又名砂贝母，为百合科植物砂贝母 *Fritillaria karelinii* (Fisch.) Baker 的干燥鳞茎。产于新疆西部的察布查尔、绥定、霍城、塔城、伊宁等地。

鳞茎呈圆锥形，高约 1.7cm，直径 1 ~ 1.5cm，表面黄白色至黄棕色，稍粗糙，外层两瓣鳞叶大小不等，偶或近相等，抱合。顶端稍尖，大多不开裂。质稍疏松。气微，味先甜而后苦。

合欢皮

合欢皮入药首载于《本草拾遗》。《本草图经》载："人家多植于庭除间，五月花发红白色，瓣上若丝茸然。至秋而实作荚，子极薄细，采皮及叶用，不拘时月。"合欢皮入药具有解郁、和血、安神、消痈肿的功效，常用于治疗心神不安、忧郁失眠、肺痈、痈肿、瘰疬、筋骨折伤等病症。

【别名】合昏皮、夜合皮、合欢木皮。

【来源】为豆科植物合欢 *Albizia julibrissin* Durazz. 的干燥树皮。

【鉴别】药材多卷曲呈筒状或半筒状，长 40 ~ 80cm，厚 0.1 ~ 0.3cm。外表面灰色、灰绿色或灰褐色相间，稍有纵皱纹，有的呈浅裂纹，密布"珍珠疙瘩"，为很多棕色或棕红色卵形或椭圆形横向皮孔密生所致。偶有突起的横棱或较大的圆形枝痕，常附有地衣斑，皮内面平滑，淡黄白色，具密细纵纹理。质硬而脆，易折断，断面淡黄色，纤维性片状。气微香，味淡而微涩，稍刺舌，而后喉舌有不适感。

在临床用药配方时，药店常将合欢皮与秦皮 *Fraxinus rhynchophylla* Hance 等混淆。由于二者外形相似，故应注意鉴别。最简易的鉴别方法是将二者分别浸泡于水中，秦皮发出碧色荧光现象，而合欢皮则无。

【道地与分布】全国大部分地区均有分布与出产。药材以身干、皮细嫩、无栓皮、皮孔明显者为佳。

【地区习用品】在四川、贵州、湖北恩施及河南新乡等地销售的合欢皮中尚有同属植物山合欢的树皮，此种树皮调至上海亦作合欢皮入药。

山合欢 为豆科植物山槐 *Albizia kalkora* (Roxb.) Prain 的干燥树皮。干燥的树皮呈灰褐色、棕褐色、灰黑色相间，外表面较粗糙有细密皱纹及不规则纵向棱纹，皮孔通常明显。老树皮较厚而极粗糙，有不规则的纵裂隙，木栓层易剥落，剥落处呈棕色。气味均较合欢皮稍弱。

合欢花

合欢始载于《神农本草经》，列为中品，谓本品“主安五脏，和心志，令人欢乐无忧”，合欢之名即由此得来。合欢花入药首载于《本草衍义》，具有舒郁、理气、安神、活络等功效，常用于治疗郁结胸闷、失眠健忘、风火眼疾、视物不清、咽痛、痈肿、跌打损伤疼痛等病症。花未开时采的花蕾入药，称之“合欢米”。

【**别名**】夜合花、乌绒、马缨花。

【**来源**】为豆科植物合欢 *Albizia julibrissin* Durazz. 的干燥花或花蕾。

【**鉴别**】干燥的花序，皱缩成团，泡如棉絮，每朵小花长 0.8 ~ 1cm，呈弯曲状，淡黄棕色至淡黄褐色，具细梗。花萼筒状，先端有 5 小齿；花冠筒长约为萼筒的 2 倍，先端 5 裂，裂片披针形；雄蕊多数，花丝细长，下部合生，上部分离，伸出花冠筒外，常交织紊乱。气微香，味淡。合欢米，即干燥的花蕾，为青绿色，不分瓣。

【道地与分布】分布于华南、西南、华东、东北、华北地区及湖北等地。药材主产于浙江、安徽、江苏、四川等省。商品药材以花蕾花瓣整齐少损、色泽黄褐或绿黄、有清香气者为佳。

【地区习用品】

1. 山合欢 为豆科植物山合欢 *Albizia kalkora* (Roxb.) Prain 的干燥花及花蕾。

本植物与合欢树的主要区别点在于：山合欢之叶其羽片较少，为 2 ~ 3 对；小叶 5 ~ 14 对，条状矩圆形，较大，长 1.5 ~ 4.5cm，宽 1 ~ 1.8cm。花白色非淡红色，连雄蕊长约 3.5cm，不及合欢者长；花丝黄色；花萼及花冠之短柔毛较前者为密。

2. 毛叶合欢 为豆科植物毛叶合欢 *Albizia mollis* (Wall.) Boiv. 的干燥花及花蕾。

在四川西昌地区称夜合欢，同供药用，毛叶合欢的小枝及叶柄均密被黄色绒毛。花淡红色，荚果老时棕色，亦具绒毛，可与前二者相区别。

3. 南蛇藤 为卫矛科植物南蛇藤 *Celastrus orbiculatus* Thunb. 的干燥花。别名明开夜合、金红树、果山藤、黄豆瓣，辽宁、山东及华北部分地区称此果为夜合花与合欢花。

藤本状小灌木，高达 1.2m，小枝光滑。冬芽小，卵圆形。叶互生，叶片卵圆形、倒卵形或长圆状倒卵形，长 4 ~ 10cm，先端尖或突锐尖，基部阔楔形至近圆形，亮黄色至橙黄色，多开裂为 3 瓣（由 3 个心皮构成），各果瓣长 0.6 ~ 1.0cm，每个果实有种子 6 枚，外被枣红色肉质的假种皮，集成球状。略有异臭，味甘酸而微带腥。

本品为强壮药，外用能散肿止痛。

4. 热河南蛇藤 为卫矛科植物热河南蛇藤 *Celastrus jeholensis* Nakai 的干燥花。

20 世纪 50 年代及以前，北京同仁堂销售的合欢花有为此种之果实。

落叶灌木，枝光滑。叶长椭圆状卵形，长 6 ~ 12.5cm，先端短尖，基部圆形或楔形，背面脉上常粗糙有毛。蒴果 3 ~ 4 瓣裂，直径约 1cm。

5. 丝棉木 为卫矛科植物丝棉木 *Euonymus maackii* Rupr. 的干燥花。别名白杜、明开夜合与桃叶卫予，其果北京称合欢花。

灌木或小乔木，叶对生，有柄，叶片椭圆形至椭圆状披针形，先端尖，基部呈广楔形，有细锯齿。花微黄色，3 ~ 7 朵集成聚伞形花序。果实与南蛇藤果之主要区别在于本品由四心皮构成。药材呈暗灰色，四角形，对角直径 1.0 ~ 1.4cm。室内每室各含 1 个椭圆形或卵圆形的种子，外被橙色的假种皮。微有刺激性的异臭，味苦。

决明子

决明子为中医临床常用药物，始载于《神农本草经》，《本草纲目》列入草部隰草类。现代研究证明本品有显著的降低血脂的作用，故有很好的保健功能。在药材商品中常见有混淆品种，应注意鉴别应用。正品决明子因其形似马蹄，在商品中又有“马蹄决明”之称。

【别名】草决明、羊角、马蹄决明、还瞳子、狗屎豆、假绿豆。

【来源】为豆科植物决明 *Cassia obtusifolia* L. 及小决明 *Cassia tora* L. 的干燥成熟种子。

【鉴别】

1. 决明 种子呈四棱状圆柱形，两端呈平行状倾斜，其中一端钝圆或平截，另一端斜尖似马蹄。长 3 ~ 6mm，宽 2 ~ 4mm。表面棕绿色或暗棕色，平滑，有光泽，背腹面各有 1 条凸起的深色棱线，棱线两侧面各有 1 条淡黄棕色斜向对称的线形凹纹。质坚硬，不易破碎。横切面可见灰白色胚乳，中间有两片呈“S”形折曲的黄色子叶，种皮薄。完整的种子无臭，破碎后有微弱豆腥气，味微苦，稍带黏性。

2. 小决明 种子呈短圆柱形，长 3 ~ 5mm，宽 2 ~ 3mm，棱线两侧面各有 1 条较宽的浅黄棕色带。

【道地与分布】全国大部地区均有生产，主产于安徽、广西、四川等地。

道地药材以身干、颗粒均匀、饱满、绿棕色者为佳。

【伪品及易混品】

1. 望江南 又名圆决明，为豆科植物望江南 *Cassia occidentalis* L. 的种子。种子呈扁圆形，一端具突尖，长 3 ~ 5mm，宽 2.3 ~

4mm，厚 1 ~ 2mm。表面灰绿色或灰棕色，四周有薄膜包被，两面平，中央有一椭圆形凹斑。质坚硬，不易破碎。横切面可见灰白色胚乳与两片平直紧贴的黄色子叶。无臭，味淡。

全国大部分地区均有分布或出产，在决明子商品中常见有混淆。

2. 茳芒决明 为豆科植物茳芒决明 *Cassia sophera* L. 的干燥种子。本品与望江南相似，唯种子多稍大。果实呈圆柱形，粗壮，顶端锐尖，基部收缩，常具果柄。长 5 ~ 8cm，直径 0.6 ~ 0.8cm。表面褐黄色，两侧自顶端至基部有一条宽约 0.3cm 的暗深紫色带。腹缝线明显，常开裂，背、腹缝线间凹凸横纹明显可见，种子间有横隔。

全国大部分地区均有分布或出产，在决明子商品中常见有混淆。因其在《本草纲目》中即有收载，但与正品决明子主治功效明显不同，故不得混用。

3. 刺田菁 为豆科植物刺田菁 *Sesbania bispinosa* (Jacq.) W. F. Wight 的干燥种子。本品呈短圆柱形，长 0.2 ~ 0.4cm，宽 0.1 ~ 0.2cm。表面呈黄棕至深绿褐色，光滑，两端钝圆，中部略缢缩，种脐白色，圆形，位于腹侧中部。气微，具显著的豆腥味。

产于福建、广西及云南等省区。

关黄柏

黄柏，原名檗木，《神农本草经》列入中品，《名医别录》作黄檗，《本草纲目》载于木部乔木类，以树皮入药。功能消炎解热，抗菌解毒；主治痢疾、泄泻、黄疸、小便不利、眼疾、白带、痔疮、潮热、骨蒸劳热及疮疡等症，并可用作提制小檗碱的原料。原植物系乔木，均为野生。商品中由于产地不同，分为各种规格。如关黄柏、川黄柏等。《中国药典》从2005年版起分列关黄柏与黄柏（川黄柏）。

【别名】檗木、檗皮、黄檗。

【来源】为芸香科植物黄柏（关黄柏）*Phellodendron amurense* Rupr. 的干燥树皮。

【鉴别】药材呈大小不等的板片状，厚2～4mm，栓皮多已剥离或有时留存，外表灰白色，皮孔不明显，无栓皮处呈绿黄色至黄棕色，内表面淡绿色，较粗糙，用放大镜观察，细点状突起众多。质较松，折断面纤维性，淡黄色而稍带绿色，往往分层作裂片状。气微而味苦。本品东北别称黄波椤、黄伯栗、黄勃罗。

另有一种产于河北的商品黄柏，商品名为“山黄柏”。其原植物与正品关黄柏相同。但与关黄柏相比，其皮较薄而抽皱不平，断面纤维较长，品质较次。

【道地与分布】主产于辽宁、吉林、河北。此外，黑龙江和内蒙古亦产。

道地药材商品均以皮厚、色鲜黄、无栓皮者为佳。

【地区习用品】

1. 秃叶黄皮树　为芸香科植物秃叶黄皮树 *Phellodendron chinense* Schneid. var. *glabriusculum* Schneid. 的干燥树皮。

本品叶轴、叶柄及小叶柄几无毛，或仅在背面被稀少的短柔毛，小叶片卵状长圆形，长 7 ~ 11cm，宽 3 ~ 4.5cm，先端渐狭渐尖，基部圆或宽楔形，纸质，两面无毛。花序较大而疏散。结果时长 10 ~ 14cm，宽 6 ~ 10cm，果轴及果枝细瘦，果较多。分布于安徽、湖北、四川、广西、陕西南部等地。

2. 云南黄皮树 为芸香科植物云南黄皮树 *Phellodendron chinense* Schneid. var. *yunnanense* Huang 的干燥树皮。

与黄皮树的区别在于其叶轴及叶柄无毛，小叶片卵形，长 6 ~ 8.5cm，宽 3 ~ 4.5cm，先端渐尖或骤狭地渐尖，基部圆或为斜的宽楔形，多稍呈革质，两面无毛，边缘极少有缘毛。花序大，疏散。总果梗及果梗较粗大，结果时果序长 14cm，宽 11cm，果甚多。分布于云南。

3. 镰刀叶黄皮树 为芸香科植物镰刀叶黄皮树 *Phellodendron chinense* Schneid. var. *falcatum* Huang 的干燥树皮。

与黄皮树的区别点在于其叶轴及叶柄略被毛，小叶片镰刀状长圆披针形，长 7 ~ 10cm，宽 2.5 ~ 4cm，先端渐狭渐尖，基部楔形尖或短尖，两侧不对称，近全缘，表面几无毛，背面在中脉及侧脉上被疏柔毛，边缘有稀少的缘毛。果序长 8cm，宽 6cm，果为长圆状倒卵形。分布于云南。

【伪品及易混品】商品黄柏除芸香科黄柏属植物外，尚有以小檗科植物混称黄柏或山黄柏使用的情况。

1. 直穗小檗 *Berberis dasystachya* Maxim.，河南别称山黄柏、黄柏、黄瓣子、珊瑚刺等。河南西部农民以其茎干内皮作山黄柏或黄柏入药，谓有去火清热之功，治各种热病、赤白痢、肠胃炎、黄疸、痔疮、便血、痿痹、关节炎及各种皮肤病，亦为提取小檗碱的原料之一。

2. 首阳小檗 *Berberis dielsiana* Fedde，在河南、陕西亦称山黄柏，与直穗小檗同作药用。

3. 短柄小檗（毛叶小檗）*Berberis brachypoda* Maxim.，河南与陕西部分地区混称黄柏，西北地区称小黄柏。

安息香

安息香味辛、苦，性平，始载于《新修本草》，李时珍曰其“避恶，安息诸邪，故名”，能开窍清神，行气，活血，止痛。

【别名】安息香脂、益匮、擀香、安悉香、便牵牛、千金木脂。

【来源】为安息香科植物白花树（暹罗安息香树）*Styrax tonkinensis* (Pierre) Craib. ex Hart. 和安息香树 *Styrax benzoin* Dryander. 的干燥树脂，树干经自然损伤或于夏、秋二季割裂树干，收集流出的树脂，阴干。

【鉴别】为不规则的小块，稍扁平，常粘结成团块，表面橙黄色，具蜡样光泽（自然出脂）；或为不规则的圆柱状、扁平块状，表面灰白色至淡黄色（人工割脂）。质脆，易碎，断面平坦，白色。放置后逐渐变为淡黄棕色至红棕色。加热可软化熔融，气芳香，味微辛，嚼之有砂粒感。

二者安息香树脂又有所区别，前者即泰国安息香，外表常披有棕色树脂层，内面乳白色，受强热产生刺激性气体；后者又称苏门答腊安息香，外表红灰色、红棕色或灰棕色，新鲜折断面显乳白色，加热即软化，并产生刺激性气体。

【道地与分布】两种安息香主产于泰国、老挝、越南、印度尼西亚等国。药材均以表面黄棕色、断面乳白色、多油润、香气浓郁者为佳。

防己

防己始载于《神农本草经》，列为中品，为中医临床常用药物。长于泻下焦血分湿热，为疗风水要药。常用于治疗各种水肿、小便不利、湿疹疮毒、风湿痹痛及高血压等。从历代本草来看，防己有木防己、汉防己、汉中防己等多种，品种较为复杂。而现代药材商品，主要分为两大类，即粉防己与广防己。粉防己习惯上也被称作汉防己，这是因为部分商品以汉口作为集散地而得名。同时，因广防己含有马兜铃酸等有毒成分而被禁用，故从2005年版《中国药典》起只收载粉防己。

【别名】汉防己、粉防己、白木香、土防己、倒地拱、大回魂。

【来源】为防己科植物石蟾蜍（粉防己）*Stephania tetrandra* S. Moore的干燥根。现国内市场所售之“汉防己”多为此种。

【鉴别】药材呈圆柱形或纵切两瓣成半圆柱形，中部较肥满，弯曲不直如结节状，长 5 ~ 10cm，直径 1.5 ~ 3.5cm，如呈块片状者则直径可达 5 ~ 6cm。未刮去栓皮者，表面灰褐色或灰棕色，粗糙，多细皱纹，多数可见明显的横向突起的皮孔样物。已除去栓皮的药材表面呈浅灰黄色，但可见残留的灰褐色栓皮，在弯曲处可见深陷的横沟。切开面浅黄棕色或黄白色，可见不规则纵走的弯曲筋脉状纹理。质坚体重，粉性大。横断面平坦，黄白色或灰白色，有排列较稀疏的放射状纹理（蜘蛛网纹）。气微，味苦。

【道地与分布】主产于浙江、安徽、江西、湖北、湖南、福建、广东、广西及台湾等省区。

道地药材以去净栓皮、干燥、粗细均匀、质重、粉性足而纤维少者为佳。

【伪品及易混品】防己药材历来品种来源复杂，主要是在各地存在着众多的同名异物品。

1. 青藤 为防己科植物青藤 *Sinomenium acutum* (Thunb.) Rehd. et Wils 或毛青藤 *Sinomenium acutum* (Thunb.) Rehd. et Wils var. *cinereum* (Diels) Rehd. et Wils. 的干燥根。

本品在湖北鹤峰、安徽、河南的许昌以及广西、贵州、四川、陕西等省区的部分地区混作防己入药用。

根呈圆柱形，多弯曲，常呈结节状，长短不等。表面灰褐色，具多数不规则的纵沟纹，有时可见皮孔状的疤痕及支根痕。质坚硬，不易折断。断面黄白色，木质部呈明显均匀的放射状车轮纹。气微而味苦。

2. 秤钩风 为防己科植物秤钩风 *Diploclisia affinis* (Oliv.) Diels及苍白秤钩风*Diploclisia glaucescens* (Blume) Diels的干燥根。

广西称花防己、防己，湖南称过山龙、穿山藤、湘防己、土防己，浙江作青风藤入药用。

药材多纵切为两半，直径3～5cm，外表有灰褐色栓皮，多纵皱或纵裂，栓皮甚紧，难以脱落。除去栓皮者则露出污黄色的木部，纵剖面粗糙，纤维性甚强，亦呈污黄色。木质纤维难以折断，横切面可见明显的多层棕色年轮环，导管的孔眼非常显著且排列整齐。本品无粉性，不呈蛛网纹或车轮纹，以此可与粉防己及广防己相区别。

本品主产于湖南衡阳市和邵阳市，亦曾销至华北、东北及西南等地。混充防己入药，品质极差。

3. 头花千金藤 为防己科植物头花千金藤 *Stephania cepharantha* Hayata 的干燥块根。

本品的块根实为药材白药子，但在浙江省个别地区和台湾省却以此混充防己、汉防己或粉防己。

块根呈不规则团块状或短圆柱形，直径3～9cm，其下常分出若干个短圆柱状根，有时数个相连长念珠状，顶端有根茎残基。药材商品多将硕大丰满的扁圆形块根切成片状，多为横切片，间或有纵切者。横切片直径4～8cm，厚1～2cm，边缘外皮浅灰褐色，有皱纹，切面灰白色，粉性。有时可见到环轮，或偏心性车轮状木心。质脆，断面白色，整齐。气微，味淡而微苦。

防风

防风，《神农本草经》列为上品，《本草纲目》载入草部山草类。功能解表发汗，祛风化湿，为治风病要药。古人即因其有预防风邪之功，故有防风之名。主治外感风寒、头痛目眩、周身尽痛、风寒湿痹、骨节疼痛、四肢挛急等症。又为成方防风汤、玉屏风散及玉真散之主药。现市售防风品种甚为复杂，异物同名品甚多。

【别名】笔防风、关防风、黄风、黄防风、青防风、山芹菜根。

【来源】为伞形科植物防风 *Saposhnikovia divaricata* (Turcz.) Schischk. 的干燥根。

【鉴别】干燥的根呈长条形圆柱状，长 20 ~ 30cm。直茎约 1cm，根头部颇长，具密集的细环纹，习称“蚯蚓头”或“旗杆顶”，其上簇生叶鞘腐烂后残留的叶脉（维管束），呈黑褐色纤维状，长者可达 5cm。根外皮粗糙，灰黄色或灰棕色，具纵纹和多数皮孔及点状突起的须根疤痕。质松软，折断时栓皮易脱落，横切面中有黄色圆心，最外层浅黄白色，俗称“凤眼圈”。稍有香气，味微甘。

本品地上部分有开花结实与不开花结实两个类型，开花结实者叶略窄瘦，根心变硬，药农称“母防风”或“硬防风”；只生叶不开花结实者，叶光泽肥大，根浆足丰满，有菊花心，药农称“公防风”或“软防风”。药用的防风以“公防风”为佳，“母防风”以根柴性而一般不收购。实际上防风本身为两性花，无公母之分，不过未开花者，因花芽受破坏或未形成花芽之故，所以根部较充实而质佳。

【道地与分布】分布于东北、华北地区及山东、陕西、宁夏等地。主产于东北地区，东北产者称关防风或东防风，其中尤以黑龙江省的产量大、品质好，为关防风的道地产区。

关防风道地药材质量要求：药材呈长圆锥形或长圆柱形，下部渐细，有的略弯曲，长 15 ~ 30cm，直径 0.5 ~ 2cm。表面灰棕色或棕褐色，粗糙，有纵皱纹、多数横长皮孔样突起及点状的细根痕，根头部有明显密集的环纹，有的环纹上残存棕褐色毛状叶基。体轻，质松，易折断，断面不平坦，皮部棕黄色至棕色，有裂隙，木部黄色。“蚯蚓头”明显。气特异，味微甘。

内蒙古与河北产者称口防风，“蚯蚓头”不明显，头较粗而棕色毛状物甚多，质量较次。东北防风原系野生，现在已有人工种植，生长良好，产量也大。黑龙江省以杜尔伯特市为中心的西部草原地区是我国最大的防风产区，年产达百万斤。位于该区的绿色草原牧场是我国最大的防风栽培基地。山东“扦插防风”药材性状已发生巨大变化，无“蚯蚓头”而支根很多。

【地区习用品】

1. 川防风　为伞形科植物竹节前胡 *Peucedanum dielsianum* Fedde. ex Wolff. 及其同属植物华中前胡 *Peucedanum medicum* Dunn. 的干燥根。重庆万州、涪陵，四川宜宾、泸州地区称此根茎及根为川防风，习称竹节防风，有的地方称岩防风。

川防风药材性状呈长圆柱形，稍弯曲，单一或少有分枝，长10～35cm，直径0.5～1.5cm。表面棕黄色，上端根茎部较长，常具叶柄残痕或残茎，节间长0.3～1.5cm；似竹节状，偶有节间短缩似“蚯蚓头”；下端根部表面粗糙，具纵皱纹及疣状突起和突起的侧根痕。体轻，质脆易折断，断面纤维性，皮部棕色，木部淡黄色，具特异香气，味辛，微苦。

2. 云防风 为伞形科植物竹叶防风（鸡脚防风、三叶防风）*Seseli mairei* Wolff. 及松叶防风 *Seseli yunnanense* Franch. 的干燥根。此两种在云南作防风使用，习称“云防风”；四川西昌地区亦用之，称“西风”；贵州威宁称竹叶防风为小防风。

药材形态相似，根均呈圆柱形，稍弯曲，多单条不分叉，长6～15cm，直径0.3～1cm；外表棕红色或灰棕色，粗糙，多纵沟，皮孔不明显，有侧根；近根头处有横纹，顶端有棕色纤维状物。质脆易断，断面不平坦，皮部类白色或肉色，多棕色油点（分泌腔），中心木质部浅黄色。气香，味略甜。

【伪品及易混品】

1. 伊犁岩风 为伞形科植物伊犁岩风（细叶防风、线叶防风）*Libanotis iliensis* (Lipsky) Korov 的干燥根。分布于新疆山区，在产区混充防风使用。

与松叶防风外形相似，但叶为三回羽状复叶，叶裂狭条形；复伞形花序的伞梗较短，顶生和腋生，不排成总状或圆锥花序，小花梗多而密。

2. 亚洲岩风 为伞形科植物亚洲岩风 *Libanotis sibirica* (L.) C.

A. Mey. 的干燥根。

分布于我国东北、华北、西北地区及山东、四川。陕西太白山和宝鸡草医称此为石防风、石黄风。陕西、甘肃部分地区以此充防风使用。

3. 宽萼岩风 为伞形科植物宽萼岩风 *Libanotis laticalycina* Shan et Sheh 的干燥根。

河南汜水、荥阳和山西运城均称其根为水防风。

4. 天山竹叶防风 为伞形科植物天山竹叶防风 *Seselopsis tianschanicum* Schischk. 的干燥根。新疆阿尔泰地区以此为防风。

根细长圆柱形，单条，少有分支，长 20cm 以上，直径约 0.6cm，顶端有棕色纤维状物，外表灰黄色，多横裂纹，根木部大，金黄色，皮部薄，类白色。稍有芹菜香气，味微甜。

5. 杏叶防风 为伞形科植物杏叶防风 *Pimpinella candolleana* Wight et Arn. 的干燥根。西南地区别名骚羊古、马蹄防风、兔耳防风、山当归，云南称此为杏叶防风，玉溪称马蹄防风，红河称大叶防风。

根部呈细长圆锥形，长 5 ~ 15cm，直径 1 ~ 2cm，稍弯曲或偶有分叉，外皮黄棕色或红棕色，具有许多横形皮孔及纵皱纹，根头部无棕色纤维状物。质坚实，不易折断，断面稍平坦，中心木质部黄白色，皮部稍宽，粉白色，具棕红色油点（分泌腔）。气香，味微甘而涩。

红大戟

大戟为中医临床常用药物。功能峻下逐水，利二便，解毒消肿。常用于治疗水肿、臌胀、痰饮、瘰疬、痈疽肿毒等病症。由于各地用药习惯有所不同，目前的商品大戟主要分为两大类，即京大戟和红大戟。从 2005 年版《中国药典》起将此二者分别单独列条。

【别名】红牙大戟、广大戟、南大戟、将军草、红萝卜、红心薯。

【来源】为茜草科红大戟 *Knoxia valerianoides* Thorel et Pitard 的干燥块根。

【鉴别】干燥的药材，多为单枝，呈圆锥形或纺锤形，外表灰棕色至红棕色，多扭转的皱纹，通体长 6 ~ 10cm，直径 0.6 ~ 1cm，弯曲不直如兽牙状，有时可见横生的皮孔及支根残基或支根痕，顶端有地上茎痕。质坚硬而脆，易折断，断面不平坦，呈红褐色至棕黄色，故商品通常称之为“红牙大戟”，或简称“红大戟”。气微，味辣而刺喉。

【道地与分布】主产于广西、广东、福建、云南等地。药材以根条大、肥壮、颜色紫红、坚实而无须根者为佳。

【地区习用品】参见“京大戟”条。

【伪品及易混品】参见“京大戟”条。

红花

红花为常用中药。始载于《伤寒论》，原名“红蓝花”。《开宝本草》释名曰：“因其花红，故名。”李时珍曰：“红花……其叶如小蓟叶，至五月开花，如大蓟花而红色。”红花具有活血通经、散瘀止痛的功能。用于经闭、痛经、癥瘕痞块、跌打损伤等症。

【别名】红毛花、草红花、刺红花、红花菜。

【来源】为菊科植物红花 *Carthamus tinctorius* L. 的干燥花。

【鉴别】花多聚集成皱缩弯曲不规则的团块或散在。表面橙红色、红色或红黄色，纤细如毛（故产地习称“红花毛”）。单个花朵长 1.5 ~ 2cm。上端花冠呈细长管状，基部线形，黄色、红色或橙色，采集时已断去。先端 5 裂，裂片呈狭线形，长 5 ~ 7mm，直径约 1.5mm。顶端渐尖，色略浅。雄蕊 5 枚，花药聚合成筒状，黄色或微棕黄色。柱头长圆柱形顶端微分叉，露出花药筒外。质柔软。具特异香气，味微甘苦。用水泡后，水变金黄色，花不褪色。

【道地与分布】主产于河南、新疆、安徽、四川等地。以新疆产量最大。

道地药材以花冠长、色红、鲜艳者为佳。

红芪

红芪在传统上是为黄芪的一类，但从 2000 年版《中国药典》

起即将本品单独列为专条。红芪，按加工方法又可分为冲正芪、正炮台芪、副炮台芪、正小皮、副小皮、红兰芪等。

【来源】为豆科植物多序岩黄芪 *Hedysarum polybotrys* Hand.-Mazz. 的干燥根。

【鉴别】药材呈长圆柱形，少分枝，上粗下细，长 10 ~ 50cm，粗 6 ~ 20cm。表面棕黄色或近于棕红色，有纵皱及少数支根痕；皮孔横向，浅黄色或暗黄色，略凸出；栓皮易剥落。质柔韧，断面纤维性强且富粉性，皮部棕白色，形成层呈棕色的环，木质部淡黄棕色，中心颜色较浅，有细致的类白色放射状纹理。气微弱而特异，味微甜，嚼之有豆腥气。

【道地与分布】主产于甘肃的岷县、武都等地，宁夏、四川亦有产。

道地药材以身干、条粗长而直、皱纹少、粉性足、质坚实而绵、不易折断、味甜、无黑心者为佳。

红药子

红药子为中医临床常用中药，始载于宋代《本草图经》。苏颂曰："秦州出者谓之红药子，叶似荞麦，枝梗赤色，七月开白花，其根初采，湿时红赤色，暴干即黄。"具有理气活血、凉血止血、镇静解痉、止痛止泻、抗菌消炎等功效。

【别名】荞馒头、朱砂七、朱砂莲、雄黄连、猴三七、血三七。

【来源】为蓼科植物毛脉蓼（朱砂七）*Fallopia multiflora* (Thunb.) Harald. var. *ciliinerve* (Nakai) A. J. Li [*Polygonum ciliinerve* (Nakai) Ohwi] 的干燥块根。

【鉴别】药材外表与何首乌很相似，不甚整齐，外皮棕褐色，紧贴，不易剥离。市售品常横切成块，一般直径 3 ~ 6cm，厚 0.8 ~ 2.5cm，断面凹凸不平，土黄色或黄棕色，有时呈现如何首乌之异形维管束，并有细条状淡黄色或黄白色纹理。质坚硬，强木质化。根头部间有残茎断后之疤痕，木部断面如车轮状。味微香而不苦，嚼之唾液染成黄色，以手搓揉，手指亦染成黄色。断面或粉末遇碱性溶液立显紫红色反应。

本品在植物亲缘关系上与何首乌相近，过去曾经被认为是何首乌的变种。所以原植物形态和生药性状也与何首乌多有类似之处，化学反应亦相近。在甘肃的文县当地习惯以本品作何首乌入药用。现在随着何首乌在各地的人工栽培日益广泛，这种以地区习用品种充代正品的情况已经改变。

此外，在西北和中南地区也有将本品作“黄药子”入药用的习惯。

【道地与分布】分布于东北、西北地区及湖北、湖南、四川等地。主产于陕西、甘肃、河南。以陕西产者质量最佳。

道地药材以片大、整齐、质坚硬、黄棕色、带有香气者为佳。

【地区习用品】

1. 翼蓼　为蓼科植物翼蓼（荞麦七）*Pteroxygonum giraldii* Dammer et Diels 的干燥块根。

主要在西北地区作红药子入药用。也称红要子、白药子、荞麦七、金荞仁。河南省也作红药子用。完整的块根呈不规则形，且大小不等，小者如拳，大者直径可至30cm以上，一般以小者为常见。外皮棕褐色，有多数小疙瘩，周围多有须根着生，新鲜品断面呈类白色，干时则转变为粉红色。

商品药材多横切成厚片，直径6～10cm，厚1～1.5cm，栓皮棕褐色，时而皱缩，横切面凹凸不平，外表呈棕红色或浅棕色，折断面粉红色或粉白色。质坚硬，粉性。无香气，味微苦极涩。

本品在陕西西安与太白一带，均以其块根于新鲜时断面白色而称之为“白药”或“白药子”。在汉中以及外省的药材公司则因其干燥的药材断面呈现棕红色，故多将本品作“红药”或“红药子”。

2. 薯莨 为薯蓣科植物薯莨 *Dioscorea cirrhosa* Lour. 的干燥块茎。

本品仅在湖南的个别地区作红药子使用。又名朱砂莲、山猪薯、红孩儿等。

分布于华东、华南及西南地区。

块茎粗壮，形状不规则，外皮棕黑色，有疣状突起，生多数须根，细根干时硬而刺手。块茎鲜时内面血红色，断面有网状花纹。药材多切成饮片，呈椭圆形或不规则片状，厚3～5mm，片面棕红色，具黄色突起斑点。纵断面具红棕色斑点，有光泽。皮部薄，皱缩，棕褐色。本品质坚实，味涩。

红藤

红藤之名始见于《本草纲目》，列入草部蔓草类（自木部移此），作为《本草拾遗》“省藤”（棕榈科植物的省藤）的异名，又称赤藤，治诸风，通五淋，杀虫。和现时商品红藤全不相同。现时药用红藤功能主要为活血通经、祛风除湿，主治急、慢性阑尾炎，盆腔炎，风湿性筋骨痛，四肢麻木拘挛，经闭腹痛等病症。

【来源】为大血藤科植物大血藤 *Sargentodoxa cuneata* (Oliv.) Rehd. et Wils. 和豆科植物毛宿苞豆（草红藤）*Shuteria involucrata* (Wall.) Wight et Arn. var. *villosa* (Pampan) Ohashi [*Shuteria pampaniniana* Hand.-Mazz.] 的干燥藤茎。

【鉴别】

1. 大血藤　干燥的藤茎呈圆柱形，常弯曲，外表红棕色，粗糙，直径 1 ~ 3cm，有较宽大的凹形浅沟。因此，表面凸起部分现南瓜瓣状，表面且有疣状突起的皮孔及明显的横裂纹。体质轻泡，横切面皮部棕红色，有六处向内嵌入木部；木部黄色，被红棕色射线隔开，作菊花形放射状，导管大，肉眼观察，见细孔密布，作不规则排列，折断面裂片状。有异香，味微涩。

2. 毛宿苞豆（草红藤）　又名疆蛇通，四川成都草医以其地上藤、叶为红藤。西昌称红藤或称小红藤和三叶红藤。

系草本植物，与木本植物的大血藤不同。商品常为带叶的藤茎，多缠扎成把。藤茎细瘦而多节，棕红色，具细纵纹、被毛；

小叶 3 枚，托叶明显，叶质脆易碎。

【道地与分布】主产于湖北、四川、江西、河南、江苏、浙江、安徽等地。药材以条匀、径粗、表面棕色而粗糙、有特殊香气者为佳。

毛宿苞豆分布于四川、云南、贵州、广西等地。

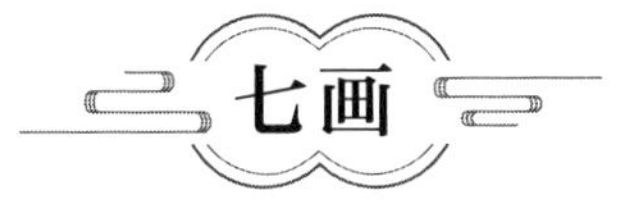

七画

麦冬

麦冬原名麦门冬，为中医常用的清热养阴润燥药，适用于阴虚内热、津枯口渴及燥咳痰稠、气逆，或热病伤津、便秘等症。中医处方时有用所谓“二冬”者，即指麦冬与天冬之言。二冬均能养胃生津，但天冬偏于养肺阴而治咳嗽，而麦冬则偏于养阴而生津，凡胃阴不足、虚火旺者则麦冬主之。此其不同之点。麦门冬又称寸冬，《神农本草经》列为上品，《吴普本草》别名不死草，《本草纲目》载于草部隰草类，又称阶前草。麦冬因产地不同，有杭麦冬与川麦冬之分，均为百合科植物。

【别名】马鬃草、羊胡子草、家边草、书带草、杭麦冬、川麦冬。

【来源】为百合科植物麦冬（沿阶草）*Ophiopogon japonicus* (L. f) Ker-Gawl. 的干燥块根。

【鉴别】本品地下具细长的走茎，根须状，根间的部分或先端膨大成纺锤状的肉质小块根，此即药用的麦冬。本品产于浙江余姚、杭州笕桥者，称“杭麦冬”。产四川者称“川麦冬”。性状大同小异。

1. 杭麦冬　呈纺锤形，长 2 ~ 4.5cm，中部直径 4 ~ 6mm，两端钝尖，中部肥满，外表淡黄色，半透明，有不规则的纵皱纹，有时略带须根。本品未足干者全体柔软，而干燥者则质地坚硬。折断面呈黄白色，角质状，中央有细小的木心。气微香，味微甜。嚼之发黏。

2. 川麦冬 与上种相似，但较短粗，外表类黄白色或乳白色，有光泽，质地坚硬，香气较小，味淡，无黏性，品质较杭麦冬为次，但产量较大，因川麦冬栽培次年4月上旬即采挖，而杭麦冬则生长时间较长，第二年6～7月采挖。

【道地与分布】 主产于浙江杭州、余姚，江苏无锡、镇江，四川绵阳、三台等地。此外，贵州、云南、广西、安徽、湖南、湖北、河南等省区也有出产。

杭麦冬道地药材质量要求：根块呈纺锤形，略扁，稍弯曲。长1～3cm，直径0.3～0.6cm。表面黄白色或淡黄色，半透明状，有不规则纵皱纹及须根痕。未干透时，质较柔韧，干后质坚硬。断面黄白色，角质状。中柱细，已木质化，润湿后可抽出。以身干、个肥大、黄白色、半透明、质柔软、有香气、嚼之发黏者为佳。

川麦冬道地药材质量要求：呈纺锤形，两端略尖，长1.5～3cm，直径0.3～0.6cm。表面黄白色或淡黄色，有细纵纹。质柔韧，断面黄白色，半透明，中柱细小。气微香，味甘、微苦。以颗粒大、饱满、皮细、糖性足、木心细、内外淡黄白色、不泛油者质佳。

【地区习用品】 在商品药材中，常有以“土麦冬”为名者入药用，在正品药材紧缺时甚或混充麦冬入药用。土麦冬多为土麦冬属（山麦冬属）*Liriope* 植物的块根，较麦冬为干瘦，木心有时为空心管状，质量较次，常见者有如下几种：

1. 土麦冬 为百合科植物土麦冬（山麦冬）*Liriope spicata* (Thunb.) Lour. 的干燥块根。

浙江天台称蓝花麦冬、韭叶麦冬；江苏称土麦冬、山麦冬、野韭菜；北京称鱼子兰；湖南新邵称大寸冬，湖南凤凰称大羊胡子草；西南称猫眼珠。华北、华东、华中、陕西、湖北、四川、贵州广有分布，野生山谷下或栽培于庭院。“湖北麦冬”（湖北山麦冬）为其变种 var. *prolifera* Y. T. Ma. 栽培量大，也常混作麦冬使用。

块根呈纺锤形，长 1.5 ~ 3.5cm，中部直径 3 ~ 5cm，略弯曲，两端钝尖，中部略粗，外表淡黄色或黄棕色，有粗糙纵皱纹。质坚韧，纤维性较强。“湖北麦冬”的外形更大一些，中间的木心（中柱）较软。

2. 禾叶土麦冬 为百合科植物禾叶土麦冬（禾叶山麦冬）*Liriope graminifolia* (L.) Baker 的干燥块根。

产于河北、山西、陕西、甘肃、河南、湖南、安徽、湖北、贵州、四川、江苏、浙江、江西、福建、台湾和广东。

与上种相似。叶基生，密集成丝，叶较前种为狭细，宽 2 ~ 3（~ 4）mm。花葶长 20 ~ 48cm，稍短于叶；总状花序轴长 6 ~ 15cm，具许多花；花白色或淡紫色。小块根也作土麦冬用。

3. 阔叶土麦冬 为百合科植物阔叶土麦冬（阔叶山麦冬）*Liriope platyphylla* Wang et Tang 的干燥块根。

浙江天台称山冬或蓝花冬；江苏南京称大麦冬。

块根呈长圆柱形，长 2 ~ 5cm，中部直径 0.5 ~ 1.5cm，弯曲，两端钝圆，有木心（中柱）露出，表面土黄色至暗黄色，不透明，有多数宽大纵槽及皱纹。干燥品坚硬而脆，易于折断，断面平坦，黄白色，角质样，中央有细小淡黄色木心，木心有时呈空管状。臭微弱，味甜，嚼之微有黏性。

4. 矮小土麦冬 为百合科植物矮小土麦冬 *Liriope minor* (Maxim.) Makino 的干燥块根。

产于浙江、陕西、广西等地。小块根在当地亦供药用。

植物体矮小。叶长 7 ~ 20cm，叶宽 2 ~ 3mm，花葶短于叶，长 6 ~ 7cm，花序长 1 ~ 3cm，花 1 ~ 2 朵，生于苞片腋内；花丝与花药等长。

5. 阔叶山麦冬（福建山麦冬） 为百合科植物阔叶山麦冬 *Liriope platyphylla* Wang et Tang 的干燥块根。福建泉州栽培作麦冬用。

叶长 25 ~ 60cm，宽 4 ~ 8mm，花葶近等长或等于叶。块根形状较小。

【附】麦冬果实和种子特征：浆果圆球形，成熟时紫色或蓝黑色，种子球形，直径 7 ~ 8mm。

远志

远志始载于《神农本草经》，为中医临床常用药物。具有利窍祛痰、安神益智、解郁、消肿的功效，常用于治疗痰阻心窍、精神迷乱、惊悸、健忘、失眠多梦、痈疽疮肿等病症。李时珍曰：“此草服之，能益智强志，故有远志之称。”远志在我国历版《中国药典》中均收载之。现时商品药材常见者有两种。

【别名】小草根、小鸡棵、青小草、山茶叶、光棍茶。

【来源】为远志科植物远志（细叶远志）*Polygala tenuifolia* Willd. 及卵叶远志（西伯利亚远志）*Polygala sibirica* L. 的干燥根皮及根。

【鉴别】两种植物来源的远志药材基本相似，尤其是经过加工的商品药材一般很难加以区分，一并入药使用。严格来讲，未经加工的原药材，后者的根与前者相比而较细，常弯曲，外皮亦较粗糙，浅棕色，皮部较为疏松。后者的木部有的可见“V”字形缺刻。

商品由于集采加工方式的不同，而有远志筒（鹅管志筒）、远志肉与远志棍等规格的不同。将根去净残茎、须根及泥土，晒至二三成干，然后在平板上来回搓，至皮肉与木心分离，再抽去木心，晒干。皮肉分成筒状故称“远志筒”，如抽不去木心者，则将皮部剖开，去掉木心，称“远志肉”。过于细小而不能抽去木心者，即称为“远志棍”。

1. 远志筒　多呈圆筒状或呈中空的长管状，形如鹅毛管，故又有鹅管志筒之称。一般长 5 ~ 15cm，直径 0.3 ~ 1cm，拘挛不直，外皮灰色或灰黄色，粗糙，有些有细纵纹及细小的疙瘩状支根疤痕，并有深陷的横皱纹，略呈结节状，质脆易断，断面为黄白色，较平坦。微有青草气。

2. 远志肉　为将皮捶开而除去木心者，故剩下的皮部多为破碎品，其肉较薄，横纹较少。

3. 远志棍　多为不适于加工去心的细小远志根，均较细小，中心留有较坚硬淡黄色木心。

远志味苦而微辛，嚼之有刺激性，因其含有皂苷之故。

【道地与分布】主产于山西的阳高、稷山、万荣、闻喜、榆次、芮城，陕西的韩城、合阳、华阴、绥德、咸阳、大荔，河北保定、唐县、涞源、张家口及承德市，河南洛阳市的巩义、卢氏等地。此外，山东、内蒙古、吉林、辽宁、安徽、江苏、湖北、甘肃、云南等省区亦有出产。

道地药材以身干、筒粗、色黄、肉厚、去净木心者为佳。一般认为，远志筒的质量最佳，远志棍的质量最次。

【伪品及易混品】

1. 野胡麻　为玄参科植物野胡麻 *Dodartia orientalis* L. 的干燥根。在我国西藏及新疆地区误认为远志，亦有误称为“紫花远志”者。本品在西北地区又名倒爪草、道爪草、牛含水、牛汉水、牛哈水、紫花秧、刺儿草。

根部外形略与远志相似，粗细亦相近，外表浅灰棕色，有纵皱，少深陷的横皱纹，有支根疤痕。最主要的区别点在于皮部较远志为薄，而木质心特别发达为异。生于沙漠地区或多沙的山坡及田野。

分布于内蒙古、甘肃、宁夏、新疆、四川、西藏等省区。本品在西北地区为民间草药，常称之为“倒爪草”。功能清热解毒，散风止痒。但混充远志是错误的。

2. 三叶香草 为报春花科植物三叶香草 *Lysimachia insignis* Hemsl. 的干燥根。

又称三叶排草、三叶珍珠菜，在广西的天等、大新等地亦称"土远志"，或直接混作远志使用。

3. 虎刺 为茜草科植物虎刺（绣花针）*Damnacanthus indicus* Gaertn. 的干燥根。

在福建的南平、晋江、永春以本品作为土远志入药用，在仙游也称"小远志"。

4. 寻骨风 为马兜铃科植物寻骨风绵毛马兜铃 *Aristolochia mollissima* Hance 的干燥根。

在贵州的水城称本品为毛远志。

赤小豆

赤小豆始载于《神农本草经》，列为中品。李时珍曰："此豆以紧小而赤黯色者入药，其稍大而鲜红、淡红色者，并不治病……结荚长二三寸，比绿豆荚稍大，皮色微白带红，三青二黄时即收之。"赤小豆具有利水消肿、解毒排脓的功能。用于水肿、脚气、黄疸、泻痢、痈肿等症。

【别名】红豆、红小豆、红饭豆、小豆、朱赤豆。

【来源】为豆科植物赤小豆 *Vigna umbellata* (Thunb.) Ohwi et Ohashi 或赤豆 *Vigna angularis* (Willd.) Ohwi et Ohashi 的干燥成熟种子。

【鉴别】

1. 赤小豆 呈长圆形或圆柱形而稍扁，长 5～8mm，直径 2～5mm。表面紫红色或暗红褐色，少棕黄色，平滑，无光泽或稍有光泽。两端较平截或钝圆，一侧可见种脐，白色，呈线形突起，偏向一端，约为全长的 2/3。中间凹陷成纵沟，另一侧有一条不明显的棱脊。质坚硬，不易破碎，破开后可见乳白色、肥厚的子叶 2 枚，胚根细长，弯向一边。气微，味微甘。嚼之有豆腥气。

2. 赤豆 呈短圆柱形或矩圆形，长 5～8mm，直径 4～6mm。表面暗棕红色，有光泽，两端钝圆或较平截，种脐中央不凹陷。

【道地与分布】

1. 赤小豆 主产于浙江、江西、湖南、广东、广西等地。

2. 赤豆 主产于吉林、北京、天津、河北、陕西等地。

两种药材均以颗粒饱满、色紫红发暗者为佳。

【伪品及易混品】

1. 木豆 为豆科植物木豆 *Cajanus cajan* (Linn.) Millsp. 的干燥成熟种子。主产于四川、广东、广西、台湾等省区。

种子呈圆球形，较赤豆及赤小豆均大，直径为 6～9mm，表面暗红色至淡褐色，有的带褐色的小斑点，一端带较大的种脐，而略凸起。

2. 相思豆 为豆科植物相思子 *Abrus precatorius* L. 的干燥成熟种子。主产于海南、广西等省区。因本品也有赤豆的别名，故易误作赤小豆入药用。本品有毒，不能内服，只能外用。

种子呈椭圆形或卵圆形，一端呈红色，一端呈黑色，黑色的一端有一个长形的白色种脐，质坚硬，不易破碎。气微，味微苦涩。

赤芍

赤芍即芍药的野生品种不经去皮、水煮等加工工序，直接除去根头、须根，洗净泥土而直接晒干入药者。中医认为，赤芍与白芍功效有所不同，白芍功能柔肝止痛、养血敛阴，而赤芍长于清热凉血、活血祛瘀。用于经闭腹痛、月经不调、冠心病心绞痛、疮痈肿毒、血热引起的斑疹、吐血、衄血等。现代药理研究证明，赤芍具有扩张血管壁、增加冠脉血流量、改善心肌氧供应的作用；并能抑制血小板聚集，对免疫功能有明显的影响；以及芍药苷具有镇静、镇痛、镇痉、抗炎等多种药理作用。商品赤芍来源较多，品种较为复杂。

【别名】赤芍药。

【来源】为毛茛科植物芍药 *Paeonia lactiflora* Pall. 或川赤芍 *Paeonia veitchii* Lynch 的干燥根。

【鉴别】

1. 芍药　药材呈圆柱形，两端粗细近于相等，亦有根头粗、下端细者，稍弯曲，长 10 ~ 35cm，直径 0.6 ~ 3cm，表面暗褐色或棕褐色，粗糙，有横向凸起的皮孔，具粗而深的纵皱纹，以手搓之则外皮易破而脱落（俗称“糟皮”），显出白色或淡棕色的皮层。质坚而脆，易折断，断面平坦，显粉性（俗称“粉碴”），粉白色或黄白色，皮部窄，类粉红色，木部约占根的大部分，内心有淡黄色的菊花纹理或现裂隙。气微香，味微苦涩。

内蒙古多伦所产的赤芍道地药材质量要求：“糟皮”（皮松薄易剥落）；“粉碴”（质较轻松，易折断，断面略显粉性，粉白色至淡棕色）；“菊花心”（皮部窄，木部具放射状纹理及裂隙）特征明显。北京市郊生产有所谓“铁杆赤芍”者，即系由栽培的芍药根条细瘦者加工而成，其性状为支条较细，皮紧结不易剥落。内碴粉白色或黄白色，肉紧实，无裂隙，质较坚重。其质量不及“糟皮粉碴”者好。

2. 川赤芍　药材因加工方法不同，又有刮皮赤芍与原皮赤芍之分。刮皮赤芍多为原条，肉身厚实，圆壮，粗直或弯曲，外表淡紫红色或肉白色，有纵皱。断面粉质，白色，外围淡紫色，内心有淡黄色的菊花纹，幼根内心紫色。原皮赤芍间有分叉的双支，外表粗皮棕红色或棕褐色，亦有纵纹，质坚脆，易折断。均有浓香，味苦甜。

【道地与分布】赤芍主产于内蒙古、辽宁、河北承德市及张家口市所辖各县、黑龙江、吉林等地，陕西、山西、甘肃、宁夏亦有出产。但以内蒙古及河北北部各县出产的“多伦赤芍”，条长、断面粉白色、糟皮粉碴者，质量最佳。

川赤芍主产于四川，西藏东部、青海东部、甘肃及陕西南部亦有出产。

【地区习用品】

草芍药　为毛茛科植物草芍药 *Paeonia obovata* Maxim. 的干

燥根。其根肥大，着生在横走的根茎上，根茎较粗，形状不规则，根圆柱形或纺锤形，表面黄褐色或棕红色，未去尽粗皮处呈紫褐色，有细皱纹及支根断痕。质坚硬，不易折断，断面灰白色，有菊花纹，无裂隙。气浓香，味苦甜。

草芍药产于四川、贵州、湖南、江西、浙江、安徽、湖北、河南、陕西、宁夏、山西、河北及东北地区，一般认为草芍药质量较次。

【伪品及易混品】

1. 美丽芍药 为毛茛科植物美丽芍药 *Paeonia mairei* Lévl. 的根。四川、贵州称之为“狗头芍药”，因其根部形状极不规则，多瘤状突起和茎痕，略似狗头，因其质次，目前已停止生产。

2. 窄叶芍药 为毛茛科植物窄叶芍药 *Paeonia anomala* L. 的根。块根纺锤形或近球形，直径 1.2 ~ 3cm。甘肃及新疆部分地区以其根为赤芍。

3. 块根芍药 为毛茛科植物块根芍药 *Paeonia anomala* L.var. *intermedia* (C. A. Mey.) O. et B. Fedtsch. 的根。主根不发达，侧根纺锤形，块状，长 2 ~ 3cm，中部直径 1 ~ 1.5cm。表面棕褐色粗糙，有皱纹及纵沟，外皮易脱落，质硬而脆，切面浅黄色、浅棕黄色或浅紫色，菊花纹明显，有时具裂隙。味苦微酸。

新疆以其块根作赤芍应用，又称新疆赤芍，不但当地使用，近年来还调往浙江等省，但因货不对路，商业上有退货扯皮现象，看来，只能地产地销，不宜外调。

4. 紫牡丹（野牡丹） *Paeonia delavayi* Franch. 及黄牡丹

Paeonia delavayi Franch. var. *lutea* (Franch.) Finet et Gagn. 的根。药材呈圆柱形，长 10 ~ 18cm，直径 1 ~ 2cm，稍弯曲，两端常平截。外表棕褐色至暗赤色，常带有纵皱纹及须根痕。质坚实，不易折断；断面不平坦，内皮部赤色，木部赤黄色，有菊花心，气香，味酸、涩、微苦。

在云南以这两种植物的根作赤芍入药，以其根皮作丹皮。

5. 补血草 为蓝雪科植物补血草 *Limonium sinense* (Girard) Kuntze 的根。根呈圆柱形，表面土褐色，折断面皮部褐色，中央呈褐白相间的放射状纹理。本品为民间草药，可祛湿、清热、止血。但不能混充赤芍用。

此外，河北承德有以蔷薇科植物地榆伪充赤芍，两广有以菊科植物大丽菊根伪充赤芍，辽宁有以唇形科植物糙苏的根混充赤芍，江西个别地区以萝科植物朱砂藤的根混称赤芍，均属错误。湖南销售的赤芍中曾发现有三分三混入而发生中毒事故，更应引起注意。

【附】芍药果实及种子特征：果实为蓇葖果，长 2.5 ~ 3.0cm，直径 1.2 ~ 1.5cm，顶端具喙，种子阔椭圆形或倒卵状球形，长 6.8 ~ 8.7cm，宽 6.5 ~ 7.2cm，表面棕色或红棕色，基部略坚，具 1 个不明显种孔。种脐位于种孔旁，短条形，污白色。

芫花

芫花为常用中药。始载于《山海经》，原名为“芫”。李时珍曰："芫花留数年陈久者良，用时以好醋煮十数沸……"芫花具有逐水祛痰的功能。常用于心腹胀满、水肿胁痛、痰饮积滞等症。

【别名】头痛花、药鱼草、闷头花、毒鱼草、老鼠花、芫花。

【来源】为瑞香科植物芫花 *Daphne genkwa* Sieb. et Zucc. 的干燥花蕾。

【鉴别】花蕾常 3 ~ 7 朵簇生于 1 个短花轴上，基部有苞片 1 ~ 2 片，或说落为单朵花。单个花蕾呈细长筒形棒槌状，多弯曲或扁压，长 1 ~ 1.7cm，直径约 1.5mm。上端膨大，下端较细，直径在 1mm 以内，单被花，缺花瓣。萼筒弯曲，鲜品表面蓝紫色或灰紫色，干时呈灰白色或蓝灰色，细圆筒状。表面密被绢丝状短柔毛，花萼先端裂似花瓣状，在蕾时常两两合抱，顶端稍有间隙，裂片卵形，约为全长的 1/3，剖视可见雄蕊 8 枚，排成 2 轮，不具花丝，雌蕊 1 枚，花柱极短，柱头成头状。淡黄棕色。花梗常缺乏，已开放的花，外观不整齐，全长可达 1.5cm。质软柔韧。气微，味甘，微辛热。多嗅可致头痛。

【道地与分布】主产于安徽、江苏、浙江、山东、福建、湖北、四川等地。习称"南芫花"。

道地药材是以花蕾整齐、淡黄色、无杂质者为佳。

【伪品及易混品】

黄芫花　为瑞香科植物河朔荛花 *Wikstroemia chamaedaphne* Meisn. 的干燥花蕾和花。花蕾略小，长 3 ~ 8mm，上端较粗，直径 1～1.5mm。下端较细，约在 0.5mm 左右，外表全部密具白色绢丝状被毛。灰绿色或灰黄色，多单花，仅具花萼。常带有嫩梗及叶片。无香气，略带麻醉性，味甜、微辛，久嚼麻舌而稍凉。

花椒

花椒为较常用中药。始载于《神农本草经》，列为下品。原名“秦椒、蜀椒”。“花椒”之名首见于《本草纲目》。李时珍曰：“秦椒，花椒也。始产于秦，今处处可种，最易蕃衍。其叶对生，尖而有刺，四月生细花，五月结实，生青熟红，大于蜀椒，其目亦不及蜀椒目光黑也。”花椒具有温中散寒止痛、燥湿杀虫止痒的功能。用于脘腹冷痛、呕吐泄泻、蛔厥腹痛。外治湿疹瘙痒等症。

【**别名**】秦椒、蜀椒、川椒、香花椒、红花椒、崖椒。

【**来源**】为芸香科植物青花椒 *Zanthoxylum schinifolium* Sieb. et Zucc. 及花椒 *Zanthoxylum bungeanum* Maxim. 的干燥成熟果皮。

【**鉴别**】

1. 青椒　聚合果多为 2～3 个上部离生的球形小蓇葖果，集生于小果梗上，蓇葖果呈球形，直径 3～4mm，沿腹缝线开裂，顶端具短小喙尖。外果皮草绿色、黄绿色或暗绿色，具有细密的网状隆起的皱纹和多数凹陷的深色小点状油腺。内果皮光滑，灰白色或淡黄色，内果皮与外果皮常由基分离或向内反卷，尤其是 3 个小蓇葖果基部合生者，反卷更明显。有的小蓇葖果中，残存有 1 粒卵形黑色种子，长 3 ~ 4mm，直径 2 ~ 3mm，有光亮。气香，味微甜而后麻辣。

2. 花椒　果多为单生，或为 1 ~ 2 个球形蓇葖果，每一蓇葖果自顶端沿腹面开裂或延伸至背面稍开裂的球形蓇葖果的果皮，呈基部相连的两瓣状，直径 4 ~ 5mm。部分果实顶端有不甚明显的柱头残迹，基部常见有小果柄及 1 ~ 2 个未发育的颗粒状离生心皮。外果皮红色、红棕色或紫红色，极皱缩，具有许多点状突起又凹陷的油腺。内果皮淡黄色，光滑，常由基部与外果皮分离而向内反卷。有时可见残留的黑色圆球形种子。果皮薄革质，有特殊香气，味麻辣而持久。

【道地与分布】

1. 青椒主产于辽宁、吉林、黑龙江、江苏等地。以辽宁产量较大。

2. 花椒主产于河北、山西、陕西、四川等地。以四川产量最多，习称“川椒”，被视为道地药材。

青椒以色青绿、皮厚、香气大者为佳。

花椒以粒大、色紫红、皮细、香气浓烈者为佳。

川椒道地药材质量要求：蓇葖果多单生，直径 4 ~ 5mm。果皮外表面紫红色、红色或棕红色，极皱缩，散有多数疣状突起的油点，直径 0.5 ~ 1mm，对光观察半透明；内表面光滑，淡黄色。有的宿存有黑色球形种子。香气浓，味麻辣浓郁而持久。

【伪品及易混品】

1. 野花椒　为芸香科植物野花椒 *Zanthoxylum simulans* Hance

的干燥成熟果皮。果实呈球形果自顶端沿腹、背缝裂开，基部相连呈两瓣状。直径 4 ~ 5mm，外果皮黄棕色、棕色或浅红棕色，具有皱缩网纹及突起或凹陷的点状油腺。内果皮光滑，淡黄色。有的果柄已脱落。薄革质，常与外果皮分离或卷起。基部有明显伸长的子房柄，着生在果柄上，长 1 ~ 2mm，气香，味微辛辣而后苦。

2. 竹叶花椒 为芸香科植物竹叶花椒 *Zanthoxylum armatum* DC. 的干燥成熟果皮。果呈球形蓇葖果自顶端沿腹、背缝开裂，基部相连呈两瓣状，直径 3 ~ 5mm，顶端具有短小喙尖，基部有的有果柄或已脱落。外果皮红棕色、暗红棕色或红褐色。散有大而明显的半圆形突起的油腺。内果皮光滑，淡黄色，薄革质，有的与外果皮分离而卷起。香气较浓，味辛辣麻舌。

3. 巴氏吴茱萸 为芸香科植物巴氏吴茱萸 *Evodia baberi* Rehd.et Wils. 的干燥成熟果实。果实由 5 个小蓇葖果组成，呈放射状排列，形似梅花状，每个小蓇葖果由顶端向腹缝裂开。顶端可见点状柱头残迹，基部有的有短小的果柄或果柄残痕。外果皮绿褐色至棕褐色，略粗糙，有少数皱纹及圆点状突起的小油点。内果皮由基部向上反卷，光滑，浅黄棕色。每个蓇葖果含种子 1 粒，圆形或卵圆形，黑色或蓝黑色，有光泽，一边稍扁。香气较淡，味辣微麻。

【附注】椒目　始载于《本草经集注》。具有行水消肿的功能。用于水肿胀满、痰饮喘逆等症。

又名川椒目、花椒目、青椒目。来源为芸香科植物花椒

Zanthoxylum bungeanum Maxim. 及青花椒 *Zanthoxylum schinifolium* Sieb. et Zucc. 的干燥成熟种子。

1. 花椒目 种子呈卵圆形或类球形，直径 3 ~ 5mm。表面黑色，有光亮。有时表皮脱落，露出黑色网状纹理。种皮坚硬，剥离后，可见乳白色胚乳及子叶。香气浓，味麻辣而持久。

2. 青椒目 种子呈卵形，直径 2 ~ 3mm。表面黑色，有光泽。种皮坚硬，剥离后，可见乳白色胚乳及子叶。气香，味微甜而辛。

苍术

苍术苦温辛烈，为运脾要药，功能芳香化浊，燥湿止痛。商品上有南苍术和北苍术之分。南苍术产于江苏、湖北、河南、江西、皖南等地，于汉口集散者称“汉苍术”，产于江苏句容县境的茅山者特称为“茅苍术”或简称“苍术”，质量最佳，最为驰名。北苍术生于东北、华北、山东及西北地区。

【别名】南苍术：茅苍术、茅术、茅山苍术、京苍术、仙术。

北苍术：山苍术、津苍术、华苍术、山刺儿菜、枪头菜。

【来源】为菊科植物茅苍术 *Atractylodes lancea* (Thunb.) DC. 或北苍术 *Atractylodes chinensis* (DC.) Koidz. 的干燥根茎。

【鉴别】

1. 茅苍术 本品药材呈类圆柱形，有连珠状节，弯曲拘挛，不分枝或有时分枝，长 4 ~ 10cm，直径 1 ~ 2cm，外表灰褐色至黑棕色，有皱纹、横曲纹，上侧具圆形的茎痕或茎基，下侧及两侧有根痕及短小的须根。质坚实，折断面不平坦，黄白色或灰白色，有多数大形排列紧密的红黄色“朱砂点”（油室），折断后放置，可析出白霉样的微细针状结晶，一般认为生白毛者（俗称“生毛”或“起霜”）为佳，即指此而言。气芳香浓郁，味辛而微苦凉。

2. 北苍术 根茎呈疙瘩状或结节状圆柱形。长 4 ~ 9cm，直径 1 ~ 4cm，个较南苍术为大。表面黑棕色，除去外皮者为黄棕色。上端带有圆形茎痕。体较轻，质较疏松，断面浅黄白色，散有黄棕色油点（断面油室少）。放置空气中不生白霉样针状结晶。气虽芳香，但较南苍术为淡，味微辛苦。

【道地与分布】茅苍术（南苍术）以产于长江中下游流域地区者质量最佳。北苍术主产于河北、山西、陕西等地，辽宁、吉林、河南、山东、内蒙古、甘肃等省区也有出产。

二类苍术的道地药材均以质坚实、断面朱砂点多、香气浓者为佳。

【地区习用品】

1. 关苍术 为菊科植物关苍术 *Atractylodes japonica* Koidz. ex Kitam. 的根茎。干燥的根茎多呈结节状圆柱形，长 4 ~ 12cm，直径 1 ~ 2.5cm，表面深绿色。质较轻，折断面不平坦，纤维性。气特异，味辛微苦。本品产于东北地区，在当地作苍术用，而在日本、朝鲜和韩国多作白术应用。

2. 朝鲜苍术 为菊科植物朝鲜苍术 *Atractylodes coreana* (Nakai) Kitam. 的根茎。主产于朝鲜，在我国辽宁、吉林有少量出产，只在产地作苍术用，不形成主要商品。

此外，在我国南方有被称为土苍术、红苍术的同名异物品，并非苍术，须应注意加以鉴别。

【附】茅苍术（南苍术）种子特征：呈长卵状，略扁，灰白色至灰黄色，长 4.65 ~ 6.81mm，宽 1.75 ~ 2.68mm。表面密被顺向贴伏的白色长直毛，有时部分脱落变稀毛。顶端着生褐色或黄白色冠毛，长 7 ~ 8mm，羽毛状，基部连合成环。

【附注】《中国植物志》认为：北苍术 *Atractylodes chinensis* (DC.) Koidz. 与茅苍术（南苍术）*Atractylodes lancea* (Thunb.) DC. 是同种。但 2020 年版《中国药典》对此仍作为两种植物来源处理。

苍耳子

苍耳子始载于《神农本草经》，列为中品，原名“苍耳实”。李时珍曰，“按周定王《救荒本草》云：苍耳叶青白，类粘糊菜叶。秋间结实，比桑椹短小而多刺。”苍耳子具有散风湿、通鼻窍的功能。用于风塞头痛、鼻炎、鼻窦炎、过敏性鼻炎及风疹瘙痒等症。

【别名】野茄、地葵、老苍耳、野茄子、苍耳蒺藜、老苍子。

【来源】为菊科植物苍耳 *Xanthium sibiricum* Patrin ex Widder 的干燥成熟带总苞的果实。

【鉴别】果实包在总苞内，呈纺锤形或卵圆形，两端渐尖。长 1 ~ 1.5cm，直径 4 ~ 7mm。表面黄绿色或黄棕色，全体密生硬钩刺，刺长 1 ~ 1.5mm。顶端有 2 枚较粗的刺，分离或相连，基部有果柄痕。外皮（总苞）质硬而韧，横切面可见中间有一纵向隔膜，分为 2 室，每室内有 1 枚瘦果，瘦果略呈纺锤形，果皮薄，灰黑色，表面略有纵纹，一面较平坦，顶端有突起的花柱基，种皮膜质，浅灰色，有纵纹。内有 2 片子叶，具油性。气微，味甘、微苦。

【道地与分布】分布于全国各地。以山东、江苏产者质优。

道地药材是以粒大饱满、色棕黄者为佳。

【伪品及易混品】

东北苍耳子　为菊科植物蒙古苍耳 *Xanthium mongolicum* Kitag. 的干燥成熟带总苞的果实。主产于黑龙江、吉林、辽宁及内蒙古等地，常混作苍耳子入药用。果实较苍耳子大，长 1.5 ~ 3cm，直径 0.7 ~ 1.2cm，表面褐色或黑褐色，密生钩刺，刺长 2 ~ 3.5mm，顶端有 2 枚较粗的刺，分离，基部增粗，有果柄痕。

芦荟

芦荟始载于《开宝本草》，苦寒，入心、肝经，具有清热、通便、杀虫的功效。均为栽培。

【别名】卢会、讷会、象胆、奴会、劳伟、鬼丹。

【来源】为百合科植物库拉索芦荟*Aloe barbadensis* Miller（老芦荟）、好望角芦荟*Aloe ferox* Miller（新芦荟）或同属植物叶汁干燥品。

【鉴别】

1. 老芦荟　又称为“肝色芦荟”。呈不规则块状，红色或棕红色，次品呈棕黑色。质坚而轻，不易碎。断面蜡样，平坦而无光泽。有特殊嗅味，极苦。

2. 新芦荟　又称“透明芦荟”。呈暗棕色而发绿。体轻，质松脆易碎。断面平滑而有玻璃样光泽。

【道地与分布】过去均系进口，现在我国南方广东、海南、云南、江西、福建、台湾等地有栽培。药材是以色墨绿、质脆、有光泽、气味浓者为佳。

苏合香

苏合香始载于《名医别录》，列为上品。此香出苏合国，因以名之。本品性味辛温，能豁痰通窍，避秽开郁。

【别名】帝膏、合香、帝香、苏香、枫脂香。

【来源】为蕈树科植物苏合香*Liquidambar orientalis* Mill.的树干渗出的香树脂，经加工精制而成。

【鉴别】为半流动性的浓稠液体。棕黄或暗棕色，半透明，质黏稠。芳香苦辣，嚼之粘牙。

【道地与分布】主产于土耳其西南部及叙利亚、埃及、索马里等国家。现我国广西、云南有引种。

道地药材是以黏稠似饴糖、质细腻、半透明、挑之成丝、无杂质、气香者为佳。

【伪品及易混品】苏合香的伪品多为掺伪品。以火烧之呈稀薄状后，以针挑之成丝状，发出浓香者为真品；用针挑之不拔丝者为伪品。以火烧之熔化燃烧发出爆裂之声，气味极香者为真品，只燃烧无爆裂声或只冒黑烟，有松香脂味者为伪品。

杜仲

杜仲为常用中药。始载于《神农本草经》，列为上品。《本草图经》载："杜仲，其皮类厚朴，折之内有白丝相连……江南人谓之櫋，初生叶嫩时采食……谓之櫋芽。花、实苦涩，亦堪入药；木作屐。亦主益脚。"《本草纲目·木部二》载："其皮折之，白丝相连，江南谓之櫋。初生嫩叶可食，谓之櫋芽。"杜仲具有补肝肾、强筋骨、安胎的功能。用于腰膝酸痛、筋骨无力、小便余沥、阴下湿痒、妊娠漏血、胎动不等症。

【别名】丝棉皮、丝连皮、丝楝树皮、扯丝皮、木棉、丝仲。

【来源】杜仲科植物杜仲 *Eucommia ulmoides* Oliv. 的干燥树皮。现杜仲为地质史上第三纪残留下来的古生树种。全世界也仅有杜仲科植物 1 种。

【鉴别】树皮为平坦的板片状或两边稍向内卷曲成卷片状，大小厚薄不一，一般长 40 ~ 100cm，厚 3 ~ 10mm。外表皮淡棕色或灰褐色。粗糙或平坦，有明显的纵纹或不规则纵裂槽纹，未刮去粗皮者有斜方形横裂皮孔，有时可见淡灰色地衣斑。内表皮暗紫色或暗紫褐色。光滑，质脆易折断，折断后有细密的银白色富有弹性的橡胶丝状物相连，略有伸缩性（一般拉到 1cm 以上）。气微臭，味稍苦，嚼之有胶状残余物。

【道地与分布】主产于四川、陕西、湖北、贵州、河南、湖南等地。以四川、贵州产量最大，且以四川通江产品质优，为道地药材，称为“川杜仲”。陕西、湖北产者，称为“汉杜仲”。

川杜仲道地药材质量要求有：呈板片状或卷筒状，长约 50cm，宽度不限，厚 3 ~ 6mm。质脆，易折断，断面有细密、银白色、富弹性的橡胶丝相连，橡胶丝相较其他产区杜仲较多。内皮暗紫色，外皮灰褐色；外表面有明显的皱纹或纵裂槽纹；内表面光滑。气微，味稍苦。无卷形、杂质、霉变。以皮厚、块大、断面丝多者为佳。

【伪品及易混品】

1. 丝棉木　为卫矛科植物丝棉木 *Euonymus bungeanus* Maxim. 的干燥树皮。树皮呈板状、卷片状或半圆筒状，长短不一，厚 1.5 ~ 8mm。外表面灰色、棕色或灰褐色，并有黄白色斑纹或近菱形的凹陷条纹。剥去栓皮后可见微突横向条形皮孔，内表面淡黄白色或浅黄棕色，有细纵纹理。质脆，易折断，折断面纤维状，微有银白色絮状物相连，胶丝光泽差，疏而较脆，极无弹性，拉长至2mm即断。气微，味微甘。

2. 山杜仲 为卫矛科植物扶芳藤 *Euonymus fortunei* (Turcz.) Hand.-Mazz. 的干燥藤皮。藤皮呈板状或槽状，栓皮上有黄白色斑、条痕及附有多数气生根，栓皮剥落后，内呈红棕色，内表面浅黄棕色，有细纵纹。质脆，易折断，折断面纤维状，微有白色胶丝，拉之即断，极无弹性。气微，味淡。

3. 白杜仲 为夹竹桃科植物紫花络石 *Trachelospermum axillare* Hook. f. 的干燥藤皮。藤皮呈单卷筒、双卷筒或槽状，长短不一，厚2～4mm，外表灰褐色，有较明显的突起的横长或圆形皮孔，并有微突起的横纹。内表面黄白色，有细纵纹，质硬而脆，易折断，折断时有白色无弹性的胶丝，拉之即断。气微，味微苦。

4. 红杜仲 为夹竹桃科植物毛杜仲藤 *Parabarium huaitingii* Chun et Tsiang 及同属植物的干燥树皮、茎皮和根皮。树皮呈单筒状、双卷筒状或浅槽状，长短不一，厚1～3mm，外表皮带栓皮的呈灰黄色、灰棕色、黄褐色或黑褐色。根皮呈浅褐色，茎皮为暗红褐色，老茎皮表面有棕色或灰白色斑点。表面有黄纹及高低不平的疣状突起和横长点状皮孔，皮孔长3～4mm，皮孔显浅棕色点状凸起或呈"一"字形。刮去栓皮呈红棕色，内表面红棕色或黄棕色，有细纵纹。质硬而脆，折断面有白色胶丝，胶丝稀疏弹力不大，拉之即断。气微，味微涩。

5. 杜仲藤 为夹竹桃科植物杜仲藤 *Parabarium micranthum* (A. DC.) Pierre 的干燥藤茎。藤茎粗细不一，皮薄，外皮灰褐色，擦破处呈红棕色，内表面黄棕色或红褐色，皮折断后有少许银白色富弹性的橡胶丝，丝较稀疏。中央木部黄棕色，密布小孔眼。气微，味微涩。

6. 金丝杜仲 为卫矛科植物云南卫矛 *Euonymus yunnanensis* Franch. 的干燥树干皮。树皮外表面橙黄色或黄褐色，内表面淡黄色，折断面有弹性白丝。有小毒。

7. 银丝杜仲 为卫矛科植物游藤卫矛 *Euonymus vagans* Wall. ex Roxb. 的干燥树干皮。树皮外表面灰色，平坦或粗糙，有明显的横皱纹，质脆，易折断，折断后有弹性白丝。

8. 冬青卫矛 为卫矛科植物冬青卫矛（正木）*Euonymus japonicus* Thunb. 的干燥茎皮。呈平板状、半卷筒状或单卷筒状，长短不一，厚 1.5 ~ 6mm。外表皮灰棕色、灰褐色较粗糙，有点状突起的皮孔及纵向浅裂纹。内表面浅棕色，具纵向条纹。质硬而脆，易折断，折断面不平坦，略呈纤维状，有较密的银白色丝状物相连，拉至 3mm 即断。气微，味微涩。

牡丹皮

牡丹首载于《神农本草经》，列为中品，《本草纲目》列入草部芳草类，其根皮简称“丹皮”，为中医常用的清热凉血、活血行瘀要药，主治月经不调、潮热无汗、吐血衄血、恶血积聚作痛、损伤瘀血、斑疹发热等。《金匮要略》方“大黄牡丹汤”就是以牡丹皮为主药的有效方剂。商品牡丹皮药材以加工方法不同可有原丹皮与刮丹皮之分，若以产地的不同，可有凤丹、瑶丹、湖丹、垫丹、东丹、西北丹皮和西昌丹皮之别。

【别名】牡丹根皮、丹皮、丹根。

【来源】为毛茛科植物牡丹 *Paeonia suffruticosa* Andr. 的干燥根皮。

【鉴别】以本植物加工的商品，因加工方法不同而有连丹皮、刮丹皮及不去木质心的牡丹根等的区别。所谓“连丹皮”，也称“原丹皮”，就是只去须根，再用刀纵剖除去木心晒干者。为趁鲜用竹刀或碗片刮去外面粗皮，并除掉内部晒干者，则称刮丹皮，也称粉丹皮，不去木心者称牡丹根。

1. 原丹皮 根皮呈筒状、半筒状或破碎的片状。有纵面剖开的裂隙，两面多向内弯曲，长 5 ~ 20cm，直径 0.1 ~ 1.5cm，厚 0.1 ~ 0.4cm。外表面灰褐色或紫褐色，粗皮脱落的地方显粉红色。有微突起的长圆形横生皮孔及支根除去后的残迹，排列不规则。内表面棕色或淡灰黄色，有细顺纹，常见发亮的银星（为丹皮酚结晶）。质硬而脆，易折断，断面较平坦，显粉性，外层灰褐色，内层色粉白或淡粉红，略有圆形环纹。有特殊的浓厚香气，味微苦凉，嚼之发涩，稍带麻舌感。

2. 刮丹皮 外表粗糙，有用刀刮过的痕迹，表面呈红棕色或粉黄色，有多数颜色浅淡的横生疤痕及支根痕迹，并有极少数灰褐色斑点，系未去净之粗皮。其他特征均与原丹皮相似。

【道地与分布】全国各地均有栽培。主产于安徽、四川、湖南、湖北、陕西、山东、甘肃、贵州等省。药材一般是以身干、无木心、无须根、条粗长、皮厚、断面粉白色、粉性强、香气浓、亮银星多者为佳。

传统牡丹皮药材特别讲究道地产区，因而因产地的不同而形成了系列道地牡丹皮药材，现将其名称、产地与特征分述如下：

1. 凤丹　本品主要为安徽铜陵凤凰山产品。其实整个铜陵市均产丹皮，故凤丹又称铜陵凤丹或铜陵丹皮。

药材呈圆筒形，粗壮，或为破碎的片状。筒形者有纵面剖开的裂缝，两面向内卷曲，缝口紧闭，皮细肉厚，外表灰褐色，有纵浅纹，且有横生微突的长圆形皮孔及侧根除去后的残痕。内表面土黑色、淡棕色或灰黄色，有细纵纹及亮银星（为丹皮酚 paeonol 之无色透明针状或柱形结晶）。质硬而脆，易折断，断面内色白，粉性足。有特殊浓郁的香气，味微苦凉，为药材牡丹皮中的最佳品。

据《铜陵县志》及《嘉靖池州府志》的记载，铜陵引种栽培牡丹至今已有近千年的历史。

2. 瑶丹（姚丹）　本品主要为安徽南陵产品。药材形似凤丹，但条大，多拘挛，缝口多开裂成半筒状。外表紫褐色，较粗糙，皮松易脱落，故多加工成刮丹皮，去皮后成红棕色，时有少数灰褐色斑点，侧根残迹仍然可见。断面色较红，有亮银星，粉质较差。香气同凤丹。

3. 湖丹　本品主要为湖南邵阳等地产品。药材呈圆筒状或成碎片，外表紫褐色，内色灰白，亮银星较少。气味同上。过去有加工成捆的情况。

4. 垫丹（川丹） 本品主要为重庆垫江、四川灌县等地产品。药材呈圆筒状或成片状，筒多细瘦，外表灰褐色，内为赤褐色，肉薄，质松，具亮银星。有香气，微苦而麻。

5. 东丹 本品主要为山东菏泽产品。药材多刮去外皮，色白，粉性足。

6. 西北丹皮 本品主要为陕西、甘肃产品。药材形状不一，大小不匀。外皮褐色，粗糙，肉薄，断面灰紫色，无粉性，且有浊气。

7. 西昌丹皮 为产于四川地区的多种丹皮来源的混合品，有时也包括一部分云南产品。

8. 赤丹皮 为产于云南地区的多种丹皮混合品之统称。

【地区习用品】

1. 矮牡丹皮 为毛茛科植物矮牡丹（山牡丹）*Paeonia suffruticosa* Andr. var. *spontanea* Rehd. 的干燥根皮。陕西延安称野牡丹。

原植物为矮小灌木。叶亦为二回羽状复叶，但小叶片较短，长约 25mm，宽 20 ~ 25mm，基部圆形，上段裂成 2 ~ 3 个钝锯齿，稀全缘，顶端的小叶 3 裂，上面深绿色，无毛，下面淡绿色，被白霜及粗毛（原种仅脉上长毛），基部更密；小叶柄很短，被粗毛。花较小，直径约 5cm，花瓣多数。

2. 紫斑牡丹皮 为毛茛科植物紫斑牡丹 *Paeonia suffruticosa* Andr. var. *papaveracea* (Andr.) Kerner 的干燥根皮。

本品特征在于叶具毛，花较大，白色，有淡红晕，单瓣，每枚花瓣的基部均有一个大的紫斑。

野生于陕西秦岭山中，为秦岭之特有种，其根皮亦作西北丹皮用。

3. 紫牡丹皮 为毛茛科植物紫牡丹（野牡丹）*Paeonia delavayi* Franch. 的干燥根皮。

原植物为灌木，高达1.5m，茎上段现紫红色，其余部分为绿色或淡绿色。叶互生，纸质，在开花时期长10～12cm，以后继续长大，在结果时期可长达20～25cm；二回三出复叶，顶端小叶通常3裂，稀见9～12裂，两侧小叶通常3裂，稀见5裂，裂片披针形，长5～7cm，宽1～2cm，全缘或三角形粗锯齿，叶下面被有白霜。五月开浓紫色大花，直径达9cm，花外附有一较花形状还要大些的总苞，这个总苞由5枚萼片和9～12枚苞片所组成，为其主要鉴别特征。

皮极薄，内表皮光滑，无亮星，味微甜带苦。

四川西昌地区有以本品之根皮作丹皮用，系“西丹皮”的来源之一。

4. 黄牡丹皮 为毛茛科植物黄牡丹 *Paeonia delavayi* Franch. var. *lutea* (Franch.) Finet et Gagn. 的干燥根皮。

原植物为灌木，高约1m，稀达1.5m。茎幼嫩部分为绿色。叶互生，纸质，二回三出羽状复叶，每小叶，再3～5裂；裂片披针形，宽17～30mm，至少宽10mm，均向外侧伸展，顶端锐尖至钝尖，基部延伸于叶柄，下面灰白色，略被白粉。花黄色，常一茎上着生数花，稀单生，直径5～6cm，有3个宿存萼片及4

个宿存的包围于花外，花瓣常为 12 枚。

四川金沙江沿岸的会东、盐边及西昌等地以其根皮作丹入药，为“西昌丹皮”的来源之一。西藏药用丹皮亦为此种。云南亦产之，但过去丽江多以根加工作白芍应用，后来得到纠正。

5. 窄叶牡丹皮 为毛茛科植物狭叶牡丹 *Paeonia delavayi* Franch. var. *angustiloba* Rehd. et Wils. 的干燥根皮。

原植物为灌木，高 1 ~ 1.5 m，茎淡绿色或灰绿色，无毛。叶对生或近于对生，纸质，二回三出羽状复叶，每叶，每小叶 3 ~ 5 深裂；裂片披针形，狭窄，宽 5 ~ 10mm，为其特征，上面绿色，下面淡绿色，无毛。花瓣红色。总苞较紫牡丹为小。

产于四川和云南，为云南赤丹皮之一。四川西昌地区有以本品之根皮作丹皮用。内表面带紫色，粗糙。

6. 四川牡丹皮 为毛茛科植物四川牡丹 *Paeonia szechuanica* Fang 的干燥根皮。

原植物为灌木，高 1 ~ 1.5m，树皮灰黑色。叶互生，纸质，长 9 ~ 12cm，二回或三回羽状复叶，通常具 3 ~ 4 对小叶，小叶片卵形或倒卵形，或长方倒卵形，基部楔形，上段 3 裂，锐尖，裂片通常具二锐尖粗锯齿或小裂片，具小叶柄。花单独顶生，花瓣 9 ~ 12 枚，玫瑰色或紫色。本品与牡丹 *Paeonia suffruticosa* Andr. 的主要不同之处为四川牡丹羽叶较小，两面无毛，心皮无毛，仅下半部分为革质杯状的花盘所包围。

四川马尔康、丹巴、金川等地区以本品之根皮作丹皮用。系茂汶丹皮的来源之一。药材甚为粗壮，竟有直径达 2.5cm 者，内表有多数细小亮银星析出。

以上丹皮品种中，“西昌丹皮”（包括黄牡丹、紫牡丹）是20世纪60年代初发展的新资源。黄牡丹和紫牡丹的根皮薄，质脆易断，少粉，无明显银星，味苦，有香气，但不纯正，不仅国内使用，且有出口。经验鉴别一般认为质次，有的甚至怀疑能否作丹皮用。

【附】牡丹果实及种子特征：蓇葖果长圆形，密生黄褐色硬毛。单瓣花结果为五角，每一果荚结籽7～13粒。重瓣花一般结果1～5角，部分果荚有种子或无。果实成熟时，颜色为蟹黄色，种子为黄绿色，过熟时果荚开裂，种子为黑褐色，果内种子多互相挤压而呈多面形，成熟种子直径0.6～0.9cm。种子由种皮、种胚和胚乳三部分构成，胚乳占种子的绝大部分。成熟的种子有坚硬的黑色外壳，并附有粘结物质。种皮细胞致密有序，壁厚而角质化。其内由柱状细胞构成的圆形或近圆形胚乳，胚乳外有薄层白色膜包被。

何首乌

何首乌生用通便、消瘰疬、解疮毒，制用补肝肾、益精血，为常用滋补药物。相传在古代有一老者姓何，因服本品而白发转黑，故以得名。《本草纲目》列入蔓草类。古代首乌入药有赤、白两种，现代只以赤首乌即何首乌作为正品，白首乌当另一种药材，不可混用。

【别名】山首乌、黑首乌、何相公、铁秤砣、红内消、内红消。

【来源】为蓼科植物何首乌 *Fallopia multiflora* (Thunb.) Harald. [*Polygonum multiflorum* Thunb.] 的干燥块根。

【鉴别】药材呈团块状或不规则纺锤形，大小不一，长6～15cm，直径4～12cm。大者如儿头，小者如拳，外表红棕色至红褐色，有不规则的皱纹或作凹凸状，皮孔横长，有细根痕，两端各有一明显的断痕，露出纤维状维管束。体重，质坚实，不易折断，断面浅黄棕色或浅红棕色，显粉性，皮部有4～11个类圆形异形维管束环列，形成“云锦花纹”，中央木部较大，有的呈木心。气微，味苦而甘涩。商品首乌片呈红棕色，亦凹凸不平，中央为一较大的中心柱，四周显“云锦花纹”或似梅花形之花纹，显粉性。气无，味微苦涩。

目前，在一些药材市场上常可见到所谓的“人形何首乌”，并有雌雄一对。从外表上看，有明显的头部、四肢，体有稠密的毛须，雄者高大、雌者稍矮小，且有明显的性别特征。持有者往往声称是生长几百年以上的珍品，价值连城。其实这只是人为利用特制的模具内栽培薯蓣科或芭蕉科植物的根，限制其生长而成，与一般正常形状的何首乌有明显差别，纯属伪品。

【道地与分布】本品产于河北、河南、山东、江苏、安徽、浙江、江西、福建、台湾、湖北、湖南、广东、广西、四川、云南、贵州等省区。传统是以河南嵩县、卢氏及湖北建始、恩施所产者质量最佳。本品以质重、体坚、有云锦花纹、粉性足者为佳。

近几十年来，广东德庆县，高州市沙田镇、石鼓镇，郁南县所产何首乌量大质佳，被称之为“广首乌”。

广首乌道地药材质量要求：一般分为圆茎和方茎两种。前者小枝嫩茎圆滑，刚抽梢的嫩叶多为白绿色。块茎呈团块状或不规则纺锤形，多具有五棱瓣，大小不一。断面浅黄棕色或红棕色或紫色粉性。棱脊处可见较大的云锦状花纹（异型维管束），多为一轮，中央维管束较大，有的微呈木心。后者小枝呈四方形，具纵棱，棱上具密集小乳突体；刚抽梢的嫩叶上面沿叶脉及下面呈紫红色。根呈团块状、不规则纺锤形或长圆条形或扁长条形，有的具棱，大小不一。断面类白色或粉白色或深红色粉性。皮部散在多数云锦状花纹（异型维管束），多型成数轮或杂乱，中央木部较大，呈一木心。

【伪品及易混品】因白首乌有首乌之名，并古代首乌有赤、白两种之说，故白首乌常与本品相混。作白首乌的药材有以下几种：

1. 牛皮消　为萝藦科植物牛皮消 *Cynanchum auriculatum* Royle ex Wight 的块根。又名飞来鹤、耳叶牛皮消、隔山消、隔山撬、白木香等。根大小不等，呈圆柱形，表面黑褐色或红棕色，栓皮粗糙，有明显的纵横皱纹及横长突起的皮孔，栓皮破裂处露出黄白色木部，质坚硬，折断面白色或黄棕色，粉质，多小点而无“云锦花纹”。无臭，味先苦后甜。产于山东、河北、河南、陕西、甘肃、西藏、安徽、江苏、浙江、福建、江西、湖南、湖北、广东、广西、贵州、四川、云南等省区。本品具有补肝肾、益精血、强筋骨、止心痛及兼有健脾益气的功能。用于肝肾阴虚所致的头昏眼花、失眠健忘、须发早白、腰膝酸软、筋骨不健、胸闷心痛以及消化不良等症，但不应混作何首乌用。

2. 隔山消 为萝藦科植物隔山消 *Cynanchum wilfordii* (Maxim.) Hemsl. 的块根。又名隔山撬、过山飘、地莲藕、针线包等。根呈不规则团块、长纺锤形或圆柱形，长 10 ~ 20cm，直径 1 ~ 4cm，表面土棕色，有明显的纵皱纹及横长皮孔，有栓皮脱落后的疤痕。质坚实，不易折断，断面不平坦，灰白色，微带粉性，有黄色放射状条纹。气微，味淡而微苦涩，有刺喉感。产于吉林、辽宁、河北、山东、山西、江苏、安徽、湖北、湖南、陕西、甘肃、四川、新疆等省区。本品功效与牛皮消相同，朝鲜族民族医用以作抗衰老药物。

3. 戟叶牛皮消（大根牛皮消） 为萝藦科植物戟叶牛皮消 *Cynanchum bungei* Decne. 的块根。河北称地葫芦、山葫芦，山东泰山称白首乌，故本品又称“泰山白首乌”，山中人视为具有滋补作用的珍品，为泰山四大名药之一。

干燥的块根呈圆柱形、类圆柱形或类球形，长 5 ~ 10cm，直径 1.5 ~ 3.5cm。表面黄褐色，多皱缩，栓皮易层层剥落，质坚硬。内碴白色，呈粉性。无臭，味苦甘涩。产于辽宁、河北、河南、山东、山西、陕西、内蒙古、甘肃等省区，主产于山东泰安。本品具有安神、补血的功效，用于体虚失眠、健忘多梦、皮肤瘙痒等症。

4. 薯莨 为薯蓣科植物薯莨 *Dioscorea cirrhosa* Lour. 的块茎。干燥的药材呈长圆形或卵圆形，表面赤褐色，有明显的纵皱和环形凹陷，形成结节状和起伏不平的突起。在凹陷缩小部分有一圈须根痕。质坚硬，断面红棕色，有明显粉性，呈规则的网状花纹。借助放大镜可见到折光率较强的白色结晶物。

在各地发现的何首乌伪品有如下几种：

（1）毛脉蓼（朱砂七）：为蓼科植物毛脉蓼 *Fallopia multiflora* (Thunb.) Harald. var. *ciliinerve* (Nakai) A. J. Li 的块根。本品为中药红药子、黄药子品种之一，其块根在甘肃天水、武都、西河混充何首乌，且兰州、定西、平凉等地常作何首乌误种。在河北省邯郸地区亦有发现，称之为"山首乌"。其块根呈类圆柱形或不规则团块状，外皮黄棕色，粗糙，具多数纵横交错的纤维束，并具多数长短不等的支根或茎的残痕，断面黄棕色。气微，味苦涩。

（2）翼蓼：为蓼科植物翼蓼 *Pteroxygonum giraldii* Dammer et Diels 的块根。本品为中药红药子，其块根在甘肃天水、武都、文县和河南省个别地区混作何首乌入药。其完整的块根呈类圆形团块，表面棕褐色，有疣状突起。质坚，断面粉红色，不平坦。产地多加工成饮片，横切片呈不规则圆形或长圆形，大小不等，直径 2 ~ 6cm，表皮棕褐色或黑褐色，粗糙，有须根痕或残留须根。断面粉红色，带粉性，近外缘有时可见较明显的小突起点，作弧形或线形排列，有的延伸到中央。质轻脆，易折断，味苦、极涩。

（3）黄独：为薯蓣科植物黄独 *Dioscorea bulbifera* L. 的块茎。本品亦为中药黄药子品种之一。在福建同安、惠安称"土首乌”，混作何首乌用。其块茎呈长圆形或卵圆形，表面赤褐色，有明显的纵皱和环形凹陷，形成结节状和起伏不平的突起。在凹陷缩小部分有一圈须根痕。质坚硬，断面红棕色，粉性，有规则的网状花纹。味甘、酸，性平。

【附】何首乌种子特征：为瘦果，较小，三棱形，表面有光泽，深褐色或棕褐色，长 1.98 ~ 3.36mm，平均值 2.19mm；宽 1.21 ~ 1.60mm，平均值 1.41mm；厚 1.10 ~ 1.58mm，平均值 1.34mm。

伸筋草

伸筋草为常用中药。始载于《本草拾遗》。陈藏器曰：“生天台山石上。如松，高一二尺。山人取根茎用。”伸筋草具有祛风除湿、舒筋活络、散寒止痛的功能。用于风寒湿痹、关节酸痛、跌打损伤等症。

【别名】金腰带、狮子毛草、金毛狮子草、宽筋草、舒筋草、凤尾伸筋。

【来源】为石松科植物石松 *Lycopodium japonicum* Thunb. ex Murray 的干燥全草。

【鉴别】匍匐根茎横走，呈细圆柱形，细长而弯曲。长 30cm，可达 2m，直径 2 ~ 5mm，分枝。表面黄色、黄绿色或浅绿色，质柔韧，不易折断，断面浅黄色或近白色，中央有白色木心。其中有 1 个黄白色形状似根茎而较细的不定根，外皮常脱落。直立茎上面生有二歧或分枝茎。鳞叶皱缩而弯曲，密生于根茎及茎上，线形或线状披针形，呈螺旋状排列，长 3 ~ 5mm，宽 0.3 ~ 1mm，表面黄绿色、黄色或淡黄棕色，无毛，叶端渐尖，呈芒状，全缘或有微锯齿，易破碎，叶脉不明显。枝端有时具 1 个直立棒状孢子囊穗。气微，味淡。

【道地与分布】主产于湖北、浙江、贵州、四川等。药材是以茎长、黄绿色者为佳。

【地区习用品】

垂穗石松 为石松科植物垂穗石松 *Palhinhaea cernua* (L.) Vasc. et Franco 的干燥全草。主产于湖北、浙江、贵州等地，亦作伸筋草入药用。

根茎初为横走，后渐直立。茎高 30 ~ 50cm，已折成短段，直径 1 ~ 2mm，呈多歧状分枝，均为圆柱形。表面黄色或黄绿色，质较脆，易折断，断面类白色，中央有小木心。通常自下弯曲，侧枝多分叉，叶密生于根茎及茎上，细条状钻形，长 2 ~ 3mm，宽不及 1mm，向上弯曲。全缘，表面浅绿色或黄绿色。质薄易碎。茎顶生有孢子囊穗，呈矩圆形或圆柱形，长 5 ~ 15mm，无柄，黄绿色，单生于小枝顶端，常下垂。孢子叶宽卵圆形，边缘有长睫毛，孢子囊呈球形。气微，味淡。

【伪品及易混品】

牛尾菜 为百合科植物白背牛尾菜 *Smilax nipponica* Miq. 的干燥根及根茎。根茎略弯曲，呈结节状，有多数须根。叶互生卵状椭圆形，有纵脉 5 条。

佛手

佛手始载于《图经本草》，原名“枸橼”。李时珍曰：“枸橼产闽、广间。木似朱栾而叶尖长，枝间有刺。植之近水乃生。其实状如人手，有指，俗呼为佛手柑，生绿熟黄。”佛手具有理气止痛、解郁化痰的功能。用于胸闷气滞、胃脘疼痛、呕吐、食欲不振、痰饮咳嗽等症。

【**别名**】佛手柑、蜜罗柑、佛手香橼、福寿柑、手柑。

【**来源**】为芸香科植物佛手 *Citrus medica* L. var. *sarcodactylis* Swingle 的干燥果实。

【**鉴别**】药材多将果实纵切成薄片，形状大小不一，为类圆形或卵圆形的薄片，长 6 ~ 15cm，宽 2 ~ 5cm，厚 1 ~ 2mm。顶端稍宽，有类似指状分歧的裂瓣，常缩皱或卷曲。基部略狭，有的可见果柄痕。外表皮嫩时黄绿色或棕绿色，熟时橙黄色，有细皱纹及凹状油室。果肉类白色，散有黄色点状或纵横交错的维管束，无瓤及种子。质柔软，易折断。熟时香气浓郁，果皮外部味辛、微辣，果肉味甜酸而后苦。

1. **川佛手片**　为嫩果纵切之厚片，宽端有指状分歧，狭端有果柄或脱落的圆形果柄痕，长 5 ~ 6cm，宽 2 ~ 4cm，厚 4 ~ 8mm。边缘表皮绿褐色或黄绿色。切面黄白色或淡黄褐色，可见锥管束点状凸起。质柔软。气香，味微苦、酸。

2. **广佛手片**　为成熟果实纵切之薄片，宽端呈指状分裂。长 8 ~ 15cm，宽 3 ~ 5cm，厚 1 ~ 2mm。边缘表面黄褐色或金黄色，密布有凹点状油室，切面淡黄白色，可见点状维管束突起，质柔软。气香，味先甜而后微苦。

【道地与分布】

1. 川佛手　产于四川、云南。药材以片厚薄均匀、皮绿肉白、气味清香浓郁者为佳。

2. 广佛手　产于广东、广西。以广东高要、肇庆的产品质量最优，视为道地药材。

川佛手道地药材质量要求：片小质厚，不平整，质较坚，易折断，长4～6cm，宽约3cm，绿边白肉，稍有黄色花纹，气清香，浓郁。

广佛手道地药材以片大而薄、皮黄肉白、气味香甜者为佳。

【伪品及易混品】

佛手瓜　为葫芦科植物佛手瓜 *Sechium edule* (Jacq.) Swartz 的果实。在广西伪充佛手入药用。药材常为长圆形的纵切片，顶端裂为两瓣，不呈手指状，可资与正品区别。

谷精草

谷精草为常用中药。始载于《开宝本草》。李时珍曰：“谷田余气所生，故曰谷精……叶似嫩谷秧，抽细茎高四、五寸，茎头有小白花点点如乱星，九月采花阴干。”谷精草具有祛风散热、明目退翳的功能。用于目翳、雀盲及各种炎性眼病等症。

【别名】珍珠草、佛顶珠、戴星草、文星草、挖耳朵草、谷精珠。

【来源】为谷精草科植物谷精草 *Eriocaulon buergerianum* Koern. 的干燥带花葶的头状花序。

【鉴别】花葶纤细，从叶丛中抽出，长 10 ~ 30cm，直径 1mm。表面黄绿色或淡黄棕色，干后有光泽。无节，上有数条扭曲的棱线。质柔软，不易折断，顶生头状花序，呈扁圆形或圆球形，直径 4 ~ 5mm。下连一个细长葶，葶长 15 ~ 18cm。雌雄花紧密排列呈半球形，直径 3 ~ 5mm。一葶一珠，灰白色，层层苞片排列紧密，上附白色细粉。花序底部有半膜质黄白色总苞，总苞片宽倒卵形或近圆形，花苞片呈倒卵形。紧密排列成盘状。外轮花被片合生成椭圆形苞状，内轮花被片 3 片，匙形，顶端有一黑色腺体，有细长毛。蒴果长约 1mm，3 裂。手捻即碎，可见多数黑色或灰绿色小粒（种子）。气香，味淡，久嚼成团。

【道地与分布】主产于江苏、浙江、湖北等地。

道地药材以珠大而紧、色灰白、花葶短、黄绿色者为佳。

【地区习用品】

1. 白药谷精草 为谷精草科植物白药谷精草 *Eriocaulon cinereum* R. Br. 的带花葶的干燥头状花序。主产于四川、贵州、云南等地，在产地亦习惯作谷精草入药用。

花葶纤细，头状花序较小，直径 2 ~ 4mm，松软。总苞片长圆形或圆状披针形，小苞片圆形。花药黄白色。雌花内轮花被片退化，仅留有 2 片条形的外轮花被片，无内轮花被片。

2. 华南谷精草 为谷精草科植物华南谷精草 *Eriocaulon*

sexangulare L. 的干燥头状花序。在福建、广东、广西等地亦作谷精草入药用。

花葶较粗而长，长 10 ~ 50cm，坚韧，有 4 ~ 5 棱。头状花序粗大，直径 4 ~ 7mm，质硬，总苞片宽卵形，花苞片革质，匙状倒卵形，紧密地覆瓦状排列。雄花花萼两侧萼片有宽翼，花药黑色，雌花花萼两侧裂片呈舟形，脊有宽翼，花瓣无腺体。

龟甲

龟甲始载于《神农本草经》，列为上品，为滋阴、潜阳、补肾、壮骨之要药。

【别名】龟板、龟壳、败龟甲、龟筒、龟下甲、龟底甲。

【来源】为龟科动物乌龟 *Chinemys reevesii* (Gray) 的背甲及腹甲。

【鉴别】本品背甲及腹甲由甲桥相连，背甲稍长于腹甲，与腹甲常分离。背甲呈长椭圆形拱状，长 7.5 ~ 22cm，宽 6 ~ 18cm；外表面棕褐色或黑褐色，脊棱 3 条；颈盾 1 块，前窄后宽；椎盾 5 块，第 1 椎盾长大于宽或近相等，第 2 ~ 4 椎盾宽大于长；肋盾两侧对称，各 4 块；缘盾每侧 11 块；臀盾 2 块。腹甲呈板片状，近长方椭圆形，长 6.4 ~ 21cm，宽 5.5 ~ 17cm；外表面淡黄棕色至棕黑色，盾片 12 块，每块常具紫褐色放射状纹理，腹盾、胸盾和股盾中缝均长，喉盾、肛盾次之，肱盾中缝最短；内表面黄白色至灰白色，有的略带血迹或残肉，除净后可见骨板 9 块，呈锯齿状嵌接；前端钝圆或平截，后端具三角形缺刻，两侧残存呈翼状向斜上方弯曲的甲桥。质坚硬，气微腥，味微咸。

【道地与分布】主产于湖北、安徽、湖南、江苏、浙江等地。

道地药材是以血板、块大、完整、洁净而无腐肉者为佳。

【附注】所谓“血板”者，是指宰杀后，剔除筋肉，直接取甲洗净晒干或晾干而成者。而经开水煮死后所取的腹甲及背甲，则称为“汤板”。过去的传统上品均为腹甲，但根据2020年版《中国药典》规定，背甲亦同样入药用。这也和《本草纲目》所述“龟甲，古者上下甲皆用之，至《日华》始用龟板，而后人遂主之矣”完全相符。

辛夷

辛夷为常用中药。始载于《神农本草经》，列为上品。李时珍曰：“夷者荑也，其苞初生如荑而味辛，故名。”辛夷具有散风寒、通鼻窍的功能。用于风寒头痛、鼻塞、鼻渊、鼻流浊涕等症。

【别名】木笔花、望春花、会春花、华中栏、姜朴花、白玉兰。

【来源】为木兰科植物望春花（望春玉兰）*Magnolia biondii* Pamp.、玉兰 *Magnolia denudata* Desr. 及武当玉兰 *Magnolia sprengeri* Pamp. 的干燥花蕾。

【鉴别】

1. 望春玉兰 花蕾长卵形，似毛笔头。长1～2.5cm，直径

0.8～1.5cm。基部多具短梗，长约5cm，其表面有类白色点状皮孔。苞片2～3层，每层2片，两层苞片间有1～2个小鳞芽，苞片外表面密被黄绿色或灰绿色柔软长毛，毛长2～3mm。内表面类棕色或棕褐色，平滑，无毛。除去苞片后可见花被片9片，类棕色或棕褐色，外轮花被片3片，条形，长约1cm。约为内两轮长的1/4，呈萼片状；内两轮花被片6片，较大，每轮3片，呈轮状排列，外轮较内轮形大，棕黄色。雄蕊多数成螺旋状，着生在花托上，雌蕊在其上方，花丝扁平，花药线形，长于花丝，纵裂，药隔突出。体轻，质脆。气芳香，味辛凉而稍苦。

2. 玉兰 花蕾与望春玉兰同，但稍长，长1.2～3cm，直径1～1.5cm。基部梗较粗壮，皮孔浅棕色。苞片外表面密被黄绿色或灰绿色茸毛，茸毛脱落处呈褐黑色，皱缩状。花被9片，每轮3片，内轮外轮同型。基部枝梗较粗壮。

3. 武当玉兰 花蕾与望春玉兰同，较大，长圆形或卵圆形，长2～5cm，直径1～2cm。枝梗粗壮，基部梗短，皮孔红棕色。苞片中、内层密被淡黄色或深棕色茸毛，有的外层苞片茸毛已脱落，呈黑棕色或黑褐色。花被片为10～15片，3～4层，内轮外轮基本同型。

以上3种均体轻，质脆，易折断，断面分层，呈棕色，显油性。气芳香，味辛凉而稍苦。

【道地与分布】主产于河南、四川、陕西、湖北、湖南等省。以湖北、河南产量较大，质量优。河南南召产品为道地药材。

道地药材以内瓣紧密、香气浓、无枝梗者为佳。

【伪品与易混品】

1. 荷花玉兰（广玉兰） 为木兰科植物荷花玉兰 *Magnolia grandiflora* L. 的干燥花。又称洋玉兰。本品在我国南方各地广有栽培，以其花作药用，但不应混作辛夷。

完整的花朵皱缩卷曲成不规则的团状，花被 6 ~ 12（~ 15）片，通常为 9 片。花柄有粗短绒毛，长 2 ~ 3cm。花心大，露出。花被多脱落，呈倒卵形，长 5 ~ 10cm，中部宽 3 ~ 5cm，浅棕色、深棕色或红棕色，表面呈细密皱缩的纹理。肉质，柔软，气清香，味微苦。

2. 黄心夜合 为木兰科植物黄心夜合 *Michelia martinii* (Lévl.) Lévl. 的干燥花蕾。其特征是：花被不分化，花被 6 ~ 8 片，苞外被红棕色茸毛。

羌活

羌活功能散寒、祛风、除湿、止痛，主治风寒感冒头痛、风湿痹痛、肩背酸痛等病症。在古代羌活、独活不分，《神农本草经》中羌活作为独活的别名。《药性论》始分两种，直至清代《本草正义》才明确分开。商品按产地不同分为川羌（产于四川者）与西羌（产于青海、甘肃者），传统以川羌品质为佳，行销全国，并有出口。按性状不同，分为蚕羌、竹节羌、条羌、大头羌等。

【别名】黑药。

【来源】为伞形科植物羌活 *Notopterygium incisum* Ting ex H. T. Chang 及宽叶羌活 *Notopterygium forbesii* de Boiss. 的干燥根茎及根。

【鉴别】

1. 蚕羌 为羌活根茎的节间极短的部分，其外形似蚕，故得蚕羌之名；因环节呈罗丝转样，故又称罗丝羌。整体呈圆柱形，长 3 ~ 14cm，直径 0.5 ~ 2.8cm。顶端残留茎痕，少有分枝，表面棕褐色至暗棕色，具密集而隆起的环节，节上有多数瘤状突起的芽痕，外皮脱落处显棕黄色。体轻、质脆，易折断，断面不平整，油润有朱砂点，具放射状纹理，有裂隙，皮部棕黄色至暗棕色，木部黄白色，髓部棕黄色。有特异香气，味苦辛而麻。

2. 竹节羌 为羌活根茎下部节间较稀而长的部位，形似竹节状。长 8 ~ 24cm，直径 0.8 ~ 2cm，节间长短不一，一般 2 ~ 11cm。表面具纵皱或纵沟，有的扭曲。节上有多数点状或瘤状突起的根痕，并具破碎的鳞片。其他性状与蚕羌相同。

3. 条羌 为羌活的根或带少量的短根茎，多呈长条状，类圆柱形或圆锥形，长 10 ~ 22cm，直径 0.5 ~ 1.7cm。表面棕褐色，有纵皱或纵沟，并具有较稀疏的疣状或横向突起，栓皮脱落处呈黄白色或棕红色，质轻脆易折断，断面皮部棕红色，木部黄白色。其他同蚕羌。

4. 大头羌 为宽叶羌活的根茎及根。药材呈长圆锥形或圆柱形，有的稍弯曲或扭曲，根头粗大。长 4 ~ 17cm，直径 0.5 ~

1.6cm。根茎部多呈团块状或纺锤状，顶端有茎基残痕，或数个疣状突起的叶鞘残基，根茎下有的有细横纹，根部有纵沟或纵皱。表面棕褐色，有疣状和横向突起的散在，栓皮脱落处呈黄白色。质轻脆易折断，断面不平整，具朱砂点但不明显，有放射状纹理及裂隙，中间无髓，皮部淡棕黄色，木部黄白色。气味稍淡，香气与蚕羌不同，味苦。

【道地与分布】本品在四川、青海、甘肃、陕西、云南、新疆、西藏等省区均有出产，但以四川省阿坝藏族自治州的小金、松潘，甘孜藏族自治州及绵阳地区的南平、平武（以上为川羌），青海省的黄南、海南、化隆等地和甘肃省的天祝、岷县等地（以上为西羌）出产者质量上乘。

道地药材均以条粗壮、有隆起曲折环纹、断面质紧密、朱砂点多、香气浓郁者为佳。一般认为蚕羌品质最优，竹节羌次之，大头羌最次。

沉香

沉香别名沉水香，以其心材含黑色树脂，质重而能沉于水，且有香气，故名。本品为珍贵药材之一。《本经逢原》谓“沉水香专于化气，诸气郁结不伸者宜之”。本品有行气止痛、降逆平喘之效，主治脘腹疼痛、胸脘气闷、呕吐呃逆、腹鸣泄泻、气逆喘息等症。治胸腹留饮、痞塞疼痛的沉香化气丸，理气化滞、调中和胃的沉香曲，都是以沉香为主要原料而佐以其他药物制成的。《本草纲目》将本品载于木部香木类。现代药用沉香主要分为沉香（进口沉香）和白木香（国产沉香）两大类。《中国药典》从 2005 年版起只收载白木香。

一、沉香（进口沉香）

【**别名**】沉水香树、落水沉香树、伽罗树、奇南香木。

【**来源**】为瑞香科植物沉香 *Aquilaria agallocha* Roxb. 含有树脂的木材。

【**鉴别**】进口沉香过去商品规格甚为复杂，根据制成本形状之不同而有多种规格名称；其形似假山，凹凸起伏者称沉香山，高 40cm 左右，宽 20 ~ 25cm；其削成 3 ~ 20cm 一段者称沉香节，又分为大节沉、中节沉和小块沉；其形似武士帽盔形状者称盔沉香和将军帽，以其大小之不同又分为大盔、中盔、小盔等。此外，还有毛沉、沉香米及沉香角等名目。

进口沉香外表褐色，常有黑色与黄色交错的纹理，平滑光润，难折断，用刀劈开，剖面呈灰褐色。质地坚实而沉重，能沉于水或半沉半浮。有特殊香气，味苦，燃烧时有油渗出，香气浓烈。

商品有所谓伽南香、伽罗（梵语，为黑的意思）奇南香（《本草乘雅半偈》）、奇楠、奇蓝、棋楠、伽南等别名，为沉香经加工雕琢，去芜存菁，呈玲珑剔透的木段，富油性。亦即选取沉香中油性（树脂）足、体重而性糯的木材条块，削去其含油少而色淡的部分即得。

药材多呈长方形条状或块状，外表绿褐色者称绿油伽楠香，紫黑色者称紫油伽南香，均油润光滑，锯开后，断面黑褐色或紫黑色，油性重，软碴（绿油伽南香）者，以指甲刻之，如锥画沙，油随即溢出，用刀刮削，能捻捏成丸、成饼，能散发耐久的幽香，味麻辣，嚼之粘牙，燃之出油。

【道地与分布】主产于越南、柬埔寨、印尼、马来西亚、泰国等地，我国海南、台湾亦有分布。

传统进口沉香是以油性重、经年不走油、香气浓郁幽雅者为质量上乘，其中尤以绿油伽南香和紫油伽南香品质最佳。

海南沉香道地药材质量要求：呈不规则块、片状、梭状或盔帽状，有的为小碎块。表面凹凸不平，有明显刀痕，可见红褐色、深褐色或黑褐色树脂与黄白色木部相间的斑纹，凹窝或一侧表面呈朽木状。质地较坚实，断面刺状。气芳香，微苦。燃烧冒油。栽培沉香颜色红褐色、褐色或黑褐色，燃烧有浓厚黑色烟雾、冒油。

二、白木香（国产沉香）

【别名】海南沉香、岭南沉香、土沉香、女儿香、莞香、六麻树等。

【来源】为瑞香科植物白木香 *Aquilaria sinensis* (Lour.) Spreng. 含有树脂的木材。

【鉴别】国产沉香多为片状、块状或不规则的长条状，大小不一，长 5 ~ 20cm，宽 2 ~ 5cm，厚约 1cm。表面凹凸不平，有加工的刀痕，可见黑褐色含油部分与黄色木部相间而形成的斑纹，其孔洞及凹窝的表面呈朽木状。折断面刺状，质较轻，大多不沉于水。气芳香，味苦。燃烧时发浓烟，并有强烈的香气和黑色油状物渗出。

在鉴别上，本品多为片块，纵花纹明显，质较轻，常不沉于水，可与进口沉香相区别。在质量方面，国产沉香出入很大，高档货可与进口沉香相比，但下档货或所谓等外沉香形如白木片，一端有锯痕，纵面与横面均无棕黑色油点（芝麻点），体轻泡，气微味淡，不符合入药要求。

商品所谓“女儿香”者，指未产沉香树脂的土沉香木，广东东莞有产，质量低，不能入药用。

【道地与分布】主产广西、海南等地。药材是以质坚体重、含树脂多、香气浓郁、味苦、无朽木及不含树脂的木材者为佳。

海南沉香道地药材质量要求：呈不规则块、片状、梭状或盔帽状，有的为小碎块。表面凹凸不平，有明显刀痕，可见红褐色或黑褐色树脂与黄白色木部相间的斑纹，凹窝或一侧表面多呈朽木状。质较坚实，断面刺状。气芳香，微苦。燃烧冒油。

栽培一等沉香颜色红褐色、褐色或黑褐色，且黄白色木部在结香面不超过 10%。燃烧有浓厚黑色烟雾，无木质味；栽培二等沉香颜色浅褐色、浅红褐色、褐色或浅色，且黄白色木部在结香面超过 10%。燃烧有黑色烟雾或青色烟雾，有木质味。

【伪品及易混品】由于沉香价昂，商品时有伪品出现：四川、重庆有以樟科植物樟树 *Cinnamomum camphora* (L.) Presl 的根部混称“土沉香”或“山沉香”，本品具有显著的樟脑气味，容易与沉香相区别。

在四川还有一种“甲沉香”，系由朽烂的船底板或樟木的船板所成，为不规则条块状，表面粗糙、黑褐色，呈朽木状，并常有纤维散在，断面内心完整或腐烂，完整者呈淡棕黄色，木质尚完好可见，嗅之有腐木的气味。

又据报道，商品有用“红木”充代沉香节者，外表粗，体轻色淡，不易燃，无香气。此三者均不能混充沉香或土木香入药。

诃子

诃子始载于宋代的《本草图经》,《本草纲目》列入木部乔木类。最初是由国外传入的药物，商品过去也多系进口。目前在我国云南、广西等地分布及出产，野生及栽培均有，并能供应国内的用药之需。

【别名】诃黎勒、诃利、随风子、三果。

【来源】为使君子科植物诃子 *Terminalia chebula* Retz. 及绒毛诃子 *Terminalia chebula* Retz. var. *tomentella* (Kurz) C. B. Clarke 的干燥成熟果实。

【鉴别】诃子与绒毛诃子在药材性状上基本一致：果实呈长圆形或卵圆形，较皱缩。长 2 ~ 4cm，直径 2 ~ 2.5cm。表面黄棕色或暗棕色，略具光泽，有 5 ~ 6 条明显的纵棱线，在纵棱线之间有 1 ~ 2 条明显或不明显的纵向凸起，并可见细密的横向纹理。

基部有圆形的果柄痕。剖开后果肉厚 2 ~ 4mm，黄棕色或黄褐色。果核长 1.5 ~ 2.5cm，直径 0.8 ~ 1.5cm，浅黄色，粗糙，坚硬。种子 1 粒，狭长纺锤形，长约 1cm，直径 0.2 ~ 0.4cm，膜质种皮黄棕色，子叶 2 枚，白色，相互重叠卷旋。无臭，味酸涩后甜。

【道地与分布】主产于云南临沧市和德宏傣族景颇族自治州。此外，广东、广西亦产。过去，进口诃子主产于印度、斯里兰卡。

云南诃子道地药材呈长圆形或卵圆形，直径 2.0 ~ 2.5cm，果肉厚 0.2 ~ 0.4cm，成熟果实干燥后呈黄棕色或暗棕色，质坚而脆，味酸涩后甜，甘味浓。以身干、表面黄棕色、微皱、有光泽、肉厚者为佳。

【地区习用品】

小花诃子　为使君子科植物小花诃子 *Terminalia chebula* Retz. var. *parviflora* Thwaites 的干燥成熟果实。药材呈长圆形或卵圆形，较饱满。长 2.5 ~ 3.5cm，直径 2 ~ 2.5cm。表面黄棕色或红棕色，有 5 ~ 10 条纵棱线。基部有圆形果柄痕。质重，剖开后果肉黄色，较松泡。果核及种子形状与正品相似。无臭，味微酸涩。

【伪品与易混品】毛诃子是藏药常用药材，为 2020 年版《中国药典》所收载的正品品种，但不应与诃子混用。毛诃子为使君子科植物毗黎勒 *Terminalia billerica* (Gaertn.) Roxb. 的干燥成熟果实。

药材呈卵形或椭圆形。长 2 ~ 3.8cm，直径 1.5 ~ 3cm。表面棕褐色，被红棕色绒毛，较细密，具 5 棱脊及不规则皱纹。质坚硬，果肉厚 0.2 ~ 0.5cm，暗棕色或浅绿黄色，果核淡棕黄色。种子 1 枚，种皮棕黄色，种仁黄白色，有油性。气微，味涩、苦。

阿魏

阿魏始载于《新修本草》。李时珍谓："夷人自称曰阿，此物极臭，阿之所畏也，故名。"味辛，性温。有消积、杀虫、散痞块的功能。

【别名】熏渠、魏去疾、形虞、哈昔泥、五彩魏、阿虞截。

【来源】为伞形科植物新疆阿魏 *Ferula sinkiangensis* K. M. Shen 或阜康阿魏 *Ferula fukanensis* K. M. Shen 的油胶树脂。

【鉴别】呈不规则块状、水滴状、膏状。灰白色、蜡黄色或浅棕黄色。块状物硬而轻，新鲜切面色浅，放置久后颜色加深。膏状物黏稠，灰白色，放久后颜色加深。本品加水研磨则成白色乳状液。有强烈的蒜样臭气，味辛辣如蒜，嚼之粘牙，对舌及口腔黏膜有较强的刺激性。

【道地与分布】主产于新疆阿勒泰、喀什、伊犁、阜康、托里等地。

道地药材以块状、蒜气强烈、断面乳白色或稍带微红色、无杂质者为佳。

【伪品与易混品】在我国新疆维吾尔自治区的各个地区及州

县所分布的阿魏有 7～8 种之多，但主要可分为两类，即臭阿魏与香阿魏。入药者以臭阿魏为正品，而香阿魏虽在当地也有入药的习惯，但其主治与功用不同，故应归为伪品之例。

1. 准噶尔阿魏 为伞形科植物准噶尔阿魏 *Ferula songorica* Pall. ex Schult. 的油状树脂。分布于新疆的塔城、阿勒泰地区。与正品的区别点在于：全株及其树脂均无明显的葱蒜臭味。

2. 多伞阿魏 为伞形科植物多伞阿魏 *Ferula ferulaeoides* (Steud.) Korov. 的油状树脂。分布于新疆的北疆地区。植株及油脂基本无气味，即或有气味，但也绝无葱蒜样的臭味。

鸡血藤

鸡血藤，以藤汁红如鸡血而得名，为中医常用的补血活血、舒筋通络药。主治月经不调、痛经、经闭、风湿痹痛、麻木瘫痪、血虚萎黄等。现代有用本品治疗因放射线引起的白细胞下降，获得较好的效果。以木兰科鸡血藤加工制成的块状物称为鸡血藤膏（胶），主治相同而功效更为显著。现多用于治疗妇科病。近年来国内销售的鸡血藤膏供应很大，云南、广西、江西、福建等省区也都就地取材熬膏，由于药材来源不一，因而疗效也不一致。

【别名】猪血藤、大血藤、血风藤、血龙藤、三叶鸡血藤。

【来源】为豆科植物密花豆 *Spatholobus suberectus* Dunn 的干燥藤茎。

【鉴别】药材呈长圆柱形或扁柱形，长短不一，稍弯曲，直径 2.5 ~ 7cm，外表灰棕色至暗棕色，外皮脱落部分则呈赭色。横切面中央有偏心性的小髓，周围同心环圈（层圈）明显，此环圈实系由韧皮部所构成，由于韧皮部内含多数分泌管，新鲜时有鲜红色汁液出，干后则凝成亮黑色胶丝状斑点，故干燥品环圈现赤褐色，环圈彼此之间即为木质部所在，呈淡红色，具无数细孔眼；如为二茎附帖而生者，则断面中间现曲纹。气微，味涩。

以中药老药工辨认鸡血藤的经验认为，鸡血藤以中等条粗如竹竿，略有纵楞，质硬，色棕红，刀切处有红墨色汁痕者为佳，一般指豆科密花豆藤。这与文献记载“剖断流汁，色赤若血”“砍断则汁如血”等描述相符，而木兰科南五味子属植物在砍断藤茎时并无此特征。故以密花豆藤为药材鸡血藤符合现时国内多数地区用药情况。

【道地与分布】主产于广西、广东、云南等地。

道地药材以条匀、树脂状物分泌较多者为佳。

【地区习用品】除以上正品品种外，各地商品鸡血藤异物同名品种甚多，常见的有以下几种：

1. 常春油麻藤 为豆科植物常春油麻藤（常绿油麻藤）*Mucuna sempervirens* Hemsl. 的干燥藤茎。

又称牛马藤、棉麻藤、藤花，种子称为黎豆。分布于福建、四川、云南、湖北、江西、浙江等地。在福建北部地区以本品作鸡血藤入药用。

藤茎呈圆柱形，直径 3 ~ 15cm。表面灰褐色，粗糙，具纵向的陷沟、横环纹和疣状凸起的皮孔，尚可见瘤状凸起的侧枝痕迹。横切面皮部薄，韧皮部具棕褐色树脂状分泌物，木质部灰黄色，导管呈孔洞状，并呈放射状排列；韧皮部与木质部相间排列呈数层同心性环，髓部细小。质坚体重，难折断，折断面显纤维性。气微弱，味涩而微甜。

2. 丰城鸡血藤 为豆科植物丰城鸡血藤 *Millettia nitida* Benth. var. *hirsutissima* Z. Wei 的干燥藤茎。

别名山鸡血藤，江西称其根茎为鸡血藤和丰城鸡血藤，又称猪婆藤、过山龙、苦藤、大活血；庐山有人以鲜品出售称“鲜活鸡血藤”；四川名贯肠血藤，四川的西昌、凉山、雷波和福建也称鸡血藤；浙江温州称红血藤，云南昆明称大血藤、白血藤。在福建、江西、广东、广西、云南、四川等地均作鸡血藤入药用。

地下根茎入土甚浅，横走，甚粗大，直径 3 ~ 10cm，呈灰褐色，有纵纹。可见有细密而明显的孔洞。赤色汁液凝固，则稍突起。藤茎呈圆柱形，表面灰褐色，有纵纹。导管呈细孔状，质坚实。皮部味先甘而苦、涩，木部味苦。

3. 网络鸡血藤 为豆科植物网络鸡血藤 *Millettia reticulata* Benth. 的干燥藤茎。过去很多文献中将本品误称作“昆明鸡血藤”，在南方个别地区亦作鸡血藤入药用。

【伪品及易混品】

大血藤 为木通科植物大血藤 *Sargentodoxa cuneata* (Oliv.) Rehd. et Wils. 的干燥藤茎。

过去在全国不少地区将本品作鸡血藤入药用。《中国药典》从 1985 年版已将其与鸡血藤分开，称大血藤（即红藤）入药用。

藤茎呈圆柱形，稍弯曲，直径 1 ~ 3cm。表面灰棕色，粗糙，外皮常呈鳞片状剥落，剥落处常显暗红棕色。断面红棕色，有数处向木质部嵌入，木部黄色，被红棕色的射线隔开，呈放射状花纹。质坚。气微，味微涩。

鸡冠花

鸡冠花始载于《嘉祐本草》。李时珍曰："鸡冠处处有之……六七月梢间开花，有红、白、黄三色。其穗圆长而尖者，俨如青葙之穗；扁卷而平者，俨如雄鸡之冠。花大有围一二尺者，层层卷出可爱。"鸡冠花具有清热止血、止带的功能。用于崩漏、白带异常、痢疾、痔疮出血等症。

【别名】鸡公花、鸡冠头、鸡角枪。

【来源】为苋科植物鸡冠花 *Celosia cristata* L. 的干燥花序。

【鉴别】花序呈穗状花序，上部扩大多肥厚皱褶而扁平，边缘波形，呈鸡冠状。长 8 ~ 25cm，宽 5 ~ 20cm。表面紫色、红色或黄白色。下部渐窄而薄，呈扁平带状，常残留扁平的茎。上缘密生细小线状鳞片，中部以下密生多数小花，每花宿存苞片 3 片及花被片 5 片，广披针形，均呈膜质。成熟果实盖裂，种子细小，黑棕色或黑色，略呈圆形或扁圆肾形，表面有光泽。体轻，质柔韧。气微，味淡。

【道地与分布】全国大部分地区均有生产。药材以朵大而扁、色泽鲜艳的白鸡冠花较佳，色红者次之。

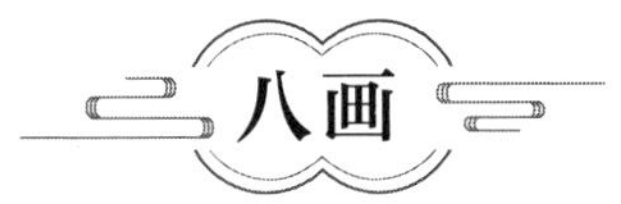

八画

青木香

青木香为中医临床常用药物，功能行气、解毒、消肿，常用于治疗胸腹胀痛、痧症、肠炎下痢、高血压、疝气、痈肿、疔疮、皮肤瘙痒等病症。青木香古今异物同名品极多，南北朝时陶弘景以青木香为木香之别名。宋·苏颂《本草图经》所载之滁州青木香和海州青木香是马兜铃根。当前我国南方销售之青木香亦多为马兜铃之根，又名土青木香；而北京与河北则以菊科植物土木香为青木香，云南多以“理木香”为青木香。药用品种较为复杂，需要认真加以鉴别。

【别名】土青木香、天仙藤根、独行根、青藤香、蛇参、木香根。

【来源】为马兜铃科植物马兜铃 *Aristolochia debilis* Sieb. et Zucc. 及北马兜铃 *Aristolochia contorta* Bge. 的干燥根。

【鉴别】

1. 马兜铃 干燥的根呈圆柱状或扁圆柱形，常弯曲作蛇形，通常切成长 6 ~ 10cm 的短段，直径 0.5 ~ 1.5cm。外皮黄褐色或土黄色，有皱纹及须根痕。体质沉重而饱满，质脆易折，断时有粉飞落，断面不平坦，在内心二分之一处，见有一明显的棕褐色形成层环。环外皮层部分淡白色或淡黄色，粉性，圈内显白色与黄棕色相间的菊花心，其黄棕色木质部分有细针孔。气清香，味先苦而后麻辣。

2. 北马兜铃 本种与前种在性状特征方面极为相似，只是较前种略为粗扁，故有“铁扁担”之称。

【道地与分布】马兜铃主产我国南部各省。以浙江金华、建德，江苏镇江、南通及无锡、南京等地所产者质量为佳。北马兜铃主产于我国北方地区。以黑龙江、吉林、辽宁等省产者质量为好。药材均以条粗、坚实、粉性足、香气浓者为佳。

【地区习用品】

1. 土木香 为菊科植物土木香 *Inula helenium* L. 的干燥根。

北京、河北称本品为“青木香”或“祁木香”（因栽培于河北安国，古称祁州而得名），甘肃、新疆亦称青木香，《蜀本草》之土木香即为此种。

干燥的根呈圆锥形或长圆锥形，稍弯曲，长 9 ~ 20cm，直径 6 ~ 20mm，有时切成不规则的块或长段，外表灰黄或深棕色，有纵皱纹及不明显的横生皮孔，上部有粗大的圆形或长形疙瘩头，顶端有凹陷的茎痕及红棕色的叶柄残基。其根头部较膨大，常切成块状，边缘向外稍反卷，质坚硬，不易断。断面不平坦，淡黄棕色或淡棕色，可见较细放射状纹理，稍呈角质样，形成层环状且色较深，中有黄心，四周为灰白色，有少数棕色油点。气香，嚼之有黏着感，味苦而灼辣。

分布于我国东北、华北及西北地区，在河北、浙江、四川等省有栽培。

2. 异叶马兜铃　为马兜铃科植物异叶马兜铃 *Aristolochia kaempferi* Willd. f. *heterophylla* (Hemsl.) S. M. Hwang 的干燥根。

本品又称大条青木香。在陕西、湖北等省的少数地区作青木香入药用。

本品的根较正品青木香粗大，直径 0.7 ~ 3cm，表面淡棕色或淡黄棕色。质坚实，不易折断，断面呈灰白色，木质部灰黄色，可见明显的车轮纹。味苦，微涩。

3. 南木香　南木香在本草中是木香的别名，但在云南地区通常是以马兜铃属 *Aristolochia* 的多种植物的根称为南木香。如云南马兜铃 *Aristolochia yunnanensis* Franch. 昆明称南木香或小南木香；管花马兜铃 *Aristolochia tubiflora* Dunn 湖南称南木香等。有些品种与青木香异物同名品交叉并存。

此外，在我国民间被称为青木香的中草药极多，故使用中须多加注意。

青葙子

青葙子始载于《神农本草经》，为中医临床常用眼科药物。功能祛风热、清肝火、明目，常用于治疗肝热目赤、眼生翳膜、视物昏花、肝火眩晕、高血压、鼻衄、皮肤风热瘙痒、疥癣等病症。中医处方常与决明子、密蒙花、菊花等治疗目疾药物同用。

【别名】草决明、牛尾花子、尾巴子。

【来源】为苋科植物青葙 *Celosia argentea* L. 的干燥成熟种子。

【鉴别】其原植物又称野鸡冠花、笔鸡冠、狗尾鸡冠花、狼尾巴棵、野千穗谷、土鸡冠等。其种子通称青葙子。其花序，在广东和香港地区作鸡冠花入药用。

种子细小，扁圆形，黑色，微带紫红色，有光泽，侧面有一小凹点（种脐），放大镜下观察，可见矩形网状花纹呈不同心环状排列，种皮薄而脆，易破碎，内面为白色，微臭，商品中时有残留的黄白色果壳包被于种子的上端，果壳如帽状，顶端有一细丝状的花柱，长4～5mm，可借以作为与类似品区别的鉴别特征。

【道地与分布】全国各地均有野生分布与出产。药材以颗粒饱满、色黑、光亮者为佳。

【地区习用品】在历史上以及现代国内一些地区均有以鸡冠花子作青葙子入药的习惯。从植物亲缘关系上讲，二者属于同科同属的近缘植物。过去植物学家就曾认为鸡冠花是青葙的栽培变种。但从一些古代本草记载来看，二者在药性和功能方面又有不同之处。

鸡冠花子为苋科植物鸡冠花 *Celosia cristata* L. 的干燥成熟种子。

其原植物为一年生栽培草本，形态与青葙很相似，唯叶较宽，花序轴肥大扁平成鸡冠状或折卷状，色有红、黄、紫、淡红及杂色。又称鸡冠头花、红鸡冠花、白鸡冠花等。其花序全国通称鸡冠花。其种子，一些地区作青葙子入药。

种子与青葙子极为相似，但鸡冠花子形扁，黑色，有强度光泽，商品中残留的果壳，其顶端的细丝状花柱较青葙子短，可资区别。

【伪品及易混品】

1. 反枝苋 为苋科植物反枝苋 *Amaranthus retroflexus* L. 的干燥成熟种子。

又名野苋菜、西风谷、人青菜、家人青。种子细小，倒卵形，两面凸，深红褐色或稍深，有光泽，在放大镜下检视，可见有点状花纹，呈放射状排列。种脐部位微凹陷。

北京、天津、山东、山西、湖北、湖南、辽宁、黑龙江、甘肃、新疆等地区以其种子混充青葙子。

2. 苋 为苋科植物苋菜 *Amaranthus tricolor* L. 的干燥成熟种子。又名雁来红、老少年、老来少、三色苋。茎叶作为蔬菜食用，叶杂有各种颜色者供观赏。种子表面黑色，两面凸，表面无网状纹理，种脐凹陷，无瘤突。

山西、湖北、湖南、陕西、甘肃、黑龙江、吉林等省部分地区以其种子混充青葙子。

3. 繁穗苋 为苋科植物繁穗苋 *Amaranthus paniculatus* L. 的干燥成熟种子。

又名天雪米、鸦谷。圆锥花序直立或以后下垂，花穗顶端尖，苞片及花被片顶端芒刺明显；花被片和胞果等长。种子表面棕黄色或褐色，种脐凹陷。

湖北、山西等省部分地区以其种子混称青葙子。

4. 皱果苋 为苋科植物皱果苋 *Amaranthus viridis* L. 的干燥

成熟种子。

又名绿苋。茎直立，叶先端深凹或不凹，胞果甚皱。种子表面粗糙，几无光泽，种脐部位凹陷。据报道，商品青葙子中也有以本品混充者。

5. 千日红 为苋科植物千日红 *Gomphrena globosa* L. 的干燥成熟种子。

又名百日红、千年红、蜻蜓红。头状花序球形或长圆形，直径约 2mm。小苞片紫红色，胞果近似球形。种子表面棕红色或褐色，种脐突起且微弯而成鸟喙状。湖北个别地区以其种子充青葙子。

6. 藜 为藜科植物藜（地肤）*Chenopodium album* L. 的干燥成熟果实。

果实呈扁球状五角形。直径 1～3cm。外被宿存花被，表面灰绿色或浅棕色，周围具膜质小翅 5 枚，背面中央有微突起的点状果柄及放射状脉纹 5～10 条。剥落花被可见膜质果皮，半透明。种子扁卵形，长约 1mm，黑色，形似芝麻，放大镜下观察可见多数小麻点。气微，味微苦。

山西、陕西、甘肃地区以其胞果充青葙子。

青蒿

青蒿入药始载于马王堆出土文物帛书《五十二病方》，用于牡痔，其后《神农本草经》以草蒿为正名，以青蒿为别名。葛洪

《肘后备急方》记载："以水浸青蒿，取汁饮服，可治疟疾。"自此青蒿治疟的经验一直流传至今。中医认为青蒿有清暑、除热、截疟、杀虫之功，其功效是多方面的。除截疟外通常用于治疗夏令感冒、中暑、温病后期夜热早凉、结核病潮热或原因不明的低热等病症。外用治皮肤瘙痒、荨麻疹等。

【别名】蒿子、臭蒿、苦蒿、臭青蒿、细叶蒿、马屎蒿。

【来源】为菊科植物黄花蒿 *Artemisia annua* L. 的新鲜或干燥全草。

【鉴别】一年生草本，高 40 ~ 150cm，全株具较强挥发油气味。茎直立，具纵条纹，多分枝，光滑无毛。基生叶平铺地面，开花时凋谢；茎生叶互生，幼时绿色，老时变为黄褐色，无毛，有短柄，向上渐无柄；叶片通常为三回羽状全裂，裂片短细，有极细小的粉末状短柔毛，上面深绿色，下面淡绿色，具细小的毛或粉末状斑点；叶轴两侧具窄翅，茎上部的叶向上细小呈条形。晚秋开小黄花，头状花序细小，球形，多数繁密的头状花序组成圆锥状。瘦果椭圆形。

【道地与分布】本品主要生于旷野、山坡、路边、河岸等处，在我国大部分地区均有分布。据报道，南方生长的青蒿普遍比北方出产者的青蒿素含量要高；海南、四川、广西等地所产者，其青蒿素的含量均较高。

药材以身干、色青绿、质嫩未开花、香气浓郁者为佳。

【地区习用品】

香蒿　为菊科二年生草本植物香蒿 *Artemisia caruifolia* Buch.-

Ham. 的干燥全草。又名西南青蒿。《滇南本草》之青蒿为此种，云南以其全草为青蒿。茎中部叶扇形，顶端 3 ~ 5 深裂，头状花序球形，可与牡蒿相区别。

分布于云南、四川、贵州、陕西南部等地。

云南市售青蒿为铡成 1cm 长的短段，茎圆柱形，棕色或深棕色，有纵凸纹，横切面中心有白色髓部，叶为羽状深裂，裂片顶端有浅裂，也有的叶是线形的，多已破碎不全。有穗状的花序，花苞球形，黄绿色。气微香。

【附】黄花蒿果实及种子特征：瘦果小，倒卵形或长椭圆形，无冠毛。半透明状，表面光滑，略有光泽。长 0.5 ~ 0.8mm，宽 0.2 ~ 0.5mm。黄棕色或灰白色。放大镜下果实表面有密的纵棱，棱间有网状纹理。顶端有时向一端倾斜，中央花柱残留物呈一小突起，脱落后呈无衣领状环，果脐圆形，常偏向一侧。内含种子 1 枚，种胚为乳白色，含油分。

玫瑰花

玫瑰花始载于《本草纲目拾遗》，书中记有：“玫瑰花有紫白二种，紫者入血分，白者入气分。茎有刺，叶如月季而多锯齿，高者三四尺，其花色紫，入药用花瓣，勿见火。”玫瑰花入药具有理气、行血、调经等多种功效，常可用于治疗肝胃气痛、食少呕吐、乳痛肿毒、月经过多、赤白带下、肠炎下痢及跌打损伤等病症。

【别名】梅桂、绯缅花、笔头花、刺玫花、红玫瑰。

【来源】为蔷薇科植物玫瑰 *Rosa rugosa* Thunb. 的干燥花蕾。

【鉴别】商品玫瑰多于5～6月间花含苞欲放时，分批摘下，晒干或微火烘干，因此药材多为花蕾，略呈半球形或不规则团块状，与月季花之区别点为较月季花稍大，色更鲜艳，为紫红色，花托半球形，花柄较短，萼片全缘而不裂，一般长于花冠或断缺，密被腺毛，花瓣较圆而短，雄蕊长于花柱，花柱短，不伸出花托口外，花柱上密被毛茸。气甚芳香（浓香），味微苦涩。

【道地与分布】全国大部分地区均有分布与出产，以江苏无锡、江阴，浙江吴兴，山东平阴及北京门头沟等地所产者质量最好。

药材以身干、色泽紫红而鲜艳、花朵大、香气浓郁者为佳。

【伪品及易混品】在商品玫瑰花中常可见到一些掺伪品，其来源主要有以下几种：

1. 山玫瑰　为蔷薇科植物山刺玫 *Rosa davurica* Pall. 的干燥花蕾。

在华北及东北地区又称刺玫、野玫瑰。常野生于林缘、山路旁、山坡灌丛及柞树林附近。

花单生或2～3朵簇生，花萼片呈卵状披针形，顶端常稍宽大并具腺，长可达1.5～2.5cm，边缘具短柔毛和腺体。花瓣5枚，深紫色，倒卵圆形。

在吉林和北京市售的玫瑰花中就有此种掺杂。

2. 美丽蔷薇　为蔷薇科植物美蔷薇 *Rosa bella* Rehd. et Wils.

的干燥花蕾。

亦称山刺玫。分布于吉林、河北、山西、山东、陕西、甘肃等省，野生于山坡、疏林中。

花的直径 4 ~ 5cm，花萼片呈卵状披针形，先端尾尖，全缘，并稍宽大呈叶状，外面除腺毛外，还被细柔毛，里面密被绒毛，花瓣粉红色，倒卵圆形，先端微凹，气芳香。

3. 钝叶蔷薇 为蔷薇科植物钝叶蔷薇 *Rosa sertata* Rolfe 的干燥花蕾。

在浙江省的个别地区以其花朵混充玫瑰花。本种的形态特征与上种相近。

苦参

苦参始载于《神农本草经》，为清热、燥湿、杀虫之临床常用药。现代研究证明，苦参对于细菌性痢疾、急性肠胃炎、传染性肝炎、小儿肺炎、慢性气管炎等病症也均有一定疗效。在日本有以其作为健胃之品的报道。

【别名】野槐根、好汉枝、苦骨、地骨、山槐根、地槐根。

【来源】为豆科植物苦参 *Sophora flavescens* Alt. 的干燥根。

【鉴别】干燥根呈圆柱形，长 10 ~ 30cm，直径 1 ~ 2.4cm。表面有明显纵皱，皮孔明显突出而稍反卷，横向延长。栓皮很薄，棕黄色或灰棕色，多数破裂向外卷曲，易剥落而显现黄色的光滑皮部。质坚硬，不易折断，折断面粗纤维状。横断面黄白色，形成层明显。气味明显，味极苦。苦参片为斜切的薄片，形状大小不一，斜圆形或长椭圆形，长 2 ~ 5cm，宽 1 ~ 1.5cm，厚 2 ~ 5mm。质坚硬，切面淡黄白色，有环状年轮，木质部作放射状纹理。

【道地与分布】全国各地均有出产，以山西、河北、内蒙古等地产量较大，质量也佳。

道地药材以整齐、色黄白、味苦者为佳。

【伪品及易混品】广西以萝藦科植物马莲鞍 *Streptocaulon griffithii* Hook. f. 的根作苦参，也称古羊藤。根为长圆柱形，大小不一，略弯曲，上部稍粗大，下部渐细。表面黄棕色至暗棕色，稍粗糙，有不规则的纵皱纹和裂纹，栓皮较厚，不易剥落。切片厚 4 ~ 6mm，皮部呈类白色，木部呈浅黄棕色。质坚硬，断面稍不平坦，略显粉性。气微，味微苦。

【附注】本品有小毒，用量不宜过大，中毒后出现流涎，步伐不整，呼吸、脉搏急速，惊厥，最后因呼吸停止而死亡。解救方法：未出现惊厥时可洗胃和导泻；内服蛋清，鞣酸或浓茶；静脉滴注葡萄糖盐水；惊厥时肌注苯巴比妥等解痉剂；呼吸障碍时用呼吸兴奋剂。

苦楝皮

楝，《名医别录》与《日华子本草》均有收载，《本草纲目》列入乔木类，谓其有治蛔虫、疥癣、恶疮之功，现时普遍采伐其根皮与干皮作为治疗蛔虫病的驱虫剂，并认为对蛲虫、鞭虫、钩虫等病也有一定疗效。苦楝皮与川楝皮的驱虫有效成分主要为川楝素（toosendanin），根皮中的川楝素含量较干皮中的略高。近代在临床应用当中，由于误服伪品苦树皮而中毒者，时有所闻，故须弄清植物来源，并注意对药材的鉴别。

【别名】紫花树皮、翠树皮、森树皮、楝枣树皮、火捻树皮、金斗树皮。

【来源】为楝科植物楝树 *Melia azedarach* L. 和川楝树 *Melia toosendan* Sieb. et Zucc. 的干燥根皮及干皮。

【鉴别】此两种来源的苦楝皮自古即同供药用，在药材外形方面多有相似，较难区别，其共同的特征为：

干皮：为不规则长形块片或稍呈槽状卷曲，大小不等，厚4～10mm，外表面灰黑、灰褐或棕褐色，表面粗糙，有多数皮鳞，时有灰色地衣斑附着，有宽大的纵向裂纹与细小的横向纹理，皮孔横向延长，于幼茎皮上明显，内表面淡黄色，质韧，不易断，断面纤维状，可以剥离成十数层膜状薄层，系由黄色的纤维层与白色的薄壁组织层相间排列，其硬软程度不同所致，其剥下的薄片有极细的网纹。气微弱，味极苦。

根皮：呈不规则的片状或者卷筒状，长短宽窄不一，厚约2mm。外表面粗糙，呈灰棕色或灰褐色，常破裂似鱼鳞状，剥去表层可见淡紫棕色或黄白色内皮，皮孔横长，大小不等。内表面淡黄白色，有细直顺纹。质坚韧，不易折断，断面分层，纤维性甚强。气亦微弱，味极苦。

【**道地与分布**】主产于四川、湖北、安徽。此外，甘肃、河南、湖南、贵州、云南等省亦有分布。

道地药材以身干、皮厚、条大、无粗皮者为佳。

【**伪品及易混品**】

1. **苦木**　为苦木科植物苦木 *Picrasma quassioides* (D. Don) Benn. 的干燥树皮。四川又名黄楝树、苦皮子、苦木、苦皮树、苦楝瓣树；河南称苦檀；广东称寒苦树；在湖北亦称苦楝树；贵州清镇称土苦楝。其树皮有强烈的毒性，只供外用洗治痈疖肿毒、疥癣，不可内服，误用则有中毒的危险，所以应注意与楝树在原植物及药材形态方面的区别之点。

干燥的树皮多为单卷筒状、槽状、长片状，厚 2 ~ 4mm，味极苦。其与苦楝皮、川楝皮之主要不同处为本品栓皮较平坦，紫褐色，具灰色皮孔和斑纹，裂纹较少，质脆易折断，其断面略显纤维状，且不能剥离很多薄层。这种特征，可以作为真伪鉴别的依据。

2. **棱枝南蛇藤**　为卫矛科植物棱枝南蛇藤 *Celastrus angulatus* Maxim. 的干燥根及根皮。

本品分布于河南、山东、安徽、江苏、江西、陕西、甘肃、湖北、湖南、四川、云南、贵州、广西、广东等地。因其亦具有杀虫效果，故常在产地与正品苦楝皮相混淆。

其原植物为藤状灌木，长 5 ~ 7m，小枝常有 4 ~ 6 条锐棱，红褐色，发亮，密生细小的皮孔。

3. **南酸枣**　为漆树科植物南酸枣 *Choerospondias axillaris*

(Roxb.) Burtt et Hill 的干燥根皮及树皮。在浙江温州地区曾将本品误作苦楝皮共同收购。

本品与苦楝皮的区别点在于，本品的根皮及树皮的内表面为红棕色或淡黄棕色，断面纤维性，不能层层剥离，味涩而微苦。本品有收敛、止痛、止血的功效，特别对于烧烫伤、外伤出血效果显著，但不能用作驱虫剂。

枇杷叶

枇杷叶为常用中药。始载于《名医别录》，列为中品。因其叶似琵琶，故名。枇杷叶具有清肺止咳、降逆止呕的功能。用于肺热咳嗽、气逆喘急、胃热呕逆、烦热口渴等症。

【别名】杷叶、芦桔叶、无忧扇。

【来源】为蔷薇科植物枇杷 *Eriobotrya japonica* (Thunb.) Lindl. 的干燥叶。

【鉴别】叶呈长椭圆形或倒卵形，长 12 ~ 30cm，宽 4 ~ 9cm。上表面灰绿色、棕绿色、黄绿色、黄棕色或红棕色，有光泽（摘叶多为浅绿色，落叶则显红棕色）。下表面灰绿色或棕黄色，密布锈色或灰棕色绒毛（落叶下表面毛极少）。叶先端渐尖，上部有疏锯齿，基部近叶柄端叶片渐尖，呈楔形，而无锯齿。叶脉呈羽毛状两侧斜生，中间主脉呈棕黄色或棕红色，显著突起，侧脉羽状。叶柄极短或近无柄，托叶 2 片或破损。叶厚革质，质脆易碎。微有清香气，味微苦。

【道地与分布】主产于广东、江苏、浙江等地。以广东及江苏产量较大。

道地药材以完整、色绿者为佳。

板蓝根

板蓝根为中医临床常用中药，功能清热、凉血、解毒，常用于治疗温病发热、发斑、风热感冒、咽喉肿烂等病症，特别是对流行性乙型脑炎、流行性感冒、流行性腮腺炎、病毒性肝炎等流行性疾病具有显著疗效。以板蓝根为药材的多种成药，如颗粒剂、注射剂等常有供不应求之势。

【别名】大青、大蓝根、草大青、靛青。

【来源】为十字花科植物菘蓝 *Isatis indigotica* Fort. 的干燥根及根茎。

【鉴别】商品药材呈圆柱形，稍扭曲，长 10 ~ 20cm，直径 0.5 ~ 1cm。根头部略膨大，可见暗绿色或暗棕色轮状排列的叶柄残基和密集的疣状突起；表面淡灰黄色或淡棕黄色，有纵皱纹及横生皮孔，并有支根或支根痕。体实，质略软（性糯）或脆而易断（性硬），断面皮部黄白色，或浅棕色，形成层环深棕色，木部黄色。气微弱，味微甜后苦涩。

【道地与分布】分布于北京、河北、河南、安徽、江苏、浙江、湖北、广西、山东、山西、陕西、内蒙古、黑龙江、甘肃等地。其中尤以江苏、河北所产者，质量优而产量大。药材以条长、粗大、体坚实、粉性足、质油润者为佳。

【附】菘蓝果实及种子特征：

果实：短角果近长圆形，扁平，无毛，边缘有翅，长 13 ~ 18.5mm，宽 3.5 ~ 5mm，厚 1.2 ~ 1.6mm，表面紫褐色或黄褐色。先端微凹或平截，基部渐窄，具残存的果柄或果柄痕。两侧各具一中肋，中部隆起，内含种子 1 ~ 2 粒。

种子：种子长圆形，长 3 ~ 3.8mm ，宽 1.0 ~ 1.5mm，表面平滑无光泽，黄色至黄褐色。基部具 1 个白色小尖突状种柄，两侧面各具 1 条较明显的纵沟。解剖镜下种脐略呈黑色胚，无胚乳，胚弯曲，子叶背倚胚根。

松香

松香始载于《滇南本草》。味苦、甘，性温。具有祛风、燥湿、排脓、拔毒、止痛的功效。

【别名】松脂、松膏、松胶香、黄香、松脂香、琥珀孙。

【来源】为松科植物马尾松 *Pinus massoniana* Lamb、油松 *Pinus tabuliformis* Carr. 或其同属植物树干中取得的油树脂，经蒸馏除去挥发油后的遗留物。

【鉴别】呈不规则半透明块状，表面黄色，常有一层黄色霜粉附于表面。常温下质脆而硬，易碎，断面具玻璃样光泽。有松节油的臭气，加热软化，然后熔化，燃烧时产生棕色浓烟。

【道地与分布】主产于河南、安徽、江苏、浙江、福建、台湾、广东、广西、湖南、湖北、云南、贵州、四川等地。

药材以块整齐、半透明、油性大、气味浓厚者为佳。

枫香脂

枫香脂原名枫香，始载于《新修本草》，原名为“白胶香”。味辛苦，性平。具有活血止痛、解毒、生肌、凉血的功效。

【别名】白胶香、芸香、枫脂、胶香。

【来源】为金缕梅科植物枫香树 *Liquidambar formosana* Hance 的干燥树脂。

【鉴别】呈不规则块状，大小不一，表面淡黄色或黄棕色，半透明或不透明。质脆易碎，断面光亮。气香。

【道地与分布】主产于浙江、江西、福建、云南等地。

道地药材以色黄、质脆、无杂质、火燃香气浓郁者为佳。

明党参

明党参的原植物为多年生草本，有野生也有人工栽培，喜生于山坡或山地土壤肥沃处。在江苏、浙江等省的个别地区，将明党参挖出后不经汤煮，而直接刮去外皮，晒干入药用，在药材商品中称之为“粉沙参”，与明党参的正品药材的加工方法不同，而本质上未有差别。“粉沙参”名见《本草从新》和《本草纲目拾遗》，原名“土人参”。吴仪洛说：“土人参……出浙江，俗名粉沙参、红党参，即将此参去皮净、煮极熟、阴干而成者，味淡。”《本草纲目拾遗》载：“土人参各地皆产，钱塘西湖南山尤多，春二三月发苗如蒿艾，而叶细小，本长二三寸，作石绿色，映日有光，土人俟夏月采其根以入药，俗名粉沙参，红党即将此参去皮净煮极熟，阴干而成。”南宋·《履巉岩本草》将本品混称为“人参苗”。

【别名】山花、山萝卜、山葫茵子根、山荷宝、野芰菜、明参。

【来源】为伞形科植物明党参 *Changium smyrnioides* Wolff 的干燥根。

【鉴别】

1. 明党参 《本草纲目拾遗》所说的“红党”即今之“明党参”；亦有简称为“明党”或称为明沙参、土明党、牙党、黄牙、银牙、银牙党等。干燥的药材呈圆柱形或纺锤形至短粗的纺锤形，或不规则的条块，略扭曲。长 10 ~ 20cm，直径 6 ~ 20mm，表面微透明，淡黄白色至淡棕色，有深纵沟及细纹理且有少数须根痕及红棕色的斑点。质坚硬，粗者不易折断，断面皮部为半透明的淡棕色，角质。木部淡黄白色，皮部较薄且与木部极易分离，气微而味甘淡。

2. 粉沙参 根呈纺锤形或纵剖为两半开，长 7 ~ 10cm，直径 0.8 ~ 1.2cm，外表褐色而多纵皱，无光泽，质硬，断面色白，不显角质样，形成层环明显，粉性，微有香气。

华东产区群众多在产季（清明至谷雨间）选粗壮的根，直接刮去外皮晒干，作粉沙参。而选较细长的根用清水洗净，以沸水煮透，再以冷水漂之，然后刮去外皮，水洗，晒干，作明党参。

【道地与分布】本品主产于安徽、浙江、江苏等省。是外贸出口药材重要品种之一，历来畅销于东南亚一带。随着医疗卫生事业的发展和外贸出口数量的需求日增，野生资源产量已逐年减少，为此供需矛盾将逐年扩大，现在安徽青阳县变野生为家种获得成功。本品以身干、条匀、质坚实而重、色黄白、断面角质明亮者为佳。

【地区习用品】

川明参　为伞形科植物川明参 *Chuanminshen violaceum* Sheh et Shan 的干燥根。与正品明党参为同科不同属植物。在四川省的个别地区混作明党参入药用，并销往南方各省。

又名明参、土明参、沙参、明沙参等。产于四川的温江、达州、绵阳、内江等地区，多为栽培品，在湖北宜昌有野生。

药材呈长圆条形，长 7 ~ 30cm，直径 0.8 ~ 1.2cm，头尾粗细略相等。顶端无芦头或偶有芦头，平截或略细小，有竹条穿孔的痕迹。下端尾部略细瘦，但仍匀正圆满，无尾须。外表无粗皮，全体呈黄色或淡棕黄色，细致平坦，有极稀疏似环带状的环纹，环纹凹陷处常附有未去净的粗皮。加工不良者，皮面常呈金黄色的斑点或纹路。本品质极细，体坚实，断面黄白色，细致光滑，有光泽，呈半透明或微透明状，内心有数圈白色透明的环层，中央略显白心。气微弱，嚼之有浓甜味。在产地是将鲜根放置沸水中一分钟即取出，刮去外皮后，晒至半干，再放入箱内，用硫黄熏 24 小时，然后再晒至全干。巴中所产者外皮光滑，皮净色白，折断后内心有光泽，且味甜，为佳品。金堂产者体稍瘦小，外表色黄较粗糙，味微甜，品质稍次。江油产者为野生，根条粗大，表面略带红色，质硬，味微苦带涩，品质又次之。

【附】明党参果实特征：双悬果呈卵状长椭圆形至近球形，分生果长 3.5 ~ 4.5mm，宽 1.7 ~ 2.2mm，厚 1.3 ~ 1.6mm。表面棕褐至棕黑色。顶端残留突起的花柱基，基部有果柄痕。成熟后多彼此分离成双悬果瓣（分生果），双悬果瓣呈卵状长圆形或卵形，背部向外隆起，有凹凸不平断续状隆起的棱线 10 ~ 12 条，合生面内凹呈弯月形沟，中央有一黄褐色纵沟纹，及一与果实顶端相连的黄褐色线状悬果柄。分生果横剖面近半圆形或肾状圆形，腹面中部向内微凹，背面微隆起。

败酱草

败酱草为中医临床常用药味，功能清热利湿、解毒排脓、活血祛瘀，可用于治疗阑尾炎、痢疾、肝炎、眼结膜炎、产后瘀血腹痛、痈肿疔疮等病症。由于败酱草在临床上的应用日益广泛，需求不断增多，各地就出现了就地取材的现象。因此造成败酱草药材品种亦日趋复杂，商品品种较为混乱。

【别名】苦菜、马草、泽败、大救驾、黄花参、黄龙芽。

【来源】为败酱科植物黄花败酱 *Patrinia scabiosaefolia* Fisch. ex Trev. 及白花败酱 *Patrinia villosa* (Thunb.) Juss. 的干燥全草。

【鉴别】

1. **黄花败酱** 多年生草本，具特殊臭气，干后尤甚。茎高

60～120cm。根茎细长横走，或斜生，有须根。茎直立，与枝同被脱落性白粗毛。基生叶成丛，有长柄；叶片长卵形，先端尖，边缘有粗锯齿；茎生叶对生，有短柄或近无柄；叶片披针形或窄卵形，长5～15cm，2～3对羽状深裂，中央裂片最大，椭圆形或卵形，叶缘有粗大锯齿，两侧裂片窄椭圆形或条形，依次渐小，两面疏被粗毛或近无毛。聚伞圆锥花序在枝端集成疏大伞房状；总花梗方柱形，花较小，黄色，直径2～4mm，子房室边缘稍扁，展成极窄翅状，无膜质增大苞片。

2. 白花败酱 与上种极为相似，区别点在于：根茎节间长3～6cm，节上生有较粗的根。茎上部不分枝，表面有纵棱及倒生的白长毛，断面中空。茎生叶不分裂，叶柄长1～4cm，有翼。花白色。瘦果倒卵形，苞片近圆形，膜质，脉网明显。

【地区习用品】

1. 少蕊败酱 为同属植物少蕊败酱 *Patrinia monandra* C. B. Clarke 的干燥全草。云南昌宁称败酱草，也称黄花败酱、红梗一棵蒿。在云南昆明、曲靖、玉溪、楚雄、大理、丽江、怒江、保山地区均有分布。

全体被灰白色粗毛，后毛渐脱落。单叶对生，叶片长方椭圆形，长4～10cm，宽2～4cm，不分裂或基部有一对小裂片，边缘有粗圆齿，两面有稀疏粗毛；叶柄长约1cm，向上渐短近无柄。花小，黄色，雄蕊1～3枚，但以1条最长大。瘦果卵圆形，不发育之子房室扁平，边缘有白毛，背部贴生增大的苞片；苞片薄膜质，近圆形，顶端常微呈极浅3裂状，网脉细而清晰。

2. 岩败酱 为同属植物岩败酱 *Patrinia rupestris* (Pall.) Juss. 的干燥全草。在黑龙江、吉林等地常混作败酱草入药。

其主要特征是：茎多为 2 至多数丛生。叶两面无毛，裂片线状披针形，全缘或有疏锯齿。伞房花序，花黄色。瘦果长倒卵形，翅伏苞片倒梨形，长 0.5 ~ 0.6cm。

3. 狭叶败酱 为同属植物狭叶败酱 *Patrinia angustifolia* Hemsl. 的干燥全草。在安徽部分地区以本品作败酱草入药。

其主要特征是：茎初具短柔毛，后渐光滑或仅有 2 列贴生柔毛。基部叶 3 裂或不裂，少有羽状分裂，边缘具大锯齿，上部叶披针形，全缘。花黄色。瘦果卵状圆柱形，翅状苞片倒梨形，长 0.5 ~ 0.6cm。

4. 菥蓂 为十字花科植物菥蓂 *Thlaspi arvense* L. 的干燥带果的地上部分。在江苏南京、镇江、南通及浙江、安徽、湖北等地作败酱草入药用，名为苏败酱、南败酱或瓜子草、罗汉草等。

该植物为野生的一年生草本植物，多生于旷野、路旁、田畔沟边或小麦田中。全草茎呈圆柱形，长 20 ~ 30cm，直径 0.2 ~ 0.5cm。表面黄绿色或灰绿色，具纵棱线，质脆，易折断，断面中心有髓。叶互生，叶片披针形、倒披针形或窄卵形，长 2.5 ~ 5cm，先端钝圆，基部抱茎并成箭形，全缘或具疏齿。顶生总状花序或果序，花小。白色，萼片边缘具白毛，花瓣 4 瓣，长约 0.3cm。短角果扁平倒卵形或椭圆形，长 1 ~ 1.6cm，宽 0.8 ~ 1.3cm，边缘具翅，宽约 0.3cm，两面中间各有 1 条棱线，先端凹入，基部果梗较细，长约 1cm；果实内由纵隔分为 2 室，每室种子 5～7 枚；种子扁卵圆形，直径 0.2cm，表面棕黑色，两面均有同心性环纹。气微，味淡。

【伪品及易混品】

1. 苣荬菜 为菊科植物长裂苦苣菜 *Sonchus brachyotus* DC. 的干燥全草。又称苦菜、败酱草、苦苣菜、取麻菜、北败酱等，分布于东北、华北及西北各地。

茎直立，叶互生，无柄，呈宽披针形或长圆状披针形，长 8～16cm，宽 1.5～2.5cm，先端有刺尖，边缘呈波状尖齿或有缺刻，顶生头状花序。全草及根味苦，但无败酱之气味。

2. 裂叶苣荬菜 为菊科植物裂叶苣荬菜 *Sonchus arvensis* L. 的干燥全草。在河北、山西、陕西、山东及东北各省作北败酱，别名苦卖菜、取麻菜，内蒙古称甜苣。《救荒本草》之苦苣菜即为此种，《植物名实图考》称苣荬菜。在全国各地均有分布。

该植物系多年生草本，均为野生，多生于田边、路旁。在我国东北尚以此植物作中药小蓟使用者。株高 30～60cm，全株具乳汁。地下根茎匍匐，着生多数须根。茎直立，基生叶长圆状披针形，长 10～20cm，宽 2～5cm，先端钝，基部渐窄成柄，具稀疏缺刻或羽状浅裂，裂片三角形，边缘具细尖齿，两面无毛；茎生叶无柄，基部耳状，抱茎。6～10 月开花，头状花序 4～15 个，直径 3～4cm，于枝端排成伞房状；总花梗长 1～8cm，被腺毛；总苞钟状，总苞片 6～7 列，外层苞片椭圆形，外层者披针形，亦均被腺毛；花瓣为舌状，舌片黄色，长约 2cm。瘦果长椭圆形，扁平，无喙，每面有纵棱，肋 3～5 条，表面颗粒状，冠毛白色，多层。气微，味微咸。

3. 续断菊 为菊科一年生草本植物花叶苣荬菜（续断菊）*Sonchus asper* (L.) Hill 的干燥全草。又名大叶苣荬菜、石白头。在甘肃省以本品作败酱草入药用。

株高 30 ~ 70cm。根纺锤状或圆锥状。茎分枝或不分枝，无毛或上部有头状腺毛。叶长椭圆形或倒卵形，长 6 ~ 15cm，宽 1.5 ~ 8cm，不分裂或缺刻状半裂或羽状全裂，边缘有不等的刺状尖齿，下部叶的叶柄有翅，中上部叶无柄，基部有扩大的圆耳。头状花序 5 ~ 10 个，较小，直径约 2cm，总苞片 2 ~ 3 层，幼时总苞被白色绢毛，舌状花黄色。瘦果倒卵形，无喙，每面有明显的纵肋 3 条，冠毛多层。

4. 苦苣菜 为菊科一年生草本植物苦苣菜 *Sonchus oleraceus* L. 的干燥全草。《滇南本草》名滇苦菜、苦马菜，《本草纲目》所载之苦菜，应为本种，又名苦苣、苦荬。在四川、宁夏、新疆等地以其全草混作败酱草入药用。

根呈纺锤形。叶柔软无毛，长 10 ~ 18（ ~ 22）cm，宽 5 ~ 7（ ~ 12）cm，羽状深裂，大头羽状全裂或羽状半裂，顶裂片大或顶端裂片与侧生裂片等大，少有叶不分裂的，边缘有刺状尖齿，下部的叶柄有翅，基部扩大抱茎，中上部的叶无柄，基部宽大呈戟耳形。头状花序直径约 1.5cm，花序梗及总苞片疏被褐色槌状腺毛。果无喙，冠毛多层。

知母

知母为中医常用的清热泻火、润燥滋阴药。《神农本草经》列为中品,《本草纲目》列入山草类，又名连母、货母、地参、水参、苦心、儿草等。李时珍曰:“宿根之旁，初生子根，状如蛾虻之状，故谓之蛾母，讹知母、蝇母也。”本品的根茎即药用的知母。商品规格有毛知母与知母肉（京知母、光知母）之分。以秋季采收者质量为佳。一般挖取根茎，剪去地上部分及须根，去掉泥土后晒干者习称“毛知母”；鲜时剥去或刮去外皮晒干者，习称“知母肉”。

【别名】蒜辫子草、羊胡子草、穿地龙、马马草、兔子油草。

【来源】为百合科植物知母 *Anemarrhena asphodeloides* Bunge 的干燥根茎。

【鉴别】

1. 毛知母 毛知母为略呈压扁的条状，长 3 ~ 15cm，直径 0.7 ~ 2cm，全体弯曲，通常单条，少数于粗的一端分叉，后端较细，顶端有淡黄色的花葶及叶的残基，习称“金包头”。本品上面中央有一道凹陷的纵沟，全体有紧密排列的环节。节上密生黄色扁平细绒毛（此细叶基枯朽后残存的纤维束或维管束组织），陈久后变为黄棕色。由两侧向上密生黄棕色至棕色毛须状的叶基，毛须合拢处显沟状。根茎下面略凸起有皱纹及多数陷下的须根痕。质坚脆，易折断，断面黄白色，有的显筋脉细点。

2. 知母肉 外皮大部已除去，表面呈黄白色或黄棕色，有扭曲的纵沟，背面隆起。有的残留少数毛须状叶基及陷入或突起的点状须根痕。质硬易折断，断面黄白色，水浸后有黏液。气无，味甘而微苦，带黏性。

【道地与分布】主产于河北省，以易县所产者质量最佳。河北易县及其周边所产者，习称“西陵知母”。华北、东北与西北地区亦均有产。

毛知母药材是以身条肥大、外皮附金黄色细绒毛、质坚实而柔润、断面白色、嚼之味苦而发黏者为佳。

知母肉药材是以条肥大、滋润、质坚、色白、嚼之发黏者为好。

西陵知母道地药材质量要求：根茎肥大，顶端残留的浅黄色叶柄痕及茎痕（习称“金包头”），分支较少，外皮色黄，密生黄毛（节上密生黄棕色的残存叶基），断面白色，滋润而味苦带甘。

【伪品及易混品】目前有关知母药材的伪品尚不多见，主要是在各地以“土知母”为名的草药甚多，其植物来源也很复杂，与正品知母完全不同，故不可混淆应用。

1. 鸢尾 为鸢尾科植物鸢尾*Iris tectorum* Maxim.的干燥根茎。

又名搜山虎、搜山狗、冷水丹、蛤蟆七、青蛙七，贵州称鸭屁股，重庆江津称“蛇头知母”，广元称蒲巴扇根，四川、贵州、湖北称“土知母”。湖北随州、襄阳等地误将鸢尾种子错当“知母”种植。

本品在四川西部地区称“土射干”，重庆、绵阳和云南昭通以之充“射干”入药。形态特征参见本书“射干”条。

本品粉末置显微镜下检视可见草酸钙大型柱晶众多，也可见到方晶。

理化鉴别不呈皂苷反应，均可与正品知母相区别。

2. 蝴蝶花 为鸢尾科植物蝴蝶花 *Iris japonica* Thunb. 的干燥根茎。湖南个别地区称土知母或混称知母。

3. 岩菖蒲 为百合科植物岩菖蒲 *Tofieldia thibetica* Franch. 的干燥根茎。又名岩飘子。重庆武隆称阴阳番，四川峨眉以此称山知母、小知母、岩知母。全草舒筋散寒，功效与知母不同。

【附】知母果实及种子特征：

果实：蒴果狭椭圆形，长 8 ~ 13mm，宽 5 ~ 6mm，顶端有短喙。内含种子 3 粒。

种子：长椭圆形或纺锤形。黑色表面粗糙，长 7.5 ~ 12.0mm，宽 2.1 ~ 4.2mm，具有细微且密集的瘤状突起。种子具 3 ~ 4 个翅状棱。背部呈弓状隆起，腹棱平直，下端有一微凹的种脐。

使君子

使君子为常用中药。始载于《开宝本草》，苏颂曰："其茎作藤，如手指大……三月生花淡红色，久乃深红，有五瓣。七八月结子如拇指大，长一寸许，大类栀子而有五棱，其壳青黑色，内有仁，白色，七月采之。"使君子具有杀虫消积的功能。用于蛔虫病及小儿疳积等症。

【别名】君子、君子仁、使君肉、索子果、留球子。

【来源】为使君子科植物使君子 *Quisqualis indica* L. 的干燥成

熟果实。

【鉴别】果实呈椭圆形、长卵圆形或纺锤形，长 2.5～4cm，直径 1.5～2cm。外壳茶褐色、紫棕色或紫黑色。两端狭长而略尖，形如梭状，或先端渐尖，基部稍钝圆，有明显的圆形果柄痕迹。表面光滑，微显光泽，具有 5 条纵棱，棱间凹陷，偶见 4～9 棱。质硬而体轻，不易破碎。横切面果皮呈五角星形，棱角处较厚，中间呈类圆形空腔，内含种子 1 枚（君子仁），呈长椭圆形或狭纺锤形，长 1～2.6cm，直径 0.6～1cm，表面有多数纵皱纹，种皮灰白色、灰黑色或暗棕色，质地菲薄而脆，易剥离。子叶 2 片，黄色或黄白色，肉质肥厚，边缘不整齐，胚根细小成点状。有油性。易折断。气微香，味微甜。

【道地与分布】主产于四川、福建、广东、广西等地。以四川产量最大，称“川君子”。以福建福清、莆田所产者为最优，称“建君子”。

川君子道地药材质量要求：性状与建君子相似，但较建君子表面色泽略浅，为棕色至黑棕色。种子表面棕色至黑棕色，子叶黄白色或黄绿色。气微香，味微甜。

药材均以个大、色紫黑、具光泽、仁饱满、色黄白者为佳。

佩兰

佩兰为常用中药。兰草之名始载于《神农本草经》，列为上品。佩兰一名始见于《本草再新》。李时珍曰：“兰草，泽兰一类二种也。俱生水旁下湿处。二月宿根生苗成丛，紫茎素枝，赤节绿叶，叶对节生，有细齿。但以茎圆节长，而叶光有歧者，为兰草。”佩兰具有芳香化湿、发表解暑的功能。用于湿阻中焦、外感暑热等症。

【别名】兰草、省头草、香草、水香、鸡骨香、针尾凤。

【来源】为菊科植物佩兰 *Eupatorium fortunei* Turcz. 的干燥地上部分。

【鉴别】茎平直，呈圆柱形，不分枝，长短不等，下部光滑无毛。长 30～100cm，直径 0.2～0.5cm，节明显，节间长约 7cm，稀为 3cm。表面黄绿色或黄棕色，有的略带紫色，有细纵纹理。质脆，易折断。断面纤维状，类白色，木部有疏松的孔，白色的髓部约占直径的 1/2，或中空。叶对生，有柄，叶片多皱缩破碎或脱落，黄绿色、绿褐色或暗绿色微带黄色。完整叶 3 裂或不分裂，分裂者中间裂较大，长椭圆形或长圆状披针形，不分裂完整的叶呈披针形、长圆状披针形或长椭圆形，先端渐尖，基部楔形，边缘有锯齿，质脆，易破碎，无腺点。气芳香，味微苦。揉之有香气。

【道地与分布】主产于江苏、河北、浙江、安徽、山东等地，以江苏省产量最多。

道地药材以质嫩、叶多、色绿、未开花、香气浓者为佳。

【地区习用品】

1. 单叶佩兰　为菊科植物山佩兰（白头婆）*Eupatorium japonicum* Thunb. 的干燥地上部分。主产于山东、江苏、湖北、湖南等地，质量基本与正品相同。

茎表面棕色或暗紫红色，被白色毛茸。质硬，断面纤维状，髓部中空，白色。叶多皱缩破碎或脱落，黄绿色或暗绿色微带黄色。完整叶展平后呈卵形、卵圆状椭圆形或椭圆形，不深裂，基部楔形，两面有毛，边缘有粗锯齿。表面深绿色，背面淡绿色或灰绿色，下面并有小腺点。最下一对侧脉常较长，叶有短柄。顶端有复伞房花序，有膜质总苞存留，淡棕黄色，苞片顶端钝或圆形，并带少数瘦果。气香，味微涩。

2. 尖佩兰 为菊科植物林泽兰 *Eupatorium lindleyanum* DC. 的干燥地上部分。茎长带紫色，密被白色毛；叶无柄，呈条状披针形，长 6 ~ 12cm，宽 1 ~ 2cm，边缘有疏浅锯齿，基部出三脉，叶片两面密被白色腺点。叶多皱缩或破碎，苞片长椭圆状披针形，先端急尖。

3. 华佩兰 为菊科植物多须公 *Eupatorium chinense* L. 的干燥地上部分。茎呈圆柱形，密被白色毛，叶皱缩，多破碎，叶对生，展平后叶片卵形、宽卵形或长卵形，先端急尖，上表面黄绿色，下表面灰绿色，两面被有白色短柔毛，并有黄色腺点。茎顶端有复伞房花序，紫色，总苞片 3 层，长椭圆形，顶端钝或稍圆，淡棕色。瘦果无毛，但有腺点。

金果榄

金果榄在广西、广东、湖南及贵州等地亦常被称作“山慈菇”，但其疗效多有不同之处，不应混用。金果榄之名始见于

《百草镜》，据《橘园小识》载：“金果榄种出交趾，近产于广西苍梧、藤邑，蔓生土中，结实如橄榄，皮似白术，剖之色微黄，味苦，土人每凿山穿石，或深丈许取之。先君尝觅得二十枚，愈数百人。而疗喉等症，有起死回生之功。”本品性味苦，寒。具清热解毒、止渴生津的功效。常用于治疗内外结热、遍身恶毒、急慢性扁桃体炎、急性咽喉炎、口腔炎、腮腺炎、乳腺炎、阑尾炎、痈疽疔疮、菌痢、胃痛等病症。

【别名】金苦榄、地胆、天鹅蛋、黄金古、铜秤锤、金银袋。

【来源】为防己科植物青牛胆 *Tinospora sagittata* (Oliv.) Gagnep. 和金果榄 *Tinospora capillipes* Gagnep. 的干燥块根。

药材呈不规则圆块状，大小不等，有的切成半圆球形，有时数个相连，长 5 ~ 10cm，直径 3 ~ 5cm。有时一端留有须根，其直径约 5mm。表面棕褐色或淡棕色，皱缩，凹凸不平，有时可见横长的皮孔。质坚硬，不易击碎，横断面淡黄白色，粉性，具淡棕色细车轮状纹理。气无，味苦。

【道地与分布】分布于广东、广西、贵州、湖南、湖北、四川等省区。主产于广西、湖南和贵州。

道地药材以表面微黄绿色、个大、皮细而有细皱纹、体重而质坚实者为佳。

金钱白花蛇

金钱白花蛇是近现代新兴品种，中医临床认为银环蛇之幼小者药效作用更强，是风湿拘挛、中风口歪、半身不遂、抽搐痉挛之要药。加工过的饮片呈圆盘形，精致可爱，恰似一枚大的金钱，故得此名。

【**别名**】金钱蛇、小白花蛇、金钱蕲蛇、金线蛇、银包铁、四十八节。

【**来源**】为眼镜蛇科动物银环蛇 *Bungarus multicinctus* Blyth 的幼蛇干燥体。

【**鉴别**】本品呈圆盘状，盘径 3 ~ 6cm，蛇体直径 0.2 ~ 0.4cm。头盘在中间，尾细，常纳口内，口腔内上颌骨前端有毒沟牙 1 对，鼻间鳞 2 片，无颊鳞，上下唇鳞通常各为 7 片。背部黑色或灰黑色，有白色环纹 45 ~ 58 个，黑白相间，白环纹在背部宽 1 ~ 2 行鳞片，向腹面渐增宽，黑环纹宽 3 ~ 5 行鳞片，背正中明显突起一条脊棱，脊鳞扩大呈六角形，背鳞细密通身 15 行，尾下鳞单行。气微腥，味微咸。

【**道地与分布**】主产于广东、广西等地。

道地药材以身干、头尾齐全、色泽光亮者为佳。

金银花

金银花为常用中药。始载于《名医别录》，列为上品，原名“忍冬”。李时珍曰：“花初开者，蕊瓣俱色白；经二三日，则色变黄。新旧相参，黄白相映，故呼金银花。”金银花具有清热解毒、凉散风热的功能。用于外感风热、温热病初期发热而恶寒者及疮痈、疖肿、热毒泻痢等症。

【别名】银花、双花、二花、二宝花、忍冬花。

【来源】为忍冬科植物忍冬 *Lonicera japonica* Thunb. 的干燥花蕾或带初开的花。

【鉴别】花蕾呈长棒状，上粗下细，略弯曲，长 2 ~ 4.5cm，上部直径约 3mm，下部直径约 1.5mm。表面黄白色、绿白色、黄棕色或淡黄色带紫色，贮久色渐深，密生短柔毛及腺毛。下部有细小的花萼，绿色或黄绿色，先端 5 裂，裂片有毛。开放者花冠筒状，顶端开裂呈二唇形或上唇 4 裂，下唇不裂，筒内有雄蕊 5 枚，黄色，雌蕊 1 枚，略长于雄蕊，子房无毛。气清香，味淡、微苦。

【道地与分布】主产于河南、山东等地。山东为我国主要产区，习称“东银花”或“济银花”，产量大；河南密县产者，奉为道地药材，习称“密银花”或“南银花”，质量最好。

道地药材以花蕾多、色淡、气清香者为佳。

济银花以大白、二白为主，花蕾肥大饱满，表面颜色黄白，香气浓郁。

密银花道地药材质量要求：呈棒状无开朵，表面绿白色（俗称带“绿影”，质稍硬），用手均匀撒下，花与花可搭成十字架。气清香。

【地区习用品】本品的地区习用品除了“山银花”条所载的三个品种外，还有以下几种：

1. **吊子银花**　为忍冬科植物吊子银花 *Lonicera similis* Hemsl.

var. *delavayi* (Franch.) Rehd. 的干燥花蕾。

花蕾细长棒状，长 4 ~ 6cm，头部膨大不明显，管部瘦长；外被稀疏的毛及腺毛。质硬脆，无弹性。气微，无香气，味微苦。

2. 盘叶忍冬 为忍冬科植物盘叶忍冬 *Lonicera tragophylla* Hemsl. 的干燥花蕾。

花蕾呈扁长棒状，长 3 ~ 6cm，头部膨大，多皱缩弯曲。外表黄色至黄绿色，具纵纹，光滑无毛。花冠筒比唇部长 2 ~ 3 倍。质轻，手揉成碎片。气臭闷、味微苦。

3. 大花忍冬 为忍冬科植物大花忍冬 *Lonicera macrantha* (D. Don) Spreng. 的干燥花蕾。

花蕾形状与腺叶忍冬相近似。花冠白色、后变黄色，外面被开展，大多直伸的糙毛，并具微毛和短腺毛，萼齿三角状披针形至三角形，长超过宽，萼筒无毛或有时被微糙毛。气微。

【伪品及易混品】

1. 湖北羊蹄甲 为豆科植物湖北羊蹄甲 *Bauhinia hupehana* Craib 的花蕾。

呈长棒状，上部膨大，下部纤细，外表面棕褐色，密被棕色短柔毛，花冠棕褐色，花瓣 5 片，子房无毛，有长柄，气微，微苦。

2. 清香藤 为木犀科植物清香藤 *Jasminum lanceolarium* Roxb. 的花蕾。

呈长棒状较均匀，外表面棕色或黄白色，无毛，花萼短，绿色，浅片小裂，齿状。花冠4裂，雄蕊2枚，气微，味苦。

3. 八角枫 为八角枫科植物八角枫 *Alangium chinense* (Lour.) Harms 的花。

一般为柱状，表面淡黄色，具稀细毛，花萼钟形，黄绿色，有稀细毛，6～8小齿，花瓣6～8片，雄蕊1枚，子房下位，无毛。气微，味淡。

4. 夜香树花 为茄科植物夜香树 *Cestrum nocturnum* L. 的花。

细短条形，先端略膨大，微弯曲，表明淡黄棕色，被稀疏柔毛。花萼细小，淡黄绿色，先端5齿裂，花冠筒状，5裂。雄蕊5枚，雌蕊1枚，气微香，味淡。

金樱子

金樱子为常用中药。始载于《蜀本草》。《本草纲目》载："金樱当作金罂，谓其子形如黄罂也。""山林间甚多。花最白腻。其实大如指头，状如石榴而长。其核细碎而有白毛，如营实之核而味甚涩。"金樱子具有益肾固精、涩肠止泻、缩尿的功能。用于遗精滑精、遗尿尿频、白带过多、久泻久痢等症。

【别名】金英子、刺梨子、糖罐子、糖刺果、刺梨。

【来源】为蔷薇科植物金樱子 *Rosa laevigata* Michx. 的干燥成熟果实。

【鉴别】果实呈倒卵形，略似花瓶，长2～3.5cm，直径1～2cm。表面黄红色、红棕色或暗红棕色，略有光泽，全身被有刚毛脱落后残基形成的刺状棕色小突起，顶端宿存花萼呈盘状或喇叭口状，花萼残基多不完整，中央略隆起有黄色花柱基。基部渐尖，有一残留小果柄，果柄部较细，中部膨大，质坚硬。剥开花托，可见花萼筒壁厚 1 ~ 2mm，内壁呈淡红黄色，密生淡黄色有光泽的绒毛，内有 30 ~ 40 粒小瘦果，扁平，纺锤状排列，长约 7mm，淡黄棕色，木质坚硬，外包裹淡黄色的绒毛，内有种子 1 枚。气微，味甘酸、微涩。

【道地与分布】主产于广东、江西、浙江等地。

道地药材以个大肉厚、色红黄、有光泽，去净毛刺者为佳。

【地区习用品】

1. 山刺玫　为蔷薇科植物美蔷薇 *Rosa bella* Rehd. et Wils. 的干燥果实。分布于吉林、河北、山西、陕西、甘肃、山东等地。在河北、山西等地以本种代金樱子入药用。

本种药材不呈明显的花瓶状，而呈椭圆形，长 1.5 ~ 2cm，表面深红色，顶端渐细而呈瓶状。

2. 西北蔷薇　为蔷薇科植物西北蔷薇 *Rosa davidii* Crep. 的干燥果实。分布于甘肃、宁夏等地。在宁夏习惯以本品代金樱子入药用。

本品药材呈瓶状，与正品的区别在于瓶颈较为细长。

3. 大叶蔷薇　为蔷薇科植物大叶蔷薇 *Rosa macrophylla* Lindl. 的干燥果实。在西藏以本品代金樱子入药用。

【附】金樱子种子特征：卵形，长 4.0 ~ 4.4mm，直径 2.2 ~ 2.7mm，表面黄褐色，顶端顿圆，有深褐色圆形合点，基部种脐尖。表面有网状细纹，种皮薄膜质，胚乳及胚白色，含油。

乳香

乳香为中医临床常用药，始载于《名医别录》。《本草纲目》载："乳香香窜，能入心经，活血定痛，故为痈疽疮疡、心腹痛要药。"又云："乳香，今人多以枫香杂之，惟烧之可辨。南方诸国皆有。"

【别名】熏陆香、马尾香、塌香、天泽香、多伽罗香、浴香。

【来源】为橄榄科植物卡氏乳香树 *Boswellia carterii* Birdw. 的树胶脂。

【鉴别】干燥的树胶脂多呈长卵形滴乳状、类圆状颗粒或不规则块状物。长 0.5 ~ 3cm，淡黄色微带绿色或棕红色，半透明。被黄白色粉尘。质坚脆，断面蜡样，少数有玻璃样光泽。气微芳香，味微苦，嚼之初散成砂粒状，续之软化呈乳白色胶块。本品遇水变为白色，与水共研可成乳状液。部分溶于醚、乙醇及三氯甲烷中。

【道地与分布】生长于非洲索马里及红海沿海的山地及石灰岩山地。分布于索马里、埃塞俄比亚、阿拉伯半岛南部以及土耳其、利比亚、苏丹等地。药材以色淡黄白、断面半透明、质硬而脆、香气浓厚者为佳。

【附注】古代本草中的熏陆香曾作为乳香的别名。现代药材商品也有熏陆香，为漆树科植物粘胶乳香树 *Pistacia lentiscus* L. 的树干经切伤后流出的树脂。主产于希腊、土耳其及地中海南岸地区。本品颗粒较小，较圆，长 0.3 ~ 0.8cm，遇水无变化，在醚、乙醇及三氯甲烷中能完全溶解。本品主要含 α- 及 β- 乳香酯酸（masticonic acid）38%，乳香树脂烃 30%，β- 乳香树脂烃 20%，α- 及 β- 乳香次酸（masticinic acid）4%，挥发油 2%，乳香酸（masticolic acid）0.5% 及微量苦味质等。西医用为填齿料，并为制硬膏的原料，在新疆作"洋乳香"入药用，但功能主治与乳香不同。

鱼腥草

鱼腥草为常用中药。始载于《名医别录》，列为下品。原名"蕺"。李时珍曰："其叶腥气，故俗呼为鱼腥草。"鱼腥草具有清热解毒、利尿消肿的功能。用于肺痈咳吐脓血、肺炎、痈肿疮毒、热淋、小便涩痛等症。

【别名】鱼鳞草、蕺菜、侧耳根、猪鼻孔、臭灵丹、狗腥草。

【来源】为三白草科植物蕺菜 *Houttuynia cordata* Thunb. 的干燥地上部分。

【鉴别】茎干枯，呈扁圆柱形，皱缩而扭曲，细长，长 20 ~ 35cm，直径 2 ~ 3mm。表面棕黄色、淡棕色或暗棕色，节环状明显，节间长 1.5 ~ 4.5cm，具纵向条纹，下部节上有残存的须根。质脆，易折断，断面纤维性。叶互生，叶片卷曲皱缩，展平完整者呈心形，长 3 ~ 8cm，宽 4 ~ 6cm；上表面暗黄绿色、黄绿色至暗棕色，下表面灰绿色、绿褐色或灰褐色。叶片具明显淡色小凹点，揉搓后有鱼腥气，叶脉网状，背面稍突起，叶柄细长，叶柄基部与托叶合生成鞘状。质薄易碎。穗状花序顶生，黄棕色或暗棕色。蒴果长约 1.5mm，上端残留有 3 个向内弯曲的柱头。内含种子数粒。有鱼腥气，味微涩。

【道地与分布】主产于浙江、江苏、安徽、湖北等地。

道地药材以叶多、色绿、有花穗、鱼腥气浓者为佳。

【伪品及易混品】

1. 裸蒴　为三白草科植物裸蒴 *Gymnotheca chinensis* Decne. 的干燥全草。根茎表面灰白色。叶片全缘，呈心形或肾状心形，无腺点，无腥臭味。

2. 抱茎眼子菜　为眼子菜科植物抱茎眼子菜 *Potamogeton perfoliatus* L. 的干燥地上部分。茎呈圆柱形，扭曲，长 20 ~ 50cm，直径约 1mm。表面灰绿色至黄棕色，具纵皱，节明显。根茎之节上有须根残存。质脆，易折断。有些折之皮层呈环形断开，露出柔韧不易折断的木质部。叶互生，无柄。叶片卷曲皱缩，基部心形抱茎，浅绿色至浅紫色，透明。常附着一层易脱落的灰褐色水垢。完整者润湿后展平，呈卵状披针形或卵圆形，长 2 ~ 7cm，宽 1 ~ 3cm，先端渐尖或钝圆，全缘，叶脉弧形，上部叶腋常可见灰黄色花序或果序。气微，味微苦、辛。

3. 水苦荬　为玄参科植物水苦荬 *Veronica undulata* Wall. 的干燥地上部分。茎圆柱形，扭曲，长约 10cm，直径 1 ~ 3mm。表面灰绿色至紫黑色。具纵皱纹，节明显，靠下部节上有须根残存。质脆，易折断，断面中空。叶对生，无叶柄，叶片卷折皱缩，上表面绿色，下表面灰白色，有些两面均为紫黑色。完整者润湿后展平，呈长圆状卵形或长圆状披针形，长 2 ~ 8cm，宽 1 ~ 3cm，先端钝圆，基部呈耳郭状，微抱茎，全缘或具波齿状，叶脉羽状。气微，味微苦、辛。

4. 巴东过路黄 为报春花科植物巴东过路黄 *Lysimachia patungensis* Hand.-Mazz. 的全草。

药材为干燥皱缩全草，茎棕色或暗棕红色，叶片宽卵形至圆形，先端圆钝或有时微缺，基部宽截形，花 2 ~ 4 朵生于茎和枝顶。全体密被铁锈样柔毛。

京大戟

京大戟原名大戟，始载于《神农本草经》，列为下品，为中医临床常用药物。功能峻下逐水，利二便，解毒消肿。常用于治疗水肿、臌胀、痰饮、瘰疬、痈疽肿毒等病症。目前的商品大戟主要分为两大类，即京大戟和红大戟。历代本草所记载的大戟即为京大戟，此种大戟在国内分布甚广，但应用不多。江苏、浙江一带作草药应用。

【别名】 龙虎草、天平一枝香、膨胀草、红芽大戟。

【来源】 为大戟科植物大戟（京大戟）*Euphorbia pekinensis* Rupr. 的干燥根。

【鉴别】 主根圆柱形或圆锥形，长 10 ~ 20cm，直径可达

4cm，表面灰棕色至深棕色，粗糙而有侧根。根头部膨大，上有多数圆形的地上茎基痕，向下渐细，有纵直的沟纹或明显的纵皱纹以及横生的皮孔与支根痕，且往往扭曲。质坚硬，不易折断，折断面带纤维性，呈类白色或淡黄色，并具有丝状物。气微，味苦。

【道地与分布】主产于江苏。此外，在河北、山西、甘肃、山东、浙江、四川等省也有出产。

道地药材以根条粗而均匀、肥嫩、断面白色、质软而不带须根者为佳。

【地区习用品】

1. 准噶尔大戟　为大戟科植物准噶尔大戟 *Euphorbia soongarica* Boiss. 的干燥根。在新疆又称光果大戟，其根亦作大戟入药用。

本品的性状与京大戟相似。主要区别点为根呈圆柱形，外皮棕褐色，质地较硬。叶片为长披针形，边全缘。伞房花序，苞片黄色。蒴果卵形，表面无疣状突起。

2. 草大戟　为豆科植物美丽胡枝子 *Lespedeza formosa* (Vogel.) Koehne 的干燥根皮。在江苏的苏州、上海和安徽的部分地区常以本品作草大戟入药用。

在产地，于春、秋二季将根挖出后有木棒敲打，使根皮部与木心分离，然后抽去木心，取根皮晒干。

根皮呈长条劈破状，多向内卷曲。长 30 ~ 60cm，宽 0.3 ~ 1cm，上粗下细，有须根痕。外皮棕红色，粗糙，栓皮有的脱落，内面棕褐色。纤维性大，不易折断，多破碎不整齐。臭微，味辛而刺喉。

【伪品及易混品】商品名为“绵大戟”的药材，其植物来源为瑞香科植物狼毒 *Stellera chamaejasme* L.。本品在山西也称为“山大戟”。

根呈膨大的纺锤形，稍弯曲，有的有分枝。长 7 ~ 30cm，根头部有残留的地上茎。表面棕褐色，有扭曲的纵沟及横生隆起的皮孔样疤痕与侧根痕。质坚实，不易折断。断面中央木质部黄白色，外圈韧皮部白色，呈绵毛样纤维状。臭微，味淡，嚼之发黏。有毒。

据考证，以狼毒为绵大戟的最早文献依据为《滇南本草》，兰茂曰：“绵大戟一名山萝卜”，云南省卫生厅整理的《滇南本草》附图即为本品。今云南、河北、湖南等省之绵大戟均为此种。可能因其根之皮部具绵性而得名。鉴于狼毒《神农本草经》早有记载，而本品又确为“狼毒”之正品，因此，称本品为“绵大戟”，有与“大戟”相混淆的可能，不如仍称之为“狼毒”为宜。

卷柏

卷柏始载于《神农本草经》，列为上品。陶弘景曰：“丛生石土上，细叶似柏，卷屈状如鸡足，青黄色。”卷柏具有活血止血的功能。用于经闭、咯血、吐血、便血、尿血、跌打损伤等症。

【别名】九死还魂草、回生草、拳头草、地柏枝、回阳草、千年柏。

【来源】为卷柏科植物卷柏 *Selaginella tamariscina* (Beauv.) Spr. 或垫状卷柏 *Selaginella pulvinata* (Hook. et Grev.) Maxim. 的干燥全草。

【鉴别】

1. 卷柏　全草卷缩似拳状，长 3 ~ 10cm。表面绿色或黄绿色，向内卷曲。茎短，枝丛生，形扁而有分枝，绿色或棕黄色，向内卷曲，枝上密生鳞片状小叶。叶片近卵形，长 1.5 ~ 2.5mm，宽约 1mm，先端锐尖，具长芒，叶基平截，在放大镜下观察可见叶缘膜质状，有细尖锯齿，叶片表面光滑，无毛，叶脉不显，无叶柄。在背面，叶的膜质边缘常呈棕黑色，有不整齐的细锯齿或全缘，质厚而稍硬。气微，味淡。全草基部簇生多数须根，浅黄棕色、棕色、棕褐色至棕黑色。须根通常大部分剪除或剪短而残留其基部，质较脆，易折断。气微，味淡。

2. 垫状卷柏　性状与卷柏基本相同，但须根多散生。中叶（腹叶）2 行，卵状披针形，直向上排列。叶片左右两侧不等，内缘较平直。外缘常因内折而加厚，呈全缘状。

【道地与分布】主产于广西、福建、四川、陕西等地。药材以色青绿、不带大根、叶多完整者为佳。

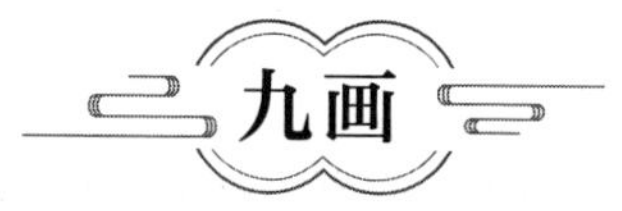

九画

茜草

茜草自古以根入药，《神农本草经》列为上品，《证类本草》名茜根，《本草纲目》载于草部蔓草类，有凉血、止血、行血之功，适用于热证的崩漏出血。现代在临床方面，生用行血，炒炭止血。商品茜草药材中，除茜草而外，尚有土茜草与白茜草之名。有些地方所售的“土茜草”，实际上是正品茜草的变种。但江苏镇江地区的土茜草又称白茜草，则非茜草属植物，而是同科蓬子菜的根部，应视其为伪品。

【别名】大茜草、锯锯藤、血藤、血见愁、红龙须、大仙藤。

【来源】为茜草科植物茜草 *Rubia cordifolia* L. 的干燥根及根茎。

【鉴别】根茎多数呈圆柱形或不规则块状，顶端有地上茎残基及细根残留，两侧和下端着生数条或多数粗细不等的圆柱形根，长 10 ~ 20cm，直径 0.1 ~ 1cm；外皮粗糙，红棕色或赤褐色，有不明显的微细纵皱纹，栓皮较易剥落而露出黄红色的木质部。质坚硬，易折断，断面平坦，呈黄红色或淡红色，皮部较木质部厚，二者极易分离，于放大镜下检视，可见众多小孔隙。臭微弱，嚼之如软木，且使唾液变红，味微甘而苦。

【道地与分布】全国各地广有分布和出产，主产于陕西、河北、山东、河南、安徽、山西等地。

药材是以根条粗长而均匀、表面红棕色、断面黄红色者为佳。

【地区习用品】

1. 披针叶茜草 为茜草科植物披针叶茜草（山东茜草）*Rubia truppeliana* Loes. 的干燥根及根茎。山东部分地区以根作茜草。

茎平卧，长约 1m，每节生叶 6 ~ 12 枚。叶披针形或条状披针形，基部尖或渐尖。果实黑色。

2. 林茜草 为茜草科植物林茜草 *Rubia sylvatica* (Maxim.) Nakai 的干燥根及根茎。吉林有以其根充茜草者。

茎平卧。叶质薄，绿色，4 枚或 6 枚轮生，卵形、长卵形至卵状披针形，先端渐尖，基部心形；上面疏生刺毛，下面脉上散生倒刺。

3. 大叶茜草 为茜草科植物大叶茜草 *Rubia schumanniana* Pritzel 的干燥根及根茎。分布于云南、贵州，云南曲靖地区称大茜草，丽江称小茜草。

根茎横走，多分枝；地上茎刺较少。叶具柄；叶片长卵圆形或卵状长椭圆形，基部心形；主脉 5 条。花类白色。

4. 大茜草 为茜草科植物大茜草 *Rubia magna* P. G. Xiao 的干燥根及根茎。在四川称大茜草，也作茜草入药。

本种根粗大，单株产量也较茜草为大。叶 4 ~ 5 枚甚小，不发育，2 枚正常的叶对生，几无柄或具很短（长仅达 8mm）的叶柄。花冠密被毛，花冠裂片的顶端尾状渐尖，与同属其他种易于区别。

5. 染色茜草 为茜草科植物染色茜草（西洋茜草）*Rubia tinctorum* L. 的干燥根及根茎。原产欧洲，我国新疆及西藏喜马拉雅山脉有产。新疆以根作茜草用，根含红紫精及伪红紫精，可作染料。

根深长而粗，肉质，长圆柱形，暗紫红色。藤茎长达 2 ~ 3m。

【伪品及易混品】

1. 蓬子菜 为茜草科植物蓬子菜 *Galium verum* L. 的干燥根及根茎。辽宁辽阳称紫茜草；江苏镇江称白茜草或土茜草，常混作茜草入药。

性状与茜草相似，根较正品为细，外表灰褐色或棕色，质硬，断面类白色或灰黄色，有同心环状排列的棕黄色环纹。无臭，味淡。

2. 麦仁珠 为茜草科植物麦仁珠 *Galium tricorne* Stokes 的干燥根及根茎。江苏徐州混称此根为血茜草。

药材性状与茜草相似，表面呈灰褐色或浅褐色，质稍硬，断面类白色或灰黄色，用放大镜观察可见小孔隙，并有同心环状排列的棕黄色环纹。

【附】茜草果实及种子特征：果实为肉质浆果，近球形，成熟时红色至紫黑色，表面光滑。内含 1 粒种子。种子呈扁圆球形，直径 2.6 ~ 3.9mm，厚 1.7 ~ 2.6mm；种皮黑色或灰褐色，表面粗糙，无光泽；背面圆形，腹面圆环形，中央深凹陷，种脐位于腹面凹陷处中央。

荜茇

荜茇为海外传入药物之一，始载于宋代《开宝本草》，《本草纲目》列入草部芳草类。李时珍曰："段成式言青州防风子可乱荜茇，盖亦不然。荜茇气味正如胡椒，其形长一二寸，防风子圆如胡荽子，大不相侔也。"

【别名】荜拔、荜拨、荜拨梨、鼠尾。

【来源】为胡椒科植物荜茇 *Piper longum* L. 的干燥未成熟或成熟的果穗。

【鉴别】原植物系多年生攀缘藤本，野生于热带地区的竹林内，以往多为进口，现国内野生品及栽培品均有，且质量亦佳。

果穗呈细长圆柱状，稍弯曲，长 2 ~ 4.5cm，直径 5 ~ 8mm。总果柄多已脱落。表面黑褐色，由多数细小的瘦果聚集而成，排列紧密整齐，形成交错的小突起。小瘦果略呈圆球形，被苞片，直径约 1mm。质坚硬，断面微红，胚乳白色。有特异香气，味辛辣。

【道地与分布】主产于云南、广东及国外的印度尼西亚、菲律宾、越南等地。

道地药材以肥大、质坚实、味浓者为佳。

荜澄茄

荜澄茄始载于《海药本草》，原名“澄茄”。陈藏器曰：“生佛誓国，状似梧桐子及蔓荆子而微大。”以上所述均指进口胡椒科植物荜澄茄的成熟果实，我国不产。由于货源短缺，国内即以樟科植物山鸡椒的成熟果实取而代之。《中国药典》自 1977 年版一部起就正式作为“荜澄茄”予以收载。

【别名】澄茄、山胡椒、毗陵茄子、山苍树、山苍子。

【来源】为樟科植物山鸡椒 *Litsea cubeba* (Lour.) Pers. 的干燥成熟果实。

【鉴别】果实呈圆球形，直径 4 ~ 6mm。表面棕黑色、棕褐色或黑褐色。果皮具有微细的皱宿及波状隆起的网纹，富含油质，用指甲划之有油渗出。顶端膨大成盘状，基部常有果柄蒂或果柄疤痕，为残宿萼，有 6 齿，有时下连细长的果柄，或蒂与柄易脱落。中果皮易剥离，含挥发油，剥去柔软而多油的果皮，可见坚脆的内果皮，暗棕红色，剥开内果皮，内含种子 1 枚，有 2 枚肥厚的黄棕色子叶，富含油质，胚根极小，位于一端。具有特异强烈窜透性的香气，味辛、凉而微苦。

【道地与分布】主产于广西、浙江、四川、福建等地。以广西临桂所产质量最优。

【历史正品】荜澄茄为胡椒科植物荜澄茄 *Piper cubeba* L. 的干燥未成熟核果。

核果上部近圆球形，直径 3 ~ 6mm。表面暗棕色、棕黑色或黑褐色，有很细的网状皱纹，顶端有一小突起的柱头痕迹。基部果皮延长，形成细长的假果柄，长 3 ~ 7mm，直径约 1mm，表面有纵皱纹。外果皮、中果皮稍柔软，内果皮薄而脆。破碎后可见未成熟种子 1 粒，黄棕色，富油性。气强烈芳香，味苦。

本品过去主要依靠进口，主产于印度、马来西亚、印度尼西亚、菲律宾等地。

道地药材以当年采、有油性、具有强烈香气者为佳。

草乌

市售草乌的品种极为复杂，凡野生的乌头属植物，而其块根（母根）呈倒圆锥形略似乌鸦头者（关白附除外）以及一部分呈类胡萝卜形者，均统作草乌入药。

【别名】五毒根、小叶芦、耗子头。

【来源】为毛茛科植物北乌头 *Aconitum kusnezoffii* Reichb. 的干燥根。

【鉴别】块根呈不规则圆锥形，稍弯曲，状如乌鸦头。长 2 ~ 7cm，直径 0.6 ~ 1.8cm。表面暗棕色或灰褐色，皱缩不平，呈纵向沟纹，有时生有短而尖的支根，中央有去掉茎后的痕迹或顶芽。质坚硬，难折断。断面灰白色或暗灰色，粉性，可见多角形的形成层环纹及筋脉小点（维管束）。无臭，味辛辣而麻舌。

【道地与分布】草乌在全国大部分地区均有生产，主产于东北及华北地区。

道地药材以个大、质坚实、粉性足、残茎及须根少者为佳。

【地区习用品】尚有一些同属品种亦在不同地区作草乌入药用。

1. 野生乌头 为毛茛科植物乌头 *Aconitum carmichaeli* Debx. 等多种野生乌头属植物的干燥根。而同种在四川的人工栽培品即为川乌。

根呈纺锤形至倒卵形，长 2 ~ 5cm，直径 1 ~ 2.5cm。表面灰褐色，有纵皱纹及突起的须根痕。上部有残留茎基。质坚硬，不易折断，断面灰白色，形成层成环状。

2. 黄草乌 为毛茛科植物黄草乌 *Aconitum vilmorinianum* Kom. 的干燥块根。云南称草乌、大草乌、昆明乌头、昆明堵喇等。根呈长圆锥形（胡萝卜状），长 5 ~ 15cm，直径 1 ~ 2.5cm，表面黑褐色，有多数纵皱纹。顶端可见茎基残痕，末端细尖而稍弯曲。气微，味苦麻。本品在云南和贵州的部分地区作草乌用。

3. 滇南草乌 为毛茛科植物滇南草乌 *Aconitum austroyunnanense* W. T. Wang 的干燥块根。云南景东称小黑牛。块根呈胡萝卜形，长 6 ~ 7cm，直径 0.7 ~ 1.3cm，有时近细柱形，长达 12cm。产于云南中南部景东及新平一带，昆明以本种为草乌。

4. 瓜叶乌头 为毛茛科植物瓜叶乌头 *Aconitum hemsleyanum* Pritz. 的干燥块根。湖北称藤乌、羊角七、乌毒，四川峨眉称血乌、见血封喉。根呈圆锥形，长约 5cm，直径约 1cm，表面深棕色，有纵皱纹及须根痕。分布于四川、湖北、湖南、江西、浙江、安徽、陕西、河南等省，在四川和湖北部分地区以本种作草乌入药用。

草豆蔻

草豆蔻始载于《名医别录》，列为上品。原名“豆蔻”。苏颂曰：“草豆蔻今岭南皆有之……其结实若龙眼子而锐，皮无鳞甲，皮中子如石榴瓣，夏月熟时采之曝干。”草豆蔻具有祛寒燥湿、温胃止呕的功能。用于胃寒腹痛、脘腹胀满、嗳气呕逆、食欲不振等症。

【别名】草蔻、偶子、滇草蔻。

【来源】为姜科植物草豆蔻 *Alpinia katsumadai* Hayata 的干燥近成熟种子团。

【鉴别】呈椭圆形或近长圆球形，两端稍尖，长 1.5 ~ 3cm，宽 1 ~ 1.5cm。表面灰褐色、黄棕色或红棕色。有纵向深沟纹，果皮易裂开。中轴胎座，中间有黄白色隔膜，将种子团分成 3 室，每室有种子 25 ~ 100 粒，略光滑，粘连密集成团，不易散开。种子团呈长圆形或圆球形，顶端稍尖，全体呈三棱状，长 1 ~ 1.8cm，直径 0.8 ~ 1.4cm，表面黄棕色或红棕色。种子为卵圆状多面体，长 3 ~ 5mm，直径约 3mm。表面灰棕色，外被淡棕色或灰白色膜质的假种皮，背面稍隆起，合点约在中央，在背侧面一端有一凹陷种脐，种脊为一条纵沟，经腹面而至合点。质硬，破开可见灰白色种仁。气香，味辛辣。

【道地与分布】主产于海南、广西、广东等地。以海南万宁产者质量最优。

道地药材以种子个圆饱满、均匀整齐、气味浓者为佳。

【地区习用品】

云南草蔻 为姜科植物云南草蔻 *Alpinia blepharocalyx* K.Schum. 的干燥近成熟种子团。

种子团呈球形或略扁，直径 1.5 ~ 2cm。表面灰黄棕色。中间有黄白色隔膜，将种子团分成 3 室，每室种子 9 ~ 16 枚，密集成团。种子呈锥状四面体，外侧背面稍隆起，长 5 ~ 6mm，直径 3 ~ 4mm。

【伪品及易混品】

长柄山姜 为姜科植物长柄山姜 *Alpinia kwangsiensis* T. L. Wu et Senjen 的干燥近成熟种子团。主产于云南西双版纳、文山、红河等地。

种子团呈球形或椭圆形。直径 1.2 ~ 2cm。表面灰褐色或黑褐色。中间有黄白色隔膜，将种子团分成 3 室，每室种子 10 ~ 25 粒。种子为卵圆状多面体，较粗糙，长 4 ~ 7mm，直径约 3.5mm。种脊为一条深沟。质硬。气微，味淡。

茵陈

茵陈为中医常用的清湿热、利胆退黄要药。《伤寒论》中茵陈蒿汤即用茵陈配以栀子、大黄，用治湿热黄疸，身黄如橘子色，小便不利阳黄之证。《张氏医通》又取茵陈配附子、干姜、甘草，用治肤色晦暗、寒盛阳虚的阴黄证。现有研究表明，茵陈胆道汤（茵陈、栀子、柴胡、黄芩、木香、枳壳、大黄、金钱草）对麻醉狗实验证明具有显著的利胆作用，不但使胆汁流量增加，而且使胆汁内固形物含量明显降低，因而可以认为茵陈是一种很好的中药利胆剂。用于急性黄疸型肝炎、胆囊炎及尿少色黄等证。动物实验结果表明，其所含香豆素类有降脂活性，可降低动物血清及主动脉弓段胆固醇含量，使主动脉病变明显减轻，近年来，天津等地以茵陈代茶饮，或以片剂治疗高胆固醇血症、高甘油三酯血症。因此，中药茵陈越来越得到人们的重视。

【别名】茵陈蒿、棉茵陈、绵茵陈、绒蒿。

【来源】为菊科多年生草本植物滨蒿 *Artemisia scoparia* Waldst. et Kit. 和茵陈蒿 *Artemisia capillaris* Thunb. 的干燥全草。

【鉴别】

1. 滨蒿 通称绵茵陈，别名猪毛蒿。河北称臭蒿、绿茵陈、北茵陈、茵陈蒿、狼尾蒿；西北地区称西茵陈；广西称绒蒿。

根纺锤形或圆锥形，多垂直。全植物幼时被灰白色绢毛，成长后高 45 ~ 100cm。茎常单一，偶见 2 ~ 4 分枝，基部常木质化。表面紫色或黄绿色，有纵条纹，多分枝，老枝近无毛，幼嫩枝被灰白色绢毛，有时具叶较大而密集的不育枝。叶密集；下部叶与不育枝的叶同形，有长柄，叶片矩圆形，长 1.5 ~ 5cm，二次或三次羽状全裂，最终裂片倒披针形或线形，顶端尖，常被绢毛或上面较稀；中部叶长 1 ~ 2cm，二次羽状全裂，基部抱茎，裂片线形或毛管状，有毛或无毛，上部叶无柄，三裂或不裂，裂片短，毛管状。头状花序极多数，有梗，在茎的侧枝上排列成复总状花序，总苞卵形或近球形，直径 1 ~ 2mm，总苞片 3 ~ 5 层，每层 3 片，覆瓦状排列，卵形、椭圆形、矩圆形或宽卵形，先端钝圆，外层者短小，内层者大，边缘宽膜质，背面绿色，近无毛；花杂性，均为管状花；外层者为雌花，5 ~ 15 个，以 10 ~ 12 个为多见，能育，柱头 2 裂，叉状，伸出花冠外；内层为两性花，3 ~ 9 个，先端稍膨大，5 裂，裂片三角形，有时带紫色，下部收缩，倒卵状，子房退化，不育。瘦果小，矩圆形或倒卵形，长约 0.7mm，具纵条纹，无毛。花期 8 ~ 9 月，果期 9 ~ 10 月。

2. 茵陈蒿 又称猴子毛、羊毛茵陈、牛尾茵陈。半灌木状多年生草本。根分枝，常斜生，或为圆锥形而直生，但不呈纺锤状。茎常数个丛生，斜上，第一年生长者常单生，基部较粗壮，木化程度较猪毛蒿为强。有时中部毛管状小裂片较前种挺直而低不呈镰状，长可达 2.5cm，外层的雌花 4 ~ 12 个，常为 7 枚左右。瘦果较前种的稍大，长可达 1mm。其余均与猪毛蒿相似。

【道地与分布】

1. 滨蒿 生于沟边、山坡、砂砾地及盐碱地，广布全国各地。主产于陕西、河北、山西等省，陕西产者称西茵陈，质量最佳，除供应本省外，也运销南方诸省。其他各省份产者，多自产自销。

2. 茵陈蒿 生于海滩和沿海河边砂土及壤土上，少数出现于近海地区的山坡上，主产于我国东部与南部沿海。山东、江苏、浙江、福建等省有分布。

以上两种药材，商品均统称绵茵陈，生药性状极为相似，肉眼难以区分。其幼苗均卷缩成团状，灰白色、灰绿色或灰黄色。全体密被灰白色或灰黄色绢毛，绵软如绒。茎细小，长 1.5 ~ 2.5cm，直径 0.1 ~ 0.2cm，除去表面绢毛后，可见明显纵纹，质脆，易折断。叶具柄，展平后叶片呈二至三回羽状深裂或掌状裂，叶片长 1 ~ 3cm，宽约 1cm，小裂片呈卵形、倒卵形或倒披针形、线形，先端锐尖。气清香，味微苦。均以质嫩、绵软如绒、色灰白或灰绿色、无杂草、香气浓者为佳。

【地区习用品】

1. 冷蒿 为菊科草本植物冷蒿 *Artemisia frigida* Willd. 的干燥全草。内蒙古称白蒿、小白蒿、兔毛蒿、刚蒿、马蒿、羊蒿。蒙语名“艾格”。广布于新疆、青海、内蒙古、河北及东北地区。河北张家口、内蒙古、吉林、新疆部分地区以其幼苗作为茵陈入药用。

丛生或单生，茎基部木质化，基部以上少分枝，全株密被柔毛，呈灰白色。叶互生，有柄，叶片二至三次羽状全裂，小裂片又常 3 ~ 5 裂，最终裂片线形，长约 5mm，宽约 0.5mm，两面均密生白色绵毛。总苞直径 3 ~ 4mm，花序托被长柔毛。

2. 短叶蒿 为菊科草本植物短叶蒿 *Artemisia stricta* Edgew. 的干燥幼苗。在西藏的部分地区有以本品作茵陈入药用的习惯。

本品与猪毛蒿极为相似，主要区别为本种茎生叶较小，分裂较少，茎生叶较短，被灰白色绢毛。

【伪品及易混品】

1. 白莲蒿 为菊科草本植物或半灌木植物白莲蒿 *Artemisia*

sacrorum Ledeb. 的干燥幼苗。青海称之为供蒿。分布于我国北部地区。黑龙江和青海部分地区以其幼苗作茵陈用。朝鲜也有此等类似情况。

茎直立，多分枝，粗壮，下部直径有时达 1cm；幼枝初被蛛丝状毛，后近无毛。下部叶在花期枯萎；中部叶长 4 ~ 7cm，宽 3 ~ 5cm，卵形或矩圆形，二回羽状深裂，裂片矩圆形，又有齿或羽状深裂，羽轴有栉齿，两面被蛛丝状毛，后下面近无毛而有腺点；叶柄长，有假托叶，上部叶较小，羽状浅裂或有齿，头状花序极多数，在茎和枝端排列成复总状花序。总苞近球形，直径约 3mm，总苞片 3 层，卵形。瘦果长达 1.5mm，无毛。

2. 莳萝蒿 为菊科一年生草本或二年生草本植物莳萝蒿 *Artemisia anethoides* Mattf. 的干燥全草。广布于我国西部、西北部至东北部各省区。西北地区及山东、天津等地常以其幼苗混作茵陈用。

株高可达 90cm，茎初被蛛丝状毛，后变光滑，分枝多而开展。叶二至三回羽状全裂，长 2 ~ 4cm，宽 1 ~ 3cm，裂片线形，宽不及 1mm，下面被白色蛛丝状毛，基部的裂片抱茎；上部叶羽状分裂、三裂或不裂。头状花序极多数，排列成密集的复总状花序，常多少下垂；总苞球形，直径约 3mm，总苞片 3 层，被白色微毛，花序托锥形，披密长托毛，托毛与小花等长或稍长。瘦果斜卵形，长不及 1mm，无毛。

3. 海州蒿 为菊科多年生草本植物海州蒿 *Artemisia fauriei* Nakai 的干燥幼苗。山东滨海地区、浙江宁波及天津等地常以其幼苗混作茵陈。

具艾臭，株高达35cm，散有蛛丝状毛，幼苗时毛更多。基生叶具长柄，柄长2～11cm，叶片轮廓宽卵形，二至三回羽状全裂，最终裂片线形，先端稍膨大，钝圆，上面被蛛丝状毛，下面毛更密。茎下部叶与基生叶同形，但较小；茎中部叶无柄，长1～3cm，二回羽状全裂，裂片线形，上部叶一回羽状全裂或不裂。头状花序在枝端稍偏一侧，下垂，排列成不太开展的圆锥状。总苞近陀螺形，直径约2mm，被极少蛛丝状毛，总苞片近4层，花序托近锥形，有托毛，托毛短于小花。瘦果长0.7～1mm。

4. 金黄蒿 为菊科一年生草本植物金黄蒿 *Artemisia aurata* Kom. 的干燥幼苗。又名黄金蒿。产于东北地区及内蒙古东部。据报道，在东北地区及内蒙古曾有以本品之嫩苗混作茵陈用。

株高25～50cm。茎平滑，分歧。下部叶及中部叶二回羽状分裂，裂片丝状，最上部叶单一，丝状。圆锥花序疏散，大，但形成总状的头状花不密，带金黄色，下垂。总苞呈广钟状，外侧片卵状，钝头，膜质，有光泽，花管状。果实长1mm，花托裸出。

5. 阴行草 为玄参科一年生草本植物阴行草 *Siphonostegia chinensis* Benth. 的干燥全草。江西大部分地区以全草作土茵陈入药；江西少数地区和湖北竹溪、福建建阳直接称茵陈；广西也称土茵陈；云南、贵州称金钟茵陈；安徽、江苏、浙江一带称铃茵陈、灵茵陈、黄花茵陈或角茵陈；江西彭泽称八角茵陈；四川称黑茵陈；湖南称罐子茵陈。还有称铁杆茵陈的。本品在北方地区作刘寄奴入药。《本草原始》之刘寄奴即为此种。

株高 30 ~ 80cm，干时变为黑色，叶片厚纸质，一至二回羽状深裂。花萼长筒状，有明显棱肋 10 条，先端 5 裂；花黄色，二唇形。蒴果窄长椭圆形，与宿存萼筒等长，极易与绵茵陈相区别。

6. 腺毛阴行草 为玄参科一年生草本植物腺毛阴行草 *Siphonostegia laeta* S. Moore 的干燥全草。又名光亮阴行草。江浙一带称草茵陈。江西、河南亦有出产。

全株有腺毛。叶三角状长卵形，基部具长翼柄，羽状深裂，裂片呈披针形。总状花序，萼裂较长，长约为萼筒的 1/3 ~ 1/2，花萼筒部膜质，有棱 10 条，花冠灰黄色。

7. 狐尾藻棘豆 为豆科多年生草本植物狐尾藻棘豆 *Oxytropis myriophylla* (Pall.) DC. 的干燥全草。在内蒙古的部分地区常以本品混作茵陈入药用。

本种的根很长，几乎无茎。托叶连生叶柄基部，外面被长柔毛，分离部分线形；叶多数，基生；小叶对生或 3 ~ 6 轮生，线形或矩形或卵状披针形，顶端急尖，基部圆形，两面被长柔毛，长 3 ~ 7mm，宽 1 ~ 1.75mm，花紫色，荚果矩形。

胡芦巴

胡芦巴始载于《嘉祐本草》。掌禹锡曰："葫芦巴出广州并黔州。春生苗，夏结子。子作细荚，至秋采。"胡芦巴具有温肾、祛寒、止痛的功能。用于肾脏虚冷、小腹冷痛、小肠疝气、寒湿脚气等症。

【别名】芦巴子、苦豆、香草籽、胡巴、葫芦巴、香草。

【来源】为豆科植物胡芦巴 *Trigonella foenum-graecum* L. 的干燥成熟种子。

【鉴别】种子略呈斜方形、扁斜方形或矩形，似大萝卜子。长 3 ~ 4mm，宽 2 ~ 3mm。表面淡黄色、淡黄棕色、黄棕色或红棕色，平滑，略带光泽。两侧各具 1 条深斜沟，两沟相交处可见有一点状种脐。质坚硬，纵切面可见种皮薄，胚乳层遇水后则有黏性，剖开后外圈为棕色，半透明状，胚乳内含子叶 2 片，黄绿色或淡黄色，底部有一细长弯向一边呈芽形的胚根，肥大而长。气微，破碎时有特殊香气，味淡微苦。

【道地与分布】主产于河南、甘肃、四川、安徽等地。

道地药材以粒大、饱满者为佳。

胡黄连

【别名】胡连、割孤露泽、假黄连。

【来源】为玄参科植物胡黄连（西藏胡黄连）*Picrorhiza scrophulariiflora* Pennell 的干燥根茎。

【鉴别】干燥根茎呈圆柱形，多少弯曲，偶有分枝，长 3 ~ 7（~ 12）cm，直径 2 ~ 9（~ 14）mm。表面灰棕色至暗棕色，有横皱纹或纵皱纹，并有突起的芽或芽痕以及小圆形的根痕或细根残基。顶端密被鳞片状的叶柄残基，呈灰棕色、黄棕色至暗棕色，革质。质硬而脆，易折断。断面略平坦，木栓层灰棕色，皮部淡棕色至暗棕色，约占半径的1/3～1/2，有多数裂隙，木质部黄白色，通常为9个木部维管束，排列成环状，髓部暗棕色，有多数裂隙。有的在根茎节部带有少数的根，表面灰棕色，有纵皱纹。气微弱，有持久性的苦味。

【道地与分布】产于西藏。

道地药材以根茎粗大、无细根者为佳。

【地区习用品】

印度胡黄连 为玄参科植物印度胡黄连 *Picrorhiza kurrooa* Royle的干燥根茎。本品系进口胡黄连的品种，质量较佳。但历版《中国药典》均未收载。

药材呈圆柱形，平直或弯曲，多不分歧，市售品多为长2～4（～9）cm的小段，直径3～8mm。表面灰黄色至黄棕色，有光泽，粗糙，具纵皱及横环纹。栓皮有的剥落，露出褐色的皮部。顶端有残留叶迹，密集呈鳞片状，暗红棕色，或脱落而残留半环状的节痕。根痕圆点状，近节处较多。质硬而脆，易折断，折断时有粉尘飞出。断面皮部灰黑色，木部黄白色，木部维管束4～7个，排列成环状，中央有灰黑色的髓部。气微，味极苦而持久。

以条粗、折断时有粉尘、断面灰黑色、味苦者为佳。产于印度。

胡麻子

胡麻子又称胡麻仁，《名医别录》列胡麻为上品，《神农本草经》称巨胜，《吴普本草》称方茎，《食疗本草》称油麻，《本草衍义》称脂麻，现时通称芝麻，《本草纲目》载于谷部麻麦稻类。本品有益肝补肾、养血、润燥之功，为滋养强壮药。常用于治疗头晕眼花、耳鸣、头发早白、病后脱发、体虚便秘等病症。但现时国内大部分地区以亚麻子充胡麻仁销售，其形态与功效均有所不同。

【别名】脂麻、芝麻、黑芝麻、油麻、巨胜、藤宏。

【来源】为胡麻科植物胡麻 *Sesamum indicum* L. 的干燥成熟种子。

【鉴别】种子呈扁卵圆形，尖头，基部钝圆，长2.5～3.5mm，宽1.5～2mm，表面黑色、白色或淡黄色，平滑或有网状皱纹。有棕色点状种脐。种皮薄，子叶白色。富油质，有香气。气微，味甘。

【道地与分布】我国各地均有分布、栽培，主产于山东、河南、湖北、四川、安徽、江西、河北等省。

道地药材以身干、颗粒饱满、色黑、无杂质者为佳。

【伪品及易混品】

亚麻　为亚麻科植物亚麻 *Linum usitatissimum* L. 的干燥成熟种子。

别名壁虱胡麻。西北、华北地区及内蒙古误称此为胡麻，贵州称胡麻仁，尚有称大胡麻者，《植物名实图考》称山西胡麻。

种子扁卵形，长约4mm，宽约2mm，扁平，表面黄褐色、红棕色或灰棕色，平滑而具光泽，一端稍尖而微弯，周边浅薄，中部微凹。破开种皮，内有子叶两瓣，黄白色，显油性，无臭，嚼之有豆腥味，并有粘舌感。

亚麻有纤维用和油用两类型，药用者为油用亚麻类型，但油用亚麻类型中又有“红胡麻”与“白胡麻”之分，红胡麻种子红棕色，花蓝色；白胡麻种子米黄色，花为白色。“红胡麻”亚麻苦苷检查为阳性，而“白胡麻”则为阴性。以含油量而论，“白胡麻”反而高于“红胡麻”。药用者习惯用“红胡麻”。

荔枝核

荔枝核始载于《本草拾遗》。陈藏器曰，“顾微《广州记》云：荔枝冬夏常青，其实大如鸡卵，壳朱肉白，核黄黑色，似半熟莲子。”荔枝核具有行气散结、祛寒止痛的功能。用于胃脘痛、寒疝腹痛、睾丸肿痛、妇女气滞血瘀腹痛等症。

【别名】大荔核、荔仁、荔核。

【来源】为无患子科植物荔枝 *Litchi chinensis* Sonn. 的干燥成熟种子。

【鉴别】种子呈长圆形、长椭圆形或卵圆形，略扁，长 1.5 ~ 2.5cm，直径 1 ~ 1.7cm。表面棕红色或紫棕色，光滑，有光泽，略有凹陷和细皱纹。一端有类圆形或椭圆形，黄棕色或黄白色的圆形疤痕（种脐）。其旁有一小突起，淡棕色，无光泽，直径 0.7 ~ 1cm。质坚硬，除去种皮，用水浸润剖开后可见内有肥厚子叶 2 片，棕黄色或灰绿色，与种皮紧密结合。气微，味微甘、苦、涩。

【**道地与分布**】主产于广东、广西、福建等地。

道地药材以粒大、饱满、光亮者为佳。

南刘寄奴

南刘寄奴为常用中药。始载于《新修本草》，曰："茎似艾蒿，长三四尺，叶似兰草，尖长，子似稗而细，一茎上有数穗，叶互生。"南刘寄奴具有破血、通经、止痛、敛金疮的功能。用于经闭癥瘕、胸腹胀痛、产后血瘀及金疮出血等症。

【**别名**】六月雪、六月霜、香蒿子、一支梅、细白花草、九牛草。

【**来源**】为菊科植物奇蒿 *Artemisia anomala* S. Moore 的干燥全草。

【**鉴别**】全草长 60 ~ 90cm，直径 0.2 ~ 0.4cm，茎呈圆柱形，中部以上常分枝，通常已弯折。表面棕黄色、棕绿色或棕褐色，具有细纵条纹及细小稀疏的白色毛茸，质硬而脆，易折断，断面黄白色，边缘有纤维，中央有疏松的髓。叶互生，多干枯皱缩或脱落，叶片展开后为长卵形或长卵圆形，长 6 ~ 10cm，宽 3 ~ 4cm。先端尖锐，基部楔形，叶缘有锯齿，上表面棕绿色或暗绿色，下表面灰绿色，均密被白毛，质脆易碎。枝梢聚生多数黄白色头状小花，密集成穗状圆锥花序，枯黄色。瘦果矩圆形，长约 0.7mm，无毛。气芳香，味淡。

【**道地与分布**】主产于江苏、浙江、安徽、广西等地。

道地药材以身干、枝叶整齐、有花者为佳。

【伪品及易混品】

1. 白苞蒿 为菊科植物白苞蒿（四季菜）*Artemisia lactiflora* Wall. ex DC. 的干燥全草。茎呈圆柱形，直立，上部多分枝。表面灰黄色，有纵棱线，质脆，易折断，断面黄白色。叶互生，呈长卵圆形，羽状深裂，有 3 ~ 5 裂片，边缘有锯齿，有叶柄。茎梢生头状花序，花细小，白色，集成圆锥状花序。瘦果矩圆形，长约 1.5mm，无毛。叶气香，味微苦。

2. 红艾 为菊科植物红艾（红陈艾）*Artemisia argyi* Lévl. et Vant. var. *incana* Pame. 的干燥全草。高约 1.2m，具匍匐茎，中下部无毛，带紫色，顶端略有白色细柔毛。叶片 3 ~ 4 深裂，裂片披针形或条状披针形，长 4 ~ 7cm。上端具齿裂，下端全缘，上面深绿色，无毛，下面密生白色绒毛。头状花序直立，形成狭长的穗状圆锥花丛。

3. 地耳草 为金丝桃科植物地耳草 *Hypericum japonicum* Thunb. ex Murray 的干燥全草。茎呈圆柱形，纤细，具四棱。长约 40cm，表面红棕色，中空，叶对生，无柄，卵形或宽卵形，长 5 ~ 14mm，宽 2 ~ 8mm，先端钝或微尖，基部钝圆，全缘。两面均带紫红色或灰绿色，有透明腺点。茎梢着生果实，棕红色，倒卵形，顶端 3 裂，种子多已散失。

4. 湖南连翘 为金丝桃科植物湖南连翘 *Hypericum ascyron* L. 的干燥全草。茎圆柱形，上部四棱柱形，长达 90cm，直径 3 ~ 5mm，表面红棕色，具节，质硬，易折断，断面中空。茎顶着生锥形蒴果，长 1 ~ 1.5cm，基部直径 8 ~ 10mm，表面红棕色或棕褐色，有 5 纵棱，先端 5 裂，质较硬，内有多数种子。种子椭圆形，表面黑褐色。

5. 元宝草 为金丝桃科元宝草 *Hypericum sampsonii* Hance 的干燥全草。全草长 30 ~ 60cm。茎圆柱形，有分枝，光滑，表面棕黄色或棕红色，直径 2 ~ 5mm。叶对生于节上，长卵状披针形，叶片基部两两相连，茎自中部贯穿，叶片多已破碎，呈茶褐色，叶背面有黑色圆形腺点。花小，黄色。枝梢常具红棕色蒴果，蒴果卵圆形，长约 8mm，有腺体，内含多数种子，圆筒形。

南沙参

沙参始载于《神农本草经》，列为上品，为中医临床常用中药，具有养肺阴、清肺热、益气化痰等多种功效，与人参、玄参、丹参、苦参等共称为“五参”。在清代以前沙参本不分南、北，但自《本经逢原》始有“沙参有南、北二种，北者质坚性寒，南者体虚力微”之说，一直延续至今。在现代，若只提沙参者，则一般均是指南沙参。

【别名】泡参、四叶沙参、草参、空沙参。

【来源】为桔梗科植物轮叶沙参 *Adenophora tetraphylla* (Thunb.) Fisch. 或沙参 *Adenophora stricta* Miq. 的干燥根。

【鉴别】干燥的根呈长纺锤形，头粗尾细，间有分支，长 10 ~ 30cm，直径 1 ~ 3cm，芦头长短粗细不等，偶见有双芦者。

全体为黄白色，根上部和芦头上有许多深陷的横纹，呈灰褐色的环状，下部可见有浅纵纹及抽沟，或有细根痕和褐色斑点。质地轻泡，易折断，断面不整齐。断面黄白色，多裂隙，状若海绵，愈向上端空隙愈多，肉质疏松，无木质心核，中央偶有空洞。具明显香气，味甘而淡。在加工中未去粗皮者，则表面粗糙呈灰黄色，可见到许多横环纹。

南沙参的来源较多，但均为桔梗科沙参属植物。若从原植物上看，本属植物的共同特点是根粗壮而呈圆锥形，植物体具白色乳汁，花钟形，5 裂，淡紫色至紫红色，亦有近白色者，花柱基部绕以杯状或垫状花盘或腺体，雄蕊与花冠离生，花柱特长，柱头 3 个，蒴果 3 室。

【道地与分布】在我国南北各地均有出产，但以南方出产者为佳。主产于安徽、浙江、江苏、贵州等地。

一般以根粗大、条长、饱满、香气明显、去净外皮、色黄白而味甘者为佳。

【地区习用品】

1. 杏叶沙参　为桔梗科植物杏叶沙参 *Adenophora hunanensis* Nannf. 的干燥根。主产于安徽、江苏等地。药材性状与正品基本一致。

2. 展枝沙参　为桔梗科植物展枝沙参 *Adenophora divaricata* Franch. et Savat. 的干燥根。主产于安徽、江苏等地。药材性状与正品基本一致。

3. 云南沙参　为桔梗科植物云南沙参 *Adenophora khasiana*

(Hook. f. et Thoms.) Coll. et Hemsl. 的干燥根。云南丽江称保利参，东川、昆明、丽江称泡参，红河州称鸡绊腿根、鸡肉参等。

4. 紫沙参 为桔梗科植物紫沙参 *Adenophora paniculata* Nannf. 的干燥根。《救荒本草》所记载的细叶沙参即为本种，甘肃称为南沙参，内蒙古称为沙参。

5. 川藏沙参 为桔梗科植物川藏沙参 *Adenophora liliifolioides* Pax et Hoffm. 的干燥根。主要出产于西藏南部和东部、四川西北部、甘肃南部和陕西南部，在当地混作南沙参入药用。

6. 长柱沙参 为桔梗科植物长柱沙参 *Adenophora stenanthina* (Ledeb.) Kitag. 的干燥根。在青海、甘肃、陕西、山西、河北、内蒙古、辽宁、吉林、黑龙江等产地混作南沙参使用。

在各地的地区习用品还有多种，但均为桔梗科沙参属植物的根。

【伪品及易混品】目前在商品中发现的伪品主要有：

1. 羊乳参（山海螺） 为桔梗科植物羊乳参 *Codonopsis lanceolata* (Sieb. et Zucc.) Trautv. 的干燥根。在广西个别地区将其根混称为南沙参，这是另一种药，应按其本名入药用。

2. 管花党参 为桔梗科植物管花党参 *Codonopsis tubulosa* Kom. 的干燥根。本品为药用党参的品种之一，在广西的临桂混称为沙参入药用。

3. 长叶轮钟草 为桔梗科植物长叶轮钟草 *Campanumoea lancifolia* (Roxb.) Merr. 的干燥根。在广西藤县混作沙参入药用。

4. 灰毛风铃草 为桔梗科植物灰毛风铃草 *Campanula cana*

Wall. 的干燥根。在云南德宏州混称沙参。

5. 西南牧根草 为桔梗科植物长果牧根草 *Asyneuma fulgens* (Wall.) Briq. 的干燥根。又称肖牧根草、鸡肉参、泡参等。在贵州遵义、毕节和四川西昌地区以其根混称泡参，作南沙参入药用。本品在《滇南本草》中称为“土参”，是一种民间草药，不应混作沙参用。

南板蓝根

板蓝根因各地用药习惯不同而有北、南之分。现《中国药典》从 2005 年版起将此两种药材分别列专条，北板蓝根直称“板蓝根”。

【别名】蓝龙根、土龙根。

【来源】为爵床科植物马蓝 *Baphicacanthus cusia* (Nees) Bremek. 的干燥根及根茎。

【鉴别】根茎呈圆柱形，略带方形，多弯曲，有分枝，长 10～20cm；根粗细不一，主根直径 1～5mm，多有分叉，节间长约 3.5cm，细根细长而柔韧，表面灰棕色，膨大的节上着生细长弯曲的根，节的上方残留短的地上茎，茎上有对生分枝。质脆，易折，断面不平坦，中央有髓。细根稍柔韧。气弱，味淡。

【道地与分布】主要分布于福建、湖南、江西、广东、广西、四川、云南等地。其中尤以福建、四川所产者质量为优。

道地药材以身干、条长、粗细均匀者为佳。

枳壳

在古代枳实与枳壳不分，《神农本草经》中只记枳实而无枳壳。《名医别录》谓枳实“九月、十月采”，说明当时所用的枳实是已经成熟的果实，而非幼果。直至《雷公炮炙论》，才明确单独提出枳壳之名。《本草纲目》将枳实与枳壳合并，总称为枳，列于木部灌木类。枳壳与枳实原植物相同，而只是采收期不同。其入药品种亦同枳实一样存在着古今用药品种的变化。为现代中医临床常用药物。在商品药材中，主要分为江枳壳、川枳壳和苏枳壳。

【别名】酸橙枳壳、香圆枳壳、川枳壳、江枳壳、苏枳壳、玳玳花枳壳。

【来源】为芸香科植物酸橙 *Citrus aurantium* L. 的干燥将近成熟果实。

【鉴别】

1. 江枳壳（即酸橙枳壳） 果实圆球形，径长 3～5cm，商品已横切成半球形，表面粗糙、褐色或棕褐色，散有多数的小油点，果实顶端有明显的花柱基痕，其周围通常有 1 个圆圈式的金线环，直径 1.5～2cm，基部有残留的果柄或果柄脱落后的痕迹；横切面果皮黄白色，厚 7～13mm，边缘外侧散有 1～2 列棕黄色的油点，瓤囊 10～12 瓣，囊内汁胞干缩，褐色，近成熟果实囊内有种子数粒，果实中心柱坚实，宽 4～7mm，约为果径的 1/9。气香，汁胞味微酸而后苦。

2. 川枳壳（即主产于四川的酸橙枳壳） 果实圆球形，径长4.5～5.5cm，商品横切成半球形，表面粗糙，呈绿褐色或棕褐色，散有多数的小油点，果实顶端有明显的花柱基痕，基部有小果柄或果柄脱落后的痕迹；横切面果皮黄白色，光滑，厚6～12mm，果皮边缘外侧散有1～2列棕黄色的油点，瓢囊10～13瓣，囊内汁胞干缩，棕褐色，近成熟的果实每囊内常有种子数粒，果实的中心柱坚实，宽7～11mm，约占果径的1/6。气香，汁胞味苦而酸。

3. 甜橙枳壳 果实呈圆球形，较大，直径达7～9cm。商品也已切成半球形，表面不甚粗糙，黄色或黄褐色，散有多数的油点。横切面果皮较薄，厚2～3mm，汁胞圆大，明显突出。味甘酸。

4. 苏枳壳（即酸橙枳壳的栽培变种玳玳花的近成熟果实） 果实为圆球形，通常商品横切为二。市售品为扁圆形，直径3～4.5cm，厚1.5～2.5cm。表面灰黄棕色至暗绿棕色，密被多数凹陷的小油点及网状隆起的皱纹，但较正种的表面稍光滑，顶端有微凸起的柱基，基部有果柄残基。切开面果肉黄白色，光滑，厚5～10mm，略向外翻。中央有9～12个果瓤，每瓤内藏未熟的种子一至数颗。气香，味苦、辛。

【道地与分布】分布于江苏、浙江、江西、广东、贵州、四川、西藏等省区。道地药材主产于四川、江西、湖南。

道地川枳壳特征：多皮细，青绿色，个大，肉厚，质坚而细腻。

药材均以外果皮色绿褐、果肉厚、质坚硬、香气浓者为佳。

【地区习用品】

1. 绿衣枳壳 为芸香科植物枳（枸橘）*Poncirus trifoliata* (L.) Raf. 的干燥近成熟的果实。主产于福建、陕西等地。目前国内已很少应用，只在产地或供出口应用。

果实呈半圆球形，直径 2 ~ 3.5cm。外皮橙褐色或绿黄色，散有众多小油点及网状隆起的皱纹，密被细柔毛。果实顶端的一面有明显的花柱残基，基部的一面有果柄痕或残留短果柄。横切面果皮厚 4 ~ 6mm，黄白色，沿外缘有 1 ~ 2 列棕黄色的油点；瓤囊 6 ~ 8 瓣，干缩呈棕褐色；中心柱宽 4 ~ 6mm。气香，汁胞微酸苦。

2. 香圆枳壳 为芸香科植物香圆 *Citrus wilsonii* Tanaka 的干燥近成熟的果实。主产于四川、江西、浙江等地。在产地亦作枳壳入药用，并也常以“川枳壳”之名销往外地。

果实的外形与酸橙枳壳很近似。药材也切作半球形，直径 3.5 ~ 7cm，表面褐色或棕褐色，略粗糙，散有多数小油点。果顶花柱残基的周围通常有一圈金钱环，基部有果柄痕。横断面果皮厚 7 ~ 13mm，中果皮呈灰白色或白色；瓤囊 10 ~ 12 瓣；中心柱坚实，宽 4 ~ 7mm。气香，汁胞味酸而后苦。

枳实

枳实始载于《神农本草经》，列为中品，为中医临床常用中药。枳实的药用品种在历史上既有延续又有变迁，《神农本草经》

中最早记载的枳实品种应为芸香科植物枸橘 *Poncirus trifoliata* (L.) Raf.，但至宋代以后逐步演变为芸香科植物酸橙 *Citrus aurantium* L. 的果实，直至现代为《中国药典》所收载。在商品药材中，习惯上将圆球形，个小者称为“鹅眼枳实”，而将个稍大，切成两半者称为“片子枳实”，一般认为前者质量较佳。

【别名】酸橙枳实、臭橙子、苦橙子。

【来源】为芸香科植物酸橙 *Citrus aurantium* L. 及其栽培变种或甜橙 *Citrus sinensis* Osbeck 的干燥未成熟幼果。

【鉴别】

1. 酸橙枳实 完整者呈圆球形或卵圆形，破开者为半球形，直径 0.3 ~ 3cm。外表灰绿色或黑绿色，密被多数油点及微隆起的皱纹，并散有少数不规则的黄白色小斑点。顶端微凸出，基部有环状果柄的痕迹。横切面中果皮光滑，淡黄棕色，厚 3 ~ 7mm，外果皮下方散有 1 ~ 2 列点状油室，果皮不易剥离；中央褐色，有 7 ~ 12 个瓤囊，呈车轮状排列，每瓤内含种子约 10 粒；中心柱径宽 2 ~ 3mm。质坚硬，有强烈的香气，味苦而后微酸。

2. 甜橙枳实 与酸橙枳实很近似，其不同点在于：本种的外皮为黑褐色，较平滑，具微小颗粒状突起。切面呈类白色，厚 3 ~ 5mm，瓤囊 8 ~ 13 个，味酸甘苦。

【道地与分布】主产于四川、江西。产于四川者名“川枳实”，产于江西者名“江枳实”，产于湖南者名“湘枳实”。此外，湖北、江苏、福建、广东、广西、贵州等地也有出产。

道地药材以外果皮绿褐色、果肉厚、色白、瓤小、质坚实、香气浓者为佳。

川枳实道地药材质量要求：川枳实外果皮稍光滑，切面中果皮厚度达剖面半径 2/3 以上，质坚实，瓤如鹅眼放射状。

江枳实道地药材质量要求：江枳实外果皮绿黑色至黑褐色，粗糙有疣状突起明显，中果皮厚，质坚实，基部具放射状沟纹。

湘枳实道地药材质量要求：湘枳实外果皮粗糙，黑褐色、棕褐色或棕黄色，中果皮略薄，稍松。

【地区习用品】

1. 香圆枳实 为芸香科植物香圆 *Citrus wilsonii* Tanaka 的干燥未成熟幼果。主产于江西、江苏、浙江、湖北等省，在产地习惯将本品亦作枳实入药用。

干燥的幼果呈球形、倒卵球形或矩圆形，商品常切成两瓣，为扁半圆球形或扁平状，直径 0.5 ~ 3cm。较小的幼果表面密被黄白色的绒毛，渐大则渐秃净而粗糙，灰红棕色或暗棕绿色，有时可见不规则的黄白色斑点，并密生多数油点及网状隆起的粗皱纹。较大者外表皮棕褐色至黑褐色，果顶有“金钱环”，基部有果柄痕。切面果肉较粗糙，黄白色，厚 6 ~ 9mm，外果皮下方散有 1 ~ 2 列点状的油室，果皮不易剥离；中央棕褐色，有 10 ~ 12 个稍突起的瓤囊，每瓤内有种子数枚；中心柱径宽 2 ~ 5mm。有强烈的香气，味酸而后苦。

2. 绿衣枳实 为芸香科植物枳（枸橘）*Poncirus trifoliata* (L.) Raf. 的干燥未成熟的幼果。主产于福建、陕西、广西等地，在产地亦作枳实入药用。本品即为《神农本草经》记载的早期枳实入药品种。

干燥的幼果呈圆球形，直径 2～3cm，商品多横切成半球形。果实表面绿黄色，散有众多小油点及微隆起的皱纹，被有细柔毛。顶端有明显的花柱基，基部有短果柄或果柄脱落后的痕迹。横断面果皮厚 3～5mm，边缘外侧散有 1～2 列棕黄色油点，瓤囊 6～8 瓣，瓤内汁胞干缩，呈棕褐色；近成熟的果实每瓤内有种子数粒，呈长椭圆形；中心柱坚实，宽 4～6mm，约占断面直径的 1/6。气香，汁胞味微酸、苦。

3. 扣青 为芸香科植物柑橘 *Citrus reticulata* Blanco 及其栽培变种的干燥未成熟幼果。主产于福建、浙江等地，广东、广西、湖南、湖北等地亦有出产。本品实为药材青皮，但在一些地区亦混作枳实入药用，应注意加以区别。

干燥的幼果呈类球形，直径 1～2cm。表面灰绿色或黑绿色，微粗糙，有细密凹陷的点状细点。顶端有稍突起的花柱基，基部有圆形的果柄痕。质坚硬，断面外层果皮黄白色或淡棕色，厚 1～3mm，外缘有油点 1～2 列，中央有 8～10 个瓤囊，淡棕色。气清香，味苦辛。

4. 柚实 为芸香科植物柚 *Citrus grandis* (L.) Osbeck 的干燥未成熟幼果。主产于广东、广西、陕西、四川、江西等地。在一些地区亦常混作枳实入药用。

干燥的幼果果实呈扁半球形或扁平形，外果皮黑褐色，果顶有突尖，尖处有柱基痕，切面黄棕色，瓤小，显著外凸，果皮向外翻。

枳椇子

枳椇子始载于《新修本草》。苏恭曰：“枳椇子，其树径尺，木名白石，叶如桑柘。其子作房似珊瑚，核在其端，人皆食之。”李时珍曰：“枳椇木高三、四丈，叶圆大如桑柘，夏月开花。枝头结实，如鸡爪形，长寸许，纽曲，开作二、三歧，俨若鸡之足距。嫩时青色，经霜乃黄，嚼之味甘如蜜。每开歧尽处，结一、二小子，状如蔓荆子，内有扁核赤色，如酸枣仁形。”枳子具有止渴除烦、清湿热、解酒毒的功能。用于烦热止渴、二便不利、酒精中毒等症。

【别名】拐枣、转钮子、金钩子、拐枣子、鸡巨子、鸡爪梨。

【来源】为鼠李科植物枳椇 *Hovenia dulcis* Thunb. 的干燥种子。广东、广西等地则使用带肉质花序轴的果实。

【鉴别】

1. 果实 带肉质花序轴，肥厚，膨大，多分枝，弯曲不直，形似鸡爪，长 3 ~ 5cm 或更长，直径 4 ~ 6mm。表面绿棕色、黄棕色或棕褐色。有纵皱纹，略有光泽，质松易断。果实近圆形，表面棕黑色，上有 3 条浅沟及网状条纹，先端略尖，下有细果柄，内有种子 3 枚。气微，味微甜。

2. 种子 呈扁平圆形，直径 3 ~ 5mm，厚 1 ~ 1.5mm。表面红棕色，棕黑色、绿棕色或红褐色。有光泽，在放大镜下可见散在的凹点。背面稍隆起，腹面较平坦，有纵行隆起的种脊。顶端有稍凸起的合点，基部凹陷处有点状淡色种脐。种皮坚硬，胚乳乳白色，子叶淡黄色，肥厚，均富油性。气微，味微苦涩。

【**道地与分布**】主产于陕西、湖北、浙江、江苏等地。

道地药材以粒大、饱满、棕红色者为佳。

柏子仁

柏子仁为常用中药。始载于《神农本草经》，列为上品。原名“柏实”。苏颂曰：“柏实生泰山山谷，今处处有之……三月开花，九月结子，候成熟收采，蒸暴乾，舂擂取熟人子用。”柏子仁具有养心安神、止汗、润肠通便的功能。用于虚烦失眠、心悸怔忡、遗精、健忘、阴虚盗汗、肠燥便秘等症。

【**别名**】柏子、柏仁、柏实、柏树子、柏麦仁、香柏子。

【**来源**】为柏科植物侧柏 *Platycladus orientalis* (L.) Franco 的干燥成熟种仁。

【**鉴别**】种仁呈长卵形、长椭圆形或长圆锥形，长 3 ~ 7mm，直径 1.5 ~ 3mm。表面淡黄色、黄白色或淡黄白色，外有薄膜质内种皮包被，久贮颜色变深而呈黄棕色，并有油渗出。顶端略尖，圆三棱状，有深棕色点，基部钝圆。横切面乳白色或黄白色，胚乳较厚，子叶 2 枚或更多，富含油质。微有香气，味淡而有油腻感。

【**道地与分布**】主产于山东、河南、河北、辽宁等地。

道地药材以颗粒饱满、黄白色、油性大而不泛油者为佳。

枸杞子

枸杞，首载于《神农本草经》，列为上品，《本草纲目》列入木部灌木类。其根皮称地骨皮，功能泻火、凉血、除骨蒸；其果实称枸杞子，功能滋肝补肾、益精明目、利湿热、除烦渴、解酒毒，二者均为中医常用药。《本草图经》曰："春生苗，叶如石榴叶而软薄堪食，俗呼为甜菜，其茎干高三五尺，作丛，六月七月小红紫花，随便结红实，形微长如枣核，其根名地骨"，所指即今日之野生枸杞。李时珍释枸杞之名曰："枸、杞二树名，此物棘如枸之刺，茎如杞之条，故兼名之。"意即：此种植物的刺像枸树的刺，茎像杞树的条，所以取名枸杞。如此解释，非常形象。

【别名】狗奶子、地骨子、枸茄茄、千层皮、甜齿牙根、狗地芽。

【来源】为茄科植物宁夏枸杞（狭叶枸杞）*Lycium barbarum* L. 的成熟果实。

【鉴别】又名中宁枸杞、西枸杞、西杞果、西北枸杞。干燥成熟的果实呈卵状、矩圆状、纺锤状，少见球状，略压扁，表面鲜红色或橙色（陈久则变黑），具不规则的皱纹，略有光泽，一端有白色的果柄痕，长 8～20mm，直径 5～10mm。横切面类圆形，肉质柔润，中间有横隔分成 2 室，中轴胎座，着生多数黄色的种子，种子为扁平状肾形，种子常 20 余粒，较小，长 1.2～2mm，宽 0.4～7mm，有细微凹点，凹侧有明显的种脐。果实甜，无苦味。嚼之唾液被染成红黄色。

【道地与分布】主产于宁夏回族自治区的中宁、中卫及内蒙古自治区的西北部。此外，甘肃、青海、新疆、河北、山西、陕西、浙江等地亦有出产。本品的特点为果实鲜红，个大，油润，皮薄，肉厚，籽少，味甘，堪称枸杞中之佳品。素有“宁夏枸杞甲天下，中宁枸杞冠宁夏”之谚。

道地药材以粒大、肉厚、种子少、颜色红、质柔软者为佳。而粒小、肉薄、种子多、颜色灰红者质量较次。

宁夏枸杞道地药材质量要求：本品呈类纺锤形或椭圆形，长6～20mm，直径3～10mm。表面红色或暗红色，顶端有小凸起状的花柱痕，基部有白色的果梗痕。果皮柔韧，皱缩；果肉肉质，柔润。种子20～50粒，类肾形，扁而翘，长1.5～1.9mm，宽1～1.7mm，表面浅黄色或棕黄色。气微，微甜。

【地区习用品】

1. 枸杞 为茄科植物枸杞 *Lycium chinense* Mill. 的成熟果实。在全国大部分地区均有分布。主产于河北，此外，河南、陕西、四川、山西、江苏等地亦产。

干燥的成熟果实呈椭圆或圆柱形，两端略尖，长1～1.5cm，直径3～5mm。表面鲜红色或暗红色，具不规则的皱纹，无光泽。质柔软而略滋润，内藏多数种子，种子形状扁平似肾形。无臭，味甜。

2. 大枸杞 为茄科植物北方枸杞 *Lycium chinense* Mill. var. *potaninii* (Pojark.) A. M. Lu 的干燥成熟果实。

河北省辛集市（原束鹿县）栽培一种大枸杞，味苦而不甘。本品不同于枸杞之处在于：叶通常为披针形，矩圆状披针形或条状披针形。花冠裂片的边缘毛稀疏，基部耳不显著，雄蕊稍长于花冠。果实略呈纺锤形，长 1.5 ~ 2.5cm，直径约 0.5cm，表面鲜红色或橙红色，内含多数种子，味苦。

大枸杞与枸杞比较，有三个特点：瘦长，色鲜肉少，味苦。分布于河北、山西、内蒙古、宁夏、甘肃、青海和新疆。

3. 新疆枸杞 为茄科植物毛蕊枸杞 *Lycium dasystemum* Pojark. 和黑果枸杞 *Lycium ruthenicum* Murr. 的干燥成熟果实。商品称之为“古城子”，而产于甘肃者称之为“甘州子”。主产于新疆及甘肃西北地区，在产地也习惯作枸杞子入药用。

药材多呈长圆形或卵圆形，长 6 ~ 9mm，直径 2 ~ 4mm，表面暗红色，有不规则的皱纹，无光泽。质略柔软，内含种子多数。无臭，味甘而酸。

【伪品及易混品】

1. 黄芦木果 为小檗科植物黄芦木 *Berberis amurensis* Rupr. 的干燥成熟果实。

又名大叶小檗，在东北通称“狗奶子”。吉林长白山、黑龙江及辽宁部分地区过去均曾发现有将本品的果实误作“枸杞子”采收和销售。

本品果实为倒卵形或椭圆形，红色，味酸，内含黄褐色扁纺锤形种子 1 粒，易与枸杞子相区别。二者其所以被混淆，可能因为它们都有“狗奶子”的共同别名所致。

2. 白刺果 为蒺藜科植物白刺 *Nitraria tangutorum* Bobr. 的干燥成熟果实。

原植物为矮灌木，枝匍匐，有针刺。叶倒卵状，肉质。花黄绿色，雄蕊 15 枚。核果椭圆形，紫黑色。

3. 西伯利亚波波刺 为蒺藜科植物小果白刺 *Nitraria sibirica* Pall. 的干燥成熟果实。新疆阿尔泰富蕴县以其果实混充枸杞子，亦属误用。

柿蒂

柿蒂始载于《名医别录》，列为中品。李时珍曰："柿，高树，大叶圆而光泽。四月开小花，黄白色，结实青绿色，八、九月乃熟。"柿蒂具有降气止呃的功能。用于胃寒气滞的呃逆等症。

【**别名**】柿丁、柿萼、柿子把。

【**来源**】为柿树科植物柿 *Diospyros kaki* Thunb. 的干燥宿萼。

【**鉴别**】宿萼呈扁圆形或类盘形，萼筒部喇叭状，直径 1.5 ~ 3cm。背面黄褐色、棕褐色或红棕色，中央较厚微隆起，呈帽状。底部有果柄或果柄脱落后留下的圆形果柄痕，有的呈小空洞，边缘较薄，四裂片，裂片宽三角形，平展或多向上反卷，形如花瓣，易破碎。腹面黄棕色，呈类方形，内生密被的细小短绒毛，萼筒中心与果实脱落处有突起的暗棕色圆形疤痕，萼筒木质，有褐色短柔毛作放射状排列，具光泽。质硬，体轻而脆，易碎。气微，味微甜涩。

【道地与分布】主产于河南、山东、河北等地。

道地药材以个大而厚、色黄褐者为佳。

【伪品及易混品】

野柿蒂　为柿树科植物野柿*Diospyros kaki* Thunb. var. *silvestris* Makino的干燥宿萼。

宿萼呈扁圆形，直径1～2.5cm，背面棕褐色，中央厚隆起呈帽状。中心有的有果柄或有的脱落后留下的圆孔，无明显空洞，边缘四裂，多向下反卷，腹面呈棕黑色，内生稀疏的细小绒毛，中心与果实相连处微突起，无毛，质硬而坚。

威灵仙

威灵仙为中医常用药物，始载于《唐本图经》。功能祛风除湿、通络止痛，多用于风湿性关节疼痛、腰膝酸痛及骨鲠在喉、脚气疼痛等症。李时珍曰："威，言其性猛；灵仙，言其功神。"故名威灵仙。黄宫绣云："威喻其性，灵喻其效，仙喻其神耳，气壮者服之神效。"

从历代本草来看，自宋代以后威灵仙就不断出现伪品与混杂品。到现代药材商品中，品种来源较多，异物同名情况更为复杂。主要分作两大类型，分述如下：

（一）威灵仙

这一类威灵仙均为毛茛科铁线莲属植物的根及根茎部分，形似白薇而色黑，故名黑薇，习称铁脚威灵仙，为主流商品。

【别名】老虎须、铁扫帚、黑须公、铁脚威灵仙、铁灵仙、黑骨头。

【来源】为毛茛科植物威灵仙 *Clematis chinensis* Osbeck、棉团威灵仙 *Clematis hexapetala* Pall.、东北铁线莲 *Clematis manshurica* (Rupr.) Ohwi 的干燥根及根茎。

【鉴别】

1. 威灵仙 《植物名实图考》的威灵仙即为此种。

根茎呈圆柱状，横长，长 1.5 ~ 10cm，直径 0.3 ~ 1.5cm。表面淡棕黄色至棕褐色，顶端残留有木质茎基，质较坚韧，断面纤维性，有隆起的节。下侧着生多数细根。根呈细长圆柱形，稍弯曲，长 7 ~ 15cm，直径 0.1 ~ 0.3cm。表面黑褐色，有细纵纹，有的皮部脱落，露出黄白色木部。质硬脆，易折断，断面皮部较厚，木部淡黄色，略呈方形，皮部与木部间常有裂隙，有时脱离。气微，味淡。

2. 棉团威灵仙 东北地区别称黑薇、棉花团、山棉花、山辣椒秧等。《救荒本草》的山蓼，即为此种。

根茎呈短圆柱状，长 1 ~ 4cm，直径 0.5 ~ 1cm。根长 4 ~ 20cm，直径 0.1 ~ 0.2cm，数十条丛生，表面棕褐色至棕黑色，有细纵纹。断面木部圆形，细小，呈淡黄色。味咸。

3. 东北铁线莲 在东北地区也称黑薇、黑尾、山辣椒秧。

干燥的根茎呈圆柱形，长 1 ~ 11cm，直径 0.5 ~ 2.5cm，根茎下着生多数细长而弯曲的根，状如马尾，根长 5 ~ 23cm，直径 1 ~ 2mm。表面棕黑色或棕褐色，具多数明显的细皱纹。断面皮部白色，木心细小呈圆形。味辛辣。

【道地与分布】

1. 威灵仙 分布于华东、中南、西南及陕西等省区。为商品威灵仙的主流品种。

2. 棉团威灵仙 主产于黑龙江、吉林、辽宁，在河北、山东、山西、内蒙古等地也有出产。

3. 东北威灵仙 主产于东北地区。

以上三种威灵仙的药材均以根粗大、条匀、皮黑、断面黄白色、质坚实、不带地上残茎者为佳。

（二）铁丝灵仙

【别名】铁丝根、铁杆威灵仙、山刺梅、倒钩刺、黑刺菝葜、金刚刺。

【来源】为百合科植物短梗菝葜 *Smilax scobinicaulis* C. H. Wright、黑叶菝葜 *Smilax nigrescens* Wang et Tang ex P. Y. Li、鞘柄菝葜 *Smilax stans* Maxim. 及鲇鱼须 *Smilax sieboldii* Miq. 的干燥根茎及根。

【鉴别】

1. 短梗菝葜 根茎粗大，呈不规则块状，略横向延长而弯曲，木质坚硬，棕褐色，有针状小刺。其下丛生多数细长的根，根长 20 ~ 100cm，直径 1 ~ 2mm，表面灰褐色或灰棕色，平滑，常有细小钩状刺及少数须根。质韧，富有弹性，好像铁丝一样不易折断，故有铁丝灵仙之称。断面外圈为浅棕色环（石细胞），内有一圈排列均匀的小孔（导管）。气微，味淡。

2. 黑叶菝葜 在陕西又称铁丝灵仙、铁脚灵仙、铁灵仙。陕西药用的铁丝灵仙即以本种为主。药材性状与短梗菝葜相似。根表面呈黑灰色。

3. 鞘柄菝葜 山西称铁角灵仙，河南称威灵仙。根茎呈不规则的块状，多横生，上端残茎上可见膨大的节，但无刺，着生根的部位呈乳头状膨大。根茎周围丛生多数细长圆柱形的根，长10～40cm，直径0.5～1.5mm，上下端粗细悬殊较大，扭曲不直，表面光滑呈黑褐色，具稀疏的钩状刺。质坚韧，不易折断。无臭，味淡。

4. 鲇鱼须（粘鱼须） 又名华东菝葜、粘鱼须菝葜、倒钩刺，山东称威灵仙。《救荒本草》之鲇鱼须通常认为即为本种。药材性状与前种相似。但根粗细均匀，表面为黑褐色，刺较少。

【道地与分布】

1. 短梗菝葜 主产于山西、陕西、甘肃，销往北方各省（区、市）。北京销售的威灵仙即为此种。河北、河南、江西、湖南、湖北、四川、云南、贵州等省亦有分布。

2. 黑叶菝葜 陕西药用的铁丝灵仙以本种为主。在甘肃、山西、湖北、湖南、四川、云南、贵州亦有分布。

3. 鞘叶菝葜 分布于河北、河南、山西、陕西、安徽、浙江、台湾、甘肃、湖北、四川等地。

4. 鲇鱼须 分布于辽宁南部、山东、江苏南部、安徽、浙江、福建、台湾等地。仅山东省以其根及根茎作威灵仙用，多自产自销。

以上各种威灵仙均以根粗长、质坚实、有韧性、无支根者为佳。

【地区习用品】

1. 山木通 为毛茛科植物山木通 *Clematis finetiana* Lévl. et Vant. 的干燥根。根较威灵仙为粗而稀疏，直径可达 3mm 以上，长达 20cm，外皮黑褐色，断面皮部厚，木心较小，粉性较足。本种为南方药用威灵仙的主要品种之一。分布于浙江、安徽、江西、福建、广东、湖北、四川、贵州等省。

2. 柱果威灵仙 为毛茛科植物柱果铁线莲 *Clematis uncinata* Champ. 的干燥根。

广东称老虎师藤，贵州称铁脚灵仙、黑骨头，又名光果铁线莲、钩形木通，福建龙溪称大本威灵仙，厦门称威灵仙。台湾所产的威灵仙即为本种，香港市场销售的也为此种。根长 10 ~ 15cm，直径 1.5 ~ 2.0mm，表面淡棕色或棕褐色，有明显的纵皱纹，但数量较少。质硬脆，易折断。断面平坦，皮部灰白色，木质部淡黄色，呈角质样。主产于四川、贵州、浙江、福建及台湾等省。主要销往南方各地，为南方药用威灵仙的主要品种之一。

3. 褐毛铁线莲 为毛茛科植物褐毛铁线莲 *Clematis fusca* Turcz. 的干燥根。

根数十条丛生，长 8 ~ 12cm，黑褐色，折断面皮部较厚，木心相对较细。分布于东北地区。

4. 毛柱铁线莲 为毛茛科植物毛柱铁线莲 *Clematis meyeniana* Walp. 的干燥根。

根的外形与威灵仙极为相似，但组织构造不同，皮层中有呈散在的多数木化厚壁组织。主产于广东、广西、福建、湖南。

5. 锥花铁线莲 为毛茛科植物锥花铁线莲 *Clematis paniculata* Thunb. 的干燥根。

商品中将本品称为铜灵仙或铜脚灵仙。根的外形与威灵仙极为相似，但根较粗大，直径可达0.5cm，外皮色黄，有明显纵纹。质硬脆，易折断。断面平坦或不甚平坦，皮部灰白色，木质部淡黄色，微呈粉性或纤维性。组织构造也与威灵仙不同，靠皮层外侧处有排列成一圈的木化厚壁组织。主产于江苏、浙江、安徽、江西等地。

6. 铁线莲 为毛茛科植物铁线莲 *Clematis florida* Thunb. 的干燥根。

根较粗大，直径可达2～5mm，断面木部较大，导管小孔明显，呈纤维性。主产于湖南、浙江、安徽等省。

7. 地雷根 为毛茛科植物单叶铁线莲 *Clematis henryi* Oliv. 的干燥根。

根呈纺锤形，长6～12cm，直径0.6～2cm，多弯曲不直。表面黄褐色，有纵皱纹。质坚硬，不易折断，断面白色，显粉性，具稀疏的放射状纹理。气微，味微甘。主产于广西、江西、安徽、浙江等地，在产区作威灵仙入药用。

【伪品及易混品】

1. 铜灵仙 为金粟兰科植物草珊瑚 *Sarcandra glaber* (Thunb.) Nakai 的干燥根茎及根或全草。

又名接骨金粟兰、肿节风、九节花、九节风、竹节茶、接骨莲等，四川混称为“铜灵仙”。根头粗大，直径约 1.5cm；根茎为类圆柱形的团块，其下着生多数细长须根，表面灰黄色。质柔韧，易折断。全草茎直立，有膨大的节，节间有纵行明显的脊和沟；单叶对生，具短的叶柄；叶片革质，展平后为卵状长圆形或披针状长圆形，长 6 ~ 16cm，宽 3 ~ 7cm，先端渐尖，边缘具粗锯齿。气芳香，味辛辣。在川东、川南、湖南和广西部分地区是以本种的地下部分入药用，而在四川其他地区则是以全草入药用。本品的性味及功效与威灵仙不同，不能混称混用。

2. 云南威灵仙 为菊科植物显脉旋覆花 *Inula nervosa* Wall. 的干燥根茎及根。

又名小黑药、威灵菊、铜脚葳灵，红河州称威灵仙，丽江和曲靖称铁脚威灵仙。《滇南本草》的葳灵仙即为本种。根茎短而粗壮，呈不规则形，直径 0.5 ~ 2cm，表面黑褐色或灰褐色。其上带有多数茎基残痕，并着生众多黄棕色的茸毛，下有十数条须根，长 5 ~ 15cm，直径 1 ~ 5mm，常弯曲，具皱纹。质硬脆易折断，断面皮部类白色，有淡黄色木心。皮部与木部易分离。有特殊臭气，味微涩。本品主产于云南的玉溪、楚雄、洱源及昆明等地。

砂仁

砂仁为常用中药。始载于《开宝本草》，原名“缩砂蜜”。李时珍曰："此物实在根下，仁藏壳内，亦或此意欤。"砂仁具有化湿开胃、温脾止泻、理气安胎的功能。用于脘腹胀满、气滞食积、呕吐泄泻、胎动不安等症。

【别名】壳砂、春砂仁、绿砂仁、阳春砂仁、缩砂仁、西砂仁。

【来源】为姜科植物阳春砂 *Amomum villosum* Lour.、绿壳砂 *Amomum villosum* Lour. var. *xanthioides* (Wall. ex Bak.) T.L.Wu et S. J. Chen或海南砂 *Amomum longiligulare* T. L. Wu的干燥成熟果实。

【鉴别】

1. 阳春砂 果实呈钝角三棱、椭圆形或卵圆形，长1.5～2cm，直径1～1.5cm。果皮深棕色、灰褐色或棕色，具有不明显的三钝棱，密生短钝刺状突起，柔软而脆，易断，手触无刺痛感。纵向棱线状维管束隐约可见，顶端有突起的花柱残基，呈小圆点状突起，基部有果柄痕或连有总果柄，单个或3～7个果实连生在一条总果柄上。果皮薄，略革质，与种子团紧贴。易纵向开裂，内表面淡棕色，可见明显的纵向维管束。种子集结成与外壳相同的网状，呈长圆形或三棱状，长0.8～1.8cm，直径0.8～1.2cm。以纵薄膜分成3室，中轴胎座，每室有种子8～20粒，紧密排列成2～3行，互相粘结成团块，附于中轴胎座上。种子呈不规则的多面体颗粒状。卵形或长块状，有棱角，长2～3mm，宽约2mm，外被淡棕色菲薄膜质而粗糙的假种皮，种皮表面棕红色、深棕色或紫红色，表面有不规则的细皱纹。背面平坦，在较小一端的侧面或斜面有明显凹陷（种脐），合点在较大的一端。种脊沿腹面而上，成一纵沟，到合点处略为展宽。种子坚硬，破开后，内部灰白色，种仁黄白色，油润。气芳香浓烈，樟脑气味浓郁。味辛，微苦。

2. 绿壳砂 又称缩砂蜜，为除去果皮的种子团，呈卵圆形或圆形。长 0.8 ~ 1.5cm，直径 0.8 ~ 1.2cm。中轴胎座，分成 3 室，每室种子 10 ~ 20 粒，为不规则多角形，表面灰棕色、棕色或黑棕色。缩砂加工时，先晒干除去果皮，在晒干的种子团上撒白粉，使外表面被一层白色粉霜（蛤粉），不易擦落。散碎的种子为砂仁米，果皮为壳砂。气味稍淡，略逊于阳春砂。

3. 海南砂 果实呈卵圆形或椭圆形，具有明显的三棱状，长 1.5 ~ 2.5cm，直径 0.8 ~ 1.5cm。果皮淡棕色、棕褐色或红棕色，表面具片状分枝的短软刺状突起，较稀疏。果皮较阳春砂略厚而硬，淡棕色，与种子团不紧贴。基部具果梗痕。种子团较小，直径 6 ~ 8mm，种子呈不规则的块状，三棱形较明显，比阳春砂仁瘦瘪，黑褐色，中轴胎座，分成 3 室，每室有种子 5 ~ 10 粒。种子直径 1.5 ~ 2mm。气微香，味辛凉微苦。

阳春砂仁道地药材质量要求：与上面“阳春砂”的鉴别特征基本相同。

【道地与分布】

1. 阳春砂 主产于广东、广西、云南。以广东阳春产者为道地药材。

2. 缩砂蜜 主产于云南南部。

3. 海南砂 主产于海南及雷州半岛。

道地药材以种仁饱满、红棕色、香气浓者为佳。

【伪品及易混品】

1. 华山姜 为姜科植物华山姜 *Alpinia chinensis* (Retz.) Rosc. 的干燥成熟果实。果实呈类圆形或卵圆球形。果皮土黄色，平滑，不具刺状突起。由多数种子密集成种子团，种子团类圆形，较小，直径 5 ~ 8mm，表面浅灰色或灰棕色。不易散开，每室有种子 2 ~ 4 粒，1 ~ 2 列紧密排列。散开的种子呈不规则的多角形而瘦瘪。气微香，味微辛。嚼之无明显的辛、苦、凉之感。

2. 细砂仁 为姜科植物细砂仁 *Amomum microcarpum* C. F. Liang et D. Fang 的干燥成熟果实。果实呈卵状球形。长 1 ~ 1.5cm，直径 0.8 ~ 1.2cm。果皮暗紫色。具有较长的疏刺。种子黑色。气味较淡薄。

3. 红壳砂仁 为姜科植物红壳砂仁 *Amomum aurantiacum* H. T. Tsai et S. W. Zhao 的干燥成熟果实。果实呈类球形或卵圆形，长 1.3 ~ 1.8cm，直径 0.7 ~ 1.2cm。果皮橘红色或红棕色，较厚，表面有平贴的锈色毛及稀疏扁刺状突起。果柄短，长 3 ~ 4mm，被淡锈色柔毛。中轴胎座，每室有种子 11 ~ 20 粒，紧密排列成 2 ~ 3 行。种子呈方形或多角形，红褐色。气微香，味微辛、苦，凉而较淡，有麻舌感。

4. 山姜 为姜科植物山姜 *Alpinia japonica* (Thunb.) Miq. 的干燥成熟果实。果实呈长椭圆形、椭圆形或球形，长 1 ~ 1.5cm，宽 0.5 ~ 0.8cm。果皮黄棕色、橙黄色或橙红色，密被短柔毛。残留果柄被短柔毛。种子团瘦小，卵圆形或纺锤形，三棱不明显，种子排列紧密，每室种子 5 ~ 7 粒。紧密排列，种子直径 2 ~ 3mm。外被淡灰绿色或橙黄色假种皮，种皮棕褐色或深褐色，具不规则细皱纹。气微，味微苦、辛而涩。

5. 香豆蔻　为姜科植物香豆蔻 *Amomum subulatum* Roxb. 的干燥成熟果实。果实呈长卵圆形，长 1.5 ~ 2.5cm，直径 0.5 ~ 1cm。果皮灰褐色，上端饱满粗圆，下端干瘪扁平，有明显断续隆起的纵棱。顶端宿存长形的细管状花萼，长达 1.5cm，基部有果柄脱落的痕迹。剥去外皮，可见种子呈不规则的多面体，直径约 0.3cm，棱角不明显，表面灰棕色。用水浸泡后，可见有数条不整齐突起的翅。种子破开后具特异香气，味微辛。

6. 海南土砂仁　为姜科植物海南假砂仁 *Amomum chinensis* Chun 的干燥成熟果实。果实呈卵形、长倒卵形或长椭圆形，长 2 ~ 3cm，宽 1.2 ~ 1.5cm。表面灰棕色、灰褐色或棕褐色，被疏而长的片状分歧的短柔刺，刺长 2 ~ 3mm，宽 1 ~ 2mm。有的可见果柄，果皮厚而硬。种子团集结较松散，棕红色，分 3 室，有明显白色隔膜，三棱较明显。每室有种子 8 ~ 19 粒，种子呈扁球形，表面棕红色，皱缩。顶端种脐明显下陷，底部种柄痕圆形，外陷成孔，周围有黄色假种皮。香气不浓，微味苦、辛、涩。

7. 牛牯砂仁　为姜科植物疣果豆蔻 *Amomum muricarpum* Elm. 的干燥成熟果实。果实呈球形或长椭圆形，比阳春砂大 2 ~ 3 倍。长 2 ~ 2.5cm，直径 1.8 ~ 2cm。表面灰褐色或淡棕色。具软刺状突起，疏而长，呈片状。种子团圆球形，种子黑色或棕褐色。气微，味淡薄。

8. 艳山姜 为姜科植物艳山姜 *Alpinia zerumbet* (Pers.) Burtt et Smith 的干燥成熟果实。果实呈卵圆形或扁圆形，长 1.5 ~ 3cm，直径 1 ~ 2cm。果皮革质，表面橙黄色、黄棕色或淡棕色，被稀疏粗毛，具明显条棱。种子团易松散，种子直径 2 ~ 4mm，表面棕褐色，外被灰白色假种皮。气微香，味微辛、涩。

9. 矮砂仁 为姜科植物矮砂仁 *Amomum villosum* Lour. var. *narum* H. T. Tsai et S. W. Zhao 的干燥成熟果实。纯系野生，果实与绿壳砂仁近似。

10. 长序砂仁 为姜科植物长序砂仁 *Amomum thyrsoideum* Gagnep. 的干燥成熟果实。果实呈长圆形或卵球形，长 1.2 ~ 2.7cm，直径 0.8 ~ 1.2cm。表面灰棕色或黄褐色，柔刺尖细而弯曲，基部增厚而硬，刺长达 2mm 以上。果壳厚而韧，不易纵向撕裂。剥去果皮，可见种子 1 ~ 3 行排列，每行种子 5 ~ 15 粒，呈类方形或不规则多面体，表面无网状纹理，长 3 ~ 5mm，宽 3 ~ 4mm。气微，味微辛，无凉感。

11. 光叶云南草蔻 为姜科植物光叶云南草蔻 *Alpinia blepharocalyx* K. Schum. var. *glabrior* (Hand.-Mazz.) T. L. Wu 的干燥成熟果实。果实呈类球形或椭圆形，长 1.5 ~ 2.5cm，直径 1.5 ~ 2cm。表面黄色或黄棕色，无柔刺，有 3 条稍突起的纵棱，果壳薄而脆，易破碎，种子团 2 行排列，偶有 3 行，每行种子 7 ~ 12 粒，种子呈多面体或不规则的类方形，长 3 ~ 7mm，宽 2 ~ 4mm，种脊有一明显长纵沟。气微香而特异，味辛淡，无凉感。

牵牛子

牵牛子为常用中药，始载于《名医别录》，列为下品。苏颂曰："二月种子，三月生苗，作藤蔓绕篱墙，高者或二三丈。其叶青，有三尖角。七月生花，微红或带碧色，似鼓子花而大。八月结实，外有白皮裹作。每内有子四五枚，如荞麦大，有三棱，有黑白两种，九月后收之。"牵牛子具有泻下通便、逐水杀虫的功能。用于水肿胀满，二便不通，虫积腹痛及蛔虫、绦虫病等症。

【别名】黑丑、白丑、丑牛子、二丑、喇叭花子。

【来源】为旋花科植物裂叶牵牛 *Pharbitis nil* (L.) Choisy 或圆叶牵牛 *Pharbitis purpurea* (L.) Voigt 的干燥成熟种子。

【鉴别】种子呈三棱状卵形，似橘瓣状。长 4 ~ 8mm，宽 3 ~ 5mm。表面黑灰色（黑丑）或淡黄白色（白丑）。光滑，两侧面稍平坦，或不平坦，背面弓状隆起，其正中有 1 条纵直线凹沟，两侧凸起，凹凸不平。腹面有 1 条棱线，棱线的下端处有 1 个点状类圆形浅色种脐，微凹。种皮质坚硬，横切面可见浅黄色或黄绿色皱缩而折叠的 2 片子叶，种仁微显油性。水浸后种皮呈龟裂状，并自腹面棱线处破裂，有明显黏液。气微，味微辛辣，并有豆腥味，嚼之有黏滑麻舌感。

【道地与分布】主产于辽宁。全国各地均有分布，野生和栽培均有。药材以颗粒饱满无杂质者为佳。

【伪品及易混品】

1. 多刺月光花子　为旋花科植物多刺月光花 *Calonyction*

maricatum (L.) G. Don 的干燥成熟种子。种子呈卵圆形，略扁，具钝三棱状。长 8 ~ 9mm，宽 6 ~ 7mm。表面浅黄棕色，光滑，背面稍弓形隆起，正中微显 1 条纵沟，色较淡。腹面为一钝棱线，棱的一端有白色圆形的凹陷种脐。质坚硬，难破碎，破碎后亦可见皱缩折叠的淡黄色 2 片子叶。

2. 月光花子 为旋花科植物月光花 *Calonyction aculeatum* (L.) House 的干燥成熟种子。种子呈卵圆形，略扁。长 8 ~ 10mm，宽 5 ~ 7mm。表面淡棕黄色或黑褐色，平滑光亮。背面弓形隆起，中央微显纵沟，腹面有一条棱线，棱的一端有明显圆形凹陷种脐。破碎后可见 2 片皱缩折叠的子叶。无臭，味微辛、苦。

3. 圆叶茑萝子 为旋花科植物圆叶茑萝 *Quamoclit cocinea* Moench 的干燥成熟种子。种子呈卵圆形或球形，多为圆球体的 1/4 ~ 1/2。比牵牛子略小，表面黑色，布满小圆点。气微，味辛、苦。

4. 西伯利亚鱼黄草子 为旋花科植物北鱼黄草 *Merremia sibirica* (Pers.) Hall. f. 的干燥成熟种子。种子呈卵形或圆球形，为圆球体的 1/4 状，长 4 ~ 6mm，宽 3 ~ 5mm。表面灰褐色，被金黄色鳞片状非腺毛，脱落处粗糙，呈小凹点状。背面弓形隆起，中央有浅纵沟，腹面为一棱线，在棱线及背面交接处呈缺刻状，种脐明显。质硬，横切面淡黄色，可见 2 片皱缩折叠的子叶。无臭，味微辛辣。

5. 打碗花子 为旋花科植物打碗花 *Calystegia hederacea* Wall. ex. Roxb. 的干燥成熟种子。种子呈卵形，多为球体的 1/4

状，长 3 ~ 5mm，宽 2 ~ 3mm。表面灰黑色或黑褐色，具众多小突起，种脐明显，呈缺刻状。质硬，横切面可见 2 片皱缩折叠的子叶。气微，味淡。

6. **蕹菜子** 为旋花科植物蕹菜 *Ipomoea aquatica* Forsk. 的干燥成熟种子。种子呈卵形，长 4 ~ 6mm，宽 3 ~ 5mm。表面黑色，较光滑，种脐明显，呈缺裂状，和背面的交接处有 3 个明显的瘤状物，中间 1 个较大，左、右二瘤对等。横切面可见 2 片皱缩折叠的子叶。质硬。气微，味淡。

鸦胆子

鸦胆子之名始出于清·赵学敏的《本草纲目拾遗》。赵氏称："鸦胆子出闽广……形如梧子，其仁多油，生食令人吐。"至圣丹下又云："此物出闽省云贵，虽诸家本草未收，而药肆皆有，其形似益智子而小，外壳苍褐色，内肉白，有油，其味至苦。用小铁锤轻敲其壳，壳破肉出，其大如米，敲碎者不用，专取全仁用之。"鸦胆子是一味有名的治疗痢疾的中药，中医认为有清热燥湿、杀虫之功。现代科学研究已完全证实它对由阿米巴原虫所引起的痢疾具有显著的效果，而且对间日疟、三日疟、恶性疟疾，都有较好的治疗效果。

【**别名**】老鸦胆、鸦旦子。

【**来源**】为苦木科（樗树科）植物鸦胆子 *Brucea javanica* (L.) Merr. 的干燥成熟果实。

【鉴别】商品鸦胆子呈卵形或长卵形，两头稍尖，长 6 ~ 10mm，宽 3 ~ 7mm，厚 3 ~ 4mm，表面灰黑色或黑棕色，有隆起的网状皱纹，网眼呈不规则多角形，两侧有明显的棱线。底端钝圆，有凹陷的果柄痕。果壳质硬而脆，壳内有 1 粒卵形种仁，表面黄白色或类白色，具网纹，种皮薄，子叶 2 片，乳白色，富油性。无臭，味极苦而持久。

【道地与分布】分布于华东、华南地区及云南、贵州等地。以广东、广西两地所产者质量最佳。此外，福建、云南、贵州等省亦有出产。

道地药材以果实粒大、饱满、种仁色白、油性足者为佳。

【伪品及易混品】市售鸦胆子有伪品存在，在各地也有称作“土鸦胆子”者，混充正品入药用。

1. 岭南虎皮楠　为交让木科植物牛耳枫（岭南虎皮楠）*Daphniphyllum calycinum* Benth. 的干燥成熟果实。

其原植物在广西又名牛耳枫、猪耳枫、猪龙木，在桂林称林罗伞，在福建同安称老鼠律。

其果实外形与鸦胆子相似，亦呈卵形或长卵形，蓝黑色，表面有浅蓝色粉末附着，粗糙皱纹不规则而较密集，或有疣状突起，两侧无棱线，顶端常见有 2 枚极短的点状柱头（花柱）残痕，基部有圆点状凹入果柄痕。果壳较薄，易压碎，有时可见种子 1 粒，棕色至黑色，不甚饱满甚至干瘪，无油性。气微弱，味微苦。

本品纯系形似而实异的伪品，不能混作鸦胆子用。

2. 毛浆果楝 为楝科植物灰毛浆果楝 *Cipadessa cinerascens* (Pell.) Hand.-Mazz. 的核果。

又名野桐椒、臭子。分布在广西、四川、贵州及云南等地。

核果干燥品呈类球形，直径 4 ~ 5mm。表面紫黑或棕黑色，具皱纹，略具 5 钝棱。顶端钝，基部有果梗痕。果皮薄，不易剥离，内含 5 核，淡棕色；核内有种子 1 ~ 2 粒，扁圆形，表面棕褐色，光滑。无臭，味苦，微涩。

韭菜子

韭始载于《名医别录》，列为中品。苏颂曰："案许慎说文，韭字象叶出地上形，一种而久生，故谓之韭，一岁三、四割，其根不伤，至冬壅培之，先春复生。"韭菜子具有温补肝肾、壮阳固精的功能。用于阳痿遗精、腰膝酸痛、遗尿尿频、白带过多等症。

【**别名**】韭子、韭菜仁。

【**来源**】为百合科植物韭菜 *Allium tuberosum* Rottl. 的干燥成熟种子。

【**鉴别**】种子呈扁卵形或类三角状扁卵圆形，稍弯曲而皱缩，周边很薄，中部较厚。长 3 ~ 4mm，宽 2 ~ 3mm。表面黑色。一面平或微凹，凹入面皱纹不甚明显；另一面凸起，凸起面有明显的不规则粗糙而致密的网状皱纹。顶端钝，基部稍尖，基部有两个小突起，较短的突起顶端有灰棕色或灰白色种脐，较长的突起顶端为珠孔。纵切面可见种皮菲薄，胚乳灰白色，胚白色，弯曲，子叶1枚。质坚硬。手捻有湿感。气特异，嚼之有韭菜味。

【道地与分布】全国各地均产。以河北、山西、吉林、河南、山东、安徽等地产量较大。药材以颗粒饱满、色黑、无杂质者为佳。

【伪品及易混品】

1. 葱子　为百合科植物葱 *Allium fistulosum* L. 的干燥成熟种子。种子外形与韭菜子相似，较小，呈三角状扁卵形。长2.5～4mm，宽1.5～3mm。表面黑色，较光滑或偶有疏皱纹。凹面平滑，凸起面有1～2条棱线，基部有两个突起，较短的突起顶端有灰棕色或灰白色种脐，较长的突起顶端为珠孔。纵切面可见白色种仁。体轻，质硬。气特异，味辣，嚼之有葱味。

2. 洋葱种子　为百合科植物洋葱 *Allium cepa* L. 的干燥成熟种子。种子外形与韭菜子相似，稍小，长3～3.5mm，宽2～2.5mm。表面黑色，凸起面具数条不规则的突起棱线，体轻，质硬。气特异，味辣，嚼之有洋葱味。

哈蟆油

哈蟆油也称蛤蟆油、蛤士蟆油，是一种作用明显、食用方便的补益佳品。哈蟆油在我国历代本草中未有记载，从20世纪初才流行起来，特别是在南方各省市、港台地区以及东南亚各国，对哈蟆油非常重视，将其视为补益珍品。中医认为哈蟆油性味甘、咸，平。入肺、肾经。具有补益肾精、坚益肾阳、润肺养阴、化精添髓的功效。常可用于治疗病后虚弱、肺痨咳嗽吐血、盗汗、神经衰弱等虚损病症。哈蟆油可单味服用，亦可与其他药物组成复方应用。

【别名】田鸡油、哈什蚂油、蛤蚂油。

【来源】为蛙科动物中国林蛙 *Rana temporaria* chensinensis David 和黑龙江林蛙 *Rana amurensis* Boulenger 的雌性干燥输卵管。

【鉴别】正品哈蟆油呈不规则厚块状弯曲而重叠。长 1.5 ~ 2cm，厚 1.5 ~ 5mm。表面黄白色至淡黄色，具脂肪样光泽。有的带灰白色薄膜状干皮，手摸有滑腻感。用温水浸泡，体积可膨胀 10 ~ 15 倍，味微甘，嚼之有黏滑感。本品遇火易燃，离火自熄，燃烧时发泡，并有噼啪声响，无烟，有焦煳气但不刺鼻。

【道地与分布】主产于黑龙江、吉林、辽宁、内蒙古及四川等省区。

道地药材是以块大、肥厚、色黄白、有光泽、不带皮膜、无血筋及卵子者为佳。

【伪品及易混品】由于市场需求量较大，而林蛙产量不高，故常供不应求，致使伪制品、掺假品常充斥于市。因此购买者在选购时一定要避免盲目性，认真加以鉴别。

目前市场上常见的伪品主要有以下几种：

1. 蟾蜍油　也称癞蛤蟆油，是蟾蜍科动物中华大蟾蜍 *Bufo gargarizans* Cantor 或黑眶蟾蜍 *Bufo melanostictus* Schneider 的干燥输卵管。本品呈鸡肠状或盘卷成串，常呈碎段，由白色纤维组织相连。与正品的最大区别在于输卵管两端粗细的差异较大。表面淡黄色或黄褐色，无光泽，不透明。质硬脆，难折断，手摸无滑腻感。用水浸泡后膨胀幅度较小，浸泡 5 小时后体积仅膨胀 3 ~ 5 倍。

2. 明太鱼精巢 为鳕鱼科动物明太鱼 *Theragra chalcogramma* (Pallas) 的干燥精巢。本品呈不规则块状连接体，大小不等，长 2 ~ 3cm，厚 1.8 ~ 4cm，有的碎块一侧带绿色干皮。表面黄白色，有脂肪样光泽，手摸也有滑腻感，质硬而脆。若以水浸泡后，体积只膨胀 0.5 ~ 1 倍，呈淡黄色团块状。

3. 马铃薯加工品 为茄科植物马铃薯 *Solanum tuberosum* L. 的块茎加工品。本品呈不规则扁块状，大小不等。边缘可见刀刻的痕迹。表面灰白色，半透明，角质样。质坚硬，手掐之不出现痕迹，手摸无滑腻感。温水浸泡稍有膨胀，表面膨胀层为灰白色颗粒状，手摸颗粒即脱落。气微而味甘淡。

4. 甘薯加工品 为旋花科植物甘薯 *Ipomoea batatas* (L.) Lam. 的块根加工品。本品外形及大小均与马铃薯加工品相似。但表面呈暗棕黄色，半透明，角质样，质坚硬。以温水浸泡膨胀较快，浸后表面膨胀较厚，手摸之有软滑感。尝之味甜。

5. 琼脂蛋白胨加工品 本品呈团状、块状或弯曲粉条状，边缘可见刀刻的痕迹；表面灰白色稍透明，有光泽，质轻有弹性，不易破碎和断裂。气微而淡。若以温水浸泡膨胀不明显，水浸后呈透明胶状，有韧性。煮沸后溶化，冷后凝固。

【附注】制取方法：选取肥大的雌性林蛙，用麻绳从口部穿起，挂于露天风干。干燥后，用热水浸润，立即捞起，再放麻袋中闷一夜，次日剖开腹皮，将输卵管轻轻取出，去净卵子及其内脏，置通风处阴干，即得哈蟆油。

骨碎补

骨碎补为常用中药。始载于《本草拾遗》。陈藏器曰："骨碎补本名猴姜，开元皇帝以其主伤折补骨碎，故作此名。"骨碎补具有补肾强骨、续伤止痛的功能。用于肾虚腰痛、耳鸣耳聋、牙齿松动、跌仆闪挫、筋骨折伤等症。

【别名】申姜、石岩姜、爬岩姜、猴姜、华槲蕨、毛生姜。

【来源】为水龙骨科植物槲蕨 *Drynaria fortunei* (Kze.) J. Sm. 的干燥根茎。

【鉴别】根茎肉质粗壮，生岩上者较生树上者为肥。呈扁平长条状，多弯曲或扭曲，多有分枝，长 4 ~ 20cm，宽 1 ~ 2cm，厚 2 ~ 5mm。表面淡棕色、黄棕色或深棕色。密被棕色细小鳞片，柔软如毛，有时鳞片大部分脱落，残存基部呈鱼鳞片。两侧及上面具有突起或凹陷的圆形叶痕，少数有叶柄残基，下面残留短的须根，经火燎者呈棕褐色或暗棕色。体轻质硬，易折断，断面略平坦，红棕色。有多数黄白色维管束小点排列成圆圈状。气微弱，味淡、微涩。

【道地与分布】主产于广东、四川、湖北等地。槲蕨主产于湖北、浙江等地。药材以条粗壮、扁平、色棕者为佳。

【地区习用品】

中华槲蕨 为水龙骨科植物中华槲蕨 *Drynaria baronii* (Christ) Diels 的干燥根茎。主产于青海等地。

根茎扁平直而细长，呈扁细条状，略弯曲，分枝少，长 5～17cm，宽 0.6～1cm。表面淡棕色或黄棕色，密被黄棕色细小鳞片，鳞片脱落处呈黄色，可见纵向细纹理。质较硬，断面黄色。气微弱，味淡、涩。

【伪品及易混品】

1. 大骨碎补 为水龙骨科植物崖姜蕨 *Pseudodrynaria coronans* (Wall.) Ching 的干燥根茎。根茎呈圆柱形或扁平扭曲的长条状，粗大，不分枝。长 7～15cm，直径 1～2cm。表面灰褐色至黑棕色，凹凸不平，有纵皱纹，在纵沟及叶基处，可见其周围常有残存的黄棕色细密鳞片，一侧具有突起圆形叶痕，直径约 1cm。质坚硬，不易折断。横切面呈类圆形，红棕色，边缘波状弯曲，靠近边缘有黄白色维管束小点，排列成凹形环，中部还有两小圈黄白色维管束小点。气微弱，味微涩。

2. 硬骨碎补 为骨碎补科植物大叶骨碎补 *Davallia orientalis* C. Chr. 的干燥根茎。根茎呈扭曲的圆柱形。长 4～15cm，直径约 1cm。表面棕红色至棕褐色，有明显的纵沟纹，具有突起的圆柱形叶茎，直径约 7mm。质坚硬，不易折断。横切面呈类圆形，红棕色，可见黄白色维管束小点 14～20 个，排列成环状，边缘波状弯曲，靠近边缘有 2 个小的黄白色弯月形维管束。气微弱，味微涩。

3. 光亮密网蕨 为水龙骨科植物光亮密网蕨 *Phymatodes lucida* (Roxb.) Ching 的干燥根茎。根茎呈圆柱形或切成斜片。长约 13cm，常有指状分枝。表面灰棕色，可见多数须根痕迹及浅棕色鳞片。质坚硬，断面略平坦，灰白色，有环状维管束排列，清晰可见，并有众多的棕色小点。气微弱，味微涩。

钩藤

钩藤始载于《名医别录》，列于下品，原名“钓藤”，因其枝条有刺，曲如钓钩，故《新修草本》谓“钓藤出梁州，叶细长，其茎间有刺，若钓钩。”李时珍《本草纲目》载入蔓草类，谓其状如葡萄而钩，紫色，古方多用皮，后世多用钩，取其力锐尔。古本草所言，均系指茜草科钩藤属植物无疑。就其谓紫色而言，与正品钩藤药材性状完全吻合。

【别名】双钩藤、金钩藤、金钩钩、吊藤钩、倒挂金钩、倒挂刺。

【来源】为茜草科植物钩藤 *Uncaria rhynchophylla* (Miq.) Miq. ex Havil.、大叶钩藤 *Uncaria macrophylla* Wall.、毛钩藤 *Uncaria hirsuta* Havil. 及华钩藤 *Uncaria sinensis* (Oliv.) Havil. 的干燥带钩茎枝。

【鉴别】

1. 钩藤 常绿木质藤本，长可达 10m。枝条四棱形或类方形，褐色，光滑，直径 2～5mm，枝上有环状节，稍突起。叶腋有成对或单生的钩（由花序柄变成），钩向下弯曲，先端尖，形似鹰爪或鱼钩，“钩藤”“钓钩藤”“鹰爪风”等诸名即由此而来，钩长1.7～2cm，尖端渐尖，向内卷曲，基部稍圆。表面紫红色、红棕色或棕褐色，纤弱，光滑略有纵纹理。体轻，质硬，不易折断。断面外层棕红色，髓部呈淡黄色，疏松如海绵状。无臭而味淡。

2. 大叶钩藤 小枝扁压，有褐色粗毛，钩灰褐色，幼时也被粗毛，老时脱落；叶柄较长；叶片宽椭圆形或长方椭圆形；托叶2裂，裂片较宽。花冠淡黄色；蒴果纺锤形，有长梗。药材钩端有的膨大如珠，叶痕处膨大成节，髓部中空，钩基部圆或扁平，长达2.5cm，表面灰棕色，密被褐色长柔毛节处更密。商品属“黄褐色，有毛”类。

3. 毛钩藤 小枝四棱柱形或近圆形，初时与钩同被粗毛，以后毛逐渐脱落。药材钩基部圆或微扁平，表面灰白色或灰棕色，粗糙，有疣状突起，并密被淡黄色长粗毛。

4. 华钩藤 形态与前者相似，主要区别为托叶较大，圆形不裂，反卷；叶较大，长10～17cm；花序也大，径达4cm，蒴果棒状。药材的钩呈淡黄色、黄绿色或黄棕色，基部较宽而呈扁阔状，光滑。茎节上有时有全缘的托叶宿存，钩端渐尖向内卷，折断面外层黄棕色。其余特征与第一种钩藤相同。

【道地与分布】

1. 钩藤 主要分布于浙江、安徽、福建、广东、广西、江西、湖南、四川、贵州、云南、山西等地。

2. 大叶钩藤 主要分布于广东、广西、云南等地。

3. 毛钩藤 主要分布于广东、广西、贵州、福建及台湾等地。

4. 华钩藤 主要分布于湖北、湖南、广西、四川、贵州、云南等地。

传统习惯认为钩藤比华钩藤的质量为好。道地药材以茎细带钩、质嫩、外表颜色为紫棕色者为佳。

【地区习用品】

1. 攀枝钩藤 为茜草科植物攀枝钩藤 *Uncaria scandens* (Smith.) Hutch. 的带钩茎枝。在云南、四川等地亦作钩藤入药用。分布于云南、贵州、广西、广东、海南等地。

大藤本，钩和枝均呈棕色，都被锈色长柔毛，后常脱落。药材钩基部略扁或稍圆，密被黄棕色或白色长柔毛，尤以钩尖端及茎节部更密。

2. 白钩藤 为茜草科植物无柄果钩藤 *Uncaria sessilsfructus* Roxb. 的带钩茎枝。在云南、广东、广西、江西等地均作钩藤入药用。

小枝四棱柱形，节上有毛。钩长 1.5 ~ 2.5cm，幼时被毛，老时变光滑，灰褐色。药材钩基部扁平，钩端膨大不明显，叶柄痕粗大，成一显著的疤痕。表面棕黄色，有稀疏的白色柔毛，尤以钩尖端及节处较密。

【附注】中药钩藤通常以带钩的短节藤（茎、枝）入药（上与钩齐，下与底平），有的地区如云南、广西则用全钩藤，亦即以带钩的长条入药，云南西双版纳和广西上林、龙州则单用钩，湖北个别地区用的则不是带钩的茎枝。天津市药品检验研究院曾对毛钩藤、大叶钩藤和鹰爪风等数种钩藤带与不带钩的枝条就其总碱进行含量测定比较，结果发现二者含量基本相似，有时甚至不带钩的枝条反较带钩枝条的总碱含量还稍高一点，而根的总碱含量则又较茎枝高得多。所以现在已利用钩藤全株提取钩藤总碱制成具有降压、镇静作用的片剂。

商品钩藤的品质，习惯以双钩、质嫩、颜色紫红为佳，现已查明，双钩、单钩可以同生于一根枝条上，其所以成为单钩，是因与其对生的另一钩脱掉（人为的单钩）或抑发（天然单钩）所致，并非品种上的差异，若从总碱的含量来看，双钩并不一定比单钩的强。为此，认为双钩比单钩质量好（市场上双钩售价往往比单钩高两倍），目前科学依据还不足。

关于钩藤的色泽问题，由于产地加工关系，往往将钩藤按一定规格剪下后，放于锅中稍蒸片刻，或密闭使其发汗，或放沸水中略烫后取出，然后再晒干，则色泽变得紫红、油润、光滑。这样处理，有些品种，符合上述要求，但有些品种如华钩藤、大叶钩藤、毛钩藤等，虽然蒸烫后晒干，仍不显紫红色，所以色泽的不同，是与品种有一定关系的。鉴别钩藤药材品种时，要区别“紫色、无毛”与“黄褐色、有毛”两大类。

香加皮

香加皮是近代新兴中药材品种之一，而在历史上多为五加皮的混用品，其药用历史可以追溯到宋代，《证类本草》载："今江淮间所生，乃为真者，类地骨，轻脆芬香，是也。"

【别名】北五加皮、香五加皮、杠柳皮。

【来源】为萝藦科植物杠柳 *Periploca sepium* Bge. 的干燥根皮。

【鉴别】干燥的皮呈长圆筒状，单卷或双卷，少数呈槽状或碎片状，长可达 16cm，厚 2 ~ 5mm。外表面灰棕色或土棕色而带微红，粗糙，有横长的皮孔，栓皮常呈鳞片状剥离，有时露出土棕色的皮部，内表面灰黄色或土棕色。质坚脆，折断面略平坦。有浓郁的特异香气，久嗅令人头晕。味苦。

本品在各地习惯作五加皮使用，但有毒，性状与五加皮不同，应注意鉴别使用。

【道地与分布】主产于山西、河南、河北、山东等省。

道地药材以条粗、皮厚、呈卷筒状、无木心、香气浓浊、味苦者为佳。

香附

香附为常用中药，始载于《名医别录》，列为中品。原名"莎草"。《唐本草》始为"香附子"。李时珍曰："其根相附连续而生，可以合香，故谓之香附子。"香附具有行气解郁、调经止痛的功能。用于肝气郁结，胸、胁、脘腹胀痛，消化不良，寒疝腹痛及月经不调等症。

【别名】香附子、香附米、莎草根、三棱草根、苦羌头、香头草。

【**来源**】为莎草科植物莎草 *Cyperus rotundus* L. 的干燥根茎。

【**鉴别**】根茎多呈纺锤形，有时略弯曲，长 2 ~ 4.5cm，直径 0.5 ~ 1cm。表面棕褐色或黑褐色。有纵皱纹，并有 6 ~ 10 个略隆起的环节，节间长 2 ~ 6mm。节上有众多朝向一方的棕色毛须，并残留根痕及芽痕，为“毛香附”。去净毛须者，外表较光滑，环节不明显，为“光香附”。质坚硬，生晒者断面色白而显粉性，类白色周边与中心环分层明显，中部色较深，可见散在维管束的小点。经蒸煮后断面黄棕色或红棕色微发紫红，显角质样。气特异芳香，味微苦。

【**道地与分布**】主产于山东、浙江、湖南。产于山东者，习称“东香附”；产于浙江者，习称“金香附”，均为佳品；产于广东湛江就粤西地区的人工栽培者，称为“广香附”。

道地药材均以粒大、饱满、棕褐色、质坚实、香气浓者为佳。

广香附道地药材质量要求：呈长纺锤形，长 2 ~ 4.0cm，直径 0.5 ~ 1.0cm。表面棕褐色，较光滑，具有 4 ~ 15 个环节。表面有断须根痕迹。断面粉性者较多，色白。少数断面角质样，浅棕色。

【**伪品及易混品**】

1. 大香附 为莎草科植物粗根茎莎草 *Cyperus stoloniferus* Retz 的干燥根茎。根茎呈纺锤形，长椭圆形或类圆柱形，长 2 ~ 5cm，宽 0.5 ~ 1.5cm。表面棕褐色或黑褐色，具有明显隆起的环节，常为 6 ~ 12 个，少数达 35 个。节上有众多棕色至深棕色细长毛须，中下部常残存细根。质地稍轻而硬，断面浅棕色或红棕色。内皮层环纹明显，点状维管束散在。气香，味苦、微辛。

2. 三棱草 为莎草科植物扁秆藨草 *Scirpus plamculmis* Fr. Schmidt 的干燥块茎。块茎呈类球形或卵圆形，两端略尖，长 1.2 ~ 2.7cm，直径 0.6 ~ 1.6cm。表面黑褐色，皱缩不平，具数条微凹的环节及点状须根痕，节上残留 1 个至数个坚硬的短根茎。顶端具明显的茎基痕，周围具纤维状毛状物，基部有根茎残留。体轻，质坚硬，断面黄白色，可见点状维管束散在，无内皮层环。气香，味微甘、微辛。

3. 竹节香附 为毛茛科植物多被银莲花 *Anemone raddeana* Begel. 的干燥根茎。根茎呈长纺锤形或纺锤形，较细长，有的具短分枝，略弯曲。长 1 ~ 3cm，直径 2 ~ 7mm。表面棕色、棕褐色或棕黑色。具微细纵皱纹，环节不明显，两头尖细，其中一端较膨大，膨大部位常有 1 ~ 3 个支根痕，呈鱼鳍状突起，无须毛，表面较光滑。质硬而脆，易折断，断面略平坦，边缘棕黑色，中部黄白色、浅棕色或灰褐色，有粉性，角质状。气微，味先淡后微苦而麻。有大毒。

本品只是在名称上与香附近似而容易混淆，但在商品药材中并不相混。

重楼

重楼为常用中药，因其花状似重楼，故得名。始载于《神农本草经》，列为下品。原名“蚤休”，苏敬曰：“今谓重楼者是也，一名重台……苗似王孙、鬼臼等，有二三层。根如肥大菖蒲，细肌脆白。”吴其浚曰：“蚤休通呼为草河车，亦曰七叶一枝花。”重楼具有清热解毒、消肿止痛、息风定惊的功能。用于咽喉肿痛、小儿惊风、疔疮肿毒、毒蛇咬伤、腮腺炎等症。

【别名】蚤休、草河车、七叶一枝花、双层楼、九层楼、金丝重楼。

【来源】为百合科植物云南重楼 *Paris polyphylla* Smith var. *yunnanensis* (Franch.) Hand.-Mazz. 或七叶一枝花 *Paris polyphylla* Smith var. *chinensis* (Franch.) Hara 的干燥根茎。

【鉴别】根茎呈结节状扁圆柱形，略弯曲。长 2 ~ 12cm，直径 1 ~ 4cm。表面灰棕色、黄棕色或黄褐色，外皮脱落处呈白色。顶端具有鳞叶及茎的残基，全体密生层状凸起的粗环纹，一面结节明显，结节上具有茎脱落后呈密集的半圆形凹陷的疤痕，另一面散有稀疏的须根或疣状须根痕。质坚实而脆，断面白色、黄白色至浅棕色，平坦，角质状维管束呈环形。气微，味微苦辛、麻。

【道地与分布】主产于云南，广西、四川、江西等地也有分布。产于云南者，习称“滇重楼”。

滇重楼道地药材质量要求：扁圆柱形或呈类圆柱形，粗壮，环纹粗皱明显，表面黄棕色，少数灰褐色，断面近白色或浅黄色，粉质、粉性足、质较坚硬、不易折断。苦麻味明显。

【伪品及易混品】

1. **万年青** 为百合科植物万年青 *Rohdea japonica* (Thunb.) Roth 的干燥根茎。根茎呈圆柱形，直径 1～2cm。表面灰棕色或棕褐色，具有密集的波状环节，散有圆点状根痕。质带韧性，断面类白色或棕色，有维管束断痕外露。味甜、微苦涩。在商品药材中混称“草河车”。

2. **拳参** 为蓼科植物拳参 *Polygonum bistorta* L. 的干燥根茎。根茎呈扁圆柱形或扁长条形，常对折弯曲成马蹄形或海虾状，两端略尖，或一端渐细，长 6～13cm，直径 0.7～2.5cm。表面紫褐色或紫黑色，粗糙，一面隆起，另一面稍平坦或略具凹槽，全体密具横面皱纹，有残留褐色鳞片或根痕。质坚硬，易折断，断面浅红棕色或棕红色，平坦，近边缘有一圈维管束呈黄白色点状排列成环。气微，味苦涩。在北京，药材混称“草河车”。

3. **草血竭** 为蓼科植物草血竭 *Polygonum paleaceum* Wall. ex HK. f. 的干燥根茎。根茎呈扁圆柱形，常弯曲。长 2～6cm，直径 0.8～2cm。表面紫褐色至黑褐色，两端略尖，一面隆起，另一面稍有凹槽，全体密布粗环纹，有残留须根或根痕。质硬，折断面三角肾形，颗粒状，红棕色或灰棕色，维管束点 25～40 个，断续排成环状。气微，味涩、微苦。药材混称“草河车”。

4. **支柱蓼** 为蓼科植物支柱蓼 *Polygonum suffultum* Maxim. 的干燥根茎。根茎粗壮呈连珠状结节，密生细根。直或弯曲，有 6～10 节，每节呈扁球形，表面紫褐色或棕褐色，有时两节之间有“过江枝”。药材混称“草河车”。

禹州漏芦

禹州漏芦传统是作为漏芦药材的一类，《中国药典》从2005年版起将本品单独列专条。

【别名】龙葱根、漏芦葱、马刺蓟。

【来源】为菊科植物蓝刺头（驴欺口）*Echinops latifolius* Tausch. 的干燥根。

【鉴别】根呈长圆柱形，稍扭曲，头粗尾细，长1.5～30cm，直径0.5～1.5cm，根头部丛生灰棕色毛状物（叶柄残基），外皮土黄色，粗糙而有皱纹，但无网状裂隙。质坚，不易折断，断面皮部褐色，木部呈黄黑相间的放射状纹理，显纤维性。气弱，味微涩。

【道地与分布】主产于河南、河北、江苏、安徽、湖北、辽宁、甘肃等省。药材是以根条粗长、外表土棕色、质坚实者为佳。

【地区习用品】

1. 华东蓝刺头 为菊科植物华东蓝刺头 *Echinops grijisii* Hance 的干燥根。江苏通称漏芦，镇江又称老和尚头、地芦，南京称追骨风、八里花、八里麻，邳州称一枝箭等。主产于江苏、安徽等省。在产区当地亦作漏芦入药用。

形似蓝刺头，叶片羽状深裂，裂片通常4对，先端钝但具短刺，边缘具纤毛状细刺，叶上面无毛。头状花序的苞片多层，全部分离。药材形态亦与蓝刺头相类似。

2. 新疆蓝刺头 为菊科植物新疆蓝刺头 *Echinops ritro* L. 的干燥根。在新疆部分地区习惯上以本品作漏芦入药用。

植株高达 80cm，全株亦密被白色蛛丝状毛。叶片羽状，浅裂或深裂，裂片对数较多，裂片三角形，有齿，齿尖与裂片先端均具刺。根圆锥形，外皮土棕色。

3. 全缘叶蓝刺头 为菊科植物全缘叶蓝刺头 *Echinops integrifolius* Kar. et Kir. 的干燥根。别称绿刺头。

根圆柱形，上粗下细，长约 10cm，直径约 1cm，外表黑棕色，有横纹及纵纹。根头部膨大，无毛刷头，但留有棕色较宽的叶柄残基，且密被白色软毛。质硬不易折断，断面木部淡黄色。气微，味稍苦。

4. 砂蓝刺头 为菊科植物砂蓝刺头 *Echinops gmelini* Turcz. 的干燥根。生于沙丘地带，分布于东北地区及内蒙古，内蒙古伊盟地区用全草治先兆流产、产后出血。

根较细，叶不分裂，小形，无柄，叶片披针形，仅边缘有白色的刺状牙齿，下面无白色蛛丝状毛，基部抱茎，锐尖头。

【伪品及易混品】参见“漏芦”条。

胖大海

胖大海为常用中药。始载于《本草纲目拾遗》。赵学敏曰：“出安南大洞山……土人名曰安南子，又名大洞果。形似于青果，皮色黑黄，起皱纹，以水泡之，层层胀大，如浮藻然，中有软壳，核壳内有仁二瓣。”胖大海具有清肺热、利咽喉、通便的功能。用于干咳无痰、咽痛音哑、慢性咽炎、肠结便热等症。

【别名】通大海、安南子、大洞果、大海子、大发、胡大海。

【来源】为梧桐科植物胖大海 *Sterculia lychnophora* Hance 的干燥成熟种子。

【鉴别】种子呈椭圆形或长椭圆形，状如橄榄，长 2 ~ 3cm，直径 1 ~ 1.8cm。表面棕色、黄棕色或暗棕色，微有光泽。有不规则纵皱纹，先端钝圆，基部略尖，具有直径约 0.5cm 的浅棕色圆形种脐，时有残留的种柄。种皮外层极薄，易脱落。质松易碎，断面可见散在树脂样小点。种皮内层红棕色、棕褐色或黑棕色，先端有 1 个黄白色圆斑。除去内层种皮后，可见肥厚暗棕色或灰棕色胚乳。子叶 2 枚，菲薄，黄色，紧贴于胚乳内侧。完整者用手摇无响声。气微，味微甘。久嚼有黏液性，种仁麻辣。浸入水中迅速膨胀，呈海绵状而使外层种皮破裂，其间散有很多维管束，膨大体积可相当于原体积的 6 ~ 8 倍。

【道地与分布】为进口商品，因产地不同分可为：

1. 安南子 产于越南。颗粒大而体质重，长椭圆形，果蒂略歪，外皮皱纹细密，色棕黄微青。

2. 暹罗子 产于泰国。颗粒略小，体质轻松，其皱纹较为粗松，色稍黑棕。

3. 新州子 产于马来西亚半岛。颗粒小，多圆形，外皮粗松，色稍黑。

道地药材以个大、棕黄色、表面皱纹细、有光泽、体重、不碎裂、摇之不响者为佳。

【伪品及易混品】

圆粒苹婆　为梧桐科植物圆粒苹婆 *Sterculia scandens* Hemsl. 的干燥成熟种子。种子呈类圆球形或卵圆形。长 1.3 ~ 1.8cm，宽 1.1 ~ 1.5cm。表面棕黄色或黄褐色，有较细密的网状纹理，具光泽，种脐位于近端的一侧，歪斜，种子无胚乳，子叶肥厚。外种皮质轻而疏松，但不剥落，浸泡水中膨胀较慢，逐渐呈海绵状，膨胀之后体积可达干品的 1.5 ~ 2 倍。内种皮亦呈红棕色，其种皮黑色，有 2 片肥厚的子叶，色灰黄。用手振摇有滚动响声。气微，味甘淡、微涩。

独活

独活始载于《神农本草经》上品，功能祛风除湿、散寒止痛，主治风寒湿痛、腰膝酸痛、风湿性关节炎、风寒头痛等病症，为临床常用中药之一。商品独活主要有川独活和西大活两类，在全国范围内流通使用。但各地区尚有香独活、牛尾独活、九眼独活等在产地自产自销，其植物来源较为复杂。

【别名】川独活、大活、西大活、资丘独活、巴东独活、肉独活。

【来源】为伞形科植物重齿当归 *Angelica biserrata* (Shan et Yuan) Yuan et Shan [*Angelica pubescens* Maxim. f. *biserrata* Yuan et

Shan] 的干燥根。

【**鉴别**】本品主根略呈圆柱形，下部有数个分歧。全长 10 ~ 30cm，顶端直径 1.5 ~ 4cm，尾端直径 0.2 ~ 0.3cm。顶端圆平。有密集的环状茎叶残基或下陷的茎痕，有的带有细支根弯曲扭连于一起，支根长短不一。棕黄褐色或棕褐色，粗糙，有多数纵皱纹及横生突起的皮孔。质坚硬，吸潮后变软，不易折断，断面黄白色或土黄色，木质部颜色稍深，有裂隙，形成层显黄棕色环带，韧皮部可见黄棕色至棕色的小油点（分泌腔）呈环形排列数周。气辛香而较浊，有微麻舌感。

【**道地与分布**】本品产于四川、陕西、甘肃等地，但以重庆巫山、巫溪，四川灌县，湖北恩施、资丘、巴东等地处产者质量最优。商品以身干、主根粗壮、支根少、质坚实、香味浓者为佳。

川独活道地药材质量要求：个大，肉厚，质韧，不易折断。根表面多带烟薰迹。质柔韧油润，断面皮部厚，灰黄色，有多数散在的棕色油室，木部灰黄色至黄棕色，形成层环深棕色。香气浓郁，味苦、辛、微麻舌。

【**地区习用品**】

1. **牛尾独活**　为伞形科植物独活 *Heracleum hemsleyanum* Diels. 的干燥根。药材呈长圆锥形，长 15 ~ 30cm，直径 0.6 ~ 3cm，上粗下细，末端细小仅数毫米，少有分枝，形如牛尾。表面灰黄色，多纵皱，顶端残留有茎芦或有茎叶残基和黄色叶鞘。有不规则的纵皱纹及横长皮孔。质坚实难折断，断面黄白色或淡棕色，中有黄色小木质心，形成层环棕色，可见棕色小油点（分泌腔）。气微香，味稍甘而辛辣。本品主产于四川西部地区，均为野生品，在当地作独活使用。

2. 九眼独活 为五加科植物柔毛龙眼独活 *Aralia henryi* Harms 和食用土当归 *Aralia cordata* Thunb. 的干燥根茎及根。其根茎呈扭曲不整齐的圆柱形，稍有弯曲，粗壮。长 10 ~ 30cm，直径 3 ~ 6cm。表面黄棕色或棕褐色。外皮粗糙，有 7 ~ 9 个交错衔接的凹窝状茎痕，故有九眼独活之称。凹窝直径 1.5 ~ 2.5cm，深约 1cm，内有茎叶残基，其外围和底部分生多数长圆柱形或细须状的根。长 3 ~ 15cm，直径 0.4 ~ 1cm。表面淡黄棕色，有纵皱纹，质轻坚脆，折断面微显纤维性，横切面灰黄色，有多数裂隙和油点。气微香，味淡、微辛。本品在四川、云南、贵州、湖北部分地区自产自销亦作独活使用。

3. 大活 为伞形科植物兴安当归 *Angelica dahurica* (Frisch.) Benth. et Hook. 的根茎及根。其根茎呈长纺锤形，有分枝，表面密生横纹。顶端有茎叶残基。根长短不一。表面灰棕色或暗棕色，有明显纵皱纹及横长皮孔。质坚脆，易折断，断面皮部棕色，木部黄色。气特异强烈，味辛、苦。本品在东北部分地县作独活使用。

4. 法落海 为伞形科植物法落海 *Heracleum apaense* (Shan et Yuan) Shan et T. S. Wang 的干燥根茎及根。根状茎呈圆锥形，长 1 ~ 3cm，直径 0.7 ~ 2cm；表面灰黄色至灰棕色。顶端有残留茎基及具光泽的棕黄色叶鞘。其根分枝较多，稍有弯曲，长 8 ~

18cm，直径约 1.5cm，表面粗糙，有不规则皱缩沟纹，具细小的皮孔，呈横长突起排列。质轻坚韧，纤维性大，难折断，断面黄白色，多裂隙，具明显的橙黄色油点，形成层处显淡棕色环，木部淡黄色。气微香，味微苦。本品在四川等地亦作独活使用。

急性子

急性子始载于《救荒本草》，列于凤仙项下。李时珍曰："凤仙人家多种之，极易生……结实累然，大如樱桃，其形微长，色如毛桃，生青熟黄，犯之即自裂，皮卷如拳。苞中有子，似萝卜子而小，褐色。"急性子具有破血软坚、消积的功能。用于癥瘕痞块、经闭、骨鲠咽喉等症。

【别名】凤仙子、金凤花子、指甲草子、凤仙花子、指甲花子。

【来源】为凤仙花科植物凤仙花 *Impatiens balsamina* L. 的干燥成熟种子。

【鉴别】种子呈长圆形、扁卵形或卵圆形，少数略有棱角，长 2 ~ 4mm，宽 1.5 ~ 2.5mm。表面棕褐色或灰褐色，粗糙，在放大镜下可见表面有稀疏的棕色细密疣状突起，并散有白色或黄棕色短条纹，刮去表皮，则显光泽。种脐位于种子的狭窄端，稍突出。种皮薄，质坚硬。剥去种皮可见灰白色半透明状种仁，子叶 2 片，肥大富油质，揉搓时显油性。气微，味淡、微苦。

【道地与分布】主产于江苏、浙江、河北、天津、安徽等地。

道地药材以颗粒饱满、棕褐色、纯净者为佳。

前胡

前胡始载于《名医别录》，为中医临床常用药物。具有宣散风热、化痰止咳、降气明目的功效。常用于治疗风热头痛、痰热咳喘、呕逆、心腹结气、胸膈满闷等病症。前胡的基源植物为多年生草本，多为野生品种，近年来也有人工栽培。除正品主流品种外，在各地也存在着一些地区习用品种。

【别名】鸡脚前胡、鸭脚前胡。

【来源】为伞形科植物白花前胡 *Peucedanum praeruptorum* Dunn 的干燥根。

【鉴别】湖南别称鸡脚前胡和棕色前胡，四川及湖北神农架称官前胡，江苏称小叶前胡，云南称小前胡。

药材多为不规则圆柱形、圆锥形或纺锤形，稍弯曲，支根常被切除，有时带 1 ~ 2 个支根或支根痕。长 3 ~ 8cm，直径 1 ~ 1.5cm。根头粗短，周围有叶鞘残留，根外表棕色至暗棕色，近根头部有微细的横环纹，形成“蚯蚓头”。中下部有纵直抽沟、纵纹、横长的皮孔及须根痕。质较柔软，易于折断，断面皮部黄白色或浅棕色，占根的主要部分，约 3/5，周边乳白色，内层有黄棕色的圈，中心木质部黄色而较窄，有淡黄色的菊花纹，整个断面有多数散在金黄色油室。气芳香，味先甜而后苦辛。

【道地与分布】白花前胡主产于浙江、四川、湖南。此外，安徽、江苏、湖北、江西、广西、福建等地亦有出产。信前胡道地药材产区包括天目山脉周围浙、皖、赣三省交界的浙江淳安、临安，安徽宁国、绩溪，江西上饶、婺源等地及周边地区。

药材以根条整齐、身长、断面黄白色、香气浓者为佳。

信前胡道地药材质量要求：根头部多粗大，下部有分枝或较小分枝已去除。表面多黑褐色或灰褐色。质较柔软。气芳香浓郁，味微苦、辛。

【地区习用品】

1. 紫花前胡 为伞形科植物紫花前胡 *Peucedanum decursivum* (Miq.) Maxim. 的干燥根。主产于江西修水，安徽宁国、绩溪。此外，湖南、浙江、山东、山西、陕西等省亦有出产。

本品在江苏、安徽、江西、湖南等省称土当归，在西南诸省称野当归，在湖南郴县称鸭脚前胡，在浙江奉化称冬前胡，在仙居称雄前胡，粤北称土前胡，四川西昌称水前胡、连叶前胡等。

根呈圆柱形或圆锥形，主根较长，下部有分歧或带侧根。长 3～15cm，直径 0.8～1.7cm，根头部有茎痕及残留的粗毛（叶鞘）；侧根数条，长 7～30cm，直径 2～4mm，细圆柱形。根的表面黑褐色或灰黄色，有细纵皱纹和灰白色的横长皮孔。主根质坚实，不易折断，断面不整齐，皮部与木部极易分离，皮部较窄，浅棕色，散生黄色油点或无，接近形成层处较多。中央木质部黄白色，占根的绝大部分。支根质脆软，易折断，木部近白色。气香浓，味淡而后苦、辛。

紫花前胡药材以身干整齐、质坚实、断面黄白色、香气浓郁者质量为佳。

2. 华中前胡　为伞形科植物华中前胡 *Peucedanum medicum* Dunn 的干燥根。在湖北恩施以本品为前胡。习称光头前胡或棕包头。根粗大而长，呈圆柱形，下部有分枝，有时上端生有 2 个根头，长 10 ~ 25cm，直径 1.5 ~ 3cm。表面灰棕色或棕黑色，顶端偶可见残留叶鞘腐烂后的纤维，上端有细密的环纹，下端有深纵皱纹，并密布明显的横向突起的皮孔。质坚韧，断面黄白色，有棕色的形成层环纹。分布于江西、湖南、湖北、四川、贵州等省。

3. 岩前胡　为伞形科植物岩前胡 *Peucedanum medicum* Dunn var. *gracilis* Dunn ex Shan et Sheh 的干燥根。在重庆南川以本品作为光前胡入药用。本品的根头部较长，直径 1 ~ 2.7cm，根呈单一条状或有分枝，外表灰棕色。

4. 红前胡　为伞形科植物红前胡 *Peucedanum rubricaudicum* Shan et Sheh 的干燥根。四川会东称红前胡，所谓的"云前胡"即此种。根头部较前种为短，直径 0.7 ~ 1.5cm，根为单一条状，很少有分歧。外表土棕色至暗棕色。

5. 川西前胡　为伞形科植物长前胡 *Peucedanum turgeniifolium* Wolff 的干燥根。四川阿坝藏族自治州称为长前胡。成都也称长前胡或全前胡。本品与岩前胡的区别为叶片较小，质薄，末回裂片较狭窄，通常长 1cm 左右，宽不及 1cm，很少有超过者，边缘细锯齿较尖锐。

6. 羽苞藁本　为伞形科植物羽苞藁本 *Ligusticum daucoides*

(Franch.) Franch. 的干燥根。云南称为旱前胡。根呈长圆柱形，长 5 ~ 15cm，直径 0.5 ~ 2cm。外表呈黄棕色至黑棕色，顶端残存纤细的毛状物或膜状叶鞘，上部有密集的细横纹，下部有纵沟及纵纹，分枝少。质脆，易折断。断面不平坦，黄白色，可见明显的放射状纹理。皮部松泡，裂隙明显，木部占全径的 1/3，多呈淡黄色。气香，味微苦。

【附】白花前胡果实特征：双悬果，呈椭圆形或略长的椭圆形，长 2.1 ~ 5.7mm，宽 1.1 ~ 4.0mm，左右基本对称；表面黄褐色或灰褐色，有光泽，久置颜色变深，呈黑褐色；顶端有两个凸起的花柱基，基部有圆形果梗或果梗脱落的圆形凹窝。分果背面有 5 条凸起的纵向棱线，接合面的两条棱线较薄而宽，颜色较浅，呈翅状，背部的 3 条棱线较窄；分果腹面中央有 2 个新月形的灰黑色斑块，斑块内隐约有多条纵向纹理。果皮紧，不易脱落。有特异香气。

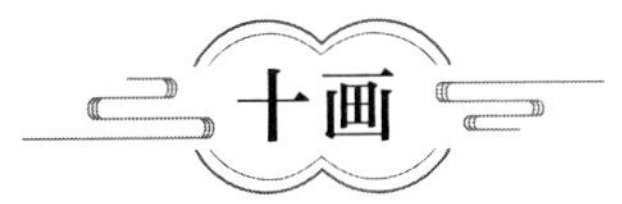

十画

秦艽

秦艽始载于《神农本草经》，《本草纲目》列于草部山草类。秦艽为中医临床常用中药，功能祛风湿、退黄疸、除湿热，主要用于治疗风湿痹痛、肢节酸痛、挛急不遂等病症。商品秦艽种类复杂，来源较多，因此市场上的伪品也较多，需要认真加以鉴别。秦艽的原植物系多年生草本，多为野生，为我国西北地区的特产药材之一。

【别名】左秦艽、左拧根、萝卜艽、鸡腿艽、辫子艽、西大艽。

【来源】为龙胆科植物秦艽（大叶秦艽）*Gentiana macrophylla* Pall.、粗茎秦艽 *Gentiana crassicaulis* Duthie ex Burk.、麻花秦艽 *Gentiana straminea* Maxim. 及兴安秦艽（小秦艽）*Gentiana dahurica* Fisch. 等植物的干燥根。

【鉴别】

1. 秦艽（大叶秦艽） 甘肃称萝卜艽、鸡腿艽，陕西、青海、河北称西大艽、西秦艽、左秦艽、左拧根，河北称大艽、山大艽，山西称曲双。

根略呈圆锥形，上粗下细，长 10 ~ 25cm，直径 1 ~ 3cm，扭曲不直，有的根头部由数个根茎合生，因而可膨大至 6cm 以上，残存的茎基上有时可见纤维状的残叶维管束。根外表灰黄至棕黄色，有纵向或扭曲的纵沟。质硬而脆，易折断。断面不平坦，显油性，皮部黄白色或棕黄色，木部土黄色。气特殊，味苦而涩。

2. 粗茎秦艽 又名川秦艽、萝卜艽、牛尾艽，云南丽江称大秦艽，大理称白秦艽。

根略呈圆柱形，较粗大，根多为独根不分枝，很少互相扭绕，长 12 ~ 20cm，直径 1 ~ 35cm。表面黄棕色或暗棕色，有纵向扭转的皱纹；根头部有淡黄色叶柄残基及纤维状的叶基维管束，外皮松泡，味苦涩而臭。

3. 麻花秦艽 又名麻花艽、辫子艽、扭丝艽。

根略呈倒圆锥形，为多数小根相互缠绕交错而成，形如麻花或发辫状。长 15 ~ 30cm，根头部由数个小根组成，直径可达 7cm 以上。表面棕褐色，粗糙，具多数旋转扭曲的纹理。独根者往往于主根下部多分枝或多数相互分离后又连合，略成网状或麻花状。体干枯疏松多空隙。质松脆，易折断，断面多呈枯朽状。气微，味苦、微涩。

4. 兴安秦艽 商品习称小秦艽、狗秦艽、狗尾艽、山秦艽。根略呈长纺锤形或圆柱形，长 8 ~ 20cm，直径 2 ~ 9mm。表面棕黄色或棕褐色，有纵向或扭曲的沟纹，已除去外皮者表面黄色。根头部较细，多为单枝，偶有二分叉者，表面可见明显的横向纹理，顶端残存茎基及短纤维状叶鞘。主根通常 1 个或于中部以下分成数枝。质轻而松，易折断，断面黄白色。气微，味苦、微涩。

【道地与分布】

1. **大叶秦艽** 主产于西北、华北及东北，四川亦产。为甘肃特产药材之一，品质亦以甘肃的德乌鲁市、临潭、靖远、岷县、舟曲、会川、西礼、和政产者为佳。

2. **粗茎秦艽** 产于西南地区。

3. **麻花秦艽** 产于四川、甘肃、青海、西藏等省区。

4. **兴安秦艽（小秦艽）** 产于河北、山西、内蒙古、陕西、宁夏、甘肃、新疆、青海、四川、西藏等省区。以山西、内蒙古、陕西及宁夏等地产者为佳。

各种秦艽均以主根粗壮、质实肉厚、色棕黄、气味浓者为佳。

关于秦艽的道地质量，陈仁山的《药物出产辨》早有记载："秦艽以陕西汉中府产者为正地道，名曰西秦艽，其次云南产者为多，四川产者少，总其名曰川秦艽，气味不及西艽之佳也。"直到目前，龙胆科秦艽的质量确实以西秦艽为最好。

【地区习用品】

1. **大花秦艽** 为龙胆科植物大花秦艽 *Gentiana macrophylla* Pall. var. *fetissowi* (Regel et Winkl.) Ma et K. C. Hsia 的干燥根。植物形态与大叶秦艽相似而花较大，花冠长 20 ~ 28mm。分布于山西、陕西、甘肃、四川、河南、宁夏、青海、新疆等地。

2. **西藏秦艽** 为龙胆科植物西藏秦艽 *Gentiana tibetica* King ex Hook. f. 的干燥根。根略呈扁圆柱形，长 6 ~ 20cm，直径 0.8 ~ 2.8cm。大多数主根很短即分枝为 2 ~ 4 支根，或主根内部腐朽而分裂成为数个扁圆柱形的支根。支根横切面可见木质部均朝向中心，少数根不分裂而呈圆柱形。味苦、涩。主产于西藏，故商品习称为“藏秦艽”。四川、云南也有分布。

3. 新疆秦艽 为龙胆科植物新疆秦艽 *Gentiana walujewii* Regel et Schmalh. 的干燥根。又名新疆秦艽、黄花秦艽等。主根一般都很短，有 2 ~ 5 条支根，支根分离至一定距离又连合，后又分离，多数到末端合为一根。有少数根不分枝。味极苦。主产于新疆。

【伪品及易混品】

1. 黄秦艽 为龙胆科植物黄秦艽 *Veratrilla baillonii* Franch. 的干燥根。在四川西昌又名小秦艽、高山黄连、黄龙胆。在云南又称滇黄芩、金不换、黄鸡婆等。本品为云南民间草药，在药名上虽与秦艽有关，但它不属于秦艽类，故不能与秦艽相混用。

根呈有规则的类圆柱形或扁圆柱形，长短不等，长 10 ~ 25cm，直径 0.5 ~ 2cm，上端根茎部分有分枝，并具叶的残痕。表面棕褐色，粗糙，有纵沟纹。栓皮脱落处显土黄色。质坚硬，易折断。断面鲜黄色，木部明显。臭微，味苦。

2. 黑大艽 为毛茛科植物西伯利亚乌头 *Aconitum barbatum* Pers. var. *hispidum* (DC.) Seringe 和草地乌头 *Aconitum umbrosum* (Korsh.) Kom. 的干燥根。主要产于内蒙古地区，药材称为大艽、黑大艽或黑秦艽，在黑龙江、吉林、河北、陕西、山西、河南、甘肃、宁夏及新疆等地亦有分布。

这两种黑大艽药材形态相似。根略呈圆锥形或近圆柱形，长

10～20cm，直径 3～5cm，根头部多为数个合生，向下渐扭结在一起。表面棕褐色，有时栓皮部分脱落，而显浅黄白色。体轻松，质脆，易折断。臭微，味苦而麻。本品有一定毒性。

3. 高乌头　为毛茛科植物高乌头 *Aconitum sinomontanum* Nakai 的干燥根。又称麻布七，在湖北恩施地区混作秦艽。本品有毒，应注意加以鉴别。

根呈类圆柱形或不规则形，稍扁而扭曲，有分枝。长短不等，直径 1.5～4cm，根头部可见凹陷的茎痕或留有茎的残基，周围有时残留棕色叶鞘纤维。表面棕色至棕褐色，粗糙不平，可见明显的网状纵向裂隙，有的成腐朽的空腔，并有不规则的皱纹。质地松而脆，易折断。断面呈蜂窝状或中空，味苦。

4. 牛扁　为毛茛科植物牛扁 *Aconitum barbatum* Pers. var. *puberulum* Ledeb. 的干燥根。在东北和华北混称黑大艽，在内蒙古混称辫子艽。本品与秦艽不同，不能混作秦艽入药用。

根略呈倒圆锥形，长 10～20cm，直径 3～5cm，根头部多为数个合生，向下渐扭在一起。表面棕褐色，有的栓皮部分脱落而显浅黄白色。体轻而质脆，易折断。臭微，味苦而麻。

5. 红秦艽　为唇形科植物甘西鼠尾 *Salvia przewalskii* Maxim. 及几种同属植物的干燥根。在我国西南地区的药材商品中，习惯将这一类药材称为“红秦艽”，其实与正品秦艽完全不同，实际上是丹参类药材。中医很少使用，而主要应用于兽医。其外形略似秦艽，外表呈红褐色或紫褐色，断面内心呈紫红色，或有腐朽部分。

秦皮

秦皮是常用中药之一，始载于《神农本草经》，列为中品，《本草纲目》列入木部乔木类。李时珍曰，“秦皮，本作皮。其木小而岑高，故以为名。人讹为木，又讹为秦木。或云本出秦地，故得秦名也。高诱注《淮南子》云：梣，苦枥木也。”

【别名】岑皮、梣皮、秦白皮、蜡树皮、苦榴皮。

【来源】为木犀科植物苦枥白蜡树（花曲柳）*Fraxinus rhynchophylla* Hance、白蜡树 *Fraxinus chinensis* Roxb.、尖叶白蜡树（尖叶梣）*Fraxinus szaboana* Lingelsh. 或宿柱白蜡树（宿柱梣）*Fraxinus stylosa* Lingelsh. 的干燥枝皮或干皮。

【鉴别】原植物系落叶乔木，多为野生。另外，有的地区却有以核桃楸皮作秦皮入药，应注意鉴别。作秦皮入药的原植物较多，但其药材性状却基本一致，有枝皮和干皮之分。

1. 枝皮　呈卷筒状或槽状。长 10 ~ 60cm，厚 1.5 ~ 3mm。外表面灰白色、灰棕色至黑棕色或相向呈斑点状，平坦或稍粗糙并有灰白色、圆点状皮孔及细皱纹。内表面黄白色或棕色，平滑。质硬而脆，断面纤维性，黄白色。气无，味苦。

2. 干皮　为长条状块片，厚 0.1 ~ 0.6cm。外表面灰棕色，有红棕色斑点相间成不规则的斑纹。容易与底板剥离，剥离后可见橙色的内皮，其上也有隐约的斑点。内面浅棕色，平滑。质硬易折断，断面纤维性强。气味与枝皮相同。水浸液呈浅黄绿色，并有蓝色荧光。

【道地与分布】主产于陕西及东北各省。

道地药材以条长、整齐、色灰白、有斑点者为佳。

陕西秦皮商品：枝皮呈卷筒状，干皮多呈槽状，外表面较光滑、具圆点状皮孔外周灰白色中心红棕色。

陕西白点秦皮商品：外皮光滑少见白色地衣斑，皮孔稍突起，呈灰白色，苦味较浓。

四川秦皮商品：多为小枝皮，外表面无白色地衣斑，常具绿色和黑色斑块，皮孔中心紫红色。

东北产秦皮：外表面白色地衣斑多见，斑块大，皮较厚，外皮相对粗糙，皮孔多呈黄棕色。

【伪品及易混品】

胡桃楸皮　为胡桃科植物胡桃楸 *Juglans mandshurica* Maxim. 的干燥枝皮。

本品常呈扭曲的单卷或双卷筒状。长短不等，厚 0.1 ~ 0.2cm。外表面浅灰棕色或灰棕色，有细纵纹及圆形突起的皮孔，有的有三角形叶痕。内表面暗棕色，平滑有细纹。质坚韧，不易折断，断面纤维性。气微弱，味微苦。水浸液显浅黄棕色，无蓝色荧光。

莲子

莲子为常用中药。始载于《神农本草经》，列为上品。以藕实之名收载本品，李时珍曰："以莲子种者生迟，藕芽种者最易发……节生二茎，一为藕荷，其叶贴水，其下旁行生藕也；一为芰荷，其叶出水，其旁茎生花也，其叶清明后生，六七月开花，花有红、白、粉红三色。花心有黄须，蕊长寸余，须内即莲也。花褪莲房成药，药在房如蜂子在窠之状。”莲子具有补脾止泻、益肾涩精、养心安神的功能。用于脾虚久泻、遗精带下、心悸失眠等症。

【别名】莲肉、莲实、莲蓬子。

【来源】为睡莲科植物莲 *Nelumbo nucifera* Gaertn. 的干燥成熟种子。

【鉴别】种子呈椭圆形或类球形，长 1.2 ~ 1.8cm，直径 0.8 ~ 1.4cm。表面棕色、浅黄棕色或红棕色，有细纵纹及不规则皱纹，有时可见较宽的脉纹。顶端中心呈乳头状突起，深棕色，其周边略下陷。质硬。种皮菲薄，紧贴子叶，不易剥离。子叶 2 片，黄白色，肥厚，粉质，2 片子叶间有空隙，包有绿色莲子心。气微，种皮味涩，子叶味微甜，莲子心味极苦。

湘莲子　种子呈圆球形，直径 1.2 ~ 1.4cm。表面灰粉红色或灰棕色，显细密的纵皱纹，顶端有壶盖样的红棕色突起，周围有一圈环状下凹，下端有一小凹入。种皮甚薄，紧贴莲肉。质结实，破开后，中央有较大空隙，内有青绿色种胚（莲子心）一枚。莲肉白色粉性，味甘涩，新货嚼之微显糯软而不硬脆。

湖莲子　种子呈椭圆形，长 1.2 ~ 1.6cm，直径 0.8 ~ 1.2cm，又称之为“冬瓜莲”。表皮浅棕色或浅红棕色，纵皱纹深棕色，破开后莲肉黄白色。

建莲子　种子呈类圆形，长约 1.7cm，直径约 1.5cm。表面浅黄白色或带粉色。顶端显凸形突起，棕红色，正中常有裂隙，自裂隙处可剥为两瓣（2 片子叶），每瓣呈凹槽形状，内黄白色，中有绿色胚芽 1 枚（莲子心）。质坚实。气微，味甘淡、微涩。

【道地与分布】主产于湖南、福建、浙江等地。湖南产者称“湘莲”，福建产者称“建莲”，浙江、江苏产者称“湖莲”。均为道地药材。

湘莲子道地药材质量要求：略呈规则的椭圆形或类球形，颗粒较其他地方产者更大。表面红色，有细纵纹和脉纹，饱满圆润。一端中心微有突起，顶端钝圆，无裂口，底部具 1 个针眼状小孔。质硬，种皮没有经过机器打磨，不易剥离，红棕色。

各地莲子均以颗粒大、饱满、肉白、粉性足者为佳。

桔梗

桔梗为祛痰、止咳的常用中药之一，始载于《神农本草经》，列于下品，但与荠不分，自《名医别录》起始分为二物。桔梗又有苦、甜之说，桔梗之苦者是真正药用的桔梗；而桔梗之甜者则是沙参属植物荠。《本草纲目》载：“此草之根结实而梗直，故名。”若从药材外形上看，桔梗、荠、南沙参这三味药很难区分，但其疗效又确实不同。明代李中立在《本草原始》中有这样的描述：“沙参形如桔梗，无桔梗肉实，亦无金井玉栏之状；又似荠，无荠色白，亦无荠芦头数股之多；然而，有心者为桔梗，多芦者为荠。”

【别名】苦桔梗、包袱花根、铃当花根、和尚头花根、四叶菜、明叶菜。

【来源】为桔梗科植物桔梗 *Platycodon grandiflorus* (Jacq.) A. DC. 的干燥根。

【鉴别】根呈圆柱形或纺锤形，多单条状少有分枝，略扭曲，长 7 ~ 22cm，直径 0.7 ~ 1.6cm。顶端有较短的根茎（芦头），着生数个半月形的茎痕（芦碗），表面白色或淡黄白色，不去外皮者表面棕黄色至灰棕色，根上部有横纹，根下部有不规则的纵沟，并有横向皮孔及支根痕。质硬脆，易折断，断面不平坦，有裂隙，俗称“菊花心”。皮部呈类白色，形成层呈环状淡棕色而明显（即玉栏），木质部淡黄色（即金井，二者习称“金井玉栏”）。气微，味微甜而后苦。

自 20 世纪 50 年代以来，商品桔梗药材出现北桔梗与南桔梗之分。一般是将产于河北、山东、山西及内蒙古与东北地区者称北桔梗；而将产于安徽、江苏、浙江者称南桔梗。北桔梗略呈纺锤形而稍扭曲，根粗壮，顶端有芦头，上生多数半月形的芦碗，外表灰白色或浅黄色，具微横纹及纵皱纹。质脆易断，断面有菊花心，皮肉多分离，味先甜而后苦。南桔梗则较北桔梗为细尖，坚实，洁白，有称之为“银牙”者，味先苦而后微甜。

20 世纪 60 年代药材公司所售之甜桔梗多为北桔梗，而苦桔梗则多为南桔梗。在饮片上甜桔梗切薄片，而苦桔梗则切咀，可作为两者之间的区别标志。20 世纪 70 年代，北方药店所售之桔梗饮片常为桔梗与南沙参之混合品，且南沙参所占比例较大。但近年来随着北桔梗人工种植面积的大幅度增长，这种错混现象均已得到改正。

【道地与分布】本品在全国大部分地区均有出产，以东北、华北地区的产量最大，但以华东地区所产者质量较好。

道地药材以根条肥大、外表色白、体坚实，味苦者为佳。

【伪品及易混品】

1. 丝石竹 为石竹科植物丝石竹 *Gypsophila oldhamiana* Miq. 的干燥根。又名霞草。

根呈圆柱形或圆锥形，长短不等，直径 0.5 ~ 3.5cm。表面黄白色，有棕黄色栓皮残留的痕迹。根头部常有分叉及多数凸起的支根痕。全体具扭曲的纵沟纹。质坚实而体较重，不易折断，断面有黄白色相间的放射状花纹（即异型维管束）。气微，味极苦而涩，有刺激性。在饮片上亦可见到明显的异型维管束，可资鉴别。

2. 南沙参 为桔梗科植物轮叶沙参 *Adenophora tetraphylla* (Thunb.) Fisch. 或沙参 *Adenophora stricta* Miq. 的干燥根。

在商品药材中，本品与桔梗极易相混。根呈圆锥形或圆柱形，略弯曲。全体有略扭曲的纵皱纹及纵沟。顶端有 2 ~ 3 个分歧根茎，周围有众多小疙瘩状茎支残留。表面黄白色或淡黄棕色。在根头处附近有数圈细横纹。体轻质泡，易折断，断面黄白色，多裂隙。气微，味甘微苦。没有“金井玉栏”的特征。

3. 西南风铃草 为桔梗科植物西南风铃草 *Campanula colorata* Wall. 的干燥根。四川米易称此为土桔梗，又名岩兰花。

4. 丽江蝇子草　为石竹科植物丽江蝇子草 *Silene lichiangensis* W. W. Smith 的干燥根。云南罗平山、东山及苍山称此为土桔梗，巍山、大理亦称土桔梗。

另外，云南洱源以其同属植物西南蝇子草 *Silene delavayi* Franch. 的根亦作土桔梗用。

5. 绳子草　为石竹科植物鹤草 *Silene fortunei* Vis. 的干燥根。在陕西安康、眉县以本品混为土桔梗使用。

6. 瓦草　为石竹科植物粘萼蝇子草 *Silene viscidula* Franch. 的干燥根。

西南个别地区以其根混充桔梗使用。干燥的根呈长圆锥形，具横向皮孔及纵皱。质坚而脆，易折断，断面不整齐，显蜡质，皮部黄白色，木部淡黄色。饮片多加工成斜切片或长圆形及扁圆形的厚片，长 1 ~ 5cm，直径 0.5 ~ 2cm。气无，味辛辣。

7. 土党参　为桔梗科植物金钱豹 *Campanumoea javanica* Blume 的干燥根。在广东将本品称为蔓桔梗。

8. 须花翠雀花　为毛茛科植物须花翠雀花 *Delphinium delavayi* Franch. var. *pogonanthum* (Hand.-Mazz.) W. T. Wang 的干燥根。在云南地区称为紫桔梗，贵州以根治风热头痛、水泻等症。

桃仁

桃仁为常用中药。始载于《神农本草经》，列为下品。原名“桃核仁”。李时珍曰：“桃品甚多，易于栽种，且早结实……惟山中毛桃，即《尔雅》所谓榹桃者，小而多毛，核粘味恶，其仁充满多脂，可入药用，盖外不足者内有余也。”桃仁具有破血行瘀、润肠通便的功能。用于经闭、癥瘕、风痹、疟疾、血燥便秘等症。

【别名】桃核仁、山桃仁、光桃仁、单桃仁、野桃仁。

【来源】为蔷薇科植物桃 *Amygdalus persica* L. [*Prunus persica* (L.) Batsch.] 或山桃 *Amygdalus davidiana* (Carrière) de Vos ex Henry [*Prunus davidiana* (Carr.) Franch.] 的干燥成熟的种子。

【鉴别】

1. 桃仁　种子呈扁平长卵形，长 1 ~ 1.8cm，宽 0.8 ~ 1.2cm，厚 2 ~ 4mm。表面黄棕色或红棕色，具有纵脉纹及细小颗粒状突起。顶端尖，中部膨大，底部钝圆而扁斜，自底部散出多数脉纹，棱线状微突起，边缘较薄。近尖端一侧有一短线形种脐，深褐色，圆端有颜色略深不甚明显的合点，自合点处向上散出多数凹陷纵向维管束。种皮菲薄，质脆，除去种皮，种仁乳白色，富含油脂，子叶 2 片。气微弱，味微苦。

2. 山桃仁　种子呈扁平类卵圆形，长 0.9 ~ 1.5m，宽约 7mm，厚约 5mm。表面红棕色或黄棕色。较桃仁小而肥厚，边缘不薄，表面颗粒突起较粗而密。

【道地与分布】

1. 桃仁　主产于四川、陕西、山西、河北、山东等地。以山东产质量最佳。

2. 山桃仁　主产于河北、河南、山东、山西等地。

两种药材均以颗粒饱满、色棕红、种仁白者为佳。

夏枯草

夏枯草始载于《神农本草经》，列为下品，《本草纲目》列入草部隰草类。本品因每年夏至以后地上部分即枯萎，故以得名夏枯草。具有清肝泻火、散结消肿、明目等功效。主治瘰疬、瘿瘤、乳痈、眼目肿痛、羞明流泪、女子带下赤白及痢疾等病症，并有降血压作用。常用治瘰疬的夏枯草膏，就是以本品为主药的成药制剂。

【别名】铁色草、羊胡草、棒头草、夏枯头、夏模球、牯牛草。

【来源】为唇形科植物夏枯草 *Prunella vulgaris* L. 的干燥花序或果序。

【鉴别】带花的果序呈扁圆柱形，与去芒的麦穗相似，长3～8cm，直径0.8～1.5cm。红棕色或棕色。全果序由4～13轮宿存的花萼与苞片组成，每轮有对生苞片2片，呈肾形或横椭圆形，呈急尖尾状，外表面有白色细毛。每一苞片内有花3朵，花冠多已脱落，花萼钟状，长10mm，2唇形，上唇扁平，顶端几截平，有3个不明显的短齿，中齿宽大，下唇2裂，裂片披针形。小坚果4枚，矩圆状卵形，黄褐色，略有光泽，尖端有白色突起。体松而轻。气微弱，味淡。

【道地与分布】全国各地广有分布，主产于江苏、浙江、安徽、河南、湖北等省。

道地药材是以果序粗长、表面红褐色或黄褐色、无叶及梗等杂质者为佳。

【地区习用品】

1. 长冠夏枯草 为唇形科植物长冠夏枯草（山菠菜）*Prunella asiatica* Nakai 的干燥花序或果序。分布于黑龙江、吉林、辽宁、山西、山东、江苏、浙江、安徽及江西等省。药材亦通称夏枯草。

本品与夏枯草极为相似，其不同点在于植株较为粗壮，花冠明显超出花萼很多，长约为花萼长的 2 倍，长 18 ~ 21mm。

2. 硬毛夏枯草 为唇形科植物硬毛夏枯草 *Prunella hispida* Benth. 的干燥花序或果序。分布于云南、四川（西昌）和西藏等地，在四川的西昌地区称“白毛夏枯草”；《云南药品标准》（1974）正式收载本品，亦作夏枯草入药用。

本品的花穗粗短，略呈卵形，长 1.5 ~ 2.5cm，花冠亦较大，长约 1.8mm，上唇盔部具 1 条极清晰之脊，脊上有 2 列明显长而密集的白色刚毛带。

柴胡

柴胡《神农本草经》列为上品。《本草纲目》列入草部山草类。李时珍云：“柴胡生山中，嫩则可茹，老则采而为柴”，故有柴胡之名。柴胡为中医常用的升阳解热药，功能疏肝开郁，和解表里，主治寒热往来、胸胁胀痛、疟疾、中气下陷等症，近年来为中医急症常用的退热药。柴胡的药用品种极为复杂，目前已基本清楚。商品柴胡通常分为北柴胡、红柴胡和竹柴胡三大类，也有分为北柴胡、南柴胡和竹叶柴胡三大类的。但各地在进行商品分类时，在品种方面有时则互有交叉，并不统一。

【别名】硬柴胡、蚂蚱腿、铁苗柴胡、黑柴胡、竹叶柴胡、韭叶柴胡。

【来源】主要为伞形科植物北柴胡 *Bupleurum chinense* DC. 或狭叶柴胡（红柴胡）*Bupleurum scorzonerifolium* Willd. 等的干燥根。

【鉴别】

1. 柴胡　本品为北柴胡最主要的品种。干燥的根，头部膨大，带少数残茎基，而不带簇生的纤维性毛状物（叶鞘腐烂后的残留物），但时有芽痕。根呈圆柱形至圆锥形，多有分枝，上粗下细，状如鼠尾，长 10 ~ 20cm，直径 6 ~ 15cm，外表面灰黑色或灰棕色，有纵皱纹、支根痕及多数突起的横长皮孔。质坚硬而韧，不易折断。断面劈破呈纤维性。皮部浅棕色，木部黄色，气微香，不带油腥气，味微苦、辛。

2. 狭叶柴胡　本品通称红柴胡、南柴胡，东北称香柴胡、细叶柴胡，甘肃和江苏称小柴胡，辽宁称蚂蚱腿，山东称麦苗柴胡，华北和辽宁称软柴胡或软苗柴胡，江苏又称韭叶柴胡。本品所以被称为“南柴胡”是为了与前种“北柴胡”相区别，其实本种南北各地均产。

本品根呈长圆柱形，少有分枝，长 5 ~ 14cm，直径 3 ~ 6cm，常弯曲而不直；表面红棕色或棕褐色；根头顶端常留有多数棕红色或黑棕色纤维性毛状物（枯叶纤维）；近根头处有多数紧密的环纹，皮孔明显。质脆、易折断。断面平坦，淡棕色，不显纤维性，中间有油点。气微香，有较浓的油腥气，味微苦、辛。

【道地与分布】柴胡主产于东北、华北、华东及西北地区。本品除西南地区外行销全国各省份，出口时称之为“津柴胡”。狭叶柴胡在全国大部分地区均有分布，但以产于东北、华北及西北地区者质量为佳。

北柴胡以主根粗大、少分枝、黄褐色、微有香气者为佳。狭叶柴胡以根条粗、红棕色、质松脆、油腥气较浓者为佳。

【地区习用品】在我国各地以柴胡属不同种植物的根入药者可达20余种之多，除已发现的大叶柴胡有毒而为伪品之外，其大部分均属地区习惯用药。

1. 银州柴胡　为伞形科植物银州柴胡 *Bupleurum yinchowense* Shan et Y. Li 的干燥根。本品在陕西称红柴胡、红软柴胡、软柴胡，甘肃、宁夏部分地区也称红柴胡，甘肃天水作北柴胡入药。

本品主根特长，极发达，长圆柱形，稍增粗，无支根或极细而少，淡红棕色或橙黄棕色，略带白霜，表面较平滑，具有少数短横纹突起，质地较致密而有弹性，折断面有木质纤维，根颈部略延长，两侧各有一列突起的隐芽；根头顶端少有纤维状毛状物；叶很小，倒披针形，薄纸质，先端长圆或急尖；茎生叶基部收缩有明显的叶柄，具3～5脉；复伞形花序较小；小总苞细而小，长于花梗；而短于果柄。从本种的主要特征来看，其药材属于红柴胡类。本品在陕西被认为是各种柴胡中品质最佳的一种。

2. 膜缘柴胡 为伞形科植物膜缘柴胡（竹叶柴胡）*Bupleurum marginatum* Wall. ex DC. 的干燥根。本品在四川、湖北、云南通称为竹叶柴胡，宜昌称紫柴胡，云南以带根全草入药。而在其他地区的“竹叶柴胡”，则是指柴胡或其同属植物之幼嫩带根全草。

本品与正品柴胡近似，但为高大草本，可达 120cm，直径 5 ~ 8mm，根的顶端有一段红棕色的地下茎，木质化，长 2 ~ 10cm，有时扭曲缩短以根较难区分。茎高 50 ~ 120cm，绿色，硬挺，基部常木质化，带紫棕色，茎上有淡绿色的粗条纹，实心。茎上部小枝向外展开，不呈“之”字形弯曲。

3. 锥叶柴胡 为伞形科植物锥叶柴胡 *Bupleurum bicaule* Helm 的根。陕西称之为红柴胡。根较挺直，根头膨大，多分枝，根茎顶端残留棕色纤维状叶基，长 6 ~ 9cm，直径 0.4 ~ 0.8cm，表面黄褐色或红褐色，皮孔明显，并有凹凸皱纹，质较松，皮部易与木部分离。本品主产于东北、西北地区，以及内蒙古、河北、山西等地。

4. 黑柴胡 为伞形科植物黑柴胡 *Bupleurum smithii* Wolff 的根。在山西、宁夏等地也作柴胡入药用。根呈长圆柱形，中部以下有多数支根，根头分歧，残留多数茎基和叶基，长 5 ~ 7cm，直径 0.3 ~ 0.6cm，表面灰褐色或黑褐色，粗糙，具明显纵皱，有白色支根圆痕及横向皮孔。质松，折断时皮部和木部分离。

5. 小叶黑柴胡 为伞形科植物小叶黑柴胡 *Bupleurum smithii* Wolff var. *parvifolium* Shan et Y. Li 的根。在山西、四川、甘肃、

宁夏、青海及内蒙古等省区亦作柴胡入药。本品的特征与上种黑柴胡基本相似。

6. 柴首 为伞形科植物柴首 *Bupleurum chaishoui* Shan et Sheh 的根。重庆称之为“都柴首”。根粗大，弯曲，根头多分枝，残留很多丛生的木化茎基。长 8 ~ 13cm，直径 1 ~ 3cm，外皮棕褐色，粗糙，有不规则的凹凸皱缩。质硬，折断面黄白色。产于四川阿坝藏族自治州。

7. 兴安柴胡 为伞形科植物兴安柴胡 *Bupleurum sibiricum* Vest 的根。内蒙古称之为柴胡，属北柴胡型。辽宁称为软苗柴胡。在产地混作柴胡入药用。

8. 长白柴胡 为伞形科植物长白柴胡 *Bupleurum komarovianum* Lincz. 的根。《东北植物检索表》称柞柴胡，辽宁、吉林称柴胡、北柴胡。主根不明显，须根支根发达，作丛生状，黑褐色。主产于黑龙江与吉林。

【伪品及易混品】

1. 大叶柴胡 为伞形科植物大叶柴胡 *Bupleurum longiradiatum* Turcz. 的根茎及根，有明显的毒性。产于黑龙江、吉林、辽宁、内蒙古、甘肃等省区。根茎及根呈长圆锥形略弯曲，长 3 ~ 9cm，直径 3 ~ 8mm，外皮有明显的节和节间，作蚯蚓头状。顶端有残茎，粗糙皱缩，着生少数细根，表面棕色至暗棕色，向上渐浅，密生环节。主根质坚硬，不易折断，断面黄色平整，中心为空洞。具芹菜样气味，有麻舌感。本品有毒，绝不可作柴胡入药用。

2. 瞿麦根 为石竹科植物瞿麦 *Dianthus superbus* L. 的根。在湖北曾发现以本品误作柴胡药用。根呈圆柱形，多弯曲，下部有分枝，长 7 ~ 12cm，直径 3 ~ 6mm。根头部膨大，残留有数个长短不等的茎基和卷曲的粗毛，茎基上有鞘状围抱于节的叶茎。表面灰棕色或棕色，具有不规则纵沟纹和点状皮孔。质坚硬，多木化，难折断，断面凹凸不平，中空，味淡。

3. 苍蝇花根 为石竹科植物苍蝇花（鹤草）*Silene fortunei* Vis. 的根。根头部具残留的茎枝，茎枝节膨大。根呈圆锥形，长 8 ~ 15cm，直径 0.4 ~ 1.2cm。少数有分枝，多扭曲，表面灰褐色或灰棕色，有纵皱纹，可见横向皮孔。质坚硬，不易折断。断面有黄白色相间的放射状花纹。味微甜而后涩。

此外，在各地还有以“土柴胡”“金柴胡”为名的民间草药，但与中药柴胡的功效主治不同，不可作柴胡入药用。

【**附**】狭叶柴胡果实及种子特征：双悬果广椭圆形，扁平，表面粗糙，黄褐色或褐色，种子 1 ~ 5 枚；分果长椭圆形，表面棕褐色，光滑无毛，两端略尖，顶端残留黄棕色突起的柱基。分果有 5 条纵棱，棱浅褐色。

党参

党参为中医常用的补气药，功能补中益气，和胃生津，适用于虚弱患者。因其原出于山西上党，而根形如参，故以得名。清代《本草从新》始正式收载，谓：“根有狮子盘头者真，硬纹者伪也。”目前市场所售的党参名目繁多，但正品党参主要有党参、川党参和管花党参三类。

【别名】潞党、白皮党、大条党、台党、西党、东党。

【来源】为桔梗科植物党参 *Codonopsis pilosula* (Franch.) Nannf.、素花党参 *Codonopsis pilosula* Nannf. var. *modesta* (Nannf.) L.T.Shen 及川党参 *Codonopsis tangshen* Oliv. 的干燥根。

【鉴别】

1. 党参 此类党参为商品党参之主要品种。其根均为长圆柱形，少有分叉，长 8 ~ 22cm，直径 5 ~ 20mm，根头部通常留有蜂窝状多数疣状突起的茎痕及芽，即所谓“狮子盘头芦”。干燥品外皮具环状横纹及纵皱，外表支根脱落处常可见黑褐色的乳汁溢出物。质坚、体轻、有弹性。横断面淡黄棕色，具裂隙，中有黄色圆心。不同地区产者，其外形差异很大。以芦头而言，西党“狮子盘头”明显，而潞党则较小，蜂窝状的茎痕较稀；就外皮环纹而言，以西党环纹最紧密，且占全长之半，而东党之环纹则较少，潞党则更少；以根之直径而言，西党、东党通常均在 1cm 以上，而潞党（栽培品）则较细，均在 1cm 左右。所谓“台党”，原系指山西五台山野产党参而言，质较潞党为硬，一般认为台党与西党质地最佳。

2. 素花党参（西党参） 在重庆南坪、四川松潘等地与原种党参同称为“纹党”和“晶党”。又称西党、南坪党、刀党、文元党和文党。其根粗大，条直，大头小尾，纹细，嚼之化渣，味甜。

3. 川党参（川党） 即单支党，商品又名条党、八仙党、禹党、板桥党、大宁党、排党、副文元党、中坝党等。

川党参的药材性状与党参略相似。大条者，根头也有“狮子盘头芦”，但茎痕较少而小，根呈长圆柱形，多为单支条状，故称条党，长20～50cm，直径0.7～2cm，表面黄白色或灰黄色，皮较细致，有明显的纵皱沟，遍体或顶端有较疏的横纹。小条者，根头部都小于正身，俗称“泥鳅头”。体柔润，坚实紧密，断面淡黄白色，裂隙少。气香味甜，为其特点。其质量一般认为仅次于西党之野生者。

本品之细小根条，在四川加工去皮，用硫黄熏后扎成小把，称“土条参”或“土沙参”。

正品党参鉴别要点：有“狮子盘头芦”；根条粗壮而直，无分支或少分支；嚼之无渣或少渣，味甜。

【道地与分布】潞党以产于山西潞安、长治、壶关、晋城、平顺及河南新乡等地者为佳；东党主产于东北各地，黑龙江省的五常、尚志以及吉林省的延边、通化等地区产者，质量上乘。川党参主产于四川、湖北及陕西与四川接壤地区，湖南及贵州亦产。管花党参主产于四川和贵州。

潞党参道地药材质量要求：呈长圆柱形，稍弯曲，长10～35cm，直径0.4～2cm。表面黄棕色至灰棕色，根头部有多数疣状突起的茎痕及芽，每个茎痕的顶端呈凹陷的圆点状，形似“狮子盘头”，栽培品的“狮子盘头”小；根头下常有致密环状横纹，向下渐疏，栽培品潞党参根头下环状横纹少或无；全体有纵皱纹及散在的横长皮孔，支根断落处常有黑褐色胶状物。质稍硬或略带韧性，断面稍平坦，有裂隙或放射状纹理，皮部淡黄白色至淡棕色，木部淡黄色。有特殊香气，味微甜。

【地区习用品】

1. 管花党参 *Codonopsis tubulosa* Kom.，四川西昌地区称西昌党参、甜党；宜宾地区古称叙府，故当地称叙党、叙府党等；四川凉山彝族自治州大凉山地区则直接称为党参，也有称白党和白党参的；贵州党参亦为此种。

管花党参的药材性状亦与党参相似。根不分枝或中部以下略有分枝，长 10～25cm，直径 0.5～1.8cm，根头部也呈“狮子盘头”状，根头下稍细，环状横纹有或无，全体有多数不规则的纵沟和纵棱，及横长或点状而突起的皮孔。气微香，味微甜，嚼之有渣。一般认为在质量方面次于西党和川党。

2. 球花党参 *Codonopsis subglobosa* W. W. Smith 为多年生草质藤本，以根入药。商品名为甘孜党、蛇头党、南路蛇头党、柴党等。药材呈长纺锤形，长 13～30cm，直径 1～3cm，根头不呈“狮子盘头”状，通常渐细尖如蛇头状，故有蛇头党之名。其上带有少数茎基残痕。

本品主要分布于四川西部、云南西北部。四川地区过去曾经将本品作“甘孜党”或“蛇头党”外销，后来转为自产自销。

3. 灰毛党参 *Codonopsis canescens* Nannf. 的根。四川亦称甘孜党、柴党、蛇头党。为了与前述球花党参相区别，特称本品为“北路蛇头党”。

药材呈纺锤形，长 12～30cm 或更长，直径 0.9～2.4cm，根头顶端有 1 个或数个类圆柱形木质残茎，侧面残留少数疣状突起的草质茎基。分布于四川西部的乾宁、道孚、炉霍、色达、甘孜、白玉等地。青海南部及西藏北部亦有出产。

4. 脉花党参 *Codonopsis nervosa* (Chipp.) Nannf. 的根。四川茂县、凤仪称党参，成都称柴党参，丹巴称臭党参。

药材呈干瘦枯柴长条状，芦茎残基多而大，根多分枝，尾端纤细，近头处有少数不明显的横纹，全身具不规则的深皱纹，皮粗糙，呈棕黄色或土黄色，质脆不润，断面呈肉黄色，纤维质重，具柴性，故有“柴党”之名。参气甚微，甜味较差，久嚼不烂。

5. 新疆党参（直立党参）*Codonopsis clematidea* (Schrenk) C. B. Cl. 的根。本品的根特长，可长达一般党参的 3 倍。略呈棱形，上下两端均较细，根茎 2～6 分歧，其上生有茎基痕，但不呈“狮子盘头”状，根上部有密而深的环状纹，体表面黄白色，无乳汁样溢出物，尾部有密集横长作覆瓦状排列的裂纹。断面乳白色，疏松，裂隙多，呈蜂窝状。甜味较差。分布于新疆及西藏。

【伪品及易混品】

1. 羊乳参　为桔梗科植物羊乳 *Codonopsis lanceolata* (Sieb. et Zucc.) Trautv. 的根。又名山海螺、四叶参。本品与党参为同科同属植物，在药材形态上与党参有明显的区别。根呈纺锤形或类圆柱形，较粗短，长 6～15cm，直径 2～6cm，有时具少数分枝。表面灰棕色或灰黄色，芦头上常见密集的芽痕和茎痕，即亦有“狮子盘头”。根之上部，常有横环纹，全体有纵皱沟纹，粗糙不平，常有小瘤状突起。质轻，易折断，断面灰黄色，无黄心，多裂隙，有蜂窝。味甜微苦，有辣臊气。

2. 迷果芹 为伞形科植物迷果芹 *Sphallerocarpus gracilis* (Bess.) K.-Pol. 的根。根亦呈长圆柱形，微弯曲，少分枝，长 10 ~ 25cm，直径 0.5 ~ 1.5cm，外皮土黄色或淡棕褐色。根头部略收缩，顶端具紫棕色鳞片状残叶基，向下具密环纹，没有“狮子盘头”芦，全体有纵皱纹或抽沟，并分布横向线状皮孔，有的排成四行。质润，皮肉紧实，易折断，断面白色，中有较细的黄色圆心，宽厚的白色皮部与细小的黄色木部之间具油润的黄棕色环，个别有浅紫堇色者。气微，味甜而微辛，嚼之有胡萝卜味，可与真党参相区别。

3. 石生蝇子草 为石竹科植物石生蝇子草 *Silene tatarinowii* Regel 的根，又称石生麦瓶草，此根无“狮子盘头芦”，及横环纹，从外形上极易与正品党参相区别。

4. 金钱豹 为桔梗科植物金钱豹 *Campanumoea javanica* Blume 的根。在个别地区冒充正品党参。根呈长圆柱形，稍弯曲，多分枝，表面浅黄色或土黄色，有明显的纵皱纹。质柔韧，折断面皮部黄色，中柱类白色。本品实为土党参。

除上述几种之外，各地还有以正品党参的同科同属植物混充党参的现象，约有数十种之多。同时，即使是同一品种，又有野生与家种之分，就是同一产地，或同为栽培品，则又与施肥管理、生长年限、挖掘时间等条件有关系。因此，党参的质量优劣的鉴别相当复杂，故在实际中仍以经验鉴别为主。

射干

射干始载于《神农本草经》，为中医临床常用中药，功能清热解毒，利咽消痰。常用于治疗热毒郁肺、热结咽喉所致的咽喉肿痛、热痰壅盛等病症。现代实验证明，射干有明显的抗微生物作用，对致病性的皮肤真菌、流感病毒、肺炎球菌及甲、乙型链球菌等均有抑制作用。

【别名】寸干、乌扇、夜干、鬼子扇、扇羽梁、扁竹兰。

【来源】为鸢尾科植物射干 *Belamcanda chinensis* (L.) Redouté 的干燥根茎。

【鉴别】药材呈不规则结节状，长 3 ~ 10cm，直径 1 ~ 2cm。偶有分枝，表面黄褐色，以火燎过的外表呈棕褐色或黑褐色，或有焦斑，皱缩，有排列较密的环纹。上面有数个圆盘状凹陷的茎痕，偶有茎基残存，下面有残留细根及根痕。质硬，断面黄色，颗粒性。气微，味苦，微辛。咀嚼后，唾液变黄。

【道地与分布】主产于湖北、河南、浙江、安徽、江苏等省。习惯上认为湖北所产者质健色黄，品种较佳，俗称“汉射干”。四川成都药材公司称“寸干”，而重庆称“黄知母”。

汉射干药材质结色黄，须根修净，又名“光射干”，品质较优；安徽、江苏所产者称“山射干”，体质较松，色黄而黑，须根多未修净，品质差。

【地区习用品】

1. 蝴蝶花根（扁竹根） 为鸢尾科植物蝴蝶花 *Iris japonica*

Thunb. 的干燥根茎。

上海称铁扁担，浙江称燕子花、蓝花较剪、紫燕，贵州称豆豉叶、下搜山虎。四川、贵州、湖南、甘肃部分地区以其根茎混充射干入药。

与鸢尾之区别处为：本品叶背苍白色而非绿色，花序分枝很多，各分枝有花朵，花梗等长乃至稍长于苞片，苞片长约15mm。根茎扁长条形，不呈扁块状即不呈鸭屁股状。

2. 白射干　为鸢尾科植物野鸢尾 *Iris dichotoma* Pall. 的干燥根茎。又名扁蒲扇。陕西西安等地称土射干，宁夏混称射干。

形似射干，但花白色，有紫褐色斑点，根茎短小呈不规则结节状，须根多数发达，细长而弯曲，长 5 ~ 20cm，直径 1.5 ~ 4mm。表面黄棕色，粗糙，有明显的纵皱纹及疏生的细根及圆形的茎痕，有时可见纤细的绒毛，质空虚软韧或硬面脆。横断面中央有小木心，木心与外皮间为空隙或为黄白色的皮层，断面黄白色。臭微弱，味淡微苦。本品功能解毒，消肿止痛。

狼毒

狼毒始载于《神农本草经》，列为下品，功能逐水祛痰、破积杀虫，常用于治疗水肿腹胀、痰食虫积、心腹疼痛、慢性气管炎、咳嗽、气喘、淋巴结节、骨结核、疥癣及痔瘘等病症。从历代本草记载来看，古代所用狼毒与现代用药有所不同。本草所记之狼毒应为瑞香科植物狼毒，即红狼毒；而目前多数地区使用的是大戟科的白狼毒，在一些地方将红狼毒作绵大戟入药用，并认为其是狼毒的伪品。对于这种状况应当予以纠正。

（一）红狼毒

【别名】续毒、川狼毒、大将军、西北狼毒。

【来源】为瑞香科植物红狼毒（紫皮狼毒）*Stellera chamaejasme* L. 的干燥根。

【鉴别】根据历代本草的记载，应视本品为狼毒的正品。本品在云南、河北、北京等地均称为“绵大戟”，《滇南本草》中的绵大戟亦即为本种。山西称为山大戟，青海又称馒头花，东北称洋火头、红火柴头花，河北、内蒙古称断肠草，四川称闷头花、一把香，云南还称山萝卜、烧山火等。

根呈圆锥形至长圆柱形，长 7 ~ 35cm，直径 3 ~ 5cm，稍扭曲，有分枝。根头部留有地上茎残基 1 个或数个。外表棕色至紫棕色，有纵皱及横生的细长皮孔，有时残留细根。栓皮剥落后，露出柔软的纤维、体轻、质韧，不易折断，断面中心木质部黄白色，外围韧皮部白色，呈纤维状。气微，味微甘、微苦而辣。

【道地与分布】产于内蒙古、山西、河南、青海、甘肃、陕西、四川等省区。以甘肃及内蒙古西部所产者质量为佳。

道地药材以根粗壮、质坚实、不带须根、色红紫而较深者为佳。

（二）白狼毒

【别名】狼毒疙瘩、猫眼睛、大猫眼草、猫眼根。

【来源】为大戟科植物月腺大戟 *Euphorbia ebracteolata* Hayata

及狼毒大戟 *Euphorbia fischeriana* Steud. 的干燥根。

【鉴别】目前在华东、华北及东北广大地区销售的狼毒和用狼毒蒸大枣名“狼毒枣”治疗各种结核病所用的狼毒，即为这两个品种。这两种狼毒亦有大毒，在功用主治方面与瑞香科植物红狼毒很相似。在日本正仓院中保存的我国高僧鉴真在唐朝东渡带去药材中，即有大戟科月腺大戟的根。《本草纲目》谓：“今人往往以草蔄茹为之，误矣。”此草蔄茹即白狼毒，说明在明代实际上已有应用白狼毒的记载。

1. 月腺大戟　药材多为横切片、斜切片或纵切片，呈类圆形、长圆形或块状，直径 1.5 ~ 6cm，厚 0.5 ~ 1cm。栓皮灰褐色，呈重叠的薄片状，易剥落而显棕黄色；切面黄白色，有异形维管束形成黄褐色或黄色大理石样纹理或环纹，黄褐色或黄色部分常为凝聚的分泌物。质轻，折断面粉性。气微，味甘。

2. 狼毒大戟　药材性状大体同上种，栓皮灰棕色，易剥落而显棕黄色或棕红色；切面黄白色，异形维管束较上种为明显，形成同心环纹。粉性大，质轻泡易碎。味甘，尝之有刺激性辣味。

【道地与分布】

1. 月腺大戟　主产于安徽、河南、江苏、山东、湖北等地。其中以安徽产量较大，河南所产者质量最佳。

2. 狼毒大戟　主产于黑龙江、吉林、辽宁、河北、河南、山西、内蒙古等地。

两种药材均以身干、片大、肥厚、整齐、质轻、有粉性者质量为佳。

【附注】在各地以狼毒为名的药材还有很多，如土瓜狼毒、大狼毒、鸡肠狼毒、野芋狼毒等，而且各个地区的异物同名更多，因此造成狼毒药用品种的混乱。同时，由于狼毒药材本身具有较大的毒性，所以在使用过程中应当十分谨慎。

凌霄花

凌霄原名“紫葳”，始载于《神农本草经》。功能行血祛瘀、凉血除风，常用于治疗经闭癥瘕、产后乳肿、风疹发红、皮肤瘙痒、痤疮等病症。其原植物系落叶木质藤本，有野生亦有栽培，喜温暖湿润环境。目前商品凌霄花也存在着混乱品种现象。

【别名】吊墙花、堕胎花、杜凌霄花、倒挂金钟、白狗肠花、红花倒水莲。

【来源】为紫葳科植物凌霄 *Campsis grandiflora* (Thunb.) Schum. 及美洲凌霄（厚萼凌霄）*Campsis radicans* (L.) Seem. 的干燥花。

【鉴别】

1. 凌霄 干燥的花，多破碎或皱缩折叠，长约3.5cm，外表棕褐色或棕黄色，以水浸软化后展开，花萼不等5裂，花冠呈短阔漏斗状钟形，先端5裂，裂片呈半圆形，花瓣表面有棕红色细筋脉与多数腺毛及保护毛。雄蕊4枚，弯曲，2长2短，花药“个”字形着生，不伸出花冠之外，花盘盘状。子房卵圆形。如商品带有花萼者则花萼筒状呈暗棕色，于中部5裂，裂片披针形，微弯曲，表面有凹起的纵棱5条，萼片薄而无毛，或仅边有毛茸。具香气，味微苦而酸甜。

2. 美洲凌霄 又称洋凌霄。本品形态与上相似，唯小叶 9 ~ 11 枚，椭圆形至卵状长圆形，先端尾尖。花冠为细长漏斗形，较前种为小，橙红色至深红色，内有明显棕红色的纵纹。筒部为花萼的 3 倍。花萼 5 等裂，分裂较浅，约裂至 1/3。裂片三角形，向外微卷，无凸起的纵棱。

【道地与分布】

1. 凌霄 本品全国广大地区均有生产。

2. 美洲凌霄 原产美洲，现我国广有栽培。上海市、江苏、湖南的凌霄花或称杜凌霄花，除上种外，亦有此种。

两种凌霄花的药材均以花朵大、个体完整、色泽棕黄、无花梗者为佳。

【伪品及易混品】

1. 硬骨凌霄 为紫葳科植物硬骨凌霄 *Tecomaria capensis* (Thunb.) Spach 的干燥花。

在云南思茅称之为竹林标。原产于非洲，我国广东、广西、云南和北京等地均有引种栽培。本品曾一度在广州、福建和河北邯郸地区误作凌霄花入药用。

本种春、夏、秋三季均可开花。呈总状花序顶生，花萼呈钟状，绿色，长约 0.5cm，花萼齿长为萼筒长的 1/6，三角形，筒部外表有微毛；花冠呈漏斗状，长 4 ~ 5cm，直径 0.5 ~ 1cm，略弯曲，外面橙红色，内面橙黄色，有深红色的纵纹 3 条，花冠 4 裂，裂瓣长 1.5cm，上唇凹入，花冠筒内基部有白色茸毛；雄蕊

4枚，二长，伸出花冠之外，花药呈个字，花丝基部有毛；花盘呈杯状。

2. 泡桐花 为玄参科泡桐属多种植物的花。华东、华北、东北、华南、西南地区均有以此误作凌霄花者。

（1）毛泡桐 *Paulownia tomentosa* (Thunb.) Steud. 又名锈毛泡桐、桐、白桐。干燥品花形与凌霄花相似，表面黄棕色，质地稍厚，花冠先端亦5裂，裂片钝圆，肉质，厚而有毛茸。香气浓厚，味淡。原产我国辽东半岛，河北、河南、山东、江苏、安徽、江西等地有栽培。

（2）白花泡桐（泡桐）*Paulownia fortunei* (Seem.) Hemsl. 与前种相似，区别处为叶片心状卵圆形至心状长卵形，长可达20cm。聚伞圆锥花序顶生，侧枝不发达；小聚伞花序有花3～8朵；花萼倒卵圆形，长2cm，裂达1/3，裂片卵形，果期变为三角形；花冠白色，内有紫斑，外被星状绒毛，花长达10cm，筒直而向上逐渐扩大，上唇2裂反卷，下唇3裂开展。蒴果大，长达8cm。分布于长江以南地区。

（3）兰考泡桐 *Paulownia elongata* S. Y. Hu 分布于河北、河南、山西、陕西、山东、湖北、安徽、江苏等省。多数为栽培品，在河南省有野生。

花序枝的侧枝不发达，故花序呈金字塔形或狭圆锥形，长约30cm；小萼伞花序的总花梗长8～20mm，几乎与花梗等长，有花3～5朵，很少见单花者；花萼呈倒圆锥形，长16～20mm，基部渐狭，分裂至1/3左右，成5枚卵状三角形的齿，管部的毛易脱落；花冠呈漏斗状钟形，紫色至粉白色，长 7 ~ 9.5cm，管在基部以上稍弓曲，外面有腺毛和星状毛，内面无毛而有紫色细小斑点，檐部略作二唇形，直径 4 ~ 5cm；雄蕊长达 25mm，子房和花柱有腺，花柱长 30 ~ 35mm。蒴果卵形，个别呈卵状椭圆形，长 3.5 ~ 5cm。

高良姜

高良姜为常用中药，始载于《名医别录》，列为中品。李时珍曰：“陶隐居言此姜始出高良郡，故得此名。”高良姜具有温中散寒、行气止痛的功能。用于脾胃虚寒、脘腹冷痛、呕吐泄泻等症。

【别名】小良姜、良姜、海良姜、蛮姜、风姜。

【来源】为姜科植物高良姜 *Alpinia officinarum* Hance 的干燥根茎。

【鉴别】根茎呈圆柱形，多弯曲，有分枝，长 5 ~ 9cm，直径 1 ~ 1.5cm。表面棕红色至暗褐色，有细密的纵皱纹及灰棕色的波状环节，节间长 0.5 ~ 1cm，可见圆形的根痕。质坚韧，不易折断，断面灰棕色或红棕色，纤维性显粉质，粗糙不平。中心环（内皮层）明显。中柱约占直径的 1/3。气芳香，味辛酸辣。

【道地与分布】主产于广东、广西。

道地药材以色红棕、气味浓、分枝少者为佳。

【地区习用品】

大高良姜　为姜科植物大高良姜 *Alpinia galanga* (L.) Swartz 的干燥根茎。根茎粗大，呈圆柱形，多弯曲，有分枝，长 8 ~ 12cm，直径 1.5 ~ 3cm。表面淡红棕色、灰棕色或浅棕色，有浅土黄色的波状环节，纤维性强，中柱约占直径的 1/2，木质部易与皮部分离。质坚而疏松，不易折断。断面淡棕色、黄白色或淡黄色。其香气微弱，味微辛。

粉葛

粉葛在传统上是作为葛根的一类，主要是指人工栽培的品种。现代研究证明，本种与野葛在所含化学成分上有明显不同，在药效作用上也有所差异。《中国药典》从 2005 年版起将粉葛单独列专条。

【别名】甘葛、黄斤、鹿豆、家葛。

【来源】为豆科植物甘葛（粉葛）*Pueraria lobata* (Willd.) Ohwi var. *thomsonii* (Benth.) Vaniot der Maesen [*Pueraria thomsonii* Benth.] 的干燥根。

【鉴别】药材呈圆柱形、类纺锤形或半圆柱形，长 12 ~ 15cm，直径 4 ~ 8cm。有的为纵切或斜切的厚片，大小不一。表面黄白色或淡棕色，未去外皮的呈灰棕色。体重，质硬，富粉性，横切面可见由纤维形成的浅棕色同心性环纹，纵切面可见由纤维形成的数条纵纹。气微，味微甜。

本品根部色白粉重，可以与野葛相区别，多用以制取葛粉。在华南地区以本品亦作葛根入药用。但药效不及野葛。

【道地与分布】主要分布于华南和西南地区，广州有栽培。

道地药材以根粗大、新鲜、断面色白、粉性足者为佳。

【地区习用品】为豆科植物食用葛 *Pueraria edulis* Pamp. 的干燥根。云南楚雄、禄劝、武定、南华、昆明等地称粉葛。产于广西、云南、四川。四川、云南的粉葛有的为此种。

小叶 3 片，顶生小叶宽卵形，长 8 ~ 15cm，3 裂，先端渐尖，基部宽楔形或圆形，两面疏生短毛，侧生小叶斜宽卵形，2 裂，小叶柄有长硬毛；托叶箭头状，长约 1cm，荚果长约 6cm，干后变黑，有疏毛。

根呈白色或黄白色，长圆柱状，商品药材多切成长板块状，长 25 ~ 40cm，宽 5 ~ 8cm，厚 0.5 ~ 1cm，粉性特强，亦有粗壮的长纤维。味微甘而稍苦涩，入口有淀粉黏稠感。可供食用。

益母草

益母草原名茺蔚，《神农本草经》列为上品，《本草纲目》载于草部隰草类，全草与果实同供药用。全草称益母草或童子益母草，小坚果通称茺蔚子（另详）。全草为妇科常用的活血调经药，临床多用于月经不调、产后血滞、腹痛及崩漏下血等症。著名的成方制剂“益母膏”，就是以本品煎熬而成，通治妇人瘀阻经痛、产后恶阻及折伤内损有瘀血等症，有时也作为麦角流浸膏的代用品。

【别名】 坤草、益母蒿、四楞蒿、红花艾、四方艾、血母草。

【来源】 为唇形科植物益母草 *Leonurus artemisia* (Lour.) S. Y. Hu [*Leonurus japonicus* Houtt.] 的干燥地上全草。

【鉴别】 干燥品可见茎四棱形，四面凹陷有纵沟，有稀疏的分枝，直径约 6mm，表面黄绿色，密被倒生细毛。折断面中心有大形白色的髓部，叶多脱落或残存，顶端的叶呈条形而不分裂，为本种的特点。花生于上部叶腋间成轮状排列，有刺状苞片；萼黄绿色，宿存，先端 5 齿裂，3 短 2 长；花冠二唇形，淡紫色而皱缩，花萼筒状。小坚果褐色，三棱形，长约 2mm，表面平滑。具有青草气，味甘而微苦。

【道地与分布】 全国大部分均有分布，主产于东北、华北地区。药材以质嫩、叶多、颜色灰绿者为佳。

【地区习用品】

1. 白花益母草　为正品益母草的变种白花益母草 *Leonurus artemisia* (Lour.) S. Y. Hu var. *albiflorus* (Migo) S. Y. Hu [*Leonurus japonicus* Houtt. var. *albiflorus* (Migo) S. Y. Hu] 的干燥地上全草。主产于江苏、福建、江西、广东、广西、贵州、四川、云南等地，在产区与益母草同供药用。

本品与正品益母草的区别仅在于花冠的颜色，正品益母草的花冠为紫红色；而本品的花冠为白色，其余形态特征基本相同。在全国大部分地区的传统习惯上，本品多不入药用。但从植物分类学的角度来看，本品与正品益母草的亲缘关系极近。

2. 细叶益母草 为唇形科植物细叶益母草 *Leonurus sibiricus* L. 的干燥地上全草。东北也称益母蒿。产于内蒙古、河北、山西及陕西等地。与益母草区别点在于本品茎顶端之叶为 3 裂或深裂，花冠较长大，为 15 ~ 20mm，花冠外面的长绒毛也较密，下唇较上唇为短，果实亦略大，长约 2.5mm。

3. 新疆益母草 为唇形科植物新疆益母草（突厥益母草）*Leonurus turkestanicus* V. Krecz. et Kupr. 的干燥地上全草。新疆阿尔泰称益母草。产于新疆北部。以全草供药用。

多年生草本。根木质。茎高 70 ~ 200cm，直立或外倾，四棱形，无毛或被短而紧贴的毛茸，花序顶端毛茸致密。近下端的叶无毛（仅花序上的叶子被有紧贴的灰色毛茸，愈往上毛茸愈显著），具柄，轮廓圆形或卵形，基部心形，长 6 ~ 10cm，宽 4 ~ 6cm，2/3 深裂，裂片广卵状楔形或广披针形；花序上的叶子长圆状菱形，3 裂，基部楔形，有较长的柄。5 ~ 6 月开花，花序长；苞片钻形，锐尖，被细而紧贴的毛茸；萼筒长 5 ~ 8mm，成囊状，被灰白色紧贴的毛茸；萼齿钻形，锐尖，基部三角形，二枚下折且较长；花唇形，淡红色，长 9 ~ 10mm，上唇密被灰白色长柔毛。小坚果长 1.5 ~ 2.5mm，具三棱，斜截形，顶端被白色短柔毛。

4. 兴安益母草 为唇形科植物兴安益母草 *Leonurus tataricus* L. 的干燥地上全草。吉林省个别地区也以之同作益母草入药。着生轮伞花的顶叶也 3 裂，叶裂片细，花小，长不过 6 ~ 9mm。

【伪品及易混品】

1. 夏至草 为唇形科植物夏至草 *Lagopsis supina* (Steph.) Ik.-

Gal. 的干燥地上全草。河北称风车草；成都称此为白花益母草；河北与山东济南有以此混充益母草入药的情况。内蒙古及云南有称此为夏枯草及白花夏枯草者，以其于夏日枯死之故。东北、华北、华东、西南地区均有分布。

植株较益母草为矮小，高不及 50cm。茎细柔，多分枝，被倒生细毛。茎生叶掌状 3 全裂，裂片具钝齿或小裂，两面均密生细毛。4 ~ 6 月开花，花轮具 6 ~ 10 朵花，腋生；苞片刚毛状，与萼筒等长，花萼钟形，5 齿，上面 3 齿较长，下面 2 齿较短，花冠白色，花冠筒较长萼为短，包于萼内，雄蕊与花柱均包在花冠筒内。小坚果三棱形，较小，褐色。夏日全株枯萎。

2. 白龙穿彩 为唇形科植物白龙穿彩 *Panzeria alashanica* Kupr. 的干燥地上全草。又名脓疮草、白龙串彩。在内蒙古西部地区亦称白花益母草，并混充益母草入药用。

多年生草本，茎多数，从基部生出，密被白色短绒毛。茎生叶掌状五裂，裂片常达基部，小裂片条状披针形，宽不及 2mm。花序上苞片变小，3 深裂，密被灰白色短毛。花淡黄或白色，长 25 ~ 28mm。

【附】益母草果实及种子（茺蔚子种子）特征：干燥果实呈三棱形，一端稍宽，似平截状；另一端渐窄而钝尖，长 2 ~ 3mm，宽约 1.5mm。表面灰棕色，具深色斑点，无光泽，或微粗糙。横切面呈三角形。在放大镜下观察，可见外皮棕黑色；胚乳极薄，灰色，附着于种皮上；子叶灰白色，油质。气无，味苦。以粒大饱满、无杂质者为佳。

益智

益智为常用中药。始载于《开宝本草》，原名“益智子”。李时珍曰：“脾主智，此物能益脾胃故也。”时珍按嵇含《南方草木状》云：“益智二月花，连着实，五六月熟……今之益智子形如枣核，而皮及仁，皆似草豆蔻云。”益智具有温脾止泻摄唾、暖肾固精缩尿的功能。用于脘腹中冷痛、食少吐泻、口多唾涎、肾虚遗尿、小便频数、遗精白浊等症。

【别名】益智仁、益智子。

【来源】为姜科植物益智 *Alpinia oxyphylla* Miq. 的干燥成熟果实。

【鉴别】果实呈椭圆形、类圆形或纺锤形，两端略尖，长 1 ~ 2cm，中部直径 0.8 ~ 1.3cm。表面棕色、灰棕色或暗棕色，有由纤维束形成的纵向凹凸不平的突起线纹 13 ~ 20 条，顶端有微凸起的圆点花柱残基，基部常残存一段果柄或脱落的果柄痕。果皮薄而稍有韧性，不易破裂，与种子紧贴。破开种皮，可见种子集结成团，中有隔膜将种子团分为 3 室，中轴胎座，每室有种子 6 ~ 11 粒，粘连在一起，分 2 ~ 3 列纵向排列在中轴胎座上。种子呈不规则的多角形或扁圆性，略有钝棱，长宽 2 ~ 3mm，厚约 2mm。表面棕黑色、灰褐色或灰黄色，颗粒状，外被淡棕色或黄色膜质的假种皮，背面平坦而微凹，中央为合点。腹面中央凹陷即脐点，自脐点起有一条沟经侧面终于合点为种脊。质硬，胚乳白色。有特异香气，味辛、微苦。

【道地与分布】主产于广东、广西、海南，以海南产者质量最佳。

道地药材以粒大、饱满、气味浓者为佳。

浙贝母

贝母为止咳化痰、清热散结药，中医处方有浙贝母、川贝母之分。在临床应用方面，一般认为川贝母清火散结之力不及浙贝母，但润肺化痰止咳之力则过之。贝母由于植物来源复杂，药材市场上的商品分类则更为细致，一般分为浙贝母、川贝母、平贝母、伊贝母等几个类型，《中国药典》从 2005 年版起分别单列专条。

【**别名**】浙贝、大贝、象贝、元宝贝、珠贝。

【**来源**】为百合科植物浙贝母 *Fritillaria thunbergii* Miq. 的鳞茎。

【**鉴别**】因加工方法不同，商品浙贝母又分为大贝和珠贝两种规格，其性状也有所差异。

1. 大贝（元宝贝） 为从鳞茎分离出来的外层肥厚的单瓣鳞叶，一面突出，一面凹入，略呈元宝形，故又有元宝贝之称。长 2 ~ 4cm，高 1 ~ 2cm，厚 0.6 ~ 1.5cm。表面类白色至淡黄色，有时有淡棕色瘢痕，被白色粉末，质硬而脆，易折断，断面白色至黄白色，细腻。气微，味苦。

2. 珠贝 为完整的鳞茎。全体呈扁球形，直径 1 ~ 2.5cm，高 1 ~ 1.5cm。外层鳞叶 2 枚，较大而肥厚，略呈肾形，互相抱合，表面类白色，其内有 2 ~ 3 枚皱缩的小鳞叶及干缩的残茎。质结实而脆，易折断。断面白色，富粉性。气微味苦。

3. 浙贝片 为鳞茎外层的单瓣鳞叶切成的片。椭圆形或类圆形，直径 1 ~ 2cm，边缘表面淡黄色，切面平坦，粉白色。质脆，易折断，断面粉白色，富粉性。

【道地与分布】主产于浙江省，为浙江著名道地药材之一。原产浙江象山，故又名“象贝”，现主产区在浙江宁波的鄞县，系大量人工栽培。其他如江苏、湖南、湖北和四川等地亦有种植。

道地药材以鳞叶肥厚、质坚实、粉性足、断面白色者为佳。

【地区习用品】

1. 东贝母 为百合科植物东贝母 *Fritillaria thunbergii* var. *chekiangensis* Hsiao et K. C. Hsia 的干燥鳞茎。本品在浙江省内亦作浙贝母用，尚有一些省区以其充作川贝母用。鳞茎呈卵圆形至长圆形，高 1 ~ 1.3cm，直径 0.7 ~ 1cm，表面白色或淡黄白色，由一枚较大的鳞叶和 1 ~ 2 枚较小的鳞叶抱合而成。顶端钝圆，不裂或微裂。质坚实。气微，味苦。

2. 安徽贝母 为百合科植物安徽贝母 *Fritillaria anhuiensis* S. C. Chen et S. F. Yin 的干燥鳞茎。又名皖贝母、皖贝。主产于安徽省的金寨、舒城、霍山、霍邱等地，在其他地区也有人工栽培。《本草图经》载：“贝母生晋地，今河中、江陵府，寿、随、郑、蔡、润、滁州皆有之。”寿州、滁州现为安徽境内，可见安徽自古亦产贝母。

完整的鳞茎呈扁球形、类圆锥形或心形，直径 0.6 ~ 1.7cm，高 0.8 ~ 1.8cm。表面类白色或微黄色，顶端钝圆或突尖，基部中央凹入，有须根痕；外层鳞叶 2 瓣，大小悬殊，有的内有小鳞叶 2 ~ 3 枚。商品多分离为单瓣。质坚而脆，断面白色，富粉性。气微，味苦。

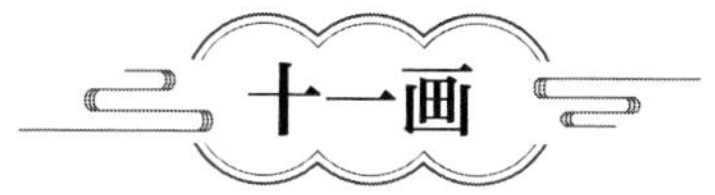

十一画

黄芩

黄芩以根入药，功能清热燥湿，泻火解毒，止血，安胎。主治肺热咳嗽、热病烦渴、湿热泻痢、黄疸、热淋、目赤肿痛、痈肿疔疮、积热吐衄、胎动不安等症，药理实验证明，它有解热、降压、抑菌、镇静等作用。其茎叶民间用代茶饮，故有“黄芩茶”之称，西北地区有称“九龙茶”者。本品《神农本草经》列入中品，《本草纲目》载于草部山草类。本品老根（宿根）中空，外黄内黑，习称“枯芩”，古代别称“腐肠”之名，即由此而来；新根（子根）内外鲜黄，称为“子芩”，亦称“条芩”或“枝芩”。

【别名】黄芩茶根、土金茶根、小叶茶根、野树豆花根、黄水水草根、黄金茶根。

【来源】为唇形科植物黄芩 *Scutellaria baicalensis* Georgi 的干燥根。

【鉴别】药材呈圆锥形，扭曲不直，长至 30cm，直径 1 ~ 4cm，根头部大多破坏，老根见有腐朽的木部外露，表面黄棕色或深黄色，上部较粗糙，有扭曲的纵纹或不规则的网纹，下部皮细，有纵纹和细皱，上下均有稀疏疣状的根痕。质硬而脆，易折断，断面深黄色，中间有棕红色圆心，老根断面中央呈暗棕色或棕黑色朽片状。根遇潮湿或冷水则变为黄绿色，气显著，味微苦。

现时商品黄芩又有条芩、枯芩、片芩、尾芩之分。根断面充实不空者为条芩，质量最好；外形粗大，中心枯朽者为枯芩，质量较次；而片芩、尾芩则为加工后的碎片或尾梢，质量最差。

【道地与分布】本品主产于东北、河北、内蒙古、山西、山东、河南、陕西等地。习惯上是以河北北部所产者为道地。河北承德市及下属各县所产黄芩历史悠久，质量上乘，习称“热河黄芩”。

热河黄芩道地药材特征为：主根呈圆锥形，粗壮且直，分枝少。长 10～25cm，直径 1.5～3cm。表面棕褐色或棕黄色，有明显的纵向皱纹或不规则网纹和侧根残痕，顶端有茎痕或残留茎基。上部较粗糙，下部皮细有顺纹或皱纹。撞皮干燥后表面金黄色，质硬而脆，断面深黄色，上端中央有黄绿色和棕褐色的枯心，以“条粗长，皮色金黄”为主要特点。气微，味苦。

其他地区所产黄芩药材以条长、粗大、质坚实、空心小、颜色黄者为佳。

【地区习用品】

1. 粘毛黄芩 为唇形科植物粘毛黄芩 *Scutellaria viscidula* Bunge 的干燥根。又名黄花黄芩、腺毛黄芩。东北称鸽子花根；内蒙古称下巴子。植物形态与上相似，以其花为淡黄色，植株被腺毛区别。根与上相似，较难区别。主产于山西、内蒙古、甘肃与吉林等地。

2. 滇黄芩 为唇形科植物滇黄芩 *Scutellaria amoena* C. H. Wright 的干燥根。又名雅黄芩、滇黄芩。贵州以其根为土黄芩。

植物形态与黄芩相似，以叶长为长椭圆形，花冠下唇全缘而不凹为区别。根为圆锥形或倒圆锥形，长 10 ~ 30cm，直径 1 ~ 3cm，根头顶端时而遗留一小段地上茎杆。根较弯曲，时有分枝，棕褐色或黄褐色，间有少数栓皮残存，有扭曲的纵纹及侧根断后的疤痕，断面黄绿色。主产于云南、贵州、四川等地。

3. 甘肃黄芩　为唇形科植物甘肃黄芩 *Scutellaria rehderiana* Diels 的干燥根。本种与西南黄芩相似，叶亦具柄，以叶呈三角形，叶柄显著为区别。根部较细，根头处具数条淡褐色的匍匐根茎，为本品之特点。主产于甘肃，山西亦有分布。

4. 川黄芩　为唇形科植物连翘叶黄芩 *Scutellaria hypericifolia* Lévl. 的干燥根。四川称黄芩、魁芩、条芩、子芩、土大芩。形态与黄芩相似，通常较矮小，高 10 ~ 30cm；茎沿棱角上疏白色平展疏柔毛，其余部分几无毛，在节上被髯毛。茎叶大多卵圆形，有时上部者长圆形，长 2 ~ 3.4cm，宽 0.7 ~ 1.4cm。总状花序在茎上顶生，不聚成圆锥花序。根肥厚特粗，粗达 2cm。

5. 丽江黄芩　为唇形科植物丽江黄芩 *Scutellaria likiangensis* Diels 的干燥根。云南丽江又名小黄芩。根茎横生或斜生，肥厚，粗可达 1.2cm，内部黄色，带叉枝。茎高 20 ~ 36cm，褐紫色，被倒向小疏柔毛，不分枝。叶椭圆状卵圆形或椭圆形，先端圆钝，有时微缺，边缘大多在中部或中部以上有不明显的圆齿状锯齿或至近全缘。花冠黄白、黄色至绿黄色，常有淡紫斑或条纹。

黄芪

黄芪为常用中药，在《神农本草经》中列为上品。其生品入药，具有升发之性，可治中气不足、中气下陷，补肺气，泻阴火；炙品入药可补中气，益元气，润三焦，壮脾阳。李时珍认为，黄芪乃补药之长。

药用黄芪主要分为两类，即黄芪与红芪。黄芪的商品名称则较为复杂，过去按外观性状常分为：①黑皮芪。包括卜奎芪、宁古塔芪、正口芪（又分为红兰芪、黑石滩芪）等；②白皮芪，包括浑源芪、武川芪、壮芪、大岚芪等；③红芪，按加工方法又可分为冲正芪、正炮台芪、副炮台芪、正小皮、副小皮、红兰芪等。此外，蒙古人民共和国产的黄芪称为库伦芪或正芪，习惯上认为质量最佳，近年来在国内已很少见。黄芪又有产于山西绵上（即今沁源至沁州一带）者，质量较好，且柔软如绵，故俗称“绵黄芪”，又因其根长，形似箭杆，故有“箭黄芪”之称。

【别名】黄耆、箭黄芪、绵黄芪、独根、晋芪、川芪。

【来源】为豆科植物蒙古黄芪 *Astragalus membranaceus* (Fisch.) Bge. var. *mongholicus* (Bge.) Hsiao 和膜荚黄芪 *Astragalus membranaceus* (Fisch.) Bge. 的干燥根。

【鉴别】根呈圆柱形，上端较粗，少数老根的中心木质有枯朽状，灰褐色或呈空洞（习称胡椒眼），向下渐细，有少数支根和细根，长 20 ~ 120cm，直径 1.5 ~ 3cm。表面淡黄棕色或淡褐色，有纵皱纹或纵沟及横向皮孔。有时可见部分表面脱落的瘢痕，常粗糙有网纹。质坚韧，不易折断，断面纤维性，并显粉性，皮部黄白色，较疏松，有多数放射状弯曲的裂隙，约占半径的 1/3，木部淡黄色，有放射状纹理及纵向裂隙，似菊花心。气微，味略甜，嚼之有豆腥气。

【道地与分布】黄芪主产于山西浑源、繁峙、山阴（应县）、原平、广灵及晋北地区，甘肃的岷县、宕昌、武都，黑龙江的齐齐哈尔、宁安，内蒙古的赤峰市、乌兰察布市等地。此外，在吉林、河北、陕西、四川、青海、新疆等地亦有出产。但质量不及上述主产地所产者。

道地药材以身干、条粗长而直、皱纹少、粉性足，质坚实而绵、不易折断、味甜、无黑心者为佳。

内蒙黄芪道地药材质量要求：根呈圆柱形，主根粗而长，芦头小，分枝少，条直。表皮灰黄色至深棕色，鲜品表面光滑，无毛须，干品有较明显的网状纹理。质地坚实，折断面纤维状，粉性大，纤维较少，木部黄色，菊花心明显。气微香，味甜，豆腥气小。

【地区习用品】

1. 金翼黄芪　为豆科植物金翼黄芪 *Astragalus chrysopterus* Bge. 的根。在河北、四川、江苏、湖南等地与黄芪混用。根呈圆柱形，长 20 ~ 40cm，直径 0.5 ~ 1cm。上部有细密环纹，表面浅黄棕色或浅棕褐色，有纵皱。质硬，断面有较强的纤维性，呈粉性。豆腥气浓，味甜。

2. 梭果黄芪　为豆科植物梭果黄芪 *Astragalus ernestii* Comb.

的根。在河北、四川、贵州等部分地区混作黄芪用，自产自用。根呈圆柱形，少分枝。表面淡棕色或棕褐色，皱纹少，多具皮孔。质硬而稍韧，断面较疏松，具粉性，韧皮部与木部易剥离。气微，味微甜。

3. 多花黄芪 为豆科植物多花黄芪 *Astragalus floridus* Benth. 的根。在四川、贵州等省亦作黄芪入药用，自产自用。根呈长圆柱形，常扭曲，上端朽木状。表面棕黄色或棕褐色，皱纹多。质坚硬，粉性不足。气微，味微甜，皮部略带苦涩味。

4. 东俄洛黄芪 为豆科植物东俄洛黄芪 *Astragalus tongolensis* Ulbr. 的根。在四川、贵州等省亦作黄芪用，自产自用。根呈长圆柱形，头大尾小，根头部常生一主要侧根及许多较细的侧根。表面灰棕色或灰褐色，有明显纵皱，可见栓皮剥落后留下的棕褐色疤痕。质坚硬。断面纤维状。气微，味微甜。

5. 扁茎黄芪 为豆科植物扁茎黄芪 *Astragalus complanatus* Bunge 的根，在辽宁、内蒙古部分地区及云南都曾以其与正品黄芪混用。根呈圆柱形，表面黑褐色，质坚硬，味微苦。

【伪品及易混品】目前在药材市场上黄芪的伪品较多，现将其常见伪品叙述如下：

1. 圆叶锦葵 为锦葵科植物圆叶锦葵 *Malva rotundifolia* L. 的根。呈圆柱形，长 13～20cm，直径 0.5～1.5cm，上端较粗，常有 5～10 个簇生的茎残基，下端渐细。表面淡棕黄色至土黄色，具不规则皱纹及横向皮孔。中部或下部多有分枝。质硬而韧，断面纤维性强，具放射状纹理。气微，味甜，嚼之略有特异气味及黏液。

2. **紫花苜蓿** 为豆科植物紫花苜蓿 *Medicago sativa* L. 的根。呈圆柱形，长 10 ~ 50cm，直径 0.5 ~ 2cm，分枝较多。根头部较粗大，多有地上茎残基。表面灰棕色至红棕色，皮孔少且不明显。质坚而脆，断面纤维性强，皮部窄，约占直径的 1/5，木质部淡黄色。气微弱，略有刺激性，味微苦。

3. **兰花棘豆** 为豆科植物兰花棘豆 *Oxytropis caerulea* (Pell.) DC. 的干燥根，呈圆柱形，长 20 ~ 30cm，直径 1.5 ~ 2.5cm，下端有分枝，根头部具 7 ~ 22 个二次分枝的地上茎残基。表面黄褐色，具纵皱纹。绵韧而难折断。断面韧皮部白色，木质部黄白色，纤维性强。味淡。

4. **蜀葵** 为锦葵科植物蜀葵 *Althaea rosea* (L.) Cavan 的干燥根。又名一丈红、蜀季花。根呈圆柱形，多分枝。长 20 ~ 50cm，根头部粗大，上端有 3 ~ 6 个地上茎的残基；表面土黄色，多纵皱，质脆略韧，易折断。断面韧皮部平坦，木质部参差不齐。外周淡黄色，中心黄色，约占半径 1/3，形成层明显，为棕色环状（放射状纹理粗大）。气浓郁，味甜，嚼之有大量黏液。

5. **白香草木樨** 为豆科植物白香草木樨 *Melilotus albus* Medic. ex Desr. 的干燥根。呈圆柱形，长 10 ~ 15cm，上端直径 0.4 ~ 1.2cm，下端渐细，分枝多。根头部较大。常有 2 个以上地上茎的残基。表面黄棕色至红棕色，具细纵皱及皮孔。质坚，折断面刺状，断面韧皮部灰白色至灰黄色，木质部淡黄色。气微而特异，味微甜。

6. **锦鸡儿** 为豆科植物锦鸡儿 *Caragana sinica* (Buc'hoz)

Rehd. 的根。呈圆柱形，长 9 ~ 20cm，直径 1 ~ 1.5cm。栓皮多已除去，表面浅黄色，稍有纵皱纹及残存的棕色横向皮孔。横断面皮部淡黄色，木质部淡黄棕色。质脆，易折断，断面纤维状。气微，味淡，嚼之有豆腥气。

7. 大野豌豆 为豆科植物大野豌豆 *Vicia gigantea* Bunge. 的干燥根，呈圆柱形，根粗大，头部有分叉的茎残基。表面棕褐色，有纵纹及细裂纹。质硬而脆，断面不平坦，皮部白色，木部黄色。味微苦，豆腥气甚大，似坏胡桃仁味，久嗅，有恶心感。

8. 药蜀葵 为锦葵科植物药蜀葵 *Althaea officinalis* L. 的根。在黑龙江发现有以其根冒充黄芪的现象。根呈圆柱形，具粗大的根头，下部较细，表面灰黄色至灰褐色。折断面木质部略平坦，韧皮部纤维性，灰白色，气微，味甜而带黏液性。

蒙古黄芪果实及种子特征：果实荚果膜质，膨胀，半卵圆形，先端有短喙，基部有长的子房柄，均无毛。种子 3 ~ 8 颗。

种子：宽卵状肾形，略扁，长约 3.3mm，宽约 2.6mm，厚约 1.2mm，表面暗棕色或灰褐色，具不规则的黑色斑点或纹，或黑褐色无斑，平滑，略有光泽。两侧微凹入，腹侧肾形凹入处为种脐，种脊不明显。种脐圆形，种孔紧闭。

黄连

黄连为清热燥湿、泻火解毒要药，主治高热烦躁、神昏谵语、菌性赤痢、心烦呕吐、耳目肿痛、痈肿疮毒等症。《本草纲目》载："其根连珠而色黄，故名。"本品为临床常用中药，用量极大，其原植物又多年生，故药源不足，常有伪品或易混品充斥市场。

【别名】川黄连、鸡爪连、山黄连、光连、南岸味连、北岸味连。

【来源】为毛茛科植物黄连 *Coptis chinensis* Franch.、三角叶黄连 *Coptis deltoidea* C. Y. Cheng et Hsiao 或云南黄连 *Coptis teeta* Wall. 的干燥根茎。

【鉴别】商品黄连有味连、雅连、云连之分。分述如下：

1. 味连　其原植物为黄连，在四川又有南岸味连与北岸味连之分，二者品种虽同，但南岸味连多呈簇状，形如鸡爪，具"过江枝"（亦称过桥、过桥杆），体较瘦弱，多蜂腰，须根（毛团）较多，外面暗黄色或棕黄色，内色金黄或红黄，可见放射状纹理，中央有红棕色小形的髓，或有时空心。北岸黄连分枝与须根均少，也有呈鸡爪形者，内部黄色鲜艳带红，其经闯皮工序后单条粗壮表面显露黄红色皮部者，特称"大红虫"。此两种为我国商品黄连中产量最大者。味均极苦，嚼之唾液染为红黄色。

味连形如鸡爪，并具"过江枝"，是其在特定栽培条件下形成的。味连的栽培一般需要七年，在此期间地下茎逐年形成数枝向上丛生一簇，呈倒鸡爪状。其茎枝经多年生长，每年新旧芽苞更替、叶柄脱落再生，加之培土，使着生很多须根，形成膨大的地下茎。故在每一个鸡爪上有叶柄脱落后形成的鳞片；未培土的茎枝则形成"过江枝"不膨大。

2. 雅连 原植物为三角叶黄连，历史上因其主产于洪雅，又以雅安为集散地，故称雅连。根茎多单枝，偶有分叉或2～3丛生，单枝者，条长而肥实，长5～10cm，直径3～10cm，略呈圆柱形，微弯曲，“过江枝”较长，但较味连少，连珠明显，形似蚕状，全株附有须根或须根痕。质地气味均与味连相同。

3. 云连 原植物为云南黄连。根茎略呈连珠状的圆柱形，多数为单枝瘦小弯曲。长2～8cm，直径2～4mm，节间细密，形如蝎尾，表面棕黄色或黄绿色，有“过江枝”。质轻而脆，易折断，断面较平坦，黄棕色、红黄色或金黄色。外轮色深有红点，内心有菊花心而色浅，中间有空心。味极苦。

【道地与分布】南岸味连主产于长江南岸的重庆石柱、南川及湖北恩施、来凤、建始、利川。北岸味连主产于长江北岸的重庆城口、巫山、巫溪及湖北的房县、巴东、竹溪、秭归等地。味连以根茎干燥、肥壮、连珠形、残留叶柄及须根少、质坚体重、断面红黄色者为佳。

雅连主产于四川峨眉、峨边及洪雅。以根茎粗壮、“过江枝”少者为佳。

云连主产于云南的德钦、碧江等地。

云连道地药材质量要求：多为单枝，较细小，圆柱形，略呈连珠状，常弯曲。有“过桥”。质轻而脆，易折断，断面较平坦，呈黄棕色。

【地区习用品】

1. 凤尾连 为毛茛科植物峨眉黄连 *Coptis omeiensis* (Chen) C.

Y. Cheng 的干燥根茎。主产于四川、重庆等地。

根茎均为单枝，常屈曲呈蚕状，长 4 ~ 9cm，直径 3 ~ 10cm，表面黄棕色，无“过江枝”，残留须根较家连为硬，芦头长短不一，生长年代多者，鳞叶亦多，俗称“鱼鳞甲”。顶端有少许残茎，川西所产的雅连多留有 7 ~ 10cm 长的地上茎，作为雅连的标志。断面色红黄，味极苦。通常扎成小把出售，或 3 ~ 5 支扎成一束，以红线扎 3 箍，以示名贵难得。本品质优，但产量不大。此种非台湾之凤尾连，后者细而短，可资区别。

2. 土黄连 为毛茛科植物短萼黄连 *Coptis chinensis* Franch. var. *brevisepala* W. T. Wang et Hsiao 的干燥根茎。主产于安徽、广西、福建等地，在当地也作黄连入药用。

根茎多为单枝，并微呈连珠状，多弯曲，长 1 ~ 3cm，直径 2 ~ 4mm，表面灰褐色，无“过江枝”。

【伪品及易混品】

1. 鲜黄连 为小檗科植物鲜黄连 *Plagiorhegma dubia* Maxim. 的根及根茎。其根茎外皮暗褐色，内部鲜黄色，须根发达，细而分歧，形成密集的根系，外部棕色。本品不含小檗碱，故与正品黄连功效不同，但在东北朝鲜族地区用以替代黄连。

2. 马尾黄连 为毛茛科植物多叶唐松草 *Thalictrum foliolosum* DC. 或其同属多种植物的根茎和根。根茎横长疙瘩状，须根多数，丛生如马尾。表面灰褐色，断面黄色。气微，味苦。

3. 黄连藤 为防己科植物大黄藤 *Fibraurea recisa* Pierre. 的干燥藤茎。呈长圆柱形，稍扭曲，直径 0.5 ~ 8cm。外表面灰黄色或灰褐色，粗糙，具粗而多的纵棱，有的具长的裂隙。断面黄色或灰白色，具放射状纹理，木质部呈车轮状排列，中心髓部有的为空腔。

4. 滇豆根 为毛茛科植物铁破锣 *Beesia calthifolia* (Maxim.) Ulbr. 的干燥根茎。呈不规则扁圆柱形，略弯曲，有分枝，长 3 ~ 10cm，直径 3 ~ 7mm。表面棕黄色，具纵纹及微凸起的环节，有点状须根痕。质硬脆，易折断，断面较平坦，淡黄绿色或黄色，显蜡样光泽，点状维管束排列成环。气微，味苦。

5. 淫羊藿根 为小檗科植物淫羊藿 *Epimedium brevicormum* Maxim. 的干燥根茎。多呈不规则圆柱形，有的呈爪状或不规则条块状，长 4 ~ 11cm，直径 0.4 ~ 1cm。表面棕褐色，有须根痕及多数瘤状凸起。质坚实，断面黄白色，有的可见一个淡棕色环。气微，味微甜而苦。

6. 黄三七 为毛茛科植物黄三七 *Souliea vaginata* (Maxim.) Franch. 的干燥根茎。根茎多分枝，呈不规则鸡爪状，长 3.5 ~ 7cm，干品外表黄棕色至紫棕色，上有明显的环节及细纵皱纹，附有多数棕黑色短小而弯曲的须状根，质硬而脆，如须根断去，则呈刺毛状。根茎断处时呈圆形空洞，棕色至棕黑色；新鲜品气微，味微苦。

7. 血水草 为罂粟科植物血水草 *Eomecon chionantha* Hance. 的干燥根茎。为细长圆柱形，略扭曲，长短不等，直径 1 ~ 3mm。表面黄棕色或灰褐色，有细纵皱纹，一端密集鳞叶残基，偶有细须根。质脆，易折断，断面粉红色，放大镜观察外侧有数个棕色小点状维管束。气微，味苦。

在药材市场中，可见到的黄连混淆品和伪品尚远不止上述几种。特别是以“土黄连”为名的药材极为复杂，约有 14 科数十种之多。其中有的品种具有一定的毒性，容易引起医疗事故。故对黄连的用药品种应慎重地加以认真鉴别。

黄药子

黄药子亦称黄药，是临床常用中药，首载于宋代的《开宝本草》。功能凉血降火，解毒散结。常用于治疗甲状腺肿、咳血、吐血、痈肿疔疮及虫蛇咬伤等。

【别名】金线吊蛤蟆、香芋、零余薯、黄狗头、苦卡拉、土芋。

【来源】为薯蓣科植物黄独 *Dioscorea bulbifera* L. 的干燥块茎。

【鉴别】药材呈扁球状或圆锥形，直径 3 ~ 8cm，外表黑褐色，全部密生细根，除去细根或细根脱落部分，则显白色疣状的根痕，形如蟾蜍（癞蛤蟆）外皮之疣状突起，故浙江一带名其为“金钱吊蛤蟆”。市售品多横切成片。饮片为类圆形，或不整齐的椭圆形，厚 0.3 ~ 1cm，切面密布橙黄色麻点，干燥饮片角质，时而反曲不平，折断面粉性，偶见黄色层与白色层相间，边缘外皮满布白色疣状根痕，时有细根存留，外皮易剥离。气微香，味初淡，微黏，久尝之甚苦。

【道地与分布】分布于西南、华南、华中、华东、台湾及陕西等地。浙江、江苏、安徽、河南、湖南、四川和北京市售之黄药子多为此种。

道地药材是以片大、外皮色棕黑、断面色黄者为佳。

【地区习用品】

1. 老蛇盘 为虎耳草科植物老蛇盘 *Rodgersia aesculifolia* Batal. 的干燥根茎。本品主产于陕西，亦卖到一些地区作黄药子入药用，而在西安、陇县及宁夏等地则以其断面为红色者作“红药子”入药用。又名鬼灯檠、索骨丹（陕西）、毛荷叶、水五龙、慕荷、牛角七、红骡子、山藕、作合山、搿合散、馍馍叶。

完整的根茎为扁圆柱形或棒状，长达30cm，以20cm左右者为常见，直径3～6cm时弯曲，表面有棕褐色之栓皮，具纵皱，上具黄褐色鳞片，尤以顶端为密，有时呈毛茸状。须根着生于横生根茎的底侧，根细长，如须根除去，则呈现多数麻点状的根痕，根茎的新鲜断面粉红色（白索骨丹断面呈白色）。

商品药材多横切成片状出售，饮片直径3～6cm，厚0.3～0.5cm，边缘外皮棕褐色，常皱缩，时见黄色鳞毛。切断面浅红棕色，粉质，表面有数圈点状突出作同心圆状排列。质坚硬，破折面疏松而多孔，肉红色，时现白色小结晶。本品无香气，味苦涩。

2. 翼蓼（荞麦七） 为蓼科植物翼蓼 *Pteroxygonum giraldii* Dammer et Diels 的干燥块根。西北地区名红药子、红要子、白药子、荞麦七、金荞仁。河南也作红药子用。

完整的块根不甚规则，且大小不等，小者如拳，大者直径可至 30cm 以上，一般以小者为常见。外皮棕褐色，有多数小疙瘩，周围多有须根着生，鲜品断面呈类白色，干时则转变为粉红色。

商品药材多横切成厚片，直径 6 ~ 10cm，厚 1 ~ 1.5cm，栓皮棕褐色，时而皱缩，横切面凹凸不平，外表呈棕红色或浅棕色，折断面粉红色或粉白色。质坚硬，粉性。无香气，味微苦极涩。

3. 薯莨 为薯蓣科植物薯莨 *Dioscorea cirrhosa* Lour. 的干燥块茎。湖南又称朱砂莲、山猪薯，江西称红孩儿、茹榔，云南称金花果、山羊头，广东称猪番薯。在重庆涪陵地区作黄药子用，而在湖南作红药子用。

块茎粗壮，形状不规则，外皮棕黑色，有疣状突起，生多数须根，细根干时硬而刺手。块茎鲜时内面血红色，断面有网状花纹。药材多切成饮片，呈椭圆形或不规则片状，厚 3 ~ 5mm，片面棕红色，具黄色突起斑点。纵断面具红棕色斑点，有光泽。皮部薄，皱缩，棕褐色。本品质坚实，味涩。

黄柏

黄柏商品中由于产地不同，分为各种规格，如关黄柏、川黄柏等。《中国药典》从 2005 年版起将关黄柏单独列条，而黄柏专指“川黄柏”。

【别名】檗木、檗皮、黄檗。

【来源】为芸香科植物黄皮树（川黄柏）*Phellodendron chinense* Schneid. 的干燥树皮。

【鉴别】黄皮树又称小黄连树、灰皮树。药材较关黄柏树为厚，为 3 ~ 6mm，木栓层常常除去，外表棕褐色而平坦，时而残存淡灰黄色的栓皮，皮孔明显，内表面呈污黄色至棕色，平滑。用放大镜观察，点状突起不明显。质坚硬，折断面纤维性，切断面边缘整齐，其黄色程度较关黄柏鲜艳而深，不显绿色。气微香，味苦、嚼之有黏性，可将唾液染成黄色。

【道地与分布】分布于湖北、四川、云南、贵州等地。药材商品均以皮厚、色鲜黄、无栓皮者为佳。

川黄柏道地药材质量要求：呈板片状或卷筒状，长约 50cm，宽度不限，厚 1 ~ 6mm。外表面黄褐色或黄棕色，平坦或具纵沟纹，有的可见皮孔痕及残存的灰褐色粗皮；内表面暗黄色或淡棕色，具细密的纵棱纹。体轻，质硬，断面纤维性，呈裂片状分层，深黄色。气微，味极苦，嚼之有黏性。同样生长年限的川黄柏较其他产区黄柏颜色更黄、树皮厚度更厚。

【地区习用品】参见“关黄柏”条。

【伪品及易混品】参见“关黄柏”条。

黄精

黄精为补脾润肺、生津止渴的常用药，长于治脾胃虚弱、肺虚咳嗽、消渴、糖尿病等症。《名医别录》列为上品。从目前各地用药情况来看，在药材分类上本品常与玉竹相互混淆，或仅以粗壮者作黄精，细瘦者作玉竹，或甜苦不分，或真伪不辨，均属欠妥。

【别名】黄鸡菜、鸡头参、爪子参。

【来源】为百合科植物黄精（鸡头黄精）*Polygonatum sibiricum* Delar. ex Redoute、多花黄精（姜形黄精、白及黄精）*Polygonatum cyrtonema* Hua 或滇黄精（大黄精）*Polygonatum kingianum* Coll. et Hemsl. 的干燥根茎。

【鉴别】

1. **黄精**　又名鸡头黄精。根茎横走，为粗细不等的圆柱形。长 3 ~ 10cm，直径 0.5 ~ 1.5cm。在生长期间每年形成一个节间，一头粗，一头细，称为“年节间”，长 0.5 ~ 1cm。整体亦呈大头小尾状，有短分枝，并有茎痕，黄白色至黄棕色，半透明有多数细纵皱纹及波状节纹，须根痕呈点状突起，多集中于膨大部分。质坚硬，未全干者质柔韧，折断面淡棕色，角质样。状如鸡头，“鸡头黄精”之名即由此得来。气微，味微甜而有黏性。

2. **多花黄精**　又名老虎姜、山姜、野山姜、黄精姜、山捣臼、南黄精、囊丝黄精。根茎横生，肉质肥厚，通常稍带结节状或连珠状，结节左右相对分歧，呈不规则块状，药材常形如姜块，分枝少而短粗，长 3 ~ 18cm，宽 2 ~ 4cm，厚 1 ~ 2.5cm，表面粗糙，有明显疣状突起的须根痕，茎痕呈凹陷的圆盘状。节明显呈隆起的环纹，节间长短不等，近茎基及芽痕处较密。质坚硬，未全干者较柔韧，折断面淡棕色，稍带角质。气微，味微甜，有黏性。

3. **滇黄精**　又名德宝黄精、节节高、仙人饭、西南黄精。本品根茎为黄精类中之最为粗大者，故习称“大黄精”。其质量最佳。根茎呈结节肥厚肉质，结节两端突出如翼，形似蝶形块状，又如菱角肉，“年节间”长 4 ~ 6cm，宽 3 ~ 4.5cm，厚 1 ~ 3cm，表面黄棕色至棕褐色，凹凸不平，半透明，顶部正中有一圆盘状地上茎痕，上面散生许多维管束小点，质稍硬而韧，不易折断，质重。微带焦糖气，味甜，有黏性。

【道地与分布】

1. 黄精 主产于河北、内蒙古、辽宁、吉林、黑龙江、河南、山东、山西、陕西等省区。安徽、浙江等省亦有出产。

2. 多花黄精 主产于湖南、湖北、贵州、四川、安徽、浙江、广西、广东、福建、江西等省区，以长江以南地区产者为佳。

3. 滇黄精 主产于西南地区，以产于云南、贵州及广西者为佳。

三种黄精均以块大、肥厚、柔润、色黄、断面角质透明者为佳。

【地区习用品】

1. 轮叶黄精 为百合科植物轮叶黄精 *Polygonatum verticillatum* (L.) All. 的根茎。根茎横走，直径 7 ~ 15mm，“年节间”一头较粗，一头较细，或分叉呈“人”字形。药材形态常随产地不同而有变异，其味亦有甜有苦。产于山西、陕西、甘肃、青海、四川、云南、西藏等省区。本品根茎有甜有苦，上述多数地区以其根茎之甜者为黄精，但四川部分地区称根茎之苦者为“苦玉竹”。

2. 卷叶黄精　为百合科植物卷叶黄精 *Polygonatum cirrhifolium* (Wall.) Royle 的根茎。根茎为 2 至数个肥厚块状结节连生，长 5 ~ 12cm，直径 1 ~ 1.5cm，结节处可达 3cm，常作短叉状分枝，表面黄棕色。每个结节上有圆形茎痕，味甜或苦，甜者作黄精入药，苦者不可用，为“苦黄精”来源之一。产于陕西、甘肃、宁夏、青海、四川、云南、西藏等省区。在产区均混作黄精入药用。

3. 互卷黄精　为百合科植物互卷黄精 *Polygonatum alternicirrhosum* Hand.-Mazz. 的根茎。根茎呈连珠状。药材呈不规则块状，有短叉状分枝，直径 1.2 ~ 2.5cm。表面黄褐色，味甜。产于四川西南部，当地多数地区以之为黄精，但绵阳地区以之为玉竹。

4. 热河黄精　为百合科植物热河黄精 *Polygonatum macropodium* Turcz. 的根茎。根茎圆柱形，直径 1 ~ 2cm。由于药材性状肥如黄精但又呈均匀的圆柱状而与玉竹相似，故东北和华北部分地区的药材供销单位，有的称它为“黄精”，有的称它为“玉竹”，辽西地区则称之为“玉竹”，且有将商品称为“大玉竹”者，以与“玉竹”和“小玉竹”相区别。

【伪品及易混品】

1. 竹根七　为百合科植物竹根七 *Disporopsis fuscopicta* Hance 的根茎。根茎连珠状，粗 1 ~ 1.5cm，节间较密集，外皮色泽呈深黄色，有时带绿色。产于广东、广西、福建、江西、湖南、四川、云南、贵州等省区。华南地区有见以其根茎冒充黄精的情况。

2. 长叶竹根七 为百合科植物长叶竹根七 *Disporopsis longifolia* Craib 的根茎。与上种之区别点为叶大，长 10 ~ 27cm，花 5 ~ 10 朵簇生于叶腋，副花冠裂片肉质，不高出花药之上。其根茎亦呈连珠状，直径 1 ~ 2cm，节间亦密集，外表深黄色，时带绿色。产于广西及云南。广西南宁、钦州、龙州、宁明、天等、大新等地以之冒充黄精。

3. 窄瓣鹿药 为百合科植物窄瓣鹿药 *Smilacina paniculata* (Baker) Wang et Tang 的根茎。其植株高 30 ~ 80cm。根茎近块状，直径 7 ~ 16cm。分布于湖北、四川、贵州、云南和广西等省区。广西资源、全州等地区曾以其根茎冒充黄精应用。

【附】多花黄精果实及种子特征：浆果黑色，直径约 1cm，具 3 ~ 9 颗种子。种子半球形、扁球形或类球形，淡黄白色，有光泽，顶端具一深棕色圆形种孔，底端具一椭圆形略隆起的黄棕色基座，基座周围有黄褐色斑，长 4.43 ~ 5.74mm，宽 3.33 ~ 4.97mm，厚 2.83 ~ 4.33mm，纵剖面白色，可见棒状的胚，无明显分化，胚与种孔连接，约占纵剖面的 2/3；横剖面，中间可见点状胚。

萆薢

萆薢始载于《神农本草经》，功能分清祛浊、除风湿、利关节，常用于治疗风湿痹痛及小便淋浊等病症。从本草记载来看，古代药用萆薢的植物来源至少包括两个科的植物，一为薯蓣科的薯蓣属，另一为百合科的菝葜属。现代商品萆薢有粉萆薢、绵萆薢、红萆薢、白萆薢、土萆薢之分，品种极为复杂。同时也反映出萆薢与土茯苓、菝葜相互混用的情况，所以在使用上应严格予以澄清。

（一）粉萆薢

【**别名**】黄萆薢、黄山薯、黄生姜、黄姜。

【**来源**】薯蓣科植物粉背薯蓣 *Dioscorea colletii* HK. f. var. *hypoglauca* (Palibin) Pei et Ting 及纤细薯蓣 *Dioscorea gracillima* Miq. 的干燥根茎。

【**鉴别**】

1. 粉背薯蓣 药材呈竹节状，类圆柱形，有分枝，表面皱缩，常残留有茎枯萎疤痕及未除尽的细长须根。商品多为不规则的饮片，大小不一，厚约至 0.5mm，边缘不整齐，有的具棕黑色或灰棕色的外皮。切面黄白色或淡灰棕色，平坦，细腻，有粉性及不规则的黄色筋脉花纹（维管束）。质松脆，易折断。气微，味苦，微辛。

2. 纤细薯蓣 根茎也呈竹节状，但接近于土面。茎左旋，无毛。单叶互生，基部叶有时 3 ~ 4 片轮生；叶片卵状心形，至顶端叶片通常为长卵形，基部近于截形，边缘有时有明显的啮齿，下面常附有白色粉状物。叶干后不变黑色。可资与上种相区别。

药材呈竹节状，类圆柱形，表面皱缩，具有细密的纹理，有时具茎枯萎后残留的圆盘状疤痕，微凸起。直径约 0.5cm，质硬，不易折断。切面淡黄色，粉质，味苦。

【道地与分布】

1. 粉背薯蓣 主产于浙江、安徽、江西、湖南等省。湖北、广西等地也产。

2. 纤细薯蓣 分布于安徽、浙江、江西、福建等省，在浙江部分地区称“白萆薢”。也作“粉萆薢”入药。

两种粉萆薢的药材均以片大而薄、切面黄白者为佳。

【地区习用品】在个别地区作粉萆薢入药用的品种还有：

1. 山萆薢 为薯蓣科植物山萆薢 *Dioscorea tokoro* Makino 的干燥根茎。

草质缠绕藤本。茎下部叶片心形，至中部以上渐成三角状心形，先端渐尖成尾状，基部心形至宽心形，全缘，有时呈浅波状。雄花有梗，雄蕊 6 枚，其中 3 枚雄蕊的花药广歧式着生，另 3 枚雄蕊花药“个”字形着生。种子着生于蒴果中轴的基部，翅向顶端延伸，种翅比种子长 2 倍。根茎圆柱形，呈不规则弯曲或分枝，直径约 1cm，新鲜时淡黄色，表面着生多数须根，干燥后表面有不规则的纵长皱纹，在皱纹间又常有不明显的细裂纹、芽痕或茎痕通常隆起。新鲜时质松软，易折断；干燥后坚硬难折断。切片后，断面淡黄色，粉性，味苦。

分布于安徽、江苏、浙江、江西、福建、湖南、四川、贵州等省。在浙江部分地区以其根茎混作“粉萆薢”入药。湖北与湖南部分地区作“萆薢”入药。

2. 细柄薯蓣 为薯蓣科植物细柄薯蓣 *Dioscorea tenuipes* Franch. et Sav. 的干燥根茎。

单叶互生，叶片纸质，三角状心形，先端渐尖或尾状，全缘或微波状，光滑无毛。雄花序总状，单生很少双生；雄花有梗，雄蕊 6 枚，其中 3 枚雄蕊的花药广歧式着生，另 3 枚雄蕊花药“个”字形着生，种子着生于蒴果中轴的中部，四周有薄膜状的翅。根茎长圆柱形，少分枝，直径 0.5 ~ 1.5cm。表面浅灰黄色，有明显的环状节和节间。断面淡黄色，新鲜时具黏丝，干燥后质坚更易折断。切成薄片。断面淡黄色，味苦。

分布于安徽、浙江、江西、福建、湖南等省。在浙江部分地区混作“粉萆薢”入药。

3. 穿龙薯蓣 为薯蓣科植物穿龙薯蓣 *Dioscorea nipponica* Makino 的干燥根茎。

又称穿山龙、穿地龙、串地龙、山常山、鸡骨头。

单叶互生，掌状心脏形，边缘作不等大的三角状浅裂、中裂或深裂，顶端叶片近于全缘。雄花无梗，茎部花常 2 ~ 4 朵簇生，顶端通常单一；花被碟形，顶端 6 列；雄蕊 6 枚；雄花序穗状，常单生。种子每室 2 枚，生于每室的基部，四周有不等宽的薄膜状翅，上方呈长方形，长约 2 倍于宽。

根茎呈类圆柱形，稍弯曲，常有分枝，长 10 ~ 15cm，直径 0.3 ~ 1.5cm。新鲜品外皮黄褐色，易成片状剥离。干燥品表面黄白色或棕黄色，有不规则纵沟，并有点状根痕及偏于一侧的突起的茎痕，偶有膜状浅棕色外皮和细根。质坚硬，木质。断面平坦，白色或黄白色，散有淡棕色维管束小点。气微，味苦涩。

分布于东北、华北、西北、华东地区及河南等地。在浙江、福建部分地区以其根茎混作“粉萆薢”或“萆薢”入药。湖北恩施也称萆薢，河南部分地区称“山萆薢”。

（二）绵萆薢

【别名】棉萆薢、粉萆薢、山薯蓣、解毒草、猴骨草、三脚灵。

【来源】薯蓣科植物绵萆薢 *Dioscorea septemloba* Thunb.（*Dioscorea spongiosa* J. Q. Xi, M. Mizuno et W. L. Zhao）、福州绵萆薢 *Dioscorea futschauensis* Uline ex R. Kunth 的干燥根茎。

【鉴别】

1. 绵萆薢 饮片多为纵切或斜切的圆片，大小不等，厚 2 ~ 5mm，外皮黄棕色，较厚，周边多卷曲。切面浅黄白色，粗糙，有黄棕色点状维管束散在。质疏松，易折断。气微，味微苦。

2. 福州绵萆薢 药材呈不规则长圆柱形，长 6 ~ 16cm，直径 1 ~ 4.5cm，表面凹凸不平，黄褐色，具不规则皱缩沟纹，多瘤状突起，每突起的尖端有刺状物。全体质柔韧，具绵性，绵萆之名，即由此而来。商品多切成纵片或斜圆片，大小不等，厚约 0.3mm，外皮灰黄色较厚，周边多卷曲，切片表面浅黄白色，粗糙；有筋脉（即散在的点状维管束）。质较软，易折。气微，味微苦辛。

【道地与分布】

1. 绵萆薢 分布于浙江、江西、福建、湖南、广东、广西等省区。以浙江、江西、福建为主产地。

2. 福州绵萆薢 分布于浙江、福建、湖南、广西等省区。

两种绵萆薢的药材饮片均以切片大而匀、颜色灰白者为佳。

（三）红萆薢

红萆薢是萆薢在四川、云南、陕西等地区的习惯用药，为百合科菝葜属多种植物的干燥根茎。主要包括无刺菝葜 *Smilax mairei* Lévl.、长托菝葜 *Smilax ferox* Wall. ex Kunth、菝葜 *Smilax china* L. 等。

商品药材多切成规则的片状，切片外皮棕褐色，粗糙，带有坚硬突起的细根或根痕。切面黄色、红棕色、褐红色或微带紫色。质坚韧，有黄色的粗纤维，不易折断。气微。味微苦。

菟丝子

菟丝子始载于《神农本草经》，列为上品，《本草纲目》载于草部蔓草类，为现代中医常用药物。功能壮阳固精、补肝肾、明目，适用于肝肾不足、阳痿遗精、小便频数、耳鸣目眩、腰膝酸痛等多种病症。亦有将菟丝洗净后，用酒拌和焖润，置蒸笼内蒸 2 ~ 3 小时，待发黏时再加工制成菟饼入药者。现代研究认为，菟丝子具有增强机体免疫功能的作用。

【别名】菟丝实、龙须子、萝丝子、缠龙子、豆须子、无根藤子。

【来源】为旋花科植物菟丝子 *Cuscuta chinensis* Lam. 的干燥成熟种子。

【鉴别】药材为类圆形或卵圆形，长径约 1.5mm，短径约

1mm，表面灰棕色或灰黄色，不平，微有凹陷，在放大镜下检示，表面有细密的深色小点而形成网状皱纹，一端有淡色圆点，其中央有线形种脐。质坚实，用手捻微有涩感，破开后仁黄白色，有油性。水浸液呈棕黄色，沸水煮之种皮易破裂，露出黄白色卷须形胚。气无，味微苦涩。

【道地与分布】本种的分布极其普遍，寄生于多种草本植物上，尤其以豆科、菊科、藜科为甚。分布于吉林、辽宁、山西、河北、河南、山东、广东、四川、贵州、云南等省。

药材均以颗粒饱满、无尘土及杂质者为佳。

【地区习用品】

1. 南方菟丝子 为旋花科植物南方菟丝子 *Cuscuta australis* R. Br. 的干燥成熟种子。分布于吉林、河北、山东、甘肃、新疆、浙江、江西、湖北、台湾、广东等省区。主要寄生于大豆作物上。菊科蒿属、马鞭草科牡荆属植物上也有寄生，亦是商品菟丝子最主要来源。

山东别称豆寄生与盘死豆。浙江温州的菟丝子主要为此种。茎纤细，黄色，形态与前种菟丝子很相似。本种之特点为花萼平滑，背部无脊棱；花冠比蒴果短，果熟时仅包围住蒴果的下半部；雄蕊着生于两个花冠裂片间弯缺处，鳞片细小，2 裂，各裂片外侧复 3 丝裂，如“非”字形。蒴果呈不规则开裂。

2. 欧菟丝子 为旋花科植物欧菟丝子 *Cuscuta europaea* L. 的干燥成熟种子。

本种属于小粒菟丝子类型。其与正品菟丝子 *Cuscuta chinensis*

Lam. 的主要区别在于本品花粉红、非白色，花柱有二叉分枝，柱头呈棒块状长形而非头状，且花无梗，鳞片倒卵形，边缘细齿状或流苏状。

分布于河北、山西、甘肃、内蒙古、新疆及四川等地。亦寄生于豆科、菊科等植物上。

3. 大粒菟丝子　主要来源为红菟丝子（金灯藤）*Cuscuta japonica* Choisy 和大花菟丝子 *Cuscuta reflexa* Roxb. 的干燥成熟种子。

红菟丝子在四川别称金灯笼、无娘藤子，江苏称罗丝种子，河南称树阎王。《植物名实图考》的金灯藤即为此种。在湖北、四川、贵州等省的部分地区，习惯将本品充作菟丝子入药用。多寄生于木本植物上及多年生草本植物上。全国多有分布，尤以四川、贵州、云南、江苏、陕西等地为多。

大粒菟丝子形状与小粒菟丝子相似，亦为不规则的卵圆形颗粒，但形体较大，长径约 3mm，短 2 ~ 3mm，外表黄棕色或棕褐色，一端稍尖，以放大镜检查，可见表面有排列不整齐的短线状斑纹。质坚硬，不易破碎，剥去种皮，胚成套状，以水浸泡后成胶状。气无，味微涩。嚼之有豆腥味。

菊花

菊花为常用中药。始载于《神农本草经》，列为上品。李时珍曰："本经言菊花味苦，别录言菊花味甘，诸家以甘者为菊，苦者为苦薏，惟取甘者入药。”菊花具有散风清热、平肝明目的功能。用于风热感冒、头痛眩晕、目赤肿痛、眼目昏花等症。

【别名】白菊花、甘菊花、白菊、甘菊、滁菊花、杭菊花。

【来源】为菊科植物菊 *Dendranthema morifolium* (Ramat.) Tzvel. 的干燥头状花序。药材主要按产地和加工方法不同把商品菊花分成亳菊（白菊）、滁菊、贡菊、药菊（怀菊、川菊、祁菊）、杭菊（杭白菊、杭黄菊）、烘菊等数种。

【鉴别】

1. 亳菊 为生晒品。呈倒圆锥形或圆筒形，少数压扁呈扇形，直径 1.5 ~ 4cm。离散，总苞蝶状，总苞片 3 ~ 4 层，外层苞片长三角形，中部黄绿色或褐绿色，卵形或椭圆形，内层矩圆形。外面被柔毛，边缘膜质。花托半球形，无托片和托毛。外围舌状花数层，雌性，类白色，劲直上举，纵向皱缩，散生金黄色腺点。花基部具 1 枚苞片，匙形。管状花多数，两性，位于中央，为舌状花所隐藏，花冠微带黄色，顶端具 3 ~ 5 齿裂或裂片不明显。瘦果不发育，无冠毛。体轻，质柔润，干时质松脆。气清香，味甘、微苦。

2. 滁菊 为生晒品。呈不规则长扁圆形或扁球形。直径 1 ~ 2.5cm，总苞片外层呈条状三角形，中层长三角形，内层长卵形。舌状花白色，具不规则扭曲，内卷，边缘皱缩，有时可见淡褐色腺点，长度由外至内逐渐变短，基部无苞片。花托半圆形。管状花大多隐藏或位于头状花序中央，花冠先端 5 ~ 6 裂，雄蕊 5 枚，聚药，黄色，伸出花冠筒外 2mm。气香浓郁。

3. 贡菊　多为烘焙品。呈扁圆形或不规则球形。直径 1～2.5cm，总苞片 4～5 层，外层苞片三角状卵形，绿色，内层长卵形。舌状花白色或黄白色，斜升，上部反折，边缘稍内卷而皱缩，常无腺点，管状花两性，外露，金黄色。雌蕊短于雄蕊或等长。

4. 药菊　为生晒品。花大瓣长，多为白色至棕红色，微带紫色。花心细小，浅棕色。质松而柔软。

5. 杭菊　因加工蒸过后而呈压缩状，朵大瓣宽而疏，呈蝶形或扁球形。直径 2.5～5.5cm。常数个相连成片状。总苞片外层三角形，中层卵形，内层为基部窄的卵圆形。舌状花类白色或黄白色，平展或微折叠，彼此粘连，通常无腺点，基部无苞片。灰白色或黄白色为杭白菊；黄色或淡棕色者为杭黄菊。管状花多数，外露，均为黄色或深黄色。雌蕊与雄蕊略等长。

【道地与分布】主产于安徽、河南、浙江、山东、河北等地。以安徽产亳菊、滁菊，浙江的杭菊花，河南四大怀药的怀菊花最负盛名。药材以花朵完整、颜色新鲜者为佳。

怀菊花道地药材质量要求：呈不规则球形或扁球形，直径 1.5～2.5cm。多数为舌状花，舌状花类白色或黄色，不规则扭曲，内卷，边缘皱缩，有时可见腺点；管状花大多隐藏。

常山

常山始载于《神农本草经》，列为下品。原名“恒山”。李时珍曰：“恒亦常也，恒山乃北岳名，在今定州，常山乃郡名，亦今真定，岂此药始产于此得名。”常山为治新旧疟疾之要药。

【别名】鸡骨常山、黄常山、恒山。

【来源】为虎耳草科植物常山 *Dichroa febrifuga* Lour. 的干燥根。

【鉴别】根呈圆柱形，常弯曲扭转，或有分枝，长 9 ~ 15cm，直径 0.5 ~ 2cm。表面黄白色、黄色或棕黄色。具细纵纹，外皮菲薄易剥落，剥落处可露出淡黄色木部。枯瘦光滑如鸡骨，俗称“鸡骨常山”。质坚硬，不易折断，折断时有粉尘飞出，断面黄白色，裂片状，并有放射状菊花纹理。气微，味苦。

【道地与分布】

主产于四川、湖南、贵州等地。以四川产量最大，质量最优。

道地药材以表面光滑、断面淡黄色、质坚硬者为佳。

【地区习用品】

土常山 为虎耳草科植物中国绣球 *Hydrangea chinensis* Maxim. 的干燥根。主要分布于浙江、安徽、江西、福建等省，在产地习惯作常山入药。根呈圆柱形，弯曲扭转，常有分枝，长 10 ~ 30cm，直径 0.3 ~ 2cm。表面深黄棕色，栓皮大多脱落，木部淡黄色。质坚硬，折断时有粉尘飞出，断面黄白色，有放射状纹理，射线类白色。气微，味微苦。

蛇床子

蛇床子为常用中药。始载于《神农本草经》，列为上品。李时珍曰："其子两片合成，似莳萝子而细，亦有细棱……蛇虺喜卧于下，食其子，故有蛇床，蛇粟诸名。"蛇床子具有温肾壮阳、祛风燥湿、杀虫止痒的功能，用于湿痹腰痛，阳痿，阴痒带下。外用治疗皮肤瘙痒、外阴湿疹、妇人阴痒、阴道滴虫等症。

【别名】双肾子、野胡萝卜子、野芫荽子、野茴香子、山芫荽子、蛇娘子。

【来源】为伞形科植物蛇床 *Cnidium monnieri* (L.) Cuss. 的干燥成熟果实。

【鉴别】果实为双悬果，呈椭圆形，长 2 ~ 4mm，直径 1.2 ~ 2mm。表面灰黄色、灰褐色或黄褐色。由 2 个分果合成，顶端有 2 枚向外弯曲而叉开的花柱残基，基部常有细长果柄。分果半圆形或广椭圆形，每个分果的背面有 5 条凸起的纵棱及 4 条纵沟，均显著突起成薄翅状，全体光滑无刺状毛，两分果接合面平坦，可见 2 条棕色略突起的纵线直达基部，其中有条浅色丝状心皮柄，中央略凹陷。果皮松脆，揉搓后果皮易脱落，露出灰棕色细小种子。长椭圆形，有纵棱。气特异芳香，味微辣。嚼之有辛凉感。

【道地与分布】主产于河北、山东、江苏、浙江、广西、四川等地。

道地药材以颗粒饱满、色灰黄、香气浓郁者为佳。

【伪品及易混品种】

1. 旱芹　为伞形科植物旱芹 *Apium graveolens* L. 的干燥成熟果实。双悬果近圆形或椭圆形，由 2 个分果抱合而成。长 1 ~

1.5mm，直径 1mm。表面灰黄色或灰绿色。分果椭圆形，微弯曲呈肾形，背面有隆起的 5 条脊棱，接合面小，不平坦。果皮松脆，有细小种子 1 粒，肾形，有纵棱。手捻有浓郁的芹菜香气，味辛凉、微苦。

2. 粗糙独活 为伞形科植物粗糙独活 *Heracleum scabridum* Franch. 的干燥成熟果实。果实呈倒卵形或卵形，长 6 ~ 7mm，直径 4 ~ 5mm。表面黄褐色或淡棕色，顶端无花柱残基。分果呈倒卵形，果棱无显著突起薄翅。可见明显棒形棕色大油管，油管从顶向下延伸不及果底。果皮松脆。气微香，味微辛。

3. 鹤虱 为伞形科植物野胡萝卜 *Daucus carota* L. 的干燥成熟果实。果实呈广椭圆形，长 3 ~ 4mm，直径 1.5 ~ 2.5mm。两个分果合生。表面棕黄色、灰黄色或淡绿棕色，顶端有残留的花柱，主棱不显著。背隆起，具 4 条突起的棱翅，沿棱线密生有黄白色的钩刺，长 1.5mm。两个分果的接合面稍平坦，具三条白色脉纹，并具柔毛。体轻质韧，揉搓气香特异，味辛、微辣而后苦。

4. 窃衣 为伞形科植物小窃衣 *Torilis japonica* (Houtt.) DC. 的干燥成熟果实。果实呈长椭圆形，长 3 ~ 4mm，直径 1.5 ~ 2mm。外表棕黄色。顶端有残留的花柱，基部圆形。主棱线状稍隆起，次棱槽内散生钩毛，接合面具 3 条脉。有特异香气，味微辣而后苦。

5. 天名精 为菊科植物天名精 *Carpesium abrotanoides* L. 的干燥成熟果实。果实呈圆柱形或纺锤形，长 3 ~ 4mm，直径不到

1mm。表面黄褐色。具多数细纵棱及沟纹，先端收缩成细线形，中部扩展成灰白色圆鼓状，基部稍尖，有着生痕迹。横切面类圆形，果皮薄，种仁类白色，稍油性。气微，味微香。嚼之有黏性。

6. 东北鹤虱 为紫草科植物异刺鹤虱 *Lappula heterocantha* (Ledeb.) Gurke. 的干燥成熟种子。小尖果呈卵状三棱形，长 2 ~ 3mm，宽 1 ~ 1.5mm。顶端尖锐，基部圆形，表面密被瘤状突起，边缘有 2 列钩刺。气微，味辛、苦。

银柴胡

银柴胡在古代本草中列于柴胡项下，并未单独分条，最初所述之“银州柴胡”“银夏柴胡”等是指分布于西北地区的伞形科植物银州柴胡 *Bupleurum yinchowense* Shan et Y. Li。由于时代的变迁，现代银柴胡则为石竹科植物，为凉血退蒸、清热消疳要药，常用于虚热骨蒸和小儿疳热。在临床应用上它和柴胡有别，柴胡清轻上升，善于透表泄热，且能疏肝解郁，而银柴胡只用于凉血，专清阴分不足的虚热，既无升散透表之力，亦无疏肝解郁之功。故凡治虚劳肌热、骨蒸劳热，热从髓出及小儿五疳羸热，用之颇效。用时多与青蒿、鳖甲、地骨皮等配伍，如清骨散。

【别名】牛肚根、沙参儿、土参、白根子。

【来源】为石竹科植物银柴胡（狭叶歧繁缕）*Stellaria dichotoma* L. var. *lanceolata* Bunge 的干燥根。

【鉴别】根直长，为条状柱形，稀有分枝，头粗尾细，长

20～60cm，直径1～2.5cm，根部较粗处直径可达3cm。表面浅黄色或黄白色，有扭曲的纵皱纹及支根痕，具孔状凹陷，习称“砂眼”。从砂眼处折断有粉沙散出，并可见棕色裂隙。顶端有“珍珠盘”，颈稍细。质脆，易折断，断面不平坦，色白，有裂隙，具黄白相间的菊花心。臭微，味甘而稍苦。

【道地与分布】主产于宁夏、甘肃、陕西、内蒙古等地。

道地药材以身干条长而均匀、圆柱形、外皮棕黄色、断面黄白色者为佳。

银柴胡道地药材（栽培品）质量要求：有分枝，下部多扭曲，直径0.6～1.2cm。表面浅棕黄色或浅黄棕色，纵皱纹细腻明显，细枝根痕多呈点状凹陷。几无砂眼。根头部有多数疣状突起。折断面质地较紧密，几无裂隙，略显粉性，木部放射状纹理不甚明显。味微甜。

【伪品及易混品】

1. 霞草 为石竹科植物霞草（长蕊石头花）*Gypsophila oldhamiana* Miq.的干燥根。河南称银胡；山东、山西称银柴胡。本品在山东代银柴胡用，在河南则代商陆作利尿药。

根直，圆柱形，长约10cm，直径2～4cm。商品外皮多已除去，其未除净部分呈棕褐色，以致外表呈白色和褐色相间的花纹，且多纵皱纹。少数未加工去皮的商品则呈灰褐色或棕色，有纵皱纹，侧根痕多。质坚硬，难以折断，断面有数列异型维管束的分布。气微，味苦。

2. 条叶丝石竹 为石竹科植物窄叶丝石竹（细叶石头花）

Gypsophila licentiana Hand.-Mazz. 的干燥根。陕西、甘肃（甘谷）地区称此为黑皮银柴胡，并以此充“银柴胡”。河北、内蒙古、宁夏等地亦有分布。

根直而长，圆柱形，单条，长 15 ~ 40cm，商品往往折断成 5 ~ 8cm 的小段，直径 0.6 ~ 2.5cm，根头部留有少数芽痕及残枝，外皮灰褐色或棕褐色，具纵纹。质坚硬，折断面不平坦，断面见有 2 ~ 3 圈不规则的维管束分布，木心黄色。气微，味苦、微涩。

3. 北丝石竹　为石竹科植物草原石头花 *Gypsophila davurica* Turcz. ex Fenzl. 的干燥根。辽宁凌源称此为银柴胡。根粗大，外皮灰黑色，断面黄白色。

4. 锥花丝石竹　为石竹科植物圆锥石头花 *Gypsophila paniculata* L. 的干燥根。山西和新疆以此为银柴胡。

根呈长圆柱形，长可达 30cm 以上，直径 0.8 ~ 1.5cm，或更粗。不分枝，外皮土棕色，上半部有横长的皮孔，通体有纵皱纹。质脆易折断，断面平坦，类白色。气微，味微甘。

5. 蝇子草　为石竹科植物鹤草 *Silene fortunei* Vis. 的干燥根。《植物名实图考》名“鹤草”，又名酒线花。河北称粘苍蝇花；陕西称粘蝇草、苍蝇花、蚊子草；浙江称绿杨青，还有称野蚊子草和古绵草的。湖北长阳、甘肃华亭和武都、宁夏、陕西周至及山西部分地区均以此为银柴胡。陕西安康和湖北郧西称白柴胡。

根呈圆锥形，或稍扭曲，有分枝，长 10cm 以上，直径约 1.5cm 左右，根头部留有少数地上茎残枝及多数细小芽痕，根外表浅黄色。气微，味初甘，继有涩味感。

6. 旱麦瓶草 为石竹科植物山蚂蚱草 *Silene jenisseensis* Willd. 的干燥根。山东、山西称黄柴胡，山东又称铁柴胡、山菜根、山马踏菜；青海、内蒙古、河北及东北地区也混称银柴胡。根呈圆柱形，长 7 ~ 20cm，直径 0.8 ~ 2cm，偶有分枝；根头部较大，带 2 ~ 8 个残茎基，并有细芽痕；外表黄褐色，有细纵纹，并具侧根残痕，近根头部有细的横纹。质脆，易折断，断面不平坦，类白色，多裂隙。气微，味甘。

【附】银柴胡果实及种子特征：双悬果短圆柱形，扁平，表面粗糙，黄褐色或褐色，种子 1 ~ 5 枚；分果长椭圆形，表面黄棕色或棕褐色，光滑无毛，两端略尖，顶端残留黄棕色突起的柱基。分果有 5 条纵棱，有较多刺瘤状突起，种子一端有一弯锥状结构。

甜瓜蒂

甜瓜蒂始载于《神农本草经》，列为上品。于“干瓜子”条下，苏颂曰：“瓜蒂即甜瓜蒂也，处处有之……入药当用早青瓜蒂为良。”甜瓜蒂具有催吐、利湿、退黄疸的功能。用于癫痫痰盛、湿热黄疸、四肢浮肿、宿食停聚等症。

【别名】瓜蒂、瓜丁、香瓜蒂、苦丁香。

【来源】为葫芦科植物甜瓜 *Cucumis melo* L. 的干燥果柄。

【鉴别】

1. 不带果皮之果柄，呈弯曲并扭转长圆柱状，长 3 ~ 8cm，直径 0.2 ~ 0.4cm，连接瓜的一端稍膨大成盘状，直径约 0.8cm，灰黄色。表面具有纵向沟纹，多扭曲。有稀疏毛茸，膨大端茸毛较多，与瓜藤连接的一端较瘦小。

2. 连有果皮之果柄，形同不带果皮之果柄，所带之果皮呈圆形或近圆形，直径约 2cm，表面深黄色或棕黄色。果柄长 0.3 ~ 2.6cm，直径 0.2 ~ 0.4cm，略弯曲或扭曲，有纵向沟纹，为不规则皱缩及明显纵皱纹约 10 条，边缘常向内卷曲，体轻质韧，不易折断，断面纤维性，中空。气微，味苦。

【道地与分布】主产于江苏、浙江等地。药材以色灰黄、味苦者为佳。

猪牙皂

猪牙皂为常用中药。始载于《神农本草经》，列为下品。原名“皂荚”。李时珍曰：“皂树高大……结实有三种，一种小如猪牙，一种长而肥厚，多脂而黏，一种长而瘦薄，枯燥不黏。以多脂为佳。”猪牙皂具有祛痰开窍、散结消肿的功能。用于中风口噤、昏迷不醒、癫痫痰盛、中风牙关紧闭、喘咳痰壅、大便秘结等症。

【别名】小牙皂、牙皂、眉皂、皂角、小皂荚、小皂角。

【来源】为豆科植物皂荚 *Gleditsia sinensis* Lam. 的干燥畸形果实。

【鉴别】荚果呈圆柱形或扁圆条形，略扁而似新月形，弯曲作镰刀状，形如野猪獠牙故名“猪牙皂”。长 5 ~ 12cm，宽 5 ~ 15mm，厚 2 ~ 10mm。表面棕红色、紫棕色或紫褐色，被灰白色蜡质粉霜，擦去后有光泽，外果皮革质略光滑，并有细小的疣状突起及线状或网状裂纹。顶端有尖如鸟喙状花柱残基，基部具果柄残痕。质坚硬而脆，易折断，断面棕黄色，外果皮革质，中果皮纤维性，内果皮粉性，有淡绿色或淡棕黄色的丝状物，中间显疏松。纵向剖开可见整齐的凹窝，无种子或偶有发育不全的种子。气微，有刺激性，味微苦、辛而麻舌。粉尘闻之使人发嚏。

【道地与分布】主产于四川、山东、陕西、河南等地。以四川产“川牙皂”，质量最佳。

道地药材以个小、饱满、色紫黑、有光泽、断面淡绿色者为佳。

【附注】大皂角　为豆科植物皂荚 *Gleditsia sinensis* Lam. 的干燥成熟果实。本品与猪牙皂的植物基源相同，为正常生长成熟的皂荚果实。一般认为其与猪牙皂效用相同，但只在个别地区使用。

果实呈长扁而宽的条形或剑鞘状，稍显弯曲，长 15 ~ 40cm，宽 2 ~ 4cm，厚 0.8 ~ 1.5cm。表面不平，红褐色、紫红色或黑棕色，被灰色蜡粉，擦后有光泽。两端略尖，种子所在处隆起，基部渐狭而略弯曲，有短果柄或果柄断痕，两侧有明显的纵棱线。质坚硬，摇之有响声，破开后果皮断面显黄色或浅黄色，纤维性。内含多数扁椭圆形的种子，种子外皮黄棕色而光滑，质特硬。气特异，有强烈刺激性，味辛辣，嗅之其粉末则打喷嚏。

猫爪草

猫爪草原为河南信阳地区民间常用药。始载于《中药材手册》。现已在全国推广。猫爪草具有散结消肿的功能。用于瘰疬、淋巴结结核等症。

【别名】猫爪儿草、三散草。

【来源】为毛茛科植物猫爪草 *Ranunculus ternatus* Thunb. 的干燥块根。

【鉴别】块根呈纺锤形，常 3 ~ 5 个至 20 多个，簇生在一起成猫爪状，长 3 ~ 10mm，直径 1.5 ~ 4mm。表面淡棕色、黄褐色、灰褐色或暗棕色。久存色泽变深。顶端有黄褐色残留茎基或茎痕及叶柄基部。体表平滑或有细纵皱纹，并有点状须根痕和残留须根。质坚实，断面类白色、黄白色或淡棕色，空心或实心，粉性。气微，味淡、微辛。

【道地与分布】主产于河南、浙江、江苏等地。河南信阳、潢川、息县为道地产区。

道地药材以身干、黄褐色、质坚实饱满者为佳。

商陆

商陆始载于《神农本草经》下品，为利尿、泻水、消肿药，常用于治疗水肿、胀满、喉痹、脚气、痈肿、恶疮等病症，福建民间用治肺痈。古代的一些方书和本草中常称本品为章陆或章柳，如《本草图经》载："章柳……春生苗，高三四尺……青叶如牛舌而长，茎青赤，质柔脆，夏秋开红紫花作朵，根如萝菔而长，八九月采之"，所指之物与现时商品药材商陆相吻合。

【别名】花商陆、野胭脂、白商陆、山萝卜、见肿消、土鸡母。

【来源】为商陆科植物商陆 *Phytolacca acinosa* Roxb. 及垂序商陆（美商陆）*Phytolacca americana* L. 的干燥根。

【鉴别】

1. 商陆 干燥根横切或纵切成不规则的块片，大小不等。横切片弯曲不平，边缘皱缩，直径 2.5 ~ 6cm，厚 4 ~ 9mm，外皮灰黄色或灰棕色。切面类白色或黄白色，粗糙，具多数同心环状突起。纵切片卷曲，长 4.5 ~ 10cm，宽 1.5 ~ 3cm，表面凹凸不平。木质部成多数突起的纵条纹。质坚硬，不易折断。气微弱，味先稍甜而后微苦，久嚼之麻舌。商品商陆以本种为主。

2. 美商陆（垂序商陆） 又名美洲商陆、洋商陆、大麻菜、十蕊商陆。北京、山东、江苏、浙江、江西、湖北、云南等地均有栽培，亦有散逸为野生者。

药材性状与上种相似。根呈圆锥形，有多数分枝。表面灰棕色或灰黄色，有明显的横向皮孔及纵沟纹。商品多切成纵横不规则的块片，片长 5 ~ 7cm，宽 3 ~ 5cm，厚 0.6 ~ 1cm，边皮棕褐色，肉黄白色。横切片可见有凹凸不平的数层环状轮层（同心形成层环），是其主要特征。纵切片有显著的纵行筋脉，均带粉性，断面纤维性。无臭，味稍甜，嚼之有麻舌感。

【道地与分布】在全国大部分地区均有分布和出产，以江苏、安徽、山东等省所产者质量为好。药材以身干、片大、色黄白、有粉性、两面环纹明显者为佳。

【伪品及易混品】在市售商陆药材中，已发现有不少异物同名品存在，它们根本不是商陆科植物，是伪品，不能作商陆使用。

1. 七爪龙　为旋花科植物七爪龙 *Ipomoea digitata* L. 的干燥块根。福建漳浦药材公司有栽培品，以根作商陆出售，广西称野商陆、藤商陆或七爪龙，海南岛称栅手。原植物为多年生蔓生草本，茎带紫色，叶指状七裂，叶片直径 5 ~ 7cm，中央裂片呈倒披针形，其余裂片呈披针形，基部两侧 2 片小裂片微小，全缘，叶脉微有毛茸，叶基心形，叶柄长 3 ~ 6.5cm，花腋生。聚伞花序有花 3 至多数，花冠宽钟状，基部有一个短筒，与花萼等长或稍长，种子被黄褐色长绵毛。根型较大，呈块状，形如白薯（甘薯）。与商陆药效不同，不可作商陆用。

2. 野牡丹　为野牡丹科植物野牡丹 *Melastoma candidum* D. Don 或肖野牡丹 *Melastoma normale* D. Don 的干燥根。四川乐山地区又名朝天罐，当地药农将其根部切成斜片销往外地充商陆用。本品饮片长 3 ~ 5cm，宽 1.5 ~ 2cm，厚在 1mm 以内，多卷折。肉身黄褐色，断面外皮与中心色泽不同，纹理散乱，不凸起，质脆，体轻，无味。本品有行气、活血、清热之功，与商陆作用不同。

3. 北丝石竹（肥皂草、马尾草）　为石竹科植物草原石头花 *Gypsophila davurica* Turcz. ex Fenzl. 的干燥根。黑龙江省部分地区以本品充商陆入药用。本品根粗大，呈圆柱形，长约 20cm，直径 3 ~ 7cm，根头部留有多数残茎痕，全体上粗下细，多扭曲，栓皮黄棕色，易剥落。断面有双轮性纹理，与商陆有别。

4. 霞草（丝石竹、山银柴胡） 为石竹科植物霞草 *Gypsophila oldhamiana* Miq. 的干燥根。河南、山西、辽宁、内蒙古与湖北等地以此作商陆。湖北且称之为“黄孝商陆”意即湖北黄冈、孝感地区习用之商陆。外形与北丝石竹相似，体亦扭曲，断面有轮状异型维管束。

5. 山莨菪（章柳莨菪） 为茄科植物山莨菪 *Anisodus tanguticus* (Maxim.) Pasch 的干燥根。本品在青海当地称“章柳神”，兽医用治牛病。同商陆别名“章柳”。叶形与商陆亦有类似之处，故而相混。本品常横切或纵切为厚片，直径 5 ~ 6cm，厚 0.5 ~ 0.8cm。外皮灰黄色至灰棕色，粗糙或有波纹，片面灰黄色，皮部薄，色稍深，木质部发达，色稍浅，有年轮十余圈，轮与轮之间的距离紧密，此与商陆之同心形成层环迥然不同。商陆的同心形成层环较宽而数目少，颜色深，环与环之间的距离也较大，味苦而不甜。

6. 三分三 为茄科植物三分三 *Anisodus acutangulus* C. Y. Wu et C.Chen 的干燥根。近年来在浙江省发现，从云南调入的商陆药材中就有本品混入。药材呈圆形、卵圆形或不规则块片，直径 2 ~ 12cm，厚 0.5 ~ 2cm。外皮棕褐色或黑褐色，有皱纹，切面灰白色至微黄色，可见年轮和放射状纹理及数层同心性环纹。质坚硬，断面显颗粒状，粉性。气微，味甘，微苦麻。

7. 闭鞘姜 为姜科植物闭鞘姜 *Costus speciosus* (Koenig) Smith 的干燥根茎。别称水蕉花、樟柳头、广东商陆、白石笋、山东笋、象甘蔗等。根茎横走，块状，被短毛，嫩时如姜，但味如樟脑而不辣。商品为纵切、斜切或横切片，形状不规则，长 2 ~ 6cm，宽 1.5 ~ 2cm，厚 2 ~ 4mm。栓皮灰黄色或灰褐色，薄而平滑，有疏轮节，并有残存细根及根痕，切面灰黄色，散列众多纤维及维管束。质软不刺手，易折断。气微，味微苦。

8. 绵萆薢 为薯蓣科植物绵萆薢 *Dioscorea septemloba* Thunb. 的干燥根茎。药材多为纵向或斜切片，大小不等，边缘不整齐，厚 2 ~ 5mm，外皮灰黄色，较厚，有稀疏的根痕，周边多卷曲。切面浅黄色至浅灰棕色，可见散在的黄棕色点状维管束。质疏松较软，略呈海绵状。气微，味苦而微辛。

在河北省的部分地区曾发现以本品混充商陆。

淫羊藿

淫羊藿为常用中药。始载于《神农本草经》，列为中品。李时珍曰："生大山中。一根数茎，茎粗如线，高一、二尺。一茎三桠、一桠三叶。叶长二、三寸，如杏叶及豆藿，面光背淡，甚薄而细齿，有微刺。"淫羊藿具有补肝益肾、助阳益精、强筋骨、祛风湿的功能。用于阳痿遗精、筋骨痿软、风湿痹痛、麻木、拘挛等症。

【别名】三枝九叶草、仙灵脾、羊藿叶、心叶淫羊藿、短角淫羊藿。

【来源】为小檗科植物淫羊藿*Epimedium brevicornu* Maxim.、箭叶淫羊藿 *Epimedium sagittatum* (Sieb.et Zucc.) Maxim.、柔毛淫羊藿 *Epimedium pubescens* Maxim.、巫山淫羊藿 *Epimedium wushanense* Ying 或朝鲜淫羊藿 *Epimedium koreanum* Nakai 的干燥地上部分。

【鉴别】

1. 淫羊藿 茎细长圆柱形，长 20cm，表面黄绿色或淡黄色，基部棕黄色，具光泽。茎生叶对生，通常为二回三出复叶，小叶片卵圆形，长 3 ~ 8cm，宽 2 ~ 6cm，先端微尖或钝，边缘具黄色刺毛状锯齿。顶生小叶，基部心形，对称，两侧小叶较小，叶基部偏心形，外裂片较大，呈耳状，边缘具黄色刺毛状细锯齿，上表面绿色或黄绿色，略有光泽，下表面灰绿色，主脉 7 ~ 9 条，基部有稀疏细长柔毛，细脉两面突起，网脉明显，小叶柄长 1 ~ 5cm。叶片近革质。气微，味微苦。

2. 箭叶淫羊藿 有时带有根茎及根，茎细长圆柱形，不分枝，长 20 ~ 30cm，棕色或棕黄色，光滑，断面中空。叶茎生或基生，具长柄，一回三出复叶。小叶片箭状长卵形或卵状长椭圆形，长 4 ~ 10cm，宽 2.5 ~ 7cm，先端渐尖呈刺状，顶生小叶基部心形，两侧生小叶基部明显歪斜，深裂，显著不对称，外裂片较大，末端三角状突出成箭形或戟形，边缘具刺状锯齿。上表面黄绿色、棕绿色或灰绿色，光滑，下表面灰绿色被有白粉。叶一回三出，可见疏被短粗伏毛或近无毛。叶革质，不易破碎。无臭，味微苦而涩。

3. 柔毛淫羊藿 花茎具2枚叶片，一回三出复叶，小叶片卵圆形或卵状披针形，下表面灰色，密被白色网状绒毛，叶脉两侧密生整齐的长毛，叶柄密被绒毛状柔毛。花梗被腺毛，内轮萼片长5～7mm，先端渐尖。

4. 巫山淫羊藿 一回三出复叶基生或茎生，具长柄，小叶3枚，叶片草质，小叶片披针形或狭叶披针形，长9～23cm，宽1.8～4.5cm，先端渐尖或长渐尖，边缘具刺齿，侧生小叶的基部的裂片偏斜，内边裂片小，圆形，外边裂片大，三角形，渐尖。表面无毛，背面披柔毛或秃净。花茎具2枚对生叶。花梗疏于皮腺毛或无毛。花淡黄色。

5. 朝鲜淫羊藿 花茎具1枚叶片，茎细长圆柱形，长20～30cm，表面棕色或棕黄色。具纵棱，易折断，基部中空，中上部具白色髓心。二回三出复叶，小叶片较大，卵形或卵状心形，长4～10cm，宽3～8.5cm。先端长锐尖，叶基部心形，两侧小叶外裂片较内裂片大，边缘具棕黄色刺毛状锯齿，表面深绿色或黄绿色，光滑，有光泽，背面灰绿色或灰黄绿色，叶脉突出，疏生棕黄色柔毛，中脉上毛较密。叶片较薄，叶柄有关节，纸质。花黄白色或乳白色，花轴具关节。气微，味苦。

【道地与分布】

1. 淫羊藿主产于陕西、甘肃、宁夏、青海、山西等地。
2. 箭叶淫羊藿主产于湖北、湖南、四川、浙江等地。
3. 柔毛淫羊藿主产于四川、陕西、甘肃等地。

4. 巫山淫羊藿主产于陕西、贵州等地。

5. 朝鲜淫羊藿主产于辽宁、吉林、黑龙江等地。

道地药材以叶多、色黄绿、不碎者为佳。

【地区习用品】

大花淫羊藿 为小檗科植物大花淫羊藿 *Epimedium macranthum* Morr. et Decne 的干燥地上全草。在山东、云南等地亦作淫羊藿入药用。

【伪品及易混品】

1. 湖南淫羊藿 为小檗科植物湖南淫羊藿 *Epimedium hunanense* (Hand.-Mazz.) Hand.-Mazz. 的干燥地上部分。茎叶2枚，为三出复叶。基生叶与花茎等长，小叶3枚，叶片较大，长8～13cm，宽6～8cm，侧生小叶狭卵形，长渐尖，顶生小叶矩圆形，急尖，叶表面无毛，叶背面常被白粉，或微被柔毛。叶柄无毛。花梗疏被腺毛。

2. 粗毛淫羊藿 为小檗科植物粗毛淫羊藿 *Epimedium acuminatum* Franch. 的干燥地上部分。基生叶1～3枚，三出复叶，顶生小叶片卵形或卵状披针形，先端尖，基部对称浅心形，侧生小叶基部不对称。叶背面密被粗短伏毛。花白色。

3. 黔岭淫羊藿 为小檗科植物黔岭淫羊藿 *Epimedium leptorrhizum* Stearn 的干燥地上部分。花茎具1枚叶片，小叶3枚，狭卵形或卵形，先端长渐尖，两侧小叶基部不等。小叶柄着生处及叶背面主脉被褐色柔毛，叶背面常被白粉。花紫白色，花梗被腺毛。内轮萼片披针形，距较内轮萼片稍长。

密蒙花

密蒙花，原名蜜蒙花，到宋代以后发生了变化。《本草纲目》则记为“密蒙花”，并解释说“其花繁密，蒙茸如簇锦”。自古为眼科常用药物，功能祛风凉血、润肝明目，能消解目中赤脉，除翳障，治羞明。常用于治疗目赤肿痛、多泪羞明、青盲翳障、风弦烂眼等病症。

【别名】蒙花、黄饭花、染饭花、羊耳朵朵尖、黄花醉鱼草、绵糊条子。

【来源】为马钱科植物密蒙花 *Buddleja officinalis* Maxim. 的干燥花蕾。

【鉴别】干燥品花序大小不一，小者为聚伞花序，含花蕾数朵至十数朵不等，大者由若干个聚伞花序组成，通常呈团块状，长达 3.5cm，含花蕾多至数百朵。外观多呈暗黄色，花轴直径 2mm，多平直，绝不钩状弯曲，全部密被黄色短毛茸。

单独散在的花蕾，呈短棒状，上粗下细，长 3 ~ 7mm，直径 1.5mm，为完全花，花梗缺如；萼钟状，4 裂；花冠在蕾时管状，顶端圆，略膨大，外表全部密被黄色或灰白色短毛茸，花冠长度与萼筒的比例，随花的成熟期而有所不同，初生的花蕾，花冠外露于萼筒的部分极短；接近于成熟期的，其露出部分则往往长于萼筒，成熟的花，则花冠于萼筒的上部 4 裂，裂瓣覆瓦状排列，卵形，长 2 ~ 3mm，顶端钝圆，腹面橙黄色，花冠管部内面紫红棕色或茶棕色，金黄色毛茸较稀疏。花两性，辐射对称；雄蕊 4 枚，着生于冠管上，与花冠裂瓣相互生；子房上位，花柱单出，柱头 2 裂；子房 2 室，内含胚珠多数。本品气味微香辛。

【道地与分布】主产于湖北的恩施、巴东，四川的金堂、广汉、江油，陕西的安康、紫阳，河南的商城等地。此外，云南、陕西、甘肃、贵州等省均有分布与出产。药材以颜色灰绿、花蕾密聚、茸毛多者为佳。

【伪品及易混品】现代，在浙江、江苏、安徽、山东、福建、湖南、广西、贵州等省区销售的密蒙花除上述正品外，还有一种被称为“新蒙花”或“蒙花珠”者，其植物来源及性状与正品完全不同，在国内大部分地区亦均不作密蒙花入药用，而主要供应外贸出口，但在个别地区也常易引起混淆。

结香花（新蒙花） 为瑞香科植物结香 *Edgeworthia chrysantha* Lindl. 的干燥花蕾及花序。别名黄瑞香、打结花、三叉树梦花、雷里开、梦花珠、蒙花珠，湖北恩施称家蒙花。

干燥品，花多单独散在，但亦有数十朵一簇紧密集合而呈头状花序存在者，花序半球形，略如葵花盘状，直径 2cm 左右，下具总苞片，多至 7 ~ 8 枚，作轮状排列，披针形，长 1cm，直径 0.5cm，总花梗钩状弯曲，花序全部具黄色或浅黄色毛茸。

单独散在的花蕾，外观亦呈短棒状，直或微弯，常上宽下窄，全长 0.6 ~ 0.8cm，顶端直径 3mm，常见有瓣裂沟槽，基部较窄，直径 1mm，中部直径约 2mm，无花梗；花蕾全部密被浅黄色或灰白色有光泽的绢状长毛茸，毛茸长 1mm 左右。

花为单被花，无瓣，解剖时，可见花萼盆状，先端 4 裂，裂片开张，几圆形，顶端钝或几尖雄蕊 8 枚，成二轮排列；雌蕊 1 枚；子房在近顶处有细毛，花盘环状，有裂，子房无柄，1 室，柱头长，圆筒状。

本品质脆易折，萼筒内面略显棕色，气微香而味淡。分布于我国浙江、江西、湖北、四川、云南等省。

续断

续断，《神农本草经》列为上品，《本草纲目》载于草部隰草类，以其具有续折接骨之功，故名续断。中医常用以补肾、强筋骨、止崩漏及续折伤之用。凡因肝肾不足而致之步履艰难及风湿肢体疼痛的病症，则续断主之；且可通利血脉，治疗跌仆损伤、筋骨不利等。《证治准绳》方“续断丹”主治腰膝骨痛，《妇科大全》方“续断丸”则治崩漏经多。

【别名】川断、川续断、滋油菜、马蓟、鼓锤草、和尚头。

【来源】为川续断科（又称山萝卜科）植物川续断 *Dipsacus asperoides* C. Y. Cheng et T. M. Ai 的干燥根。

【鉴别】干燥的药材呈长圆柱形或略扁，有时稍弯曲，长 5 ~ 15cm，直径 0.5 ~ 2cm，上端较粗，向下渐细，外皮灰黑色或黄褐色，有显著的凸起纵皱与凹陷的沟纹，皮孔横裂，并有少数根痕。商品多截切成段。质软，久置后变得硬而脆，易于破折，破折面不平坦，微带角质，横断面淡褐色，圆形或扁圆形，边缘屈曲不齐，皮部褐色。其厚占木部之半，形成层略呈红棕色，木部淡褐色或灰绿色，维管束呈放射状排列，微显绿色。味甘而微辛、涩，有类似龙眼肉的气味。

【道地与分布】主产于四川、湖北、云南、贵州等省。湖南、江西、西藏等地也有分布。在湖北，续断主产于宜昌地区的长阳、资丘和恩施地区的鹤丰和巴东。

道地药材以根条粗壮、质软、断面绿褐色者为佳。

【地区习用品】续断的药用正品在历史上曾有变化，在唐宋之际续断的正品药材曾是唇形科植物，发展到现代，其疗效已显然不如川续断好。其药用历史虽然悠久，但已逐步退居为地区习用品种，常被称作“土续断”入药用，且有逐渐被川续断取代的趋势。

1. 六汗　为续断科植物深紫续断 *Dipsacus atropurpureus* C. Y. Cheng et Z. T. Yin 的干燥根。在产地四川亦作川续断入药用。其叶与川续断相似，但先端常窄而尖，花呈深紫色，但药材性状与正品川续断十分近似，难于区分。故在商品中常与正品川续断相混。

2. 糙苏　为唇形科植物糙苏 *Phlomis umbrosa* Turcz. 的干燥块根。又称苎麻续断，以其叶似苎麻而根似续断而得名。甘肃文县称此为土续断；四川称柴续断；河南、陕西称续断。块根 7 ~ 8 条集生于粗短的根茎上，块根条形，上细下粗，长 10 ~ 15cm，连接根茎部分特别细瘦，直径仅 1 ~ 2mm，近下端渐粗，膨大部分直径约 7mm，末端称尾状。外皮灰棕色。亦多纵皱，并有细侧根。质脆而硬，断面略平坦，暗肉红色或略带棕色，边缘较整齐。皮部较窄，木部宽，最中心有木心；髓线作辐射状排列，多裂隙，在与皮部交界处，以放大镜检视，可见约有4个浅色的木质部斑点。具甜味。

3. 金山续断 为唇形科植物南方糙苏*Phlomis umbrosa* Turcz. var. *australis* Hemsl. 的干燥块根。本种为前者的近缘植物，其块根也相似。在重庆南川亦习惯作续断入药用。

【附】川续断种子特征：呈四棱柱状长倒卵形，有光泽，包藏于小总苞内，仅顶端外露于小总苞外，长4.30～5.73mm，平均值4.86mm；宽1.15～1.85mm，平均值1.58mm；厚1.01～1.86mm，平均值1.59mm。黑褐色，常冠以宿存的花萼。

续随子

续随子始载于《开宝本草》。马志曰："续随子生蜀郡，处处亦有之。苗如大戟。"李时珍曰："续随与大戟、泽漆、甘遂茎叶相似，主疗亦相似，其功皆长于利水。"续随子具有逐水消肿、破血散瘀的功能。用于水肿胀满、痰饮积滞、二便不通、经闭癥瘕等症。

【别名】千金子、千两金、拒冬。

【来源】为大戟科植物续随子*Euphorbia lathyris* L. 的干燥成熟种子。

【鉴别】种子呈椭圆形或倒卵圆形，长5～6mm，直径3～4mm。表面灰棕色或灰褐色，有不规则网状皱纹，皱纹的凸起部分深棕色，凹陷部分灰黑色，形成暗褐色细斑点状。顶端有圆形微突起的合点，一侧具一纵沟纹（种脊），在种脊处有1条灰白色线形种脐，呈斜切面状，长约1mm，基部有类白色突起的种阜，大都已脱落，留有圆形疤痕。种皮薄，质坚脆，内表面灰白色，有光泽。种仁黄白色，胚乳丰富，富有油性。胚直，细小。气微，味辛。

【道地与分布】主产于河南、浙江、四川等地。药材是以粒饱满、油性足者为佳。

绵马贯众

绵马贯众又称贯众，为中医临床常用药，始载于《神农本草经》，列为下品，《本草纲目》列入草部山草类。传统多用作杀虫药，而现代研究发现贯众具有明显的抗流感病毒的作用，故在临床应用得十分广泛。但由于各地用药习惯不同，其植物来源十分复杂，各地都有其习惯品种。为此，《中国药典》从2005年版起只收载了绵马贯众一种，其原植物是鳞毛蕨科植物粗茎鳞毛蕨，但目前在各地药材市场上仍可见到多种贯众，需注意加以鉴别。

【别名】东北贯众、野鸡膀子、牛毛广。

【来源】为鳞毛蕨科植物粗茎鳞毛蕨 *Dryopteris crassirhizoma* Nakai 的带叶柄的干燥根茎。

【鉴别】本品呈粗壮圆柱状，中间稍弯曲，上端钝圆或截形，下端稍尖，有的纵剖成两瓣。长10～20cm，直径5～8cm。

表面黄棕色至黑棕色，密生排列紧密的叶柄基及鳞片，并有弯曲的细须根。叶柄基呈扁圆柱形，稍弯曲，质硬，折断面棕色，有5～7个黄白色、横长的点状维管束，呈环状排列，内面1对分体中柱稍大。每一叶柄基部外侧常有3条须根。鳞片呈条状披针形，全缘，常脱落。剥去叶柄基可见根茎，质坚硬，断面深绿色至棕色，有黄白色长圆形5～13个点状维管束。有特异气味，味初淡而微涩，后渐苦辛。

【道地与分布】主产于黑龙江、辽宁、吉林、内蒙古、河北等地。

道地药材以个大、整齐、须根少者为佳。

【地区习用品】

1. 峨眉蕨贯众 为蹄盖蕨科植物峨眉蕨 *Lunathyrium acrostichoides* (Sw.) Ching 的干燥根茎。药材呈长卵圆形，上端钝圆，下端较尖。长10～16cm，直径6～10cm，黑褐色。叶柄残基上部较宽而扁，向下渐细，两侧边缘具有明显的刺状突起，基部较窄常呈菱方形。质硬而脆，易折断，断面平坦，维管束2条，呈“八”字形排列。维管束中间，常有1个暗色点或已成空洞。叶柄基部外侧生有1条或3条须根，常压扁，有分支。气微而特异，味涩或苦、辛。

主产于北京、河南、甘肃等地。

2. 荚果蕨贯众 为球子蕨科植物荚果蕨 *Matteuccia struthiopteris* (L.) Todaro 的干燥根茎。药材呈倒卵形或长卵圆形，上部钝圆，下部稍尖，稍弯曲，常有呈尖嘴状突出的根茎。全体长 10～16cm，直径 4～7cm，棕褐色。周围密被叶柄残基及须根和少量鳞片。叶柄残基上部扁平，向下渐窄，背部隆起，中央有一条明显的纵棱脊，近上端可见呈“V”形或“M”形的突起皱纹。质硬而脆，易折断，断面略平坦，有维管束 2 条，呈“八”字形排列。叶柄基部生出 1～3 条弯曲的须根，多分支，有时具棕色绒毛。气微而特异，味涩。

主产于吉林、河北、河南、北京、陕西等地。

3. 紫萁贯众 为紫萁科植物紫萁 *Osmunda japonica* Thunb. 的干燥根茎。又名：薇贯众。药材呈圆锥状或三角圆锥状，稍弯曲，顶端有时分支。长 10～20cm，直径 4～8cm，表面棕褐色，密被斜生的叶柄残基及须根，无鳞片。叶柄残基呈扁圆柱形，边缘钝圆，具耳状托叶翅，但翅易剥落，多已不存或呈撕裂状。质硬，折断面呈新月形或扁圆形，多中空，可见“U”形维管束，托叶翅的厚壁组织连成一片，断面呈一条黑线。叶柄基部生出弯曲的须根，常压扁，多分支。气微弱而特异，味淡微涩。

主产于华中、华东地区。

4. 桂皮紫萁 为紫萁科植物桂皮紫萁 *Osmunda cinnamomea* L. var. *asiatica* Fern. 带叶柄的干燥根茎。药材与紫萁相似，但整体红棕色，叶柄基断面中央具 3 个明显黑点。

主产于华中、华东等地。

5. 华南紫萁 为紫萁科植物华南紫萁 *Osmunda vachellii* Hook. 的干燥根茎。本品药材较粗大，略呈倒圆锥形，下部稍弯曲。长 25～40cm，直径 7～14cm。根茎细长，近于直立。叶柄基的横断面无大的棕黑点。气微弱而特异，味苦涩。

主产于华南地区。

6. 乌毛蕨贯众 为乌毛蕨科植物乌毛蕨 *Blechnum orientale* L. 的干燥根茎。又名龙船蕨、赤蕨头。药材呈圆柱状或棱柱形，上端稍大。长 10 ~ 20cm，直径 5 ~ 6cm，呈棕褐色或黑褐色。根茎直立，粗壮，密被有空洞的叶柄残基及须根和鳞片。叶柄残基扁圆柱形，表面被黑褐色伏生的鳞片，脱落处呈小突起，粗糙。质坚硬，横断面中央多呈空洞状，皮部薄，有十数个点状维管束，排成环状，内面的两个稍大。叶柄基部较粗，外侧有一瘤状突起，簇生十余条须根。气微弱而特异，味微涩。

主产于湖南、广东、广西等地。

7. 苏铁蕨贯众 为乌毛蕨科植物苏铁蕨 *Brainea insignis* (Hook.) J. Sm. 的干燥根茎。药材呈圆柱形，有时稍弯曲，多已纵切成两半或横切、斜切成厚片。根茎粗壮，直径 3 ~ 5cm，密被极短的叶柄残基及须根和少量鳞片，或叶柄残基全被削除。质坚硬，横切面圆形，灰棕色至红棕色，密布黑色小点。边缘呈不规则圆齿形，外皮黑褐色，皮层散布多数黄色点状维管束，中柱维管束十数个，多呈“U”字形、“V”字形或短线形，排成 1 个圆圈，形成花纹。叶柄基部切面近圆形，直径 5 ~ 8mm，密布小黑点，成环。鳞片呈棕黄色毛茸状，松软。气微弱，味涩。

主产于广东、广西。

8. 狗脊蕨贯众 为乌毛蕨植物狗脊蕨 *Woodwardia japonica* (L. f.) Sm. 的干燥根茎。又名大叶贯众。药材呈长圆柱形或削成四方柱形，挺直或稍弯曲，下端较尖。长 6 ~ 26cm，直径 2 ~ 7cm，红棕色至黑褐色。粗壮的根茎密被粗短的叶柄残基及须根和鳞片。叶柄残基半圆柱形，镰刀状弯曲，质坚硬，折断面可见维管束 2 ~ 4 个，内面的 1 对大，呈“八”字形排列。叶柄基部常生出 1 条弯曲的须根。鳞片靠近顶端较多，棕红色，片状，全缘。气微弱，味微苦涩。

主产于浙江、湖南、四川等地。

9. 单芽狗脊蕨贯众 为乌毛蕨科植物单芽狗脊蕨 *Woodwardia unigemmata* (Makino) Nakai 带叶柄的干燥根茎。药材略呈长圆柱形或类方柱状，挺直或稍弯曲，上端较钝，下端较尖，长 6 ~ 30cm，直径 2 ~ 7cm，红棕色至黑褐色。根茎粗壮，密被短粗的叶柄基、鳞片及须根。鳞片棕红色，膜质，披针形。叶柄基近半圆形，稍弯曲，背面呈螺旋状排列，腹面呈短柱状密集排列，质坚硬，断面半圆形，有 5 ~ 8 个分体中柱。

主产于华东、华中地区。

10. 贯众 为鳞毛蕨科植物贯众 *Cyrtomium fortunei* J. Sm. 带叶柄的干燥根茎。又名小贯众。药材略呈倒卵形，多弯曲。长 3 ~ 9cm，直径 3 ~ 5cm。表面棕褐色，密被较长的叶柄基、弯曲须根以及红棕色的鳞片，鳞片边缘呈毛状。叶柄基呈扁圆柱形，内面平坦，背面隆起。质坚硬，折断面可见黄白色分体中柱 3 ~ 5 个。气特异，味涩、微淡。

主产于云南、贵州、四川。

11. 布朗耳蕨 为鳞毛蕨科植物布朗耳蕨 *Polystichum braunii*

(Spenn.) Fee 带叶柄的干燥根茎。又名棕鳞耳蕨。药材略呈倒卵形，稍弯曲。长 6～8cm，宽 4～6cm。表面棕褐色，密被叶柄基、弯曲须根及淡棕色的鳞片，鳞片仅存在于顶部，叶柄基呈扁圆柱形，内面平坦，背面隆起。质坚硬，断面略呈半圆形，中部明显疏松，可见黄白色分体中柱 2～3 个。气微，味略涩。

主产于东北、华北地区。

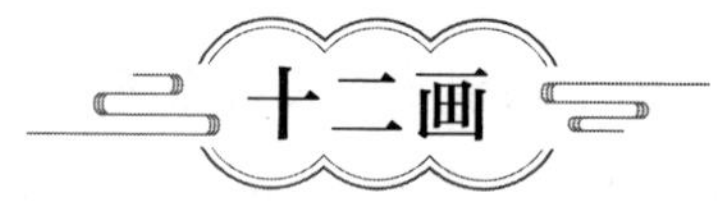

十二画

琥珀

琥珀始载于《名医别录》，列为上品。历代本草多有收载。李时珍云："虎死则精魂入地，化为石。此物状似之，故谓之虎魄。"用于宁心安神，通淋化瘀。

【别名】虎魄、江珠、琥魄、兽魄、物象珀、阿湿摩揭婆。

【来源】为古代松科属植物的树脂，埋藏地下经年久转化而成。从地下挖出者称"琥珀"，从煤中选出者称"煤珀"。

【鉴别】

1. 琥珀 为不规则半透明块状、颗粒状或多角形。表面棕黄色、血红色及黑棕色，血红色者习称"血珀"。质硬而脆，易碎。断面有光泽。硬度 2 ~ 2.5，比重 1.05 ~ 1.09。无臭，味淡，嚼之无砂粒感。

2. 煤珀 为不规则多角形块状，颗粒状。表面淡黄色、红褐色或黑褐色，有光泽。质硬不易碎。断面有玻璃样光泽。

【道地与分布】主产于云南腾冲，河南南阳、西峡，广西平南、贵港，辽宁抚顺等地。药材是以色红、质脆、断面光亮之琥珀或色黄棕、断面有玻璃样光泽之煤珀为佳。

【伪品及易混品】

云南琥珀 为橄榄属植物的树脂，产于云南的思茅、西双版纳等地。其性状，外形呈不规则的块状或颗粒，大小不等，较之正品琥珀为小、为碎，色泽暗淡，透明度较差，质地松糟，与正品有明显的差异。

款冬花

款冬花，因其至冬而开花，故以得名。款冬花始载于《神农本草经》上品，为中医临床常用药物，功能润肺下气、止咳化痰。常用于治疗新久咳嗽、喘咳痰多、痨嗽咳血等病症。其原植物为多年生草本，喜生于山阴和溪间边潮湿处，栽培与野生均有。一般常在冬季花尚未出土时采挖后晾干入药。

【别名】款冬、冬花、九九花。

【来源】为菊科植物款冬 *Tussilago farfara* L. 的干燥花蕾。

【鉴别】药材呈长圆棒状。单生或 2 ~ 3 个基部连生，俗称“连三朵”，有时可达 5 朵。一般长 1 ~ 3cm，直径 0.5 ~ 1cm，色泽鲜艳而呈紫红棕色或粉紫棕色，上端较粗大，丰满而充实，向下渐细或带有短的花序梗，形似初生的春笋。外面被有多数鱼鳞状苞片，错综环抱，下部苞片呈钝三角形，中部者呈宽卵形，上部者呈卵圆形，苞片外表紫红色或淡红色，内表面密被白色絮状茸毛。下部花序梗为浅紫色或淡黄绿色，梗上有节痕，质地坚硬。剥净苞片，其内为多数、细小、黄色的舌状花及管状花。气香，味微苦而辛，嚼之有棉絮感。

【道地与分布】生于河边沙地或栽培。分布于华北、西北地区及河南、湖北、四川、西藏等地。

药材以朵大、色紫红、花序梗短者为佳。木质老梗及已开花者不可供药用。

河北款冬花道地药材个大、肥壮、色紫红、无花梗。

【地区习用品】

蜂斗菜 为菊科植物蜂斗菜 *Petasites japonicus* (Sieb. et Zucc.) Maxim. 的干燥花蕾。在陕西、甘肃、青海等西北地区常以本品作款冬花入药用。别称蛇头草、水钟流头等。

为多年生草本。叶基生，亦具有多肉的长柄，叶片阔大，为肾圆形，宽 5～30cm，边缘有不整齐的齿牙缘，叶初生时，上面有短毛，下面有密生的蛛丝毛。初春，从地下茎抽出花穗，外被大鳞状苞片，逐渐伸长，高达 5～45cm，顶端生多数头状花，作伞房状排列。花为雌雄异株，雌花白色，雄花黄色或紫色，都有冠毛。

此外，在陕西太白山地区还以同属植物毛裂蜂斗菜 *Petasites tricholobws* Franch. 的干燥花蕾作款冬花入药用。

葛花

葛花始载于《名医别录》。李时珍曰："葛有野生，有家种……其花成穗，叠叠相缀，红紫色。"葛花具有解酒毒、醒胃止渴的功能。用于酒后烦渴、头痛、呕吐等症。

【别名】甘葛花、野葛花、粉葛花。

【**来源**】为豆科植物葛 *Pueraria lobata* (Willd.) Ohwi. 或甘葛藤 *Pueraria thomsonii* Benth. 的干燥花蕾。

【**鉴别**】

1. 野葛花　花蕾呈扁长圆形或略扁肾形。上面 2 齿合生长 8 ~ 10mm，下面裂片最长 1 片可达 15mm，其他 2 片长 5 ~ 7mm。开放后花皱缩，花萼灰绿色或灰黄色，萼齿与萼筒等长，内外均有灰白色毛。花冠蓝色或蓝紫色，久贮呈灰黄色。旗瓣近圆形或长圆形，先端缺刻深 0.5 ~ 1.0mm，翼瓣窄三角形，基部附属体侧甚小或缺口，弦侧附属体明显长大于宽。体轻。气微，味淡。

2. 粉葛花　花蕾呈不规则的扁长圆形或三角形。上面 2 齿合生长 12 ~ 15mm，下面裂片最长 1 片可达 20mm。开放的花皱缩，花萼黄绿色或灰绿色，萼齿明显长于萼筒，内外均有灰白色毛。花冠紫色或灰紫色，久贮呈黄白色或深黄色。旗瓣近圆形或长圆形，先端楔形切入，深 1 ~ 1.9mm，翼瓣长椭圆形，基部两侧附属体呈不对称的耳状突起，弦侧基部附属体不明显。体轻。气微，味淡。

【**道地与分布**】

1. 野葛花　主产于湖南、河南、浙江、安徽、广东、广西等地。

2. 粉葛花　主产于广东、广西、云南等地。

药材是以花朵大、未开放、淡紫色、无梗叶杂质者为佳。

【**伪品及易混品**】

紫藤花　为豆科植物紫藤 *Wisteria sinensis* (Sims) Sweet 的干

燥花蕾。花蕾呈不规则扁长圆形，长 0.7 ~ 1.5cm，宽 0.3 ~ 0.8cm。萼片 5 齿裂，密生细毛，花冠蝶形，蓝紫色，花瓣近圆形，旗瓣较大，外翻，翼瓣基部有耳，龙骨瓣钝，镰状，二体雄蕊，花柱内弯，柱头顶生。

葛根

葛，《神农本草经》列为上品，《本草纲目》载入草部蔓草类，根与花均供药用。其根称葛根，又名粉葛草，有升阳发表、生津止渴之功。《伤寒论》“葛根汤”，就是以葛根与麻黄、桂枝、芍药、甘草、生姜、大枣等配伍，可以发表解肌，用于表证而项背强直之证；以葛根与升麻配伍，则组成“升麻葛根汤”，用于升阳发表，以透发痘疹；单用葛根一味，对热病表证口渴有效。近年在临床应用方面有所发展，由葛根提制的葛根黄酮片应用于冠心病心绞痛和早期突发性耳聋均有效，葛根煎剂或提取物都有轻度的降压作用。

【别名】野葛、葛藤、葛麻藤。

【来源】为豆科植物葛 *Pueraria lobata* (Willd.) Ohwi 的干燥根。

【鉴别】一般于春秋二季采根入药。新鲜品为长圆柱形或弯曲不直，中间粗，两端稍细，带有侧根，外表灰黄色。由于根太粗大，不易干燥，故产地多趁鲜加工切片，晒干或烘干。商品为纵切片或斜切片，板状，有时为横切片，长 5 ~ 35cm，直径 4 ~ 14cm，厚 0.5 ~ 1cm，类白色或淡棕色，偶见附有残存的棕色栓皮，并可见明显的横长皮孔，切面粗糙，纤维性极强（横切面见筋脉环纹，为由纤维所形成的同心性环层；纵切面有数条明显的筋脉，亦为纤维所在，而与粉质部分相间排列）。顺折易断，富粉性。气微，味甘。

【道地与分布】全国各地广有分布和出产。药材以块大、颜色白、质坚实、粉性足、纤维少者为佳。

【伪品及易混品】

1. 云南葛藤　为云南葛藤（苦葛藤）*Pueraria peduncularia* (Grah. ex Benth.) Benth. 的干燥根。别称苦葛根。西昌称苦葛藤。广西与西藏地区混作葛根入药。根黑色。商品多纵切成长条状或短条状，有的稍扭曲，大小不等。表面淡黄色，粗糙，纤维性强，似毛状。外皮灰褐色，具纵皱沟，外皮脱落后显纤维状。横切面有数条紫色的环带。质硬，粉性差，具特异气味，味微苦，有毒。与粉葛根极易区别。

2. 天花粉　为葫芦科植物栝楼 *Trichosanthes kirilowii* Maxim. 的干燥根。即以天花粉的次品充粉葛根入药，其粉性仍较葛根为强，断面纤维性差，味微苦，可资区别。

葶苈子

葶苈子始载于《神农本草经》，为中医临床常用药物。具有下气行水、泻肺除痰、止咳定喘的功效，常用于治疗肺壅喘急、痰饮咳嗽、水肿胀满、胸胁胀痛等病症。自古以来，葶苈子入药品种就十分复杂，且从宋代以后又有苦、甜之分，一直延续至今。

【别名】独行菜、羊辣罐、辣辣根、拉拉罐、辣辣菜、北葶苈子。

【来源】为十字花科植物独行菜 *Lepidium apetalum* Willd. 与播娘蒿 *Descurainia sophia* (L.) Webb ex Prantl 的种子。

【鉴别】

1. 葶苈（苦葶苈） 种子略呈扁瓜子形，长 1～1.5cm，宽 0.5～1mm，深棕黄色，一端钝圆，另一端渐尖而微凹，外表有多数细微颗粒状小突起，形成疣点样网状纹理并有纵沟 2 条，其中一条较明显，此纵沟系由子叶和胚根的间隙所形成。种皮薄，无胚乳，两片子叶肥厚横叠，背倚胚根。气弱，味苦辣，具黏性。湿水后外表形成一层透明的黏液层，厚约为种子宽度 1/2 以上。药材中往往多有裂成半瓣的短角果夹杂物，有助于品种的鉴别。

2. 播娘蒿（甜葶苈） 山东称麦蒿、甜葶苈；江苏称眉毛蒿、米米蒿；河南称密密蒿；福建称婆婆蒿。商品有称之为“南葶苈子”者。

果实具果柄，长角果长 2.5～3cm，宽约 1mm，无毛，中间隔以白色半透明假隔膜，每室沿边着生种子 1 列，成熟时自果柄外背腹均裂开。种子长圆形而稍扁，长 0.8～2mm，宽 0.5mm，一端钝圆，它端平截或微凹入，种脐位于凹入之部，表面黄棕色，具细密网纹及纵沟两条，胚根背倚，两片叶子重叠。味微辛。湿水后周围一层透明状黏液薄层，厚及种子宽度的1/4～1/5。药材中往往夹杂细叶的碎片和长角果果瓣的破碎物，有助于品种鉴定。

【道地与分布】

1. 葶苈（苦葶苈） 主产于华北、东北、西北地区，西南地区亦有分布与出产。

2. 播娘蒿（甜葶苈） 华东地区使用的葶苈子主要为本种，另外，吉林、河北、北京、山西、河南、陕西、甘肃、湖北、广东、贵州等地也广为使用。因此，本种为全国商品葶苈使用最为广泛的一种。

两种葶苈子药材均以颗粒充实、大小均匀、浅棕色、无杂质泥土者为佳。

【地区习用品】

1. 琴叶葶苈 为十字花科植物琴叶葶苈（拟）*Lepidium virginicum* L. 的种子。过去文献称北美独行菜或琴叶独行菜。东北亦称辣辣根，又称星星菜；辽宁称其子为味葶苈；《山西中药志》称之为苦葶苈子。商品中常与前种混合在一起作葶苈子用。

种子形状、大小与前者相似，为扁半圆形，长约1.6mm，宽约1mm，先端圆，基部略尖并有小凹陷。本种最大的特点是种子边缘具窄翅，可与前者相区别。表面黄褐色，具网状疣点纹理及浅槽1条，胚根背倚，两片子叶直叠。气味同前种。种子湿水后，亦具黏液层，厚度与上同，于显微镜下观察，种子的表皮细胞较上种者为小。

原产北美，我国东北、华北等地亦均有分布。辽宁、吉林、山东、河北等省销售的葶苈子即有此种，商品通常与前种混杂一起销售，仍以前种数量为多。

2. 宽叶葶苈 为十字花科植物宽叶葶苈（拟）*Lepidium latifolium* L. var. *affine* C. A. Mey. 的种子。

过去称叶宽独行菜、光果宽叶独行菜。别称羊辣、大辣辣。青海、甘肃葶苈子有为此种。其主要特征为叶片长椭圆形，较同属他种植物为宽，一般长 6 ~ 8cm，宽 3 ~ 5cm，全缘或有齿牙。无毛。花小，直径 1mm，花瓣白色。短角果宽卵形或近圆形，长 1.5 ~ 3mm，基部圆钝，先端全圆，有极短花柱，无翅并无毛。种子椭圆形或倒卵形，长约 0.8mm，宽约 0.4mm，顶端圆，基部略尖，具不明显的小凹窠。表面黄褐，有微细的网点状纹理及纵浅槽一条。胚根背倚，2 片子叶横叠，湿水后无黏液层。

3. 柱腺葶苈 为十字花科植物柱腺葶苈（拟）*Lepidium ruderale* L. 的种子。过去称柱腺独行菜、柱毛独行菜或野独行菜，又称鸡积菜。宁夏别称小辣辣。

其主要特征在于基生叶二次羽状全裂或深裂；植株被圆柱形的腺毛。萼片为窄卵状披针形，无花瓣。种子呈卵圆形，长 1.2 ~ 2.2mm，宽 1 ~ 1.5mm，表面黄棕色、棕色或棕黄色，一端钝圆，另一端扁平稍尖，微有凹陷，种脊于种子的一侧隆起，胚根背倚。味微辛。湿水后黏液层极薄。

本种分布很广。东北、甘肃、宁夏、新疆、河南、四川、贵州等地均有产。少数地区以此为葶苈子。

4. 蔊菜子 为十字花科植物蔊菜 *Rorippa indica* (L.) Hiern 的种子。上海称江剪刀草；江苏称香荠菜；浙江称野油菜；四川称干油菜、天菜子；广东称塘葛菜。

种子类扁圆形，黄棕色，直径约 0.6mm，基部有小凹陷，表面暗褐色，有细微网状疣点，纹理及浅纵槽 1 条，胚根背倚，2 片叶子直叠。湿水后无黏液层。药材辛辣味颇强。

分布于山东、河南、陕西、甘肃、江苏、浙江、江西、河南、福建、台湾、广东、四川、云南等省。上海郊区、江西和安徽有以本品种子作葶苈用。

5. 无瓣蔊菜子 为十字花科植物无瓣蔊菜 *Rorippa dubia* (Pers.) Hara 的种子。亦称桂竹香糖芥、浅波缘糖芥，其中子为糖芥子。北京房山、内蒙古与山西称之为葶苈子，山东作苦葶苈用。种子椭圆形，略呈三棱状，长约 0.8mm，宽约 0.4mm，顶端圆或平截，基部略尖或微凹，有白色短小种柄，表面黄褐色，具微细的网状疣点样纹理及两条纵浅槽，胚根背倚，2 片子叶横叠，湿水后无黏液层。

本种除华南地区外，分布几遍全国各省区。

6. 金堂葶苈 为十字花科植物芝麻菜 *Eruca sativa* Mill. 的种子。四川西部将本品的种子习惯作“金堂葶苈”使用达近百年，产于金堂、梓潼、武胜、简阳、仁寿、南充、广元、绵竹等县。别名香油菜、臭萝卜子、苦葶苈。

种子近球形、卵形或扁圆形，直径 1 ~ 1.5mm。为商品中大型葶苈子之一。外表黄棕色或棕褐色，光滑或具不明显颗粒状突起，一端圆形，另一端稍尖而微凹入，侧面有一条微隆起的种脊。味微苦辛辣。湿水后，黏液层薄，约为种子宽度的1/10以下。

本种分布于内蒙古、河北、陕西、甘肃、青海、新疆、四川等地。仅四川金堂一带作葶苈子用。

7. 菥蓂子 为十字花科植物菥蓂 *Thlaspi arvense* L. 的种子。《滇南本草》称此为甜葶苈子，《玉龙本草标本图影》的葶苈即为此种。但在洱源称苦葶苈，也有称土葶苈的。江苏称其草为瓜子草、臭龟草、败酱草，《救荒本草》称遏蓝菜。

种子倒卵形或宽卵形而扁，形如瓜子，故江苏有瓜子草之名。长2～2.2mm，宽1～1.3mm。为商品葶苈子中最大者。表面紫黑色或黑色，一端钝圆，另一端略尖而微凹入，有的可见白色种柄，种皮全体具马蹄形突起层纹（俗称斗纹）7条左右，为本品之特征。胚根背倚，2片子叶直叠，湿水后无黏液层，药材具辛辣味。

萱草

萱草始载于《嘉祐本草》。《救荒本草》记载："萱草花俗名川草花，人家园圃中多种，其叶就地丛生，两边分垂，叶似菖蒲叶而柔弱，又似粉条儿菜叶而肥大，叶间撺葶，开金黄花。"萱草根具有利尿消肿、清热凉血的功能。常用于浮肿、小便不利、淋浊、便血、乳痈肿痛等症。

【别名】黄花菜根、萱草根、金针菜根。

【来源】为百合科植物萱草（大萱草）*Hemerocallis fulva* (L.) L.、金针菜（黄花菜）*Hemerocallis citrina* Baroni 或小萱草 *Hemerocallis minor* Mill. 的干燥根及根茎。

【鉴别】

1. 萱草根（大萱草根） 根茎呈短圆柱形，长 1 ~ 1.5cm，直径约 1cm。根簇生，多数已折断，有的顶端留有叶残基，完整的根长 5 ~ 15cm，上部直径 3 ~ 4mm，中下部膨大成纺锤形块根，直径 0.5 ~ 1cm，多瘦瘪抽皱，有许多纵皱纹及少数横纹，表面灰黄色或灰棕色。体轻，质松软，稍有韧性，不易折断。断面灰棕色或暗棕色，有多数放射状裂隙。气微香，味淡稍甜。

2. 金针菜根（黄花菜根） 根茎呈类圆柱形，长 1 ~ 4cm，直径 1 ~ 1.5cm。根多数，长 5 ~ 20cm，直径 3 ~ 4mm，有的根中下部稍膨大成棍棒状或略呈纺锤状。

3. 小萱草根 根茎较前 2 种短，根较细而多，长 5 ~ 15cm，直径 2 ~ 3mm，末端尖细。表面灰棕色、灰黄色或灰黄棕色，具有细密横纹。偶见末端膨大呈纺锤状小块根，具有韧性，难折断，断面灰白色。

【道地与分布】

1. 大萱草根主产于湖南、福建、江西、浙江等地。

2. 黄花菜根主产于江苏、浙江、山东、安徽等地。

3. 小萱草根主产于黑龙江、辽宁、吉林、内蒙古等地。

三种药材均以条粗大、饱满、表面灰黄色者为佳。

【伪品及易混品】

伪萱草根 为百合科植物南玉带 *Asparagus oligoclonos* Maxim. 的干燥根及根茎。根形如马尾，细长，丛生于根茎上，长 3 ~ 5cm。表面灰黄色，横皱纹极少，较平滑，外皮不易剥落。质柔韧，难折断。断面皮部白色，木部淡黄色。气微，味苦涩。

棕榈

棕榈原名“椶榈皮”，又称棕板，始载于《嘉祐本草》。具有收敛、止血的功能。用于吐血、衄血、尿血、便血等症。

【别名】棕骨、棕树、棕衣树、山棕。

【来源】为棕榈科植物棕榈 *Trachycarpus fortunei* (Hook. f.) H. Wendl. 的干燥叶柄及鞘片。

【鉴别】叶柄呈长条形板状。新叶柄直立，老叶柄常下垂，长 1 ~ 1.2m，直径 2 ~ 3cm。一端较窄而厚，另端较宽而稍薄。大小不等。表面红棕色，粗糙，有纵直皱纹，一面有明显的凸出，成三角形，两侧着生多数棕色绒毛，有时毛已脱落，可见纵向的纹理。基部具褐色纤维状叶鞘。质坚硬而韧，不易折断，横切面近三角形，边缘有小齿，断面纤维状。气微，味淡。

【道地与分布】主产于湖南、四川、广东、广西、福建等地。

道地药材以片大、质厚、棕红色者为佳。

棕榈子

棕榈子始载于《嘉祐本草》。李时珍曰："三月于木端茎中出数黄苞，苞中有细子成列，乃花之孕也，状如鱼腹。孕子谓之棕鱼。亦曰棕笋。渐长出苞，则成花穗，黄白色。结实累累，大如豆，生黄熟黑，甚坚实。"棕榈子具有收敛止血的功能。用于子宫出血、带下、吐衄、便血、痢疾、腹泻等症。

【别名】棕树果、棕榈果。

【来源】为棕榈科植物棕榈 *Trachycarpus fortunei* (Hook. f.) H. Wendl. 的干燥成熟果实。

【鉴别】果实呈肾形或近球形，长 8 ~ 10mm，宽 6 ~ 8mm。表面灰褐色或黑色。面被蜡粉，成熟后易剥落。表皮密具抽皱的网纹，一面隆起，凹面有沟，有时凹陷处存有果柄与宿萼。果皮薄，膜质，内部较平滑。未成熟者干后常皱缩。内含棕黑色或黑褐色肾形种子 1 枚，种子极坚硬，难粉碎，切面乳白色，角质。气微，味涩而微甜。

【道地与分布】主产于江苏、安徽、广东、广西、湖南等地，以江苏产量最大。

道地药材以果皮光滑、棕黑色者为佳。

紫苏子

紫苏子又名苏子，《证类本草》的荏子是白苏子，现时商品苏子亦确以紫苏子为主，凡处方“苏子”不标明“紫”“白”者，中药店配方均一律给付紫苏子，标明白苏子，才给付荏子。但广东、河南、贵州、贵阳及河北个别地区以白苏子为苏子。苏子又有野生和家种之分，商品中野生者为佳，因表面色黄黑而粒细，故又称黑苏子，以与白苏子相区别。功能下气开郁、祛痰定喘，常用于治疗痰饮咳嗽、咳逆上气等病症。

【别名】小苏子、黑苏子、赤苏子、铁苏子、青苏子。

【来源】为唇形科植物紫苏 *Perilla frutescens* (L.) Britt. 的干燥成熟果实。

【鉴别】果实呈卵形或类球形，直径约 1.5mm。野苏子粒小，家苏子粒大。外表淡紫色至灰褐色或稍发黑，有深色凸起的网状花纹及圆形深色小点，基部稍尖，有灰白色点状果柄痕，果皮薄而脆，种皮膜质，内含类白色子叶 2 枚，有油质，压碎有香气。味微辛，嚼之有浓香，并有油腻感。

白苏子，俗称玉苏子，较紫苏子为大，长径 2.5 ~ 3.5mm，短径 2 ~ 2.5mm，外表灰白色。质脆，较紫苏子易压碎，油性亦大。

【道地与分布】全国大部分地区均有分布与出产，主产于湖北、江苏、河南、浙江、河北。

道地药材以颗粒饱满、表面颜色灰棕、油性足者为佳。

【伪品及易混品】

1. 石荠苧　为唇形科植物石荠苧 *Mosla scabra* (Thunb.) C. Y. Wu et H. W. Li 的干燥小坚果。上海、浙江温州及嘉兴、安徽、福建厦门、河南、重庆涪陵、贵州贵阳、广东、天津和陕西西安等地出售的紫苏子均发现有以本植物的小坚果混充者。

小坚果较小，类圆形，直径 0.97 ~ 1.05mm，外表灰褐色，于解剖镜下检查，见有淡褐色皱起，网间褐色，凹入，果柄（或肿脐）痕呈扇形，稍小，褐色，其上有白色晶状物。

2. 小花荠苧 为唇形科植物小花荠苧 *Mosla cavaleriei* Lévl. 的干燥小坚果。

又名野香薷、细叶七星剑。湖北、湖南、浙江、上海、福建、广东、山东、陕西等地均以本品的小坚果充紫苏子入药。小坚果类圆形，较前种更小，直径 0.65 ~ 0.77（1.18）mm，外表棕色或棕褐色。

3. 小鱼仙草 为小鱼仙草（疏花荠苧）*Mosla dianthera* (Buch.-Ham.) Maxim. 的干燥小坚果。湖北、湖南长沙、福建厦门、上海、四川、重庆南川、广东、陕西西安等地以本品的小坚果混充紫苏子。

小坚果类圆形，直径 0.8 ~ 1.02mm，棕色。

4. 石香薷 为唇形科植物石香薷 *Mosla chinensis* Maxim. 的干燥小坚果。浙江嘉兴有以本品的小坚果充紫苏子者。

小坚果类圆形，直径 0.88 ~ 1.02mm，外表棕色，以解剖镜检视，可见网纹深棕色，网间棕色，每一网眼内有 1 ~ 3 个深凹穴。果柄明显，略呈扇状，顶端有 5 齿，每齿中央有一凹穴，果柄痕上有白色晶状物。

5. 菟丝子 为旋花科植物菟丝子 *Cuscuta chinensis* Lam. 的

干燥成熟种子。在浙江嘉兴发现有以本品混充紫苏子入药的情况。

种子呈类圆形或扁球形，直径 0.90 ~ 1.00mm，顶端微尖，一侧微凹，外表淡灰棕色或暗棕色。在解剖镜下检视，表面无网纹，但甚粗糙，外表灰棕色，有细密的深色点，多数种子的一侧中部微凹入。种子一端有淡色圆点，中央有线形种脐。菟丝子质坚硬，不易咬碎，咬破后味微苦涩而不清香，可资与苏子鉴别。

【附注】 《中国药典》和《中国植物志》均将紫苏和白苏（荏）同定为一个学名。其实紫苏子与白苏子不但在药材形态上有很大差异，而且所含挥发油的量也有明显的差别。因此，谢宗万先生认为将二者的学名应加以区分为宜，紫苏可订为白苏（荏）的变种，其学名应为 *Perilla frutescens* (L.) Britt. var. *arguta* (Benth.) Hand.-Mazz.。

紫苏叶

苏，有紫苏、白苏之分，药用的苏叶多为紫苏叶。紫苏叶为发表散寒，行气健胃药。主治感冒风寒、发热无汗、鼻塞头痛、胸闷呕吐、咳嗽痰喘、腹痛胎动等症，并能解鱼蟹诸毒。一般治感冒寒热的香苏散和治胎气不和的紫苏饮，就是以紫苏叶为主的常用成方制剂。本草紫苏与白苏分条记载，而且药效有所区别，但植物学家则认为紫苏与白苏为同一来源，而统一鉴定其学名为苏 *Perilla frutescens* (L.) Brit.，这样就容易把药材搞混了，谢宗万教授不赞成这样做，他认为应将紫苏和白苏首先从原植物学名上加以区分为是。

【别名】野苏叶、苏叶、赤苏叶、青苏叶、香苏叶。

【来源】为唇形科植物紫苏 *Perilla frutescens* (L.) Britt. 的干燥叶片及嫩枝。

【鉴别】干燥的叶片多皱缩卷曲，破碎，完整者展平后呈卵圆形，长 4 ~ 11cm，宽 2.5 ~ 9cm，先端渐尖或急尖，基部圆形或宽楔形，边缘有粗钝圆齿状牙齿，两面深紫色或上表面绿色，下表面紫色，疏生灰白色毛，均平坦，下表面有多数凹点状腺鳞。沿叶脉的毛较密，叶柄长 2 ~ 7cm，紫色或紫绿色，质脆。带嫩枝者，嫩枝直径 2 ~ 5mm，断面中部有髓。气清香，味微辛。

【道地与分布】全国大部分地区均有分布与出产。主产于江苏江宁、高淳、苏州，浙江新昌、嵊州、绍兴，河北安国等地。

道地药材以叶片完整、颜色紫、香气浓郁者为佳。

【地区习用品】

1. **青面紫苏**　为唇形科植物野生紫苏 *Perilla frutescens* (L.) Britt. var. *acuta* (Thunb.) Kudo 的干燥叶片及嫩枝。本品在全国许多地区与正品紫苏混合购销，不易区分。根据 1977 年版《中国药典》一部中收载紫苏的性状描述来看，有“两面紫色或上表面绿色下表面紫色”，显然包括本种，不过未将青面紫苏另立变型而已。本品叶平坦，具圆齿状锯齿，上面绿色，下面紫色，具紫色脉纹，花紫色。全草有香气。

2. **回回苏**　为唇形科植物回回苏 *Perilla frutescens* (L.) Britt.

var. *crispa* (Thunb.) Hand.-Mazz. 的干燥叶片及嫩枝。江苏别称红苏、红紫苏。在产区亦习惯作紫苏入药用。叶具尖锯齿，皱曲，全部深紫色，有香气，花紫色，小坚果褐色。

以上两个品种，国内不同地区均有采集其叶作紫苏叶入药者。干燥的叶片，多皱缩卷曲，或作折叠状，有时破碎，或夹有方柱形的细枝，呈紫色或绿色，有清香气，揉碎后香气浓郁，味微辛。以叶片多、少破碎、清香气味浓郁者为佳。

紫苏梗

商品苏梗、紫苏梗和白苏梗均有之，且以白苏梗为常见。现2020年版《中国药典》只收载紫苏梗。苏梗处方多用老苏梗，功能理气宽中、顺气安胎、止痛。常用于治疗胸膈痞闷、胃脘疼痛、嗳气呕吐、胎动不安等病症。

【别名】苏梗、白苏梗、嫩苏梗、老苏梗。

【来源】为唇形科植物紫苏 *Perilla frutescens* (L.) Britt. 的干燥茎。

【鉴别】商品苏梗有老嫩之分，在6～8月与紫苏叶同时采收的称“嫩苏梗”，9～10月与紫苏子同时采收的称“老苏梗”。均呈方柱形，长30～60cm，老嫩粗细不等，或横切成长0.5～1cm厚的小段，外表黄紫色，有时剥落。如采自白苏者则为灰绿色。四面均有纵槽及顺纹，节部膨大，具分枝，有对生的枝痕及叶痕。并被稀毛。老苏梗上部的分枝常残存有干燥的花萼。质坚硬体轻，断面黄白色，呈裂片状，中心有白色疏松的髓部或中空。药材切片常呈斜长方形。微有香气，味淡。

【道地与分布】全国大部分地区均有分布与出产，主产于江苏、浙江及河北等地。

药材以外表色黄紫或紫棕、分枝少、条顺直、香气浓者为佳。

紫荆皮

“紫荆”，宋《开宝本草》收载之，《大观本草》名“紫荆木”，《本草纲目》列入木部灌木类，释名“紫珠”。《本草图经》曰：“紫荆旧不着所生州郡，今处处有之，人多于庭院间种植，木似黄荆，叶小无桠，花深紫可爱，或云田氏之荆也，至秋子熟，如小珠，名紫珠，江东林泽间尤多。”《本草衍义》云：“紫荆木，春开紫花，甚细碎，共作朵生。出无常处，或生于木身之上，或附根土之下，直出花，花罢叶出，光紧微圆，园圃间多植之。”由此可知，古代所用之紫荆，并非一种。而现代所用之紫荆是《植物名实图考》中所记载的“紫金皮”，功能理气活血、消肿解毒，常用于治疗痛风及蛇虫、狂犬咬伤。并具有通经、利尿、抗菌的作用。其他各种紫荆的功效均与正品紫荆相似。

【别名】紫金藤、紫金皮、红木香、内红消、外红消、盘柱香。

【来源】为木兰科植物长梗南五味子 *Kadsura longipedunculata*

Finet et Gagnep. 及豆科植物紫荆 *Cercis chinensis* Bunge 的干燥根皮及树皮。

【鉴别】

1. 南五味子（长梗南五味子、盘柱南五味子） 果实即《本草纲目》的南五味子。在此以根皮入药。

根皮呈卷筒状或不规则块片，大小不一，长 4 ~ 10cm，厚 1 ~ 4mm。外表灰棕色至灰黄色，有少许横裂纹，栓皮疏松或呈软木状，大多数已脱落而露出棕紫色的内皮。内表面暗棕色至灰棕色，可见纵向的细纤维。体轻，质坚而脆，断面呈纤维性。气微香，味苦涩而有辛凉感。

2. 紫荆 又名裸枝树、箩筐树。本品在贵州称白林皮，安徽称烂石根和菜药，河南称乌桑，东北名米花木。在此以树皮入药。

干燥的树皮呈长筒状，或槽状的块片，均向内卷曲，长 8 ~ 25mm，宽约 3cm，厚 3 ~ 6mm。外表灰棕色，有皱纹，偶附有白斑，外皮有凸起的纵纹。内表面紫棕色，具细纵纹理。质坚实，不易折断，断面灰红色，无臭，具涩味。透过日光，可见到细小的亮星。

【道地与分布】

1. 南五味子 全国大部分地区均有分布，主产于浙江、福建、安徽、四川等省。药材以身干、条长、皮厚者为佳。

2. 紫荆 全国大部分地区有分布，主要栽植于庭院绿地。主产于四川、河南、湖南、江西等省。药材以条长、皮厚、坚实者为佳。

【地区习用品】

1. 紫薇　为千屈菜科植物紫薇 *Lagerstoemia indica* L. 的干燥树皮。又名怕痒树、痒痒树、痒痒花、搔痒树、满堂红、百日红。在四川、贵州和甘肃文县等地习惯以本品作紫荆皮入药用。

树皮呈不规则的卷筒或半卷筒条片状，厚约 1mm，较薄。外表有细致纵向纹理及外皮脱落而留下的疤痕。内表面灰棕色。质轻泡，易破碎，以与前者相区别。气微，味淡、微涩。

2. 昆明山海棠　为卫矛科植物昆明山海棠（粉背雷公藤）*Tripterygium hypoglaucum* (Lévl.) Hutch. 的干燥根皮。又名掉毛草、火把花、山砒霜、大叶黄藤，云南红河地区以根本称紫金皮。《滇南本草》之紫金皮即为此种。

根皮呈卷筒状或槽状块片，长 5 ~ 20cm，宽 2 ~ 4cm，厚 3 ~ 8mm。外表面橙红色或橙黄色，具横纹。内表面棕色，具纵纹。质坚实，不易折断。断面粉质，可见射线及同心性环纹，气无，味淡而涩。

3. 余甘子　为大戟科植物余甘子（油柑木）*Phyllanthus emblica* L. 的干燥树皮。广东、广西称油甘、山油柑、牛甘果、喉甘子；福建称油柑；云南称滇橄榄树。辽宁误称为“土槿皮”，《新修本草》《本草纲目》《植物名实图考》之“奄摩勒”即为本种。《本草纲目》又名奄罗果。

树皮呈筒状或槽状，长 6 ~ 12cm，宽 1.5 ~ 3cm，厚 2 ~ 4mm。外表面灰褐色，或生有白斑，具有纵皱；内表面紫棕色，有细纵纹理。质坚实，难折断；断面呈粒状，紫棕色，对光照视，可见细小的亮星。无臭，味酸涩，回味甜。本品产于两广，在广东、广西、北京、黑龙江和吉林均作紫荆皮销售。

4. 美丽胡枝子 为豆科植物美丽胡枝子 *Lespedeza formosa* (Vogel.) Koehne 的干燥根皮。主产于湖北，在产地亦作紫荆皮入药用。

根皮呈单卷或双卷筒状。外表面灰棕色至棕黑色，粗糙，具棕色横长皮孔，栓皮疏松，易脱落，露出棕红色皮层。内表面黄棕色至棕色，具细纵纹理。质柔韧，纤维性较强。气微，味淡而涩。

紫草

紫草为中医临床常用药材之一，始载于《神农本草经》中品，《本草纲目》列入草部山草类。紫草古今用药品种有所不同，古代习用之紫草习称为“硬紫草”；而现代普遍认为主产于新疆的新疆紫草质量较前者更优，被称为“软紫草”。而《中国药典》从2005年版起已不再收载传统的硬紫草。

【别名】紫草根、紫根、茈草、地血、紫丹。

【来源】为紫草科植物新疆紫草 *Arnebia euchroma* (Royle) Johnst.、内蒙古紫草（黄花软紫草）*Arnebia guttata* Bge. 的干燥根。

【鉴别】

1. 新疆紫草 药材呈不规则的长圆柱形，多扭曲。长7 ~

20cm，直径 1 ~ 2.5cm。表面紫红色或紫褐色，皮部极疏松，呈条形片状，层层重叠，易剥落。顶端有的可见分歧的茎残基。体轻，质松软，易折断，断面不整齐，木部较小，黄白色或黄色。气特异，味微苦、涩。

2. 内蒙古紫草 药材呈扭曲不直的圆柱形。长 10 ~ 30cm，直径 0.5 ~ 2.5cm。表面栓皮呈层片状，紫褐色或紫红色，根皮有时脱落，呈不规则层片状。体轻，质硬，易折断，断面黄白色，较平坦。气微，味淡微酸。

【道地与分布】新疆紫草主产于新疆维吾尔自治区，内蒙古紫草主产于内蒙古自治区。

道地药材以粗长、肥大、色紫、皮厚而木心小者为佳。

【地区习用品】

1. 硬紫草 为紫草科植物紫草 *Lithospermum erythrorhizon* Sieb. et Zucc. 的干燥根。药材呈圆锥形，扭曲，有分歧。长 7 ~ 14cm，直径 1 ~ 2cm。表面紫红色或紫黑色，粗糙，有皱纹，皮部薄，易剥落。质硬而脆，易折断，断面皮部深紫色，木部较大，灰黄色。

2. 滇紫草 又称大紫草，为紫草科植物滇紫草 *Onosma paniculatum* Bur. et Franch 的干燥根。主产于四川、云南、贵州。药材在当地及其他少数地区使用。

其根呈扭曲不直的圆柱形，长 10 ~ 30cm，直径 0.3 ~ 2.5cm。表面栓皮呈层片状，紫褐色或紫红色。根皮有时脱落，呈不规则层片状。体轻，质硬，易折断。断面黄白色，较平坦。气微弱，味淡微酸。

3. 藏紫草 为紫草科植物长花滇紫草 *Onosma hookeri* Clarke var. *longiflorum* Duthie ex Stapf 的干燥根。产于西藏、云南及四川等地。在当地也习惯作紫草入药用。

药材呈细长圆柱形。长 2 ~ 7cm，直径 0.5 ~ 1.5cm。表面紫色，具不规则的纵沟纹及裂纹。质脆，易折断，断面不平整，红棕色。气微香，味微甜。

4. 露蕊紫草 为紫草科植物露蕊滇紫草 *Onosma exsertum* Hemsl. 的干燥根皮及根。主产于云南、西藏。在当地也习惯作紫草入药用。

本品根皮不呈规则片状。表面紫褐色，可见不规则的皱纹。根多呈不规则块状，有明显的不规则裂纹。

【伪品及易混品】

北紫草 为蔷薇科植物委陵菜 *Potentilla chinensis* Ser. 的干燥带根全草。主产于江苏、安徽、湖北等地，在个别地区误以本品作紫草用。

本品根呈圆柱形，表面褐紫色，具纵沟及纵皱纹，有的具横裂纹，质坚硬，难折断，断面皮部紫色，木部具紫色与灰紫色相间的放射状纹理。叶基生或茎生，单数羽状复叶，小叶长圆状披针形，具羽状深缺刻，叶上面绿色，近无毛，下面密被白色绵毛，茎长，具白毛，茎生叶互生，基生叶丛生，气微，味苦。

紫菀

紫菀为常用中药，功能润肺下气，祛痰止咳，常用于治疗痰多喘咳、肺虚久咳、痰中带血等病症。在《神农本草经》中列为中品，《本草纲目》列入草部湿草类，李时珍认为："其根色紫而柔宛，故名。"紫菀药源品种较多，自古就存在着同名异物的情况。

【别名】子菀、小辫、青菀、紫倩、紫菀茸、软紫菀。

【来源】为菊科植物紫菀 *Aster tataricus* L. f. 的干燥根及根茎。

【鉴别】根茎呈不规则的块状，长 2 ~ 6cm，直径 1 ~ 3cm，顶端有茎及叶柄残基，底部常留有未除尽的母根，常具节，直或稍弯曲，淡黄棕色，纤维性，质稍硬。根茎周围簇生多数须根，形如马尾，须根长 3 ~ 15cm，直径 0.1 ~ 0.3cm，多条结成辫状，表面紫红色或灰红色，具细条纹及纵皱纹，质较柔韧，不易折断，断面灰白色或灰棕色，边缘带紫色。气微香，味甜、微苦；嚼后微有麻辣感。

【道地与分布】紫菀主产于河北、河南、安徽、山西、黑龙江等地，而以河北安国、安徽亳州出产者质量最佳，习称"祁紫菀""亳紫菀"。

祁紫菀道地药材质量要求：呈不规则的疙瘩块状，下部簇生许多细根，编成辫形。表面淡紫色或紫棕色，具纵皱纹。质稍柔软，断面灰白色或灰棕色。以根粗长、身干、色紫、无泥土、辫子整齐不碎者为佳。

亳紫菀道地药材质量要求：呈无规则的块状，大小不一，顶端有茎、叶的残基，质稍硬。簇生多数细根，长 3 ~ 15cm，表面呈紫红或灰红色，有纵皱纹；质地柔韧。气微香，味甜，微苦。以身干、条长、色紫、质柔软者为佳。

【地区习用品】

1. 肾叶橐吾 为菊科植物蹄叶橐吾 *Ligularia fischeri* (Ledeb.) Turcz. 的根及根茎。根茎横生，呈不规则团块状，顶端直径 2 ~ 5cm，上部有残留的茎基及叶柄干枯后的维管束，向下密生多数细长的根，长 3 ~ 10cm，直径约 2mm，集成马尾状或扭曲成团块状，表面黑棕色或棕褐色，有纵皱纹，体轻，质脆，易折断，断面中央有浅黄色木心。具特殊香气，味微苦辛涩。本品在东北地区以及四川、贵州、甘肃等省以山紫菀或硬紫菀之名入药用。

2. 总序橐吾 为菊科植物总序橐吾 *Ligularia sibirica* Cass. var. *racemosa* Kitam. 的根及根茎。根茎呈不规则团块状，或呈圆形、椭圆形膨大状，直径 2 ~ 7cm，上端残留茎基及叶基干枯维管束，向下丛生细根，直径约 1mm，长可达 7cm，略弯曲，棕褐色或棕色。质脆，易折断。具有特殊的枯草气味。本品在涪陵、绵阳、江油等地以川紫菀之名入药用。

在重庆涪陵及湖北等地，还常见有以总序橐吾及其多种同属植物的根茎去除细根后加工成光紫菀。光紫菀根茎为类球形或长椭圆形，有的呈葫芦形，直径 1 ~ 3cm，表面棕黄色或棕褐色，并有许多凸起或凹陷的点状根痕布满全体。顶端有茎基残痕及叶基的干枯维管束。质坚实，难破开。具有特殊青草气，味淡，嚼之略有麻舌感。

3. 滇紫菀 菊科植物牛尾参*Ligularia hodgsonii* Hook var. *sutchuensis* (Franch.) Henry 的根及根茎。又名山紫菀、南瓜七、马蹄当归。根状呈块状，上方残留茎基痕及叶柄残基，下生多数圆柱形细根。长 7 ~ 15cm，直径 0.1 ~ 0.3cm。表面浅黄棕色或浅棕色，具纵皱。质坚而脆，易折断。折断面有粉尘飞出。气特异，味淡微苦而凉。本品在云南等地亦作山紫菀入药用。

4. 毛紫菀 为菊科植物川鄂橐吾*Ligularia wilsoniana* (Hemsl.) Greenm. 及其近缘植物的根及根茎。其根茎呈扁圆块状，直径 2 ~ 6cm，上方有茎基痕，下方密生多数细长的根，根平直或微弯曲，长 5 ~ 18cm，直径 0.2 ~ 0.3cm。表面灰褐色或棕褐色，有纵皱纹及细须根。质硬而脆，易折断。气微，味淡，微有辛辣味。本品在四川、湖北、贵州等地亦作紫菀入药用。

此外，在各地还有菊科紫菀属（*Aster*）和橐吾属（*Ligularia*）的多种植物的根及根茎习惯上亦作紫菀入药用，但均属自产自销，不在全国流通。

鹅不食草

鹅不食草始载于《食性本草》。《本草纲目》以“石胡荽”为正名。鹅不食草具有通窍散寒、止咳的功能。用于鼻塞不通，急、慢性鼻炎，过敏性鼻炎，慢性气管炎，咳嗽痰多等症。

【别名】不食草、痧药草、白珠子草、散星草、砂药草、食胡荽。

【来源】为菊科植物石胡荽 *Centipeda minima* (L.) A. Br. et Aschers. 的干燥全草。

【鉴别】全草根纤细，淡黄色。茎、叶多扭缠成团，茎细，有不规则细皱纹，直径约 1mm，多分枝，质脆，易折断，断面黄白色。叶互生，叶片小，叶片皱缩，多破碎，易脱落。完整者展平后呈匙形，长约 5mm，宽约 3mm，表面灰绿色或棕褐色，边缘有 3 ~ 5 个锯齿，近无柄。头状花序小，直径 0.5 ~ 1.0mm，黄色或黄褐色，小花管状。气微香，久闻有刺激感，味苦、微辛。

【道地与分布】主产于浙江、湖北、江苏、广东等地。

道地药材以色灰绿、刺激性气味强者为佳。

【伪品及易混品】

1. 拳头菊 为菊科植物球菊 *Epaltes australis* Less. 的干燥全草或带根全草。又称大鹅不食草、苡芭菊。在广东、广西、海南等地混称鹅不食草。

药材特征：茎自基部分枝，几为木质，无毛。叶互生，呈倒卵形或三角状倒卵形，先端圆钝而有尖齿。头状花序较正品为大，果呈圆柱状。

2. 小无心菜（蚤缀） 为石竹科植物无心菜 *Arenaria serpyllifolia* L. 的干燥全草或带根全草。又名铃铃草、雀儿蛋、鸡肠子草。在东北个别地区称鹅不食草。

全草有毛，茎多数，簇生，节间长 1 ~ 3cm。叶对生，卵形，无柄，两面疏生柔毛，枝端着生聚伞花序，白色。蒴果卵形，成熟时6瓣裂，种子淡褐色，肾形。

番泻叶

番泻叶为常用中药，始载于《饮片新参》。番泻叶具有泻火导滞的功能，常用于胸腹胀满、食物积滞、肠燥便秘等症。

【别名】印度番泻叶、亚历山大番泻叶、泡竹叶、泻叶。

【来源】为豆科植物狭叶番泻 *Cassia angustifolia* Vahl. 或尖叶番泻 *Cassia acutifolia* Delile 的干燥叶。

【鉴别】

1. 狭叶番泻叶 小叶片多完整平坦，呈长卵形、卵状披针形或线状披针形，长2～6cm，宽0.4～1.5cm。上表面浅绿色或黄绿色，下表面灰黄绿色。全缘，叶端急尖而有锐刺，叶基稍不对称，两面均有稀毛茸。叶脉处较多，下表面主脉突出，有叶脉及叶片叠压线纹（加压打包所成）。叶片革质，略具韧性。气微弱而特异，味微苦而稍有黏性。

2. 尖叶番泻叶 小叶片略卷曲或有破碎。叶片呈广披针形、长卵形或长椭圆形，长1.5～4cm，宽0.5～1.2cm。上表面绿色或浅绿色，下表面灰绿色。全缘，叶端尖或微凸，基部不对称，毛茸稀少，无叠压线纹。叶片质薄而脆，微呈革质状。其他与狭叶番泻叶相似。

【道地与分布】狭叶番泻叶主产于印度南部、红海等地。尖叶番泻叶主产于埃及等地。我国广东、海南及云南等地有栽培。

进口道地药材以叶片大、完整、色绿者为佳。

【伪品及易混品】

1. 耳叶番泻叶 为豆科植物耳叶番泻 *Cassia auriculata* L. 的干燥小叶。小叶呈卵圆形或倒卵圆形，长 1 ~ 2.5cm，宽 0.5 ~ 1.5cm。表面灰黄绿色或红棕色。先端钝圆或微凹陷并具短刺，叶基对称或不对称。密被灰白色长茸毛，无叠压线纹。质稍薄，不平展，多易破碎。

2. 卵叶番泻叶 为豆科植物卵叶番泻 *Cassia obovata* Colladon. 的干燥小叶。叶片呈倒卵形，具棘刺，被短毛。

湖北贝母

湖北贝母因家种始于重庆奉节，故有奉节贝母之称。清·乾隆六年《鹤峰县志》物产篇收载的贝母亦为此种，说明本品在地方的药用至少已有 200 余年的历史。《中国药典》从 2005 年版起正式收载。

【别名】板贝、窑贝、平贝、奉节贝母。

【来源】为百合科植物湖北贝母 *Fritillaria hupehensis* Hsiao et K. C. Hsia 的干燥鳞茎。

【鉴别】鳞茎呈扁圆形或圆锥形，直径 1 ~ 3.5cm，高 1 ~ 2cm。表面淡黄色或淡黄棕色，稍粗糙，有时可见黄棕色斑点或斑块。外层两瓣鳞叶肥厚，略呈肾形，通常一大一小，少见大小相等，大瓣紧抱小瓣。顶端平，常开裂，中央有 2 ~ 3 枚小鳞叶及干缩的残茎，基部凹陷。气微，味微苦。

【**道地与分布**】主产于湖北、四川及重庆。

道地药材以个匀、色白、粉性足而味苦者为佳。

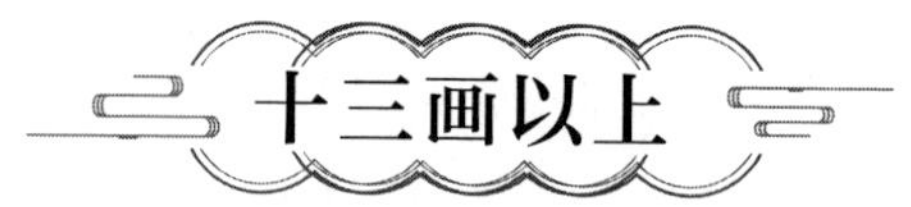

十三画以上

墓头回

墓头回名出董炳《避水集验方》，用治崩中赤白带下，现代用于治疗阴道炎、宫颈炎。李时珍《本草纲目》卷二十一草部杂草类仅有药名，而无形态描述。《救荒本草》在地花菜项下有墓头灰之别名，谓地花菜又名墓头灰，生密县山野中，苗高尺余，叶似野菊花叶而窄细，又似鼠尾草叶，亦瘦细，梢叶间五瓣小黄花，其叶味微苦，并有附图。明·李中立《本草原始》载有墓头回，谓："山谷处处有之，根如地榆，长条黑色，闻之极臭，俗乎鸡粪草。主治崩中、赤白带下，不拘新染久婴，少则一服，多则三服，其效如神，每用一把，水酒各半盏，童便半盏，新红花一捻，煎七分，临卧服。"又说："根色黑，气臭，用此草干久益善。"并有附图。亦可以肯定其为败酱科败酱属（*Patrinia*）植物。

【别名】血晕草、观音菜、白苦参、见肿消、木头回、臭脚跟。

【来源】为败酱科植物糙叶败酱 *Patrinia rupestris* (Pall.) Juss. subsp. *scabra* (Bunge) H. J. Wang [*Patrinia scabra* Bge.] 及异叶败酱 *Patrinia heterophylla* Bge. 的干燥根。

【鉴别】

1. 糙叶败酱　加工去芦头和须根干燥后的药材，呈不规则的圆柱形，偶有分枝。长短粗细不一，一般长6～15cm，直径0.8～1.5cm时弯曲，外表灰褐色，有纵纹，栓皮疏松，易剥落。质松而轻，易折断，断面不平坦，纤维性，木部带黄色，有放射状的裂隙。具类似败酱的显著臭气，味微苦。

2. 异叶败酱 干燥的根呈圆柱形，有分枝，表面黄褐色，有细纵纹及圆点状支根痕，有时有瘤状突起。质硬，折断面黄白色，呈破裂状，横切面显细密的射线。

【道地与分布】全国大部分地区均有分布，主产于河南、河北、山西等省。药材以条长、肥实、外皮棕褐色者为佳。

【伪品及易混品】

苦荬麻 为菊科植物苦荬麻（野苦荬菜、苦荬菜）*Ixeris polycephala* Cass. 的干燥茎。在江苏的江宁、苏州等地也称作“墓头回”，但与正品墓头回是同名异物，不可混同入药用。其茎呈细圆形，直径1～4mm，外表青黄色至青紫色。质硬而脆，断面髓部类白色。

蒺藜

蒺藜始载于《神农本草经》，列为上品，《本草纲目》列入草部隰草类。李时珍曰：“蒺，疾也，藜，利也……其刺伤人甚疾而利也”，故名。蒺藜具有散风胜湿、泻肺明目、行血等功效，主治头痛、目赤多泪、风痒、溺血肿痛、肾虚遗精、白癜风等病症。商品蒺藜有硬蒺藜与软蒺藜之分，现代硬蒺藜为全国通用的正品蒺藜，而软蒺藜则是某些地方使用的地区习用品。

【别名】刺蒺藜、蒺藜子、白蒺藜、杜蒺藜、土蒺藜。

【来源】为蒺藜科植物蒺藜 *Tribulus terrester* L. 的干燥成熟果实。

【鉴别】果实为分果，由 4 ~ 5 个果瓣组成，呈放射状五角形。但商品多已脱开为单个的小分果，每分果瓣呈斧状三角形或橘瓣状。新鲜时呈青绿色，干后为黄白色或淡绿黄色。长 3 ~ 6cm，背面隆起。中间有无数小短刺，中部两侧有一对长刺，基部有一对短刺，呈八字分开，或已残缺不全，只留下尖刺的断痕；两侧有网纹。果皮坚硬，触之刺手。切开后内有种子 2 ~ 4 粒，白色或黄白色，有油性。气微，味苦辛而淡。此果实即为药用的蒺藜。

【道地与分布】广布于全国各地，长江以北更为普遍。秋季采果，碾去硬刺，簸净晒干生用或盐水炒用。药材以颗粒均匀、坚实饱满、色黄白而带绿色者为佳。

【地区习用品】

1. 大花蒺藜 为蒺藜科植物大花蒺藜 *Tribulus cistoides* L. 干燥成熟果实。《云南省药品标准》1974 年版将本品与正品同时收载并用。

本种与上种之区别点为：多年生草本，花大，直径 3 ~ 5cm。每个分果瓣仅中央具针刺 1 对，其基部无向下生的较短针刺或不明显，分果含种子 4 ~ 6 粒。产于云南红河州元江等县。

2. 软蒺藜 其来源为藜科植物是中亚滨藜 *Atriplex*

centralasiatica Iljin 和西伯利亚滨藜 *Atriplex sibirica* L. 的干燥成熟果实。

（1）中亚滨藜：别名滨藜，山东混称蒺藜和白蒺藜。分布于山东、山西、河北、辽宁、吉林、内蒙古、新疆等省区。

山东销售的软蒺藜，即其胞果。药材外被两片宿存苞片，直径 5 ~ 15mm，表面土棕色，粗糙。果苞呈扁平扇形，主脉 3 条、呈放射状，具珊瑚刺状突起，刺软而不顶手，胞果 1 枚，内藏于苞片间，棕色，具喙状突起，气微弱，味微酸咸。吉林、陕西、天津等地过去也有使用习惯。

（2）西伯利亚滨藜：与上种相似。叶片菱状卵形，较前者为宽，长 3 ~ 5cm，宽 1.5 ~ 3cm，先端微钝，基部宽楔形，边缘通常有波状钝齿，中部的 1 对较大成裂片状，下面密生粉粒，灰白色。果近无柄，为同一类型。果苞近于全部连合，具刺状突起，呈齿状彼此紧贴。广布于东北、西北和华北各地。凡习惯销售软蒺藜的地区，本种亦作软蒺藜采收。

蒲黄

蒲黄为常用中药。始载于《神农本草经》，列为上品。《本草衍义》曰："蒲黄，处处有，即蒲槌中黄粉也。"蒲黄具有收涩止血、行血祛瘀、通淋的功能。用于各种出血、经闭痛经、跌打损伤等症。

【别名】蒲棒粉、毛蜡烛花、蒲花、蒲草黄、蒲棒花粉。

【来源】为香蒲科植物水烛 *Typha angustifolia* L. 或香蒲 *Typha orientalis* Presl 的干燥花粉。

【鉴别】

1. 净蒲黄 系纯净的花粉，为鲜黄色粉末，质轻，易飞扬。放入水中则漂浮于水面，用手捻之有滑腻感而松散，易附着手指上。气微，味淡。

2. 草蒲黄 系杂有花丝的花粉，多呈棕黄色絮状，除花粉末外，混有短丝状或丝状纤维性花药及花丝。手捻之粗糙，易成团。气微，味淡。

【道地与分布】主产于浙江、江苏、河南、黑龙江、内蒙古等地。药材以粉细、色鲜黄者为佳。以细蒲黄质量优。

【伪品及易混品】

松花粉 为松科植物油松 *Pinus tabuliformis* Carr. 的干燥花粉。或同属数种植物的干燥花粉。花粉为淡黄色的细粉。体轻，易飞扬，手捻有滑润感。入水不沉。气微，味淡。

椿皮

椿皮，又称樗白皮，目前一般均是指臭椿（樗）的根皮或树皮。而在古本草记载中的椿，则为香椿树的根皮或树皮，与现在的应用习惯不同。在我国西南地区，臭椿尚有其变种存在，其相应的药用部分，亦同等入药。臭椿与香椿虽仅一字之差，但其植物基源却为两种不同科属的植物，其所含的化学成分及其功效均不相同，故不应混用，而应分别入药。臭椿皮具有清湿热、涩肠、止血、止痢的功效，可用于治疗白带、血崩、腹泻、久痢、便血等病症。

【别名】椿白皮、椿根皮、椿樗皮。

【来源】为苦木科植物臭椿（樗）*Ailanthus altissima* (Mill.) Swingle 的干燥根皮及树皮。

根皮：为不整齐片状或长卷片形或扁平块状，长短厚薄不一，厚 0.3 ~ 1cm。外表面灰黄色或者黄褐色，可见多数突起的菱形皮孔及不规则的纵横裂纹，除去粗皮者显黄白色。内表面淡黄色，密布细小梭形小点或小孔。质地坚重而脆，断面粗糙，断面内层显颗粒性，内层纤维性，易与外层剥离。臭微，味苦。

树皮：呈扁平的块片状，长短大小不一，厚 3 ~ 5mm。外表灰色至灰褐色，附有类白色地衣斑点，具浅细的横或纵向裂缝，外表面凹凸不平，内表面黄白色，较平坦，密布细小的芝麻点。质坚硬，断面黄色，粗糙，呈纤维性。气臭；味苦，嚼之似砂。

【道地与分布】全国大部分地区均有分布，主产于浙江、江苏、湖北、河北等省。药材以肉厚、无粗皮、色黄白者为佳。

【地区习用品】

大果臭椿（川樗） 为苦木科植物大果臭椿 *Ailanthus altissima* (Mill.) Swingle var. *sutchuenensis* (Dode) Rehd. et Wils. 的干燥根皮及树皮。四川、云南等地以本品与正品椿皮同等入药。小枝初时平滑无毛，赤褐色，有光泽；叶柄带紫色，小叶无细毛，基部楔形。果实长 5cm。药材特征与正品椿皮相近。

【**附注**】香椿皮　为楝科植物香椿 *Toona sinensis* (A. Juss.) Roem 的干燥根皮及树皮。

福建福安称红通、通树根，四川称椿甜树。果实称香铃铛子、香椿铃铛子、香椿铃铛。树皮呈长方形块片，外表红棕色，有纵纹及裂隙，内表面黄棕色，有细纵纹。质坚硬，断面呈显著的纤维性。稍有香气，味淡，嚼之有香味。

根皮为块片或长卷形，厚薄不一，外表面红棕色，内表面有毛须。质轻松，断面亦呈纤维性。臭微，味淡。贵州、四川、湖北等地皆有药用。

臭椿皮与香椿皮，现时往往统称椿白皮或椿根皮，在应用上也不注意区分，但古代医学家还是注意到了二者之间的差异，李时珍曰："椿皮（指香椿皮）色赤而香，樗皮（指臭椿皮）色白而臭，多服微利人，盖椿皮入血分而性涩，樗皮入气分而性利，不可不辨。其主治之功虽同，而涩利之效则异……凡血分受病不足者亦用椿皮（指香椿皮），气分受病有郁者，宜用樗皮（臭椿皮）……"

槐角

槐角始载于《神农本草经》，列为上品。原名"槐实"。陶弘景曰："槐子以相连多者为好。"槐角具有清热泻火、凉血止血的功能。用于便血、痔疮出血、血痢崩漏、妇女阴疱湿痒等症。

【**别名**】槐豆、槐连豆、槐实、槐子。

【**来源**】为豆科植物槐树 *Sophora japonica* L.的干燥成熟果实。

【鉴别】果实形似豆荚，但不开裂，呈圆柱形，有时弯曲，种子间缢缩呈念珠状。长 3～8cm，直径 0.6～1cm。表面黄绿色、黄棕色或黄褐色，略有光泽，皱缩而粗糙。背腹线一侧边缘有黄色带状，先端有明显突起的残留柱基，基部常有残留果柄，长 1～2cm，棕黄色。质柔润而黏，果肉干后皱缩，棕黑色或黄绿色，呈黏胶样或半透明角质状，有光泽，内含种子 1～6 粒。种子缢缩处易折断。断面黄绿色，有黏性。种子呈扁椭圆形，似黑豆，长 8～10mm，宽 5～8mm，其一侧有下凹的灰白色椭圆形种脐，长约 2mm，表面光滑，棕褐色，一端与线状种脊相连，质坚硬。剖开后有子叶 2 片，黄绿色。果肉臭微弱，有焦糖味。气微，味苦，种子嚼之有豆腥气。

【道地与分布】主产于河北、山东、江苏、辽宁等地。药材以饱满、色黄绿、质柔润者为佳。

零陵香

零陵香始载于《嘉祐本草》，原名“熏草”。李时珍曰：“零陵旧治在今全州，全乃湘水之源，多生此香，今人呼为广零陵者，乃真熏草也。”零陵香具有散风寒、辟瘟疫的功能。用于风寒感冒、头痛、胸腹胀满等症。

【别名】陵草、广灵香、灵香草、排草、满山香、驱蛔虫草。

【来源】为报春花科植物广零陵香（灵香草）*Lysimachia foenum-graecum* Hance 或唇形科植物罗勒 *Ocimum basilicum* L. 干燥带根全草。

【鉴别】

1. 广零陵香 全草扭曲不直，茎呈方柱形，长7～20cm，直径3mm，表面灰绿色、暗绿色或紫棕绿色。有纵深沟纹及3～5条棱翅，棱边多向内卷。茎的下半部常呈匍匐状，节上生细根，一侧节部常生有须状不定根，棕褐色。质脆，易折断，断面三角形，类黄白色。叶互生，叶片呈卵形或椭圆形，黄绿色或灰绿色，先端微尖，全缘。长4～9cm，宽1.5～4.5cm，羽状网脉，上表面下陷，下表面突起。叶多皱缩成团，叶基两侧顺叶柄下延成翼状，纸质。叶柄长0.7～1.5cm。有时于叶腋处生有球形蒴果，直径约5mm，果皮类白色，膜质，果柄细长，达3～4cm，萼宿存，果皮薄，内藏多数细小的棕黑色或黑褐色种子，呈三角形或三角锥形。气芳香浓郁，味微苦、辛。

2. 罗勒 全草为带果穗的茎、枝，叶片多已脱落。茎呈方柱形，长20～60cm。表面紫色、紫棕色或紫黄色，上面有微柔毛，折断面纤维性，中央有髓。叶对生，残留的叶片呈焦黄色，多破碎不全，皱缩卷曲。轮伞花序顶生，呈间断排列的总状。花穗焦黄色，苞片棕褐色，卵形，茎有明显的纵脉。花冠多已脱落，花萼宿存，棕褐色，具5齿，内藏棕褐色或棕黑色种子。全草搓揉有强烈的香气，味辛香，有清凉感。

【道地与分布】

1. 广零陵香 主产于广西、广东、四川、云南等地。

2. 罗勒 主产于河南、湖北、广东、广西等地。

药材以叶色绿、香气浓者为佳。

锦灯笼

锦灯笼始载于《神农本草经》，列为中品。原名“酸酱”。寇宗奭曰：“酸浆，天下有之。苗如天茄子，开小白花，结青壳，熟则深红，壳中子大如樱，亦红色，樱中复有细子，如落苏之子，食之有青草气，此即苦耽也。”因本品浆果外包有大形囊状宿萼，形似灯笼，故名。锦灯笼具有清热解毒、利咽、化痰的功能。用于咽喉肿痛、肺热咳嗽等症。

【别名】天泡果、红姑娘、挂金灯、打拍草。

【来源】为茄科植物酸浆 *Physalis alkekengi* L. var. *francheti* (Mast.) Makino 的干燥空宿萼或带宿萼的浆果。

【鉴别】完整的宿萼膨胀如具五角的阔卵形囊状物，呈灯笼状，常压扁或有破碎，长 3 ~ 4.5cm，直径 2.5 ~ 4cm。表面橙红色、朱红色或橙黄色，有的中、上部色较淡。表面有纵肋 10 条，有 5 条明显的纵棱，棱间有明显的网状脉纹，顶端尖，闭合或微 5 裂，基部平截或略内凹，生有果梗长 2 ~ 3cm。体轻，薄革质，柔韧。中空，若浆果未除去，撕开宿萼，可见橙红色、棕红色、朱红色浆果 1 枚。完整浆果圆球形，直径 1 ~ 1.5cm，表面光滑，基部与宿萼基部相连，多干瘪或破碎。种子多数，呈扁平阔卵形，具钩状小尖头，长约 2mm，淡黄色，表面密布细微网状。气微，略似烟草。宿萼味淡而微辛、苦。浆果味甜，而微酸。

【道地与分布】主产于吉林、黑龙江、辽宁、河北、山东等地。药材以个大、整齐、色鲜红者为佳。

【伪品及易混品】

毛酸浆 为茄科植物毛酸浆 *Physalis pubescens* L. 的干燥宿萼或带浆果的宿萼。宿萼呈卵形，直径 2～2.5cm，纸质，淡黄绿色或淡棕色，具 5 个棱角及 10 条纵肋。浆果直径 1～2cm。表面黄色或带紫色。

蔓荆子

蔓荆子为常用中药。始载于《神农本草经》，列为上品。原名“蔓荆实”。苏恭曰：“蔓荆苗蔓生，故名。”蔓荆子具有疏散风热、清利头目的功能。用于风热感冒头痛、齿龈肿痛、目赤多泪、头晕目眩等症。

【别名】沙荆子、万金子、万荆子、蔓青子、蔓荆实、灰枣。

【来源】为马鞭草科植物单叶蔓荆 *Vitex trifolia* L.var. *simplicifolia* Cham. 或三叶蔓荆 *Vitex trifolia* L. 的干燥成熟果实。

【鉴别】果实呈球形。直径 4～6mm。表面黑色、黑褐色或棕褐色，被灰白色粉霜状绒毛，有纵向浅沟 4 条。在放大镜下可观察到密布淡黄色小点。顶端微凹，有脱落花柱痕，基部有灰白色宿萼包被及短小果柄。宿萼包被果实的 1/3～2/3，边缘 5 齿裂，常常深裂成瓣，密被细绒毛。体轻，质坚韧，不易破碎。横切面果皮外层灰黑色，内层黄白色，两层间有棕褐色油点排列成环。内分 4 室，每室有种子 1 枚或不育。种仁白色或黄白色，有油性。气特异芳香，味微辛略苦。

【道地与分布】主产于山东、浙江、江西、福建、江苏等地。以山东产量最大，质量最佳。

道地药材以粒大、饱满、气香者为佳。

榧子

榧子为较常用中药。始载于《名医别录》，列为下品。原名“榧实”。李时珍曰：“榧生深山中，人呼为野杉……结实大小如枣，其核长如橄榄核，有尖者不尖者，无棱而壳薄，黄白色……以小而心实者为佳。”榧子具有杀虫消积、润燥通便的功能。用于钩虫、蛔虫、绦虫病及虫积腹痛，小儿疳积，大便秘结，痔疮等症。

【别名】玉榧、香榧子、赤果、榧实、野杉、圆榧。

【来源】为红豆杉科植物榧 *Torreya grandis* Fort. 除去外种皮的干燥成熟种子。

【鉴别】种子呈椭圆形、卵圆形或长卵圆形，长 2 ~ 4cm，中部直径 1.3 ~ 2.5cm。表面黄棕色或深黄棕色，微有纵棱，深浅不一。一端钝圆，有 1 个椭圆形种脐脱落的疤痕，色稍淡而较平滑，在其两侧各有 1 个小突起，另一端略尖。外壳质硬而脆，内面红棕色，有麻纹，厚约 1mm。易砸碎，破开后可见种仁 1 枚，卵圆形或长卵圆形，外胚乳膜质，灰棕色或灰褐色，呈波纹环状，极皱缩，内胚乳黄白色，肥厚，大而坚实，富油性。气微有香气，味微甜而涩。炒熟后具香气。

【道地与分布】主产于浙江、江苏、安徽、江西、福建、湖南等地。以江西玉山产量最大。

道地药材以个大、壳薄不破、种仁黄白色、不泛油、无虫蛀者为佳。

【伪品及易混品】

1. 三尖杉种子 为红豆杉科植物三尖杉 *Cephalotaxus fortunei* Hook. f. 的干燥成熟种子。种子呈纺锤形，长 2～2.5cm，中部直径 1～1.3cm，表面灰棕色，具棱。种子含油 30% 以上。

2. 巴山榧子 为红豆杉科植物巴山榧树 *Torreya fargesii* Franch. 的干燥成熟种子。种子外形、颜色与榧子很相似。呈卵状球形，长 2～2.5cm，直径 1.7～2cm。表面淡黄棕色，皱纹较明显。种仁 1 枚，表面有点状凹陷，横切面可见外胚乳，棕褐色或黑褐色，显不规则嵌入几乎至中心，呈大理石花纹状。内胚乳黄白色，富油性。气微，味甘而涩。

3. 云南榧子 为红豆杉科植物云南榧树 *Torreya yunnaensis* Cheng et L. K. Fu 的干燥成熟种子。种子呈宽卵形、卵形或类圆形，长 1.7～2.5cm，直径 1.5～2cm。表面黄棕色、紫红色或紫色，较光滑。一端凸尖，另端稍尖，有种脐。种皮质硬，内壁有 2 条对称的纵脊。种仁棕褐色，表面皱缩，两侧各有 1 条纵凹槽，与种皮内壁两侧的纵脊嵌合，富油性。气微，味甘而涩。

4. 日本香榧 为红豆杉科植物日本榧树 *Torreya nucifera* (L.) Sieb. et Zucc. 的干燥成熟种子。种子较正品稍瘦而长，壳较薄，呈卵圆形，长 2～4cm，中部直径 1.2～2.5cm，两头均尖或先端突尖，底部钝圆。外表面土棕色，具不规则微凸起的纵棱，外壳质坚硬而脆，厚约1mm，易砸碎。破碎后内含种仁1粒，外被棕褐色或乌黑色膜质，皱缩不平，内胚乳厚大。质坚硬，富有油性。气微，味香甜微涩。炒熟后质地松脆，味美气香，可供食用而不入药。

槟榔

槟榔为常用中药。始载于《名医别录》，列为中品。苏颂曰："槟榔生南海，今岭外州郡皆有之……一房数百实，如鸡子状，皆有皮壳，肉满壳中……岭南人啖之以当果食，其俗云，南方地温，不食此无以祛瘴疠。"槟榔具有杀虫消积、降水行气、截疟的功能。用于绦虫、蛔虫、姜片虫病，虫积腹痛，里急后重，水肿脚气，疟疾等症。

【别名】大白槟、花槟榔、青仔。

【来源】为棕榈科植物槟榔 *Areca catechu* L.的干燥成熟种子。

【鉴别】种子呈扁球形或近圆锥形，高1.5～3.5cm，底部直径1.5～3cm。表面淡黄棕色、黄棕色或淡红棕色。具稍凹陷处有颜色较浅的网状沟纹，表面常附着少量灰白色内果斑片或中果皮纤维，底部截平，中央有圆形凹陷的珠孔，其旁边有1个明显疤痕状种脐呈新月形或三角形。质极坚硬，不易破碎。剖面有红棕色种皮向内伸入与乳白色的胚乳相互交错形成的大理石花纹。纵剖面珠孔部位内侧有空隙，藏有细小干缩的胚。气微，味涩而微苦。

【道地与分布】主产于广东、广西、云南、海南、福建、台湾等地。

道地药材以个大、体重、坚实、断面色鲜艳者为佳。

广槟榔道地药材质量要求：种子不规则扁圆形，直径1～2cm。表面棕褐色，常有黑褐色果肉残留，边缘有鸟嘴状突出，其凹入处可见类三角形的种脐；胚乳膜质，内表面及膜质胚乳表面均可见紫棕色弯月形的种脊斑痕。种仁黄白色，胚轴长，子叶折叠，盘旋弯曲如蜗牛状。气微，味微涩、腥、甜。以个大、饱满、种仁色黄白、味甜者为佳。

【附注】

1. 进口槟榔 又称大白槟，其个大形圆坚实者称“大白”，残损破碎者称“笋（损）白”。种子呈圆锥形或扁圆形，高1.5～3cm，基部直径2～3cm。顶端钝圆，底部中央微凹陷，可见疤痕状的种脐。表面淡棕色或黄棕色，略粗糙，有颜色较淡的网状沟纹。质坚硬，不易破碎，断面有白色（胚乳）、红棕色（种皮）交错相间的大理石纹理。气微，味涩而微苦。

2. 枣槟榔 为秋季采收槟榔未成熟的幼嫩干燥果实。烘干或加水煮后烘干而成。呈长椭圆形或椭圆形，长4～7cm，直径2～4cm。表面黑棕色，平滑，有纵皱纹及隆起的横纹，稍有光泽。顶端有花柱基痕，基部有果柄痕及残存的萼片。质坚硬，断面果皮纤维性，棕紫色，内含种子1枚。由于采摘时的老嫩程度不同，种子的形状不一，幼果做种子一般细长如大枣核状，产地称“榔软”。近成熟的果实，其种子干燥后，呈长圆形块状，产地称“榔干”。这两种在商品上统称枣槟榔肉，紫棕色，有明显的皱纹，断面暗棕色。气无，味苦、微涩。

酸枣仁

酸枣始载于《神农本草经》，列为上品，《本草纲目》列酸枣于木部灌木类。《本草图经》载："酸枣生河东川泽，今近京及西北州郡皆有之，野生多在坡坂及城垒间，似枣木而皮细，其木心赤色，茎叶俱青，花似枣花，八月结实，紫红色似枣而圆小，味酸。"酸枣仁为中医常用的宁心安神、敛汗生津药，常用于治疗失眠多梦、易惊、心烦心悸、健忘、虚汗、神经衰弱等病症。

【别名】淮枣仁、枣仁、山枣仁、刺酸枣、酸枣子。

【来源】为鼠李科植物酸枣 *Ziziphus jujuba* Mill. var. *spinosa* (Bunge) Hu ex H. F. Chow 的干燥成熟种子。

【鉴别】秋季收采成熟的红软果实，除去果肉，晒干，碾破枣，取种子。种子生品呈扁圆形或长圆形，长 5 ~ 8mm，宽 4 ~ 6mm，厚 2 ~ 3mm。表面棕红色或紫红色，微有光泽，一面较平坦，中央有微隆起的纵线，另一面隆起，种子一端有小凹陷，为种脐部位，另端有点状突起的合点，种脊位于侧边，但不明显。种皮硬，剥开后可见半透明的胚乳附于内方，子叶 2 片，黄白色，富油性。气微，味微苦。

【道地与分布】主产于我国北方的中部地区。河北邢台周边地区所产酸枣仁历史悠久，质量上乘，习称"邢枣仁"。

邢枣仁道地药材质量要求：类圆形，长 5 ~ 11mm，宽 5 ~ 7mm，厚 3 ~ 4mm，果仁大、饱满，大小均匀。表面深红色或紫褐色，外皮光滑有光泽。断面内仁浅黄色，富油性，味甘淡。

核壳不超过2%，碎仁不超过5%。杂质含量低于2%，含水量低于17%，千粒重大于45g。以粒大饱满、皮紫红色、无核壳者为佳。

【地区习用品】

滇刺枣 为鼠李科植物滇刺枣 *Ziziphus mauritiana* Lam. 的干燥成熟种子。广西称缅枣，《云南中草药选》称酸枣。其种子称“理枣仁”“滇枣仁”“西西果仁”。

种子呈扁球形或扁椭圆形，宽4～6mm，厚1～3mm。外表皮黄棕色至棕色，有光泽。与前种之区别在于种皮颜色不如前者深。即理枣仁外皮多呈棕色而酸枣仁（淮枣仁）外皮呈红棕色或紫红色。且理枣仁中央无隆起的纵线，可资区别。本品产于云南元谋、武定、永仁、保山、蒙自等地。

本品之果皮又称滇枣皮，由制“滇枣仁”时收集果皮晒干而得，在当地用以充代山萸肉，因山萸肉的药材名，别称“枣皮”，其混淆的原因大抵由此而来。

【伪品及易混品】

1. 大枣仁 为鼠李科植物枣（大枣）*Ziziphus jujuba* Mill. 或无刺枣 *Ziziphus jujuba* Mill. var. *inermis* (Bunge) Rehd. 的干燥成熟种子。

中药酸枣仁常有“枣仁”的别称，因此常造成与大枣仁的混淆。有的地区将枣（大枣）的种子称“枣仁”而冒充酸枣仁。

酸枣仁与大枣仁外形相似，大枣仁长椭圆形个较大，相当于酸枣仁的1.5～2倍，表面褐色，光泽显著，纵纹较多。

据报道，我国台湾在售的所谓“本枣仁”药材，似为大枣之种子，亦即“大枣仁”而非真正的酸枣仁。

2. 枳椇子 为鼠李科植物北枳椇 *Hovenia dulcis* Thunb. 的干燥成熟种子。

在四川温江、绵阳和安徽个别地区发现将本品误当酸枣使用，主要原因是枳椇子和酸枣仁这两种不同的药材在性状上有一定相似之处，如不认真鉴别，就会造成混淆。

枳椇子种子外形为扁平圆形，直径 3 ~ 5mm，厚约 2mm，表面棕黑色或红褐色，油滑光亮；两面对称，平坦，无纵纹。种皮坚硬难碎，味稍苦、涩。与酸枣仁最主要的区别点：酸枣仁一面较平坦，另一面隆起，种皮较易碎，咀嚼有甜味，易于鉴别。

漏芦

漏芦为中医常用药，《神农本草经》列为上品，《本草纲目》载于草部隰草类，李时珍释名曰：“屋之西北，黑处谓之漏，凡物黑色谓之卢，此草秋后即黑，异于众草，故有漏卢之称。”功能清热解毒、排脓通乳，中医常用于治疗乳房肿痛、乳汁不通、痈疽疮疡等症。传统漏芦药材分为 2 类，一类为祁州漏芦，一类为禹州漏芦。《中国药典》从 2005 年版起将此 2 类漏芦分别单列专条，本条即指祁州漏芦。

【别名】和尚根、大脑袋花根、火球花根、野红花根、大口袋花根、老牛疙瘩根。

【来源】为菊科植物祁州漏芦 *Stemmacantha uniflorum* (L.) Dittrich 的干燥根。

【鉴别】主根粗大，干燥品呈单条的圆柱形，或破裂呈扁块状，多扭曲不直，长短不一，完整者长 10～30cm，直径 1～2.5cm，偶有分歧。根头膨大，带有白茸毛。外表呈不规则片状，灰黑色或暗棕色，粗糙，具不规则纵沟及菱形的网状裂隙。体轻，质脆，易折断，断面不整齐，灰黑色，有灰黄色菊花纹及裂隙，中心常糟朽显灰黑色或棕黑色。气特异而腥，味不苦而咸。

【道地与分布】我国北方各省多有分布，主产于河北、山东、甘肃、陕西等省。

道地药材以根条粗长、整齐不碎、外表色黑、坚实、中心不糟朽者为佳。

【伪品及易混品】

1. 大火草 为毛茛科植物大火草 *Anemone tomentosa* (Maxim.) Pei 的干燥根。在甘肃以本品混充作漏芦入药用。药材鉴别特征详见本书“白头翁”条。

2. 桃叶鸦葱 为菊科植物桃叶鸦葱 *Scorzonera sinensis* Lipsch. et Krasch. ex Lipsch. 的干燥根。山西晋南的闻喜、临汾，晋东南的阳城等地及河南部分地区以本品混称漏芦。在河南还别称罗罗葱。根头部有棕色纤维状物，根外表土棕色，条顺直，上部常有密集的横纹，全体有多数瘤状物，老根表面较粗糙，有不规则纵裂纹及纵抽沟，断面黄白色，有放射状裂隙，鲜时具乳汁。

墨旱莲

墨旱莲为中医临床常用的凉血止血药，长于清肝火、补肝肾，擅长治疗阴虚血热所致的吐血、衄血、尿血、血痢、崩漏下血以及肾虚亏损所引起的腰膝酸软、头昏耳鸣、须发早白、牙齿松动等病症。出自《证治准绳》的著名方剂“二至丸”，就是以墨旱莲与女贞子配伍而成，对肝肾虚亏、头晕目眩、失眠多梦、腰膝酸软及阴虚出血、须发早白等病症均有明显疗效。因各地用药习惯不同，目前商品墨旱莲主要分有墨旱莲和红莲草 2 个类型，均以全草入药。

【别名】旱莲草、莲子草、墨斗草、黑墨草、乌心草。

【来源】为菊科一年生草本植物鳢肠 *Eclipta prostrata* (L.) L. 的新鲜或干燥全草。

【鉴别】株高 10 ~ 60cm，全株被白色粗毛。主根细长，微弯曲。茎基部常匍匐着地生根，上部直立，圆柱形，绿色或带紫红色。叶对生，无柄或短柄，叶片披针形、椭圆状披针形或条状披针形，长 3 ~ 10cm，宽 0.5 ~ 2.5cm，先端渐尖，基部渐窄，全缘或具细锯齿，两面均密被白色粗毛。夏、秋开花，头状花序顶生或腋生，扁圆形，有长梗或近乎无梗；总苞钟状，5 ~ 6 枚，绿色，2 层，外层大，内层小，被小粗毛；外围有舌状花 2 层，白色，雌性，多数发育，中部为管状花，黄绿色，两性，全育。瘦果长方椭圆形而扁，无冠毛。

鉴别要点：揉搓其茎叶，2 ~ 3 分钟其汁变为黑色，故有墨旱莲、墨菜、墨斗菜之称；因其乌如鳢鱼之肠，故又有鳢肠之名。

干燥的药材呈枯棕色或墨绿色，气微，味涩。干品经水浸后搓其茎叶，则亦呈黑色。

【道地与分布】本植物常生于潮湿地带的溪边或路旁。分布于辽宁、河北、陕西等地及华东、中南、西南地区。主产于江苏、浙江、江西、湖北、广东等地。药材以新鲜或身干、色绿、叶多、无杂质者为佳。

【地区习用品】

红旱莲　为金丝桃科多年生草本植物湖南连翘（黄海棠）*Hypericum ascyron* L. 的干燥全草。又名黄海棠、牛心茶、大叶牛心茶、鸡心茶、大金雀、金丝蝴蝶、对经草、四方草、大黄心草、房心草。华东地区以此为旱莲草或红旱莲草。东北地区也称旱莲草，台湾也作旱莲草用。《履巉岩本草》之紫旱莲似为本种。主要分布于华东、东北、华中、西北地区，主产于湖南、湖北、江西、安徽、河南等地。药材以干燥、质嫩、梗叶红棕色、带果者为佳。

株高 40 ~ 90cm，通体无毛。茎直立，有四棱，分枝少。单叶对生，无柄；叶片宽披针形，长 5 ~ 10cm，宽达 2cm，先端稍尖，基部楔形，抱茎，全缘，有多数细小腺点。夏季开花，顶生聚伞花序，有花数朵，花梗长约 1.5cm；花冠黄色，直径约 3cm；花萼 5 裂，有多数腺点，花瓣 5 片，镰状倒卵形，偏斜而旋转；雄蕊多数，成 5 束；花丝长，花瓣 5 片，金黄色，狭倒卵形，稍偏斜而旋转；雄蕊多数。基部合成 5 束；子房上位，花柱 5 条。蒴果圆锥状，长约 1.5cm，浅黑棕色，熟后 5 裂。种子多数，细小，黑棕色，具细网纹。全草气微弱，味苦、涩。由于本品果实如莲实，干后红棕色，故有红旱莲之称。

【伪品及易混品】

1. 朝天委陵菜 为蔷薇科一年生草本植物朝天委陵菜 *Potentilla supina* L.的干燥全草。华北、华中、西北地区均有分布。北京、河北、河南、内蒙古、宁夏等地误以此草混作旱莲草入药。

基生叶为单数羽状复叶，茎生叶为三出复叶，小叶通常呈椭圆形，或菱状倒卵形，边缘有不规则羽状深裂，背面疏被柔毛。花单生于叶腋，萼有内外2层，各5片，绿色，花瓣5片，黄色，雄蕊多数，雌蕊心皮多数。瘦果细小。本品干燥时仍呈绿色，气微弱，味淡。

商品药材多已加工切碎，可见茎呈圆柱形而中空，直径约0.3cm，表面灰绿色或黄绿色，有的带紫色，有的尚连有黄褐色细长的根。叶皱缩破碎，灰绿色，背面疏生细毛，完整的叶基生者为单数羽状复叶。

2. 蟛蜞菊 为菊科多年生匍匐草本植物蟛蜞菊 *Wedelia chinensis* (Osb.) Merr. 的干燥全草。又名杨戬三尖刀、三尖刀、龙舌三尖刀、黄花龙舌草、黄花母、黄花草、黄花冬节草、金棒草、旱丹草、鹤舌草等。分布于福建、广东、广西及台湾等地，福建漳州地区以此作旱莲草出售。台湾亦称旱莲草。

茎长30～80cm，全株被短伏毛。叶对生，椭圆状披针形，长2～7cm，宽0.8～1.7cm，先端短尖或钝，基部楔形，全缘或具疏锯齿，两面密被伏毛，主脉3条，无叶柄或有短柄。夏季开花，头状花序单生于枝端或叶腋，直径约1.7cm，花序柄长6～

12cm；总苞片2层，花黄色，边缘花舌状，雌性，通常1列，先端2～3裂；盘花管状，两性，先端5齿裂。瘦果长圆形，扁平。

3. 小连翘 为金丝桃科多年生草本植物小连翘 *Hypericum erectum* Thunb. ex Murray 的干燥全草。在浙江的一些地区曾有以本品混作旱莲草的情况。

药材性状与湖南连翘十分相近。全长30cm，茎呈圆柱形，直径0.2～0.3cm。叶均已破碎。茎顶端之蒴果小，长0.4～0.6cm，表面红棕色，顶端3裂，质薄而脆。种子小于0.1cm。

薤白

薤白为行气、散结、止痛药。常用于治胸痹、痰饮胁痛、泄痢后重等。一般治胸痹之病，胸背痛，短气，寸口脉沉而迟，关上小紧数者，用栝蒌薤白白酒汤；治胸痹，不得卧，心痛彻背者，用栝蒌薤白半夏汤；治胸痹，心中痞气，气结在胸，胸满，胁下逆抢心者，用枳实薤白桂枝汤。单用薤白头研末白糖送服，可治慢性支气管炎；配黄柏可治赤痢。

【**别名**】薤白头、野蒜、小根蒜、小根菜、子根蒜、宅蒜。

【**来源**】为百合科植物薤白 *Allium macrostemon* Bunge 或藠头 *Allium chinensis* G. Don 的干燥鳞茎。

【**鉴别**】

1. 薤白 药材呈不规则卵圆形，高0.5～1.5cm，直径0.5～1.8cm，似小蒜头样。表面黄白色或淡黄棕色，因加工程度不同而颜色深浅不一，半透明。全体凹凸不平，具皱纹及纵沟，有类白色膜质鳞被包被，底部钝圆，有小而突起的鳞茎盘，为须根着生处，顶端较尖而细，为连生茎苗处。外表有软质白皮，易于剥落。质硬，角质样，断面黄白色。有蒜样异臭，味微辣。

2. 藠头 四川又名荞头、莜子。本品鳞茎多供食用，作酱菜。亦可作薤白入药用。

鳞茎数枚聚生，狭卵状，粗（0.5～）1～1.5（～2）cm；鳞茎外皮白色或带红色，膜质，不破裂。叶基生，2～5枚，具3～5棱的圆柱状，中空，近与花葶等长。十月开花，花葶侧生，高20～40cm，总苞膜质，2裂，宿存，伞形花序半球形，松散，花梗为花被的2～4倍长，具苞；花淡紫色至蓝紫色，花被片6片，长4～6mm，宽椭圆形至近圆形，钝头；花丝为花被片的2倍长，长7.3～9mm，仅基部合生并与花被贴生，内轮的基部扩大，两侧各具1齿，外轮的锥形无齿；子房宽倒卵形，基部具3个有盖的凹穴；花柱伸出花被。

【道地与分布】

1. 薤白 分布于东北、华北、西南、华中地区及山东、陕西、甘肃等地。以产于东北及河北等地者质量为好。

2. 藠头 在长江流域和南部各省区广泛栽培，也有野生品种。药材以身干、个大、质坚、饱满、色黄白、半透明者为佳。

【地区习用品】

1. 球序薤 为百合科植物球序薤 *Allium thunbergii* G. Don 的干燥鳞茎。

本种与藠头相近，但鳞茎常单生，卵状至狭卵状，或卵状柱形，直径0.7～2cm，鳞茎外皮污黑色或黑褐色，纸质，顶端常破裂成纤维状，内皮有时带淡红色，膜质。叶三棱状条形，中空或基部中空，背面具1条纵棱，呈龙骨状隆起。花葶中生而非侧生，内轮花丝基部无齿。

产于黑龙江、吉林、辽宁、山东、河北、山西、陕西、河南、湖北、江苏及台湾等省。在当地作薤白入药用。

2. 棱叶薤 为百合科植物棱叶薤 *Allium caeruleum* Pall. 的干燥鳞茎。

又名蓝花山蒜。鳞茎近球形，直径1～2cm，基部常具外皮暗紫色的小鳞茎。鳞茎外皮暗灰色，纸质，不破裂，内皮白色，膜质。叶3～5枚，条形，背面具1条纵棱，有时为三棱状条形，干时常扭卷，比花葶短，宽2～5mm，到花期逐渐枯死；叶片和叶鞘光滑或纵脉具细小齿。花葶高25～85cm；伞形花序球状或半球状，具多而密集的花，有时具珠芽；小花梗近等长，比花被片长2～6倍；花天蓝色，干后常变蓝紫色。产于新疆，新疆薤白即为此种。

3. 长梗韭 为百合科植物长梗韭 *Allium neriniflorum* (Herb.) Baker 的干燥鳞茎。

植株无葱蒜气味。鳞茎单生，卵球状至近球状，宽1～2cm，鳞茎外皮灰黑色，膜质，不破裂，内皮白色，膜质。叶圆柱状或近半圆柱状，中空，具纵棱，沿纵棱具细糙齿，等长于或长于花葶，宽1～3mm。伞形花序疏散；小花梗不等长，长4.5～11cm，基部具小苞片；花红色至紫红色；花被片长7～10mm，花被片基部彼此靠合成管状，子房每室具 6 ~ 8 枚胚珠。

产于黑龙江、吉林、辽宁、内蒙古、河北、北京等地。内蒙古和北京近郊所产的薤白，有的即为此种。

4. 合被韭 为百合科植物合被韭 *Allium tubiflorum* Rendle 的干燥鳞茎。

植株无葱蒜气味。鳞茎单生，卵球状或球状；鳞茎外皮灰黑色，膜质，不破裂，内层白色，膜质。叶圆柱状或近半圆柱状，中空，具纵棱，沿棱具细糙齿，等长于或长于花葶，宽 1 ~ 3mm。伞形花序疏散；小花梗不等长，长 0.8 ~ 7cm；花红色至紫红色，花被片长 5 ~ 8mm；子房每室 3 ~ 4 枚胚珠。

产于山西、河北、河南、陕西、甘肃、湖北、四川等地。在产区以其鳞茎混作薤白入药用。

【伪品及易混品】

绵枣儿 为百合科植物绵枣儿 *Scilla scilloides* (Lindl.) Druce 的干燥鳞茎。

绵枣儿之名始见于明代的《救荒本草》，也称石枣儿、天蒜、地兰，东北称为地枣、独叶芹、催生草、药狗蒜，浙江称老鸦葱，江苏称山大蒜、独叶一枝枪，又混称鲜白头、鲜薤白等，是薤白混淆伪品之一。

干燥的鳞茎呈压扁的卵球形或长卵形，长 2 ~ 3cm，直径 5 ~ 15mm。顶端渐尖，有叶基残留，基部鳞茎盘明显，残留黄白色或棕色须根或须根痕，外被数层白色膜质鳞叶，向内为半透明肉质叠生的鳞片，中央有黄绿色心，顶有残茎。表面有抽沟及皱纹。无蒜臭，味微苦而辣。

本品分布极广，除内蒙古、青海、新疆、西藏外，全国其他各省份均有分布。

本品功效与薤白不同，不能混充薤白入药用。

薄荷

薄荷为常用中药。始载于《新修本草》。苏敬曰："薄荷茎方，叶似荏而尖长，根经冬不死，又有蔓生者。"薄荷具有宣散风热、清利咽喉、透疹的功能。用于风热感冒、风湿初起、头痛、目赤、咽喉红肿疼痛、口疮、麻疹、皮肤瘙痒等症。

【别名】人丹草、升阳菜、薄荷草。

【来源】为唇形科植物薄荷 *Mentha haplocalyx* Briq. 的干燥地上部分。

【鉴别】茎呈方柱形，有对生分枝，长 60 ~ 90cm，直径 2 ~ 8mm，表面紫棕色或淡绿色，棱角处具茸毛，节间长 2 ~ 5cm，有对生分枝，质脆，断面白色，髓部中空。叶对生，有短柄，叶片皱缩卷曲。完整叶展开后呈宽披针形、卵状披针形、长圆状披针形或长椭圆形，长 2 ~ 7cm，宽 1 ~ 3cm，侧脉 5 ~ 6 对，上表面深绿色，下表面灰绿色，两面均有柔毛及腺鳞（放大镜下观察呈凹点状）。茎上部轮伞花序，腋生，花萼钟状，先端 5 齿裂，花冠多数存在，黄棕色或淡紫色。揉搓后有特殊清凉香气，味辛凉。

【道地与分布】主产于江苏、湖南、江西等地。以江苏苏州产者奉为道地药材，习称“苏薄荷。”药材以叶多、色深绿、气浓者为佳。

苏薄荷道地药材质量要求：茎呈方柱形，紫茎紫脉种，有对生分枝，局部有螺旋。棱角处具茸毛，分枝较多且长，茎部上端浅紫或灰褐色，髓部中空。叶皱缩卷曲，完整者展平后叶片呈披针形，叶基楔形，先端渐尖，边缘锯齿状。叶面密被茸毛，具突出的凹凸状腺鳞，上表面深绿色，下表面浅绿色。轮伞花序腋生，花冠白色，部分花冠深紫色，雄蕊超出花冠。

藁本

藁本为中医常用的祛风燥湿、散寒止痛药，主治风寒头痛、巅顶痛、肢节疼痛、妇女带下肿痛、疝瘕腹痛症；现常用于各种头痛，对流行性脑脊髓膜炎所引起的剧烈头痛、颈部强直有弛缓之效。本品在《神农本草经》被列为中品，《本草纲目》载入草部芳草类。商品主要有川藁本、北藁本两大类。

【别名】香藁本、西芎、茶芎、土芎、香头子、山菱。

【来源】为伞形科植物藁本 *Ligusticum sinense* Oliv. 和辽藁本 *Ligusticum jeholense* (Nakai et Kitagawa) Nakai et Kitagawa 的干燥根茎及根。

【鉴别】

1. 藁本　为商品川藁本的主要来源。干燥的根茎呈不规则结节状，侧根与须根大多已除去而留下圆形的根痕。全体长 5 ~

9cm，直径 0.7 ~ 2cm，常弯曲不直，外表黑褐色，有纵皱纹，根头膨大，顶端留有一至数个凹陷的圆形茎基痕，下侧有多数点状突起的根痕或有长短不等的根。中空，土黄色，具纵直沟纹，节膨大，节间中空而扁，皮部破碎。侧根直径 1 ~ 5mm，外表黄棕色，亦具不规则纵直沟纹。本品质韧而不易折断，断面纤维性，黄白色。气香，味辛麻。

2. 辽藁本 辽宁凤城又称为家藁本、水藁本，义县则称为山香菜，朝阳称其为旱藁本。

根茎呈不规则柱状或团块状，有分歧，长 1.5 ~ 5cm，直径 0.5 ~ 1.5cm，外表土棕色至暗棕色，粗糙不平，并有横皱，顶端有茎基残留，时或下陷呈凹洞状。两侧与下端密生多数土棕色细长而弯曲并具纵横皱纹的须根。本品质松，折断面类黄色，纤维性。气特殊而芳香，味辛而微苦。

【道地与分布】

1. 藁本 主产于四川与湖北，多为栽培，是藁本的主流品种。其道地产区主要分布在四川的阿坝，重庆的巫山、巫溪，鄂西的巴东、兴山、长阳等县以及湖南的茶陵、陕西的安康等地。

2. 辽藁本 主产于东北、华北地区及山东。其道地产区分布于辽宁的盖州、凤城，河北的龙关、蔚县、承德等地。

两种藁本道地药材均以身干、体长、根苗少、整齐、香气浓者为佳。

【地区习用品】

1. 细叶藁本 为伞形科植物细叶藁本 *Ligusticum tenuissimum*

(Nakai) Kitag. 的干燥根茎及根。辽宁凤城称旱藁本、山藁本，岫岩称火藁本。

叶三回三出羽状细裂，裂片细长条形，长 1 ~ 2.5（~ 4.5）cm，宽 1 ~ 2cm，无总花苞或者有 1 ~ 2 枚总苞，白色，或淡绿色，边缘淡紫色，披针形，与伞梗近等长或稍短，伞辐 15 ~ 20mm，花梗 20 ~ 22mm，花药绛红色。果实油管在背棱上 1 个，侧棱上 2 个，接合面通常 2 个，稀为 4 个。根较粗大，肥厚，分歧，具横皱纹，表面深褐色。其他与辽藁本相似。

产自辽宁省本溪、岫岩、凤城、庄河等地，吉林省亦有分布，在产地与正品藁本同样入药用。也常作商品藁本调往外地。

2. 黑藁本　为伞形科植物蕨叶藁本 *Ligusticum pteridophyllum* Franch. 的干燥根茎及根。云南丽江称黑藁本或藁本，也称岩林、野川芎或岩芎。

药材根状结节呈川芎苓子状，根长短不一，有分枝，粗 0.5cm，棕褐色，外表多瘤状突起，具纵皱纹，断面淡黄色，有香气。

3. 滇藁本　为伞形科植物滇芹 *Sinodielsia yunnanensis* Wolff 的干燥根茎及根。云南楚雄称此为藁本或黄藁本。

多年生草本，高 0.5 ~ 1m。主根长圆锥形，根头部残存多数叶鞘残基，外皮棕褐色，环纹密接而突起。茎直立，下紫而上绿。二至三回羽状复叶互生；叶片轮廓三角形，长 3.5 ~ 13.5cm，宽 3.8 ~ 15cm，最终裂片细小，边缘有不规则锯齿，两面顽均有绿色，无色。复伞形花序顶生，总苞片 3 ~ 5 片，线形，长 2 ~

5mm。花小，白色或淡红色。双悬果椭圆形，有狭翅。

本品生于山间疏林下，或路旁草丛中，滇中及滇西地区有分布。

【伪品及易混品】

1. 泽芹 为伞形科植物泽芹 *Sium suave* Walt. 的干燥地上全草。江苏南通称为野蒲芹、药芹，苏州称野芹菜，江苏省内习称为山藁本。

药材为地上全草，茎呈圆柱形，直径 0.3 ~ 1.5cm，节明显，近基部下方有一团根痕；表面棕黑色、棕色或绿色，有多数条纹，质坚硬，折断面边缘黄白色，纤维性，中间有较大空洞，叶片大多数脱落，残留的叶柄呈管状，基部呈鞘状抱茎。以手搓叶片，具清香气，味淡。

2. 骨缘当归 为伞形科植物骨缘当归 *Angelica cartilaginomarginata* (Makino) Nakai var. *foliosa* Yuan et Shan 的干燥去根全草。江苏、安徽称本品为山藁本，苏州称土藁本，清江混称为藁本。

商品为不带根的干燥全草。茎呈圆柱形，长 30 ~ 45cm，直径可达 4mm，光滑，具纵纹，外表青绿色至淡棕色，疏被短毛，叶鞘明显，密被毛茸。叶大多皱缩卷曲，黄绿色或暗绿色，叶缘有白色骨质边缘，易碎而脱落。花也大多脱落，仅花梗残留。气微香，味淡。

3. 山芹菜 为伞形科植物大齿山芹 *Ostericum grosseserratum* (Maxim.) Yuan et Shan 的干燥全草或根。辽宁凌源称为“藁本下

脚”，沈阳、营口和吉林过去以根作藁本销售。

本品的幼苗与辽藁本极为近似，常易与正品藁本混淆，故有“藁本下脚”之名。但本种小叶两面脉上及边缘有糙毛，触之粗涩，根鲜时棕色，无浓郁香气；而辽藁本的小叶触之平滑，根带黑褐色，具浓郁香气，可资区别。

藜芦

藜芦始载于《神农本草经》，列为下品。李时珍曰：“黑色曰藜，其芦有黑皮裹之，故名。”藜芦具有涌吐风痰、杀虫的功能。用于中风、癫痫、喉痹、疥疮等症。

【**别名**】黑藜芦、山葱、人头发。

【**来源**】为百合科植物藜芦 *Veratrum nigrum* L. 的干燥根及根茎。

【**鉴别**】根茎短粗，呈圆柱形，长 2 ~ 4cm，直径 0.7 ~ 1.5cm。表面棕黄色、土黄色或黄褐色，上端残留棕色叶基维管束，形如蓑衣，故有“藜芦穿蓑衣”之称。或叶鞘朽蚀后残留的毛鳞状叶脉组织，下部簇生多数须根。根细长圆柱形，略弯曲，长 10 ~ 20cm，直径 1 ~ 4mm。表面灰褐色或土黄色，具有细而密的横皱纹，下端多纵皱纹。质坚脆，易折断，断面类白色，中心有淡黄色中柱，易与皮部分离。气微，味极苦，粉末有强烈的催嚏性。

【**道地与分布**】主产于山西、河北、河南、山东、辽宁等地。药材以根粗壮、无杂质者为佳。

【地区习用品】 藜芦在各药材产区亦习惯将多种同科同属的近缘植物的根及根茎作藜芦入药用，或与正品相混，其药材性状与正品很难区分，但可借鉴原植物形态加以区别。

1. 毛穗藜芦 *Veratrum maackii* Regel，分布于东北各地，在当地亦作藜芦入药用。基生叶为长倒披针形或长圆状披针形，茎生叶呈条状披针形，两面无毛，花少而稀生，初时绿色，后变深紫色。

2. 毛叶藜芦 *Veratrum grandiflorum* (Maxim.) Loes. f.，分布于湖北、四川等地。基生叶广卵形至广卵圆形，茎生叶披针形至条状披针形，下面密生灰白色绵毛，花绿白色，花被片边缘有细齿。

3. 牯岭藜芦 *Veratrum schinedleri* Loes. f.，分布于江苏、浙江、江西等地。基生叶长卵形至椭圆形，茎生叶披针形，两面无毛，花淡紫色。

4. 兴安藜芦 *Veratrum dahuricum* (Turcz.) Loes. f.，分布于东北各地。全株密生白软毛，茎生叶广卵形，背面密生白毛，花被片上部边缘有细锯齿。

5. 大理藜芦 *Veratrum taliense* Loes. f.，分布于云南。叶长圆形，长 20cm，宽 5 ~ 6cm，先端锐尖，基部多少抱茎，花淡绿色，圆锥花序顶生。

【伪品及易混品】

1. 金针菜根 为百合科植物黄花菜 *Hemerocallis citrina* Baroni 的干燥根。根略呈圆柱形，长 5 ~ 17cm，直径 3 ~ 5mm。外表土棕色，干枯皱缩，上部细小，有不规则的横皱纹，略似结节状。下端多膨大成纺锤形，有纵皱纹。质柔软，断面内部多裂隙。味微苦而带涩。

2. 萱草根 为百合科植物萱草 *Hemerocallis fulva* (L.) L. 的干燥根，根瘦瘪，有许多皱纹。质轻，体软，味淡。

瞿麦

瞿麦为常用中药。始载于《神农本草经》，列为中品。陶弘景曰："一茎生细叶，花红紫赤可爱，合子叶刈取之，子颇似麦，故名瞿麦。"瞿麦具有利尿通淋、破血通经的功能。用于热淋、血淋、石淋、小便不通、淋沥涩痛、月经闭止等症。

【别名】巨麦、石竹花、十样景花、竹节草、石柱花、洛阳花。

【来源】为石竹科植物瞿麦 *Dianthus superbus* L. 或石竹 *Dianthus chinensis* L. 的干燥地上部分。

【鉴别】

1. 瞿麦 茎呈圆柱形，上部有分枝，长 30 ~ 60cm。表面淡绿色或黄绿色，光滑无毛，节明显，略膨大，断面中空。叶对生，多皱缩，展平叶片呈条形至条状披针形。枝端具花及果实，花全长 3 ~ 4cm，花萼筒状，长 2.7 ~ 3.7cm；萼下小苞片 4 ~ 6 片，宽卵形，长约为萼筒的 1/4，先端急尖或渐尖。花瓣棕紫色或棕黄色，卷曲，先端深裂成丝条状或流苏状。蒴果长筒形与宿萼等长。种子细小，多数。气微，味微甜。

2. 石竹 全草长30～50cm。茎呈圆柱形，有分枝，表面淡绿色或黄绿色，基部微带紫色，光滑无毛，节处稍膨大，节间长3～7cm。茎中空，质坚脆，易折断，断面髓部中空。叶对生，线形或线状披针形，长3～5cm，宽3～5mm。枝顶有2～3个宿萼，黄绿色，表面具有纵细纹，时有残存皱缩破碎的花瓣，棕紫色或棕黄色，先端浅裂呈锯齿状，完整者，全花长约3cm，萼筒长1.4～1.8cm，萼下有4～6片小苞片，排成2～3轮，约为萼筒的1/2。花瓣5片，先端浅细裂，呈齿牙状，花有红、紫、白等色，极美丽。蒴果长圆形，稍似麦粒。气微，味微甜。

【道地与分布】主产于河北、湖北、四川等省。药材以色黄绿、花未开放者为佳。

【伪品及易混品】

1. 蝇子草 为石竹科植物蝇子草 *Silene fortunei* Vis. 的干燥全草。具主根，茎簇生，高30～100cm，全株被柔毛，茎节明显膨大，节间短。叶对生，披针形或线形，长2～5cm，宽3～8mm，先端尖，全缘，基部渐狭成柄，无毛。聚伞花序顶生，总花梗上部有黏液，可以粘蝇。萼筒棒状，花瓣5片，淡红色，爪倒披针形，基部两侧各具一线状鳞片。蒴果矩圆形，顶端6裂。种子赤黄色，有瘤状突起。气微，味初甘，继有涩味感。

2. 粉条儿菜 为百合科植物粉条儿菜 *Aletris spicata* (Thunb.) Franch. 的干燥全草。茎直立，高30～60cm，不分枝，全株被短柔毛，表面黄绿色。叶线形如韭叶，无毛，多数基出丛生，长7～14cm，端尖而质软，有纵起的皱襞，常为淡绿色，根际处有旧叶的纤维宿存。茎上部花序呈穗状，花已脱落。蒴果椭圆形，长 4 ~ 6mm，直径 3 ~ 4mm，表面具棱，顶端开裂，内含多数种子。种子细长形，多数为锯屑状。约 1mm，黄棕色。气味淡薄。

翻白草

翻白草为少常用中药。始载于《救荒本草》，曰："翻白草，出均州山野中，苗高七、八寸，细长锯齿叶，叶硬厚，背白，其叶似地榆而细长，开黄花，根如指大，长三寸许，皮赤肉白。"翻白草具有止血、止痢、解毒的功能。用于吐血、便血、崩漏、痢疾、疟疾、疔疮、无名肿痛等症。

【别名】鸡腿根、天青地白、鸡爪参、白头翁、白鸡爪草、黄花地丁、鸭脚参、叶下白。

【来源】为蔷薇科植物翻白草 *Potentilla discolor* Bunge 的干燥全草或根。

【鉴别】全草为带根的全草。根肥厚，呈纺锤形、窄圆锥形或圆柱形，有时有分枝，长 4 ~ 8cm。表面黄棕色、暗红棕色或棕黑色。两端稍尖，少数瘦长，有不规则扭曲的纵槽纹，栓皮较平坦。质硬而脆，折断面灰白色或黄白色。茎短不明显。基生叶丛生，叶为单数羽状复叶皱缩而扭曲，小叶 3 ~ 9 片，狭长椭圆形或窄长圆形，长 1 ~ 2.5cm，宽 0.5 ~ 1.5cm，顶端小叶片较大，稍尖，边缘有缺刻状粗锯齿，皱缩，多自中脉向内对折，上面暗绿色，有长柔毛或近无毛，下面灰白色，密生白色绒毛。叶柄长

3～15cm，密生白色绒毛。茎生叶为三出小叶。质脆，易碎。气微弱，味甘而微涩。

【道地与分布】主产河北、北京、安徽等地。药材以根肥大、叶灰绿色者为佳。

【伪品及易混品】

1. 委陵菜 为蔷薇科植物委陵菜 *Potentilla chinensis* Ser. 的干燥全草或根。分布于东北、西北及华北地区。茎丛生，近直立或稍披散，被白色软毛。叶为单数羽状复叶，基生叶有柄，叶长1.5～5cm，宽约1.5cm，边缘为规则的羽状深裂，裂片呈三角状披针形，茎生叶几无柄，互生，叶片较小，花深黄色。

2. 西南委陵菜 为蔷薇科植物西南委陵菜 *Potentilla fulgens* Wall. 的干燥全草或根。分布于四川、贵州、云南等地。根粗壮。羽状复叶，基生叶，小叶13～23片，小叶间有极小的小叶，倒卵形或椭圆形，边缘有细锯齿，小叶无柄。茎生叶通常有小叶3～9片，较小，背面密生银白色短绒毛。花黄色。气微，味甘而微涩。

3. 亚洲委陵菜 为蔷薇科植物亚洲委陵菜 *Potentilla asiatica* Juz. 的干燥全草或根。分布于华东、华南及西南地区。根肥厚，茎多数丛生，基生叶多数，为掌状复叶，小叶5片，小叶长椭圆形，边缘有粗锯齿，具长叶柄。茎生叶具短柄，小叶3～5片，下面密被白绒毛。花黄色。气微，味甘而微涩。

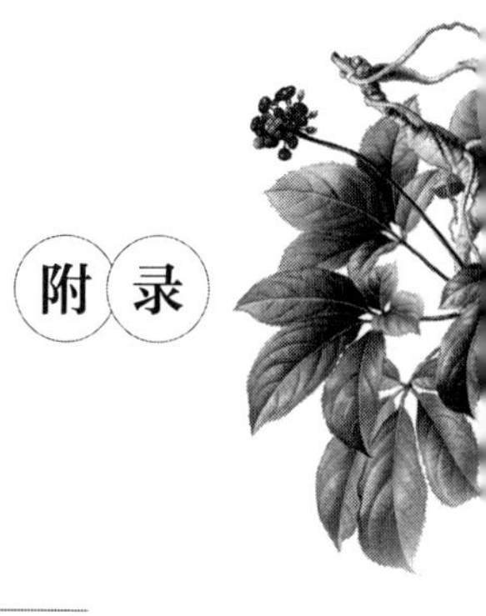

附 录

传统经验鉴别术语解释

（以下术语均按术语的首字笔画数排序）

一画

一包针　指千年健药材内有许多黄色针状纤维束，折断后黄色针状纤维束多而明显，且参差外露，形同“一包针”。

一纹到底　人参鉴别用语。指主根上的螺旋纹从上端一直延伸至中下部，为野山参的特征之一。

一线通　见“通天眼”条。

一颗葱　见“独挺”条。

二画

二甲子　指三年生的人参茎苗。因茎顶着生 2 个包含有 5 片小叶的对生叶，故得名。

二杠　专指具一个分枝的梅花鹿茸。

二茬茸　鹿茸一般每年锯取2次，于立秋前后锯取的即为“二茬茸”，质量不及“头茬茸”。

丁头　专指三七药材上部生有若干瘤状隆起的支根痕。

八哥眼　指胡黄连药材断面的维管束群，其特点是由4~10个类白色点状维管束排列成环，酷似八哥眼。

人参幌子　指野生人参的指示植物。如四叶草、毒蛆草、北重楼等，在其周围有可能找到野生人参。在东北也称之为“信草”。

三画

三花　指一年生的人参苗。因其具有3片小叶而得名。

三岔　指具有2个分枝的梅花鹿茸。马鹿的茸具3个侧枝者，也称“三岔”。

大力参　指经沸水浸煮片刻后再晒干的人参。

大头羌　为羌活药材的一种，来源为宽叶羌活。其特点是根头部明显粗大，或呈团块状或纺锤形。

大附　专指一等品盐附子。

大疙瘩　指怀牛膝药材中芦头较肥大者。

大草　甘草的一种商品规格。其直径较粗，在2.5~4cm之间。

大挺　专指具有1个分枝的鹿茸之主枝。

寸山　见“断山”条。

口防风　指内蒙古及河北张家口产的防风，其蚯蚓头（亦称旗杆顶）不明显，质量较次。

口面　泛指药材的折断面，亦称“茬”（河南、甘肃）、“岔”（四川）、“碴”等。通过对药材断面特征的观察，如平坦与否、粗糙或细致、色泽花纹、边缘形状等，以鉴别药材。

山参扒货　见“移山参”条。

千子连　指加工成棒签状的黄连叶柄。为加工栽培黄连时的副产品。

川军　即川产大黄，为药用大黄的别名。

个子　亦称“个”，为描述质量的单位术语，称个子的药材有大枣、乌梅、栀子、青皮、山楂等，一般认为以个子大为好。完整的药材也常称为个子药，与饮片相应而言。

门庄　专指具 1 个分枝的梅花鹿茸在离锯口约 1cm 处分出的侧枝，长 9 ~ 15cm，直径较主枝（大挺）略细。

女儿香　为沉香药材商品之一，即未产沉香树脂的土沉香木，多产于广东一带，质量极次。

小疙瘩　指怀牛膝药材中芦头较细小者。

小辫子　亦称“辫紫菀”，是紫菀药材的别称。因紫菀药材质地柔软，细根多，常编成辫状出售，故得此名。

叉枝　指根类药材有支根或侧根而呈分歧状者，亦称“岔枝”。如对圆参、牛膝、独活、前胡、山豆根、丹参、桔梗、南沙参、秦艽、白芷、柴胡、银柴胡、常山、黄连等药材的描述，常有“叉枝”之称。

马牙芦 指人参芦头的芦体节紧，芦碗整齐，边缘齐整，形如马牙。

马牙嘴 指炉贝（棱砂贝母）药材呈棱状圆锥形和长卵圆形，形似马牙状，其顶端较瘦尖，均呈开口状。

马头蛇尾瓦楞身 是对海马药材的形象描述。其头部略似马头，中部粗而肩方，具6～7条纵棱，似瓦楞，尾部渐细，向内卷曲，具4条纵棱，犹如蛇尾。

马刷子 指怀牛膝药材中的细短者，质量较次。

子衣 又称“衣”“膜”“荚膜”“荚”。一般是指某些果实、种子类药材，其种子外的一层菲薄的假种皮，系由珠柄或胎座发育而来。如砂仁、肉豆蔻等。

子芩 指黄芩的新根（子根），其内外鲜黄，质佳。亦称“条芩”或“枝芩”。

子海 指将园参种子撒在野生环境中生长若干年者。

子眼 指吴茱萸药材表面具有许多点状突起或凹陷的腺点，即油室。

四画

天雄 现代是指三等品盐附子。与古代“天雄”含义不同，古人是指附于鬲子而长的附子块根；而现代“天雄”

则是指较小的附子；而香港的天雄是指大附子。

天锥　指附于天雄而生长的附子块根，是历史称谓。

无影纹　指羚羊角的尖部，其质嫩者可透见红色或紫黑色的血丝，无裂纹。

云木香　指二级木香药材，亦称“二号木香”。根呈圆柱形，内部灰白色，质疏松，气味稍淡。

云头　又称如意头。指白术的全体多有瘤状突起，下部两侧膨大似如意头。

云皮　见“里衣子”条。

云连　即云南黄连。其特点是单支、细瘦、无过江枝，呈钩状弯曲，形如蝎尾。

云纹　又称“云锦花纹”。系指何首乌药材断面上的一种花纹。位于皮部，为散在的畸形维管束的一种类型。其由中央 1 个较大的中心柱及外围类圆形的异型维管束构成，束间有凹陷相隔。

五匹叶　指六年生的人参茎苗。因其茎顶着生 5 个轮生复叶，故得名。

五形　人参鉴别用语。是指人参的主根、侧根、芦头、环纹和不定根（艼）。

五形全美　指人参的主根、侧根、芦头、环纹及不定根均合乎要求。十分完美，为野生上等人参的特点。

支　一般是对药材形态描述，或为商品分档的用语。前者如圆参“支”大，玄参“支”条肥等；后者如以每

500g 支数为定，有表示质量的意义。

车轮纹 指药材断面木质部射线呈均匀放射状排列的纹理，古代亦称之“呈车辐解”，如马兜铃科的木防己。

瓦垅 指瓦楞子药材背面所具有的放射肋纹。如毛蚶有 30 ~ 34 条瓦垅。

少数腿 专指野山参带有的 1 ~ 2 条支根，少数有 3 条，都呈上粗下细。

中吉 为历史上大黄药材的一种加工规格，即长形大黄切成段者。其个体较大。

毛 泛指组织干枯后剩余下来的纤维束、维管束等。如东南蓝刺头（漏芦混杂品）根部有众多棕色毛（毛状物）；知母药材上的毛，实系维管束。也含非腺毛，如枇杷叶的毛。

毛山药 指加工时不搓圆的去皮山药药材。多用小货或次货制成。

毛茸 一般是指果实、种子等外皮具有的毛。如马钱子、覆盆子，及辛夷苞片外表面的毛茸等。

毛草 甘草的一种商品规格。根条不顺直而弯曲，直径在 0.5cm 以上。

毛笔头 指辛夷药材（花蕾）呈长卵形，形似毛笔头，故又有“笔头花”之称。

长嘴 指老鹳草药材（果实）上带有宿存花柱，形似长鹳喙。

仁　①指果核或果壳里面的种子部分，包括胚乳、胚及子叶等，一般统称为“仁”或“种仁”。入药时均除去外面的种皮，而取其可食部分的种仁，如苦杏仁、桃仁。②指动物类药材的囊状内容物，如胆仁、麝香仁等。

片子枳实　指枳实药材商品中切成两瓣者。

片吉　为历史上大黄药材的一种加工规格，即将其切成竖形片状者。

片芩　指黄芩药材加工后所得不完整的碎片，质次。

化渣　指药材经口嚼而无渣者。如正品党参。

爪兰枫斗　为西枫斗（石斛）的一种。多以重唇石斛（鸡爪兰）加工而成。根部细长，罗纹较粗，色黄而有光泽，味带苦，乏黏性。

公丁香　指丁香的花蕾，芳香气味浓烈，质佳。

公防风　见“软防风”条。

风化　指药材中某类含水化合物或钠盐类的商品，在空气干燥条件下，表面逐渐出现的粉末状物。

乌皮　指梅花茸因受加工影响，在其表面出现的乌黑色。

乌金衣　系指国产牛黄表面有时可见一层黑色光亮的薄膜。

凤丹　指产于安徽铜陵凤凰山的道地牡丹皮。其特点是内表面土黑色、淡棕色或灰黄色，有纵纹及亮银星，质硬而脆，易折断，断面内色白，粉性足。本品为牡丹皮中质量最佳之品。

凤头鹤颈 是对浙江于潜、昌化特产的野生白术的性状描述。此种白术体形瘦小，带有地上部残茎，呈鹤颈状，根茎部位略似圆球形，呈凤头状。

凤尾 是对石斛道地药材耳环石斛的一种性状描述，特征是其茎末梢细，形如“凤尾”。

凤尾连 系野生黄连的一种（峨眉野连）。外形与雅连相似，但其上端多留有 6 ~ 10cm 长的叶柄，形似凤尾。

凤尾橘络 为橘络的一种加工规格。即将橘络同橘蒂一并取下，整理顺直如同凤尾状，晒至八九成干时封压成长方形砖块状，再烘干或晒至全干。

凤眼 专指虎骨前肢上节的下端，靠近骨环处内侧面所特有的 1 个扁长孔。

凤眼前仁 指车前子商品中的“大粒车前子”。因其子粒为较大的长椭圆形，形似“凤眼”而得名。

凤眼圈 指防风药材的断面有 1 个黄色圆心，其外层为浅黄白色。

六体 人参鉴别用语。是指人参药材的整体特点，为拟人描述法，包括“灵、笨、老、嫩、横、顺”，是为“六体”。野山参以“灵、嫩、横”体为佳品。

文形 人参鉴别用语。指主根形体顺直而细长。

方胜纹 为蕲蛇的鉴别特征。即在其背部两侧各有黑褐色与浅棕色组成的“V”形大斑纹 24 个，其中“V”形顶端在背中线上相接，形成棱形纹理。

方通　是由较粗的通草于采后用特制的刨子或利刃刨成大形纸状薄片，然后切成方形者。

火燎升麻　指升麻药材的加工过程中用火燎去须根，故正品升麻表面均发黑色，可见到火烧过的须根痕。

心　泛指药材中央部位与边缘部位形态及质地不同的组织，称为“心”。因药材不同，心的实质也各异，如远志系指木部，麦冬的心是指中柱，莲子心则指胚。

心结香　指采自死麝的麝香，其形如动物干血，质量较次。

巴掌　指二年生的人参苗茎。因其茎顶叶片由 5 片小叶所组成，形似巴掌，故得名。

双筒状　指树皮在干燥过程中因内层组织散失水分较多，两边外层各自向内方卷曲成筒状，形成双筒状。如厚朴。

水子　指刚采挖的新鲜人参。

水波纹　指羚羊角除顶端光滑部分外，有 10 ~ 20 个隆起的波状环脊，其间距约 2cm。

五画

玉带束腰　又称“玉带缠腰”，简称“腰带”或“腰箍”。是山慈菇（杜鹃兰）的鉴别特征。其假球茎的中腰部有 2 ~ 3 条明显的金黄色环纹，如腰鼓上的环箍。

正芪　见“库伦芪”条。

正断　为续断药材商品的一等规格。根条全干、体肥、性软、碧绿、粗如大指。

正提 为续断药材商品的三等规格。根条全干、蓝绿色、粗如小指。

去皮参 指西洋参经湿润撞去外皮，再用硫黄熏后晒干的药材。

节 指植物形态学上的节，如九节菖蒲。

石榴嘴 指正品山楂的顶端所具有的残留宿萼，其中央凹陷。

龙头凤尾 专指铁皮石斛的茎经特殊加工制成的耳环石斛，其一端基部留下的短须根，形如"龙头"，茎尖端状如"凤尾"。

龙头虎口 指蕲蛇头部呈三角形而扁平，鼻尖端向上，口较宽大，犹如"龙头虎口"。亦称"翘鼻头"。

扒耳 指附子再生的小附子，加工成二附片称为"扒片""扒儿片"。

东丹 指主要产于山东菏泽的牡丹皮。药材多刮去外皮，色白，粉性足。

东草 过去一般指产于内蒙古东部、东北地区、河北、山西等地的甘草，认为质量不及"西草"。而现代不是严格按产地划分，在商品上是将质量较次的甘草统称为"东草"。

东党 一般指产于东北地区的党参药材。

北岸连 亦称北岸味连，是黄连人工栽培品种之一。产于长江北岸的重庆城口、巫山、巫溪，湖北的房县、巴东、竹溪、秭归等地。其特点是质坚、皮细、支肥、毛少。

归尾腿　指当归的支根。

田鸡头　指具有长毛的远志药材，经验认为是质量最次的远志。

凹肚脐　见“圆盘底”条。

四匹叶　指五年生的人参茎苗。因其茎顶着生 4 个轮生复叶，故得名。

四花青皮　指橘子幼果果皮切成 4 瓣而中心相连者。

四岔　指具有 3 个侧枝的梅花鹿茸或马鹿茸。

生附　见“泥附”条。

生晒参　指去掉须根而直接晒干的人参。

白人参　指以鲜人参用针刺，并于糖汁中浸泡者，其形体保持完好。

白干参　指刮去皮而晒干的人参。

白毛　指苍术折断后放置可析出白霉样的微细针状结晶（为茅术醇和 β- 桉油醇的混合物）。一般认为生“白毛”的苍术质量佳。

白术腿子　指白术药材所带的一段木质地上茎。

白直须　指搓去皮后晒干的人参侧根。

白草　见“粉草”条。

白顺片　为附子的一种加工规格，即由小个的泥附加工而成的薄附子片，呈半透明状。

白弯须　指直接晒干的人参须根。

白眉 指白扁豆药材一端呈隆起的白色种阜，习称“白眉”。

白粉草 见“粉草”条。

白颈 指蚯蚓头部第 14 ~ 16 环节，颜色呈黄白，为生殖环带，俗称“白颈”。

冬七 指每年 11 月前后种子成熟后采挖的三七药材。其体形瘪瘦，质量较次。

冬板 指在冬季宰杀所取的驴皮，供制阿胶用。其质量最佳。

冬麻 指在冬至后天麻红色芽苞未出土时采挖的天麻药材，块茎充实质佳。

头 一般指根及根茎类药材的顶端或上部的根茎。系区别于中部主根（身）与下部支根（尾）；有时也用作区别于上中部与下部，如当归的根茎称为“归头”。

头茬茸 一般鹿茸每年锯取 2 次，第一次是在清明节后 40 ~ 50 天锯取的即为“头茬茸”，质量优于“二茬茸”。

汁胞 指枳壳药材的瓤囊组织新鲜时充满汁液，为内果皮的囊状毛。可根据其味的不同来鉴别药材来源。如酸橙枳壳：苦而后酸；香圆枳壳：酸而后苦；代代花枳壳：苦而后酸；绿衣枳壳：微苦。

汉板 龟甲的一种，专指产于湖南洞庭湖一带的血板。传统认为其质量最佳。

奶母 为薜荔药材的雄性花托。

皮 习惯上是指根及根茎类药材中与“肉”相对应的部

分。“皮”系泛指根及根茎的外部，“肉”则泛指根或根茎的内部。并用色泽、粗细、厚薄、松紧来描述“皮”的性状。如外皮易剥落的赤芍称为“糟皮”，山柰为“皱皮”，皮凹凸不平的称为“核桃皮”。皮的不同色泽，有时分称为“铜皮”“铁皮”等。如乌头皮色黄亮者称“铜皮”，黑色者称“铁皮”。三七外皮青黑色者称“铁皮”，黄色、紫褐色者称“铜皮”。除根及根茎类药材外，对一般肉质果等的外皮，种子的外皮薄的也称为“皮”。如果实类的冬瓜皮、石榴皮、大腹皮等。

皮尾参　指直接晒干的人参侧根。

皮松肉紧　指某些根类药材的横断面皮部疏松，而木部较为结实。如黄芪、党参。

皮草　指带有土红色栓皮的甘草药材商品，是与“粉草”相对而言。又称“红草”。

边条红参　指经过 2 ~ 3 小时蒸煮后干燥，侧根较长的人参药材。一般多由园参加工而成。

边墙　即墙板。是指乌龟腹甲与背甲两侧由 5 块小板围绕相连形成的板状体，其外形呈翼状，故又称“墙板”。

对花芦　指芦碗紧密，左右交错层叠而生，呈对花状。

台党　指山西潞安、长治、壶关等地出产的野生党参药材。

母丁香　指丁香的果实，芳香气味稍淡，认为质量较次，药效不及公丁香。

母防风 见“硬防风”条。

母根 一般指根及根茎类药材的主根。如川乌即为植物乌头的母根；又如紫菀有节的根茎也习称为“母根”。

母猪壳 见“母猪泡”条。

母猪泡 指天麻药材质轻泡中空者，亦称“母猪壳”。

丝 指根及根茎类药材纵切面或折断面所显出的丝状维管束。如茅瓜根的丝。四川称为“牛肉丝”，上海则有时称为“牙须”。

丝瓜楞 指甘草表面的沟纹，形如“丝瓜楞”。

丝瓜瓤 是对虎骨骨髓的形象描述。

丝线 专指僵蚕断面有4个亮棕色或亮黑色圈，形如丝线环。

六画

邦骨 指猫科动物虎的后肢由两骨合成的下节腿骨，其特点是主骨粗大，呈三棱柱状，另一根很细，动物学称腓骨。

老木香 指一级木香药材，亦称“一号木香”。其形如枯骨、黄色、有粗纵沟、质重坚硬、有黏性、油性大。

老毛杠 指三岔、四岔以上的马鹿茸快成老鹿角者，但未脱去茸皮。

老栽子上山 指园参收获后，选形似山参者再移至山林的定点处栽培。

老断头　指带有茎基的春麻药材。

耳环石斛　为石斛药材商品规格的一种。茎条加工成细小的螺旋状，形似耳环，黏性极强。

芝麻点　指天麻药材表面所特有的略突起的芽，呈断续排列的环状小点。

西芍　指陕西宝鸡所产的白芍，其质量较次。

西枫斗　为石斛药材的商品规格之一。即选长 4 ~ 7cm 而具短根的老结鲜石斛（新发绿色的幼茎不能用），经过剪根去叶、微火烘扭等一系列特殊加工过程而成。形小而卷曲呈螺旋状，或呈弹簧状，以有“龙头凤尾”者为佳。

西草　过去一般指产于内蒙古西部、陕西、甘肃、青海、新疆等地的甘草，认为质量高于“东草”。而现代则不是严格按产地划分，在商品上是将质量高者称为“西草”。

西党　一般指甘肃、陕西和四川北部出产的党参药材。

存折　指鹿茸内部折断但表皮未开裂而呈现的痕迹。

扫帚头　指根及根茎类药材顶端的纤维性毛状物，形如扫帚。如南柴胡、禹州漏芦。

过桥　又称过江枝、马蜂腰。专指黄连根茎部分细长的节间，其上多有间断横纹，粗糙，上附细须根，触之刺手。但也有无横纹而平滑如杆者。如雅连即三角叶黄连的根茎过桥较长。

尖　一般指种子类药材的胚根，如苦杏仁、桃仁。其“尖”

在炮制时常要求除去。

尖子银花 指金银花药材花小而尖端不开口者，质佳。

尖贝 为川贝中颗粒较小者，顶端闭口而尖。

光山药 指加工修整搓圆的山药材。呈长圆柱形，长 10 ~ 20cm，直径 3 ~ 4cm，洁白光滑，粉质，嚼之发黏。

光皮参 见“去皮参”条。

当门子 麝香的别称，即雄麝香腺囊中的颗粒状分泌物，其大小不一，颜色也不相同。

吐丝 指含有黏性物质的果实、种子类药材，遇水后形成黏丝状。如正品菟丝子经水煮后，种皮破裂伸出的黄色旋卷状的胚，形如家蚕吐丝。

同心环 见“罗盘纹”条。

吃胆牛黄 指由加工不当所致的次品牛黄。其外表多呈暗红棕色，质硬，断面似胶状，显黑色或墨绿色，同心层纹不明显，无清香气。

肉 ①一般将某些果实类药材的中果皮及种仁统称为“肉”，如诃子肉、山萸肉、使君子肉等。②指根及根茎类药材内部与“皮”相对应的部分。如山柰“缩皮凸肉”，党参“皮松肉紧”等。

肉质 泛指植物的器官或器官的一部分肥厚且具肉质感。如芦荟。

年节间 为黄精药材的鉴别特征之一。指根茎表面具有的环节之间的距离。

朱砂点　指药材平整横切面上可见散在的棕色或黄橙色油点，即油室。如苍术、羌活、木香等。

竹节芦　指人参的芦头有时弯曲多节，宛如竹节，年限越久则芦头越长而节越多。

竹节羌　为羌活药材商品的一种，其特点是根茎节间较长似竹节，节上有多数点状或瘤状突起的根痕，并有破碎的鳞片。

伏板　指在夏季宰杀所取的驴皮，供制阿胶用。其质量最次。

臼　又称凹窝。指根及根茎类药材顶端凹陷茎痕。《本草纲目》就记载："独活有臼如鬼眼者"。白芷、升麻等药材均具有臼。人参、桔梗、南沙参等药材的臼特称为芦碗。

血片　见"血板"条。

血板　为龟甲的一种规格。即将活龟处死，立即取其腹甲，剔除筋肉，洗净晒干者。质量佳。

全须生晒参　指未去须根而直接晒干的人参药材。

羊膻气　为白鲜皮药材所特有的一种气味。

米贝　指甘肃产的岷贝之一等品者。

灯台子　指四年生的人参苗茎。因其茎顶着生 3 个轮生复叶，形似灯台，故得名。

灯草心　专指野山参在多年生长过程中芦头下部的芦碗逐渐消失，而形成圆柱状体，亦称为"圆芦"，因其形细如灯草，故名。

污珠 指表面被泥巴以外其他物质污染的珍珠。

池底参 指园参收获或倒栽后遗漏在参池内又自然生长若干年的人参。

汤板 为龟甲的一种规格。即将活龟置于沸水中煮死后所取的腹甲。其质量不及“血板”。

冰糖碴 药工把块大、色黄、质润泽的黄精的透明断面称为“冰糖碴”。

观音坐莲 形容松贝平放能端正稳坐。

观音掌 指青贝鳞片外层两鳞瓣大小几乎相等，相对合掌，形似“观音掌”。

红小辫 见“鹦哥嘴”条。

红壳党 指潞党药材以红土染红色之商品。现认为对药效无益反而对人体有害，故多已不用。

红直须 指经过蒸煮后干燥的人参侧根。

红参 指经过2～3小时蒸煮后干燥，侧根较短的人参药材。一般由园参加工而成。

红草 见“皮草”条。

红弯须 指经蒸煮后干燥的人参须根。

红狼头 指人参的核果，成熟时鲜红色，亦称“亮红顶”。

七画

远志肉 指将远志根皮捶开而去木心者，剩下的皮部多为破碎品。其肉较薄，横纹较少。

远志棍　多为不适于加工去心的细小远志根，其中心留有淡黄色木质部。

贡菊　指主要产于安徽歙县一带的菊花，多经烘焙而成。呈扁球形或不规则球形，舌状花白色或类白色，斜升，上部反折，边缘稍内卷而皱缩。

壳　指果实或种子类药材的果皮或种皮。

花　所指的范围甚广。既有植物学上的繁殖器官花，也包括花序。如鸡冠花、合欢花，及其他非花或花序类药材，如紫霄花，实为脆针海绵的干燥群体。

花子　指瘤状疙瘩积聚于白术主体占表面积 30% 以上者。

花纹　泛指根及根茎类药材断面所呈现的纹理。一般将花纹分为环纹、线纹、网纹、云纹、车轮纹、槟榔纹、裂纹等。如称粉防己断面为车轮纹，川乌有多角形环纹，而称商陆为罗盘纹等。

芩尾　指黄芩药材加工后所剩的须根、尾梢等，质次。

芦头　又称芦。一般指根类药材顶端残留的根状茎，常作为药材的鉴别特征之一。使用时需除去者称“去芦”。如人参、党参、桔梗等顶端的短缩根茎，常要求除去。

芦碗　指芦头上的数个圆形或半圆形凹窝状已枯茎痕，形如小碗。如人参、桔梗、南沙参等。

芯　一般指花的内部为“蕊”。有的指花的雄蕊、雌蕊部分，如草芍药。有时也指头状花序中心的管状花，如菊花及菊科植物。有时也同“心”，如莲子心。

苏吉 为历史上大黄药材的一种加工规格，即大黄切片之形体较小者。

连三朵 专指款冬花的长圆棒形的头状花序，常 2 ~ 3 个花序连生在一起。

连丹皮 为牡丹皮药材的一种商品规格，即加工过程中只去须根，再用刀纵剖除去木心晒干者。亦称“原丹皮”。

连须 指从黄连根茎上剪下的绒状须根。

连珠 一般指根与根茎的膨大部分排列如连珠状者。如《新修本草》有“巴戟天根如连珠肉厚”和宋《图经本草》有“麦冬有须根在连珠”的记载。现代仍习用“连珠”以描述黄连、巴戟天、甘遂、麦冬、乌药、苍术等药材的性状。但“连珠”在根与根茎上的形成不尽相同，如根茎的黄连、苍术等实为节与节间的膨大部分。甘遂、麦冬、乌药等为根的膨大部分，而巴戟天则为干燥后一部分因皮部中断而产生的现象。

连渣 指黄连在加工时，在撞笼中撞下的须根。

折痕 指鹿茸在生长期被撞断，愈合后的痕迹。

里衣子 又称“黑衣子”。指麝香内层皮膜，其颜色呈银金色。亦称“银皮”“云皮”，再内即为“麝香仁”。

园参 指在人工环境下栽培的人参。

串珠 见“连珠”条。

岗纹　指泽泻块茎表面的环形突起。

钉角　一般指附子、川乌、草乌周围瘤状突起的支根。

钉刺　指药材表面上的乳头状突起。钉刺的组织与木栓层相同，全由栓化细胞构成。如根据钉刺的形状不同，可鉴别海桐皮及其混乱品。正品海桐皮的钉刺基部圆或纵向长圆形尖刺，而来自木棉的“海桐皮”则钉刺呈乳头，有环纹。

体　指药材的全部，一般统称为“体”。如描述外形有“三七全体有凸起的瘢痕”，或称体大小、横直（顺）、文、武、灵、匀等；描述质量的有体轻重、坚、松、肥满、柴绵等。如通草体轻，白芍体重。

身　指某些根及根茎类药材的主根。如当归的主根称“归身”。对“身”的描述有称“长短”“瘦”等，对质量的描述则称“松”“结”“重”等。

佛指甲　为蕲蛇的鉴别特征。其尾部渐细，末节呈扁三角形，角质而硬。

肚脐眼　见“圆盘底”条。

龟背盘　指犀角底盘呈椭圆形，形如龟背。

角质　指一些含淀粉及其他多糖类的中药材，经加工、炮制，特别是蒸煮以后，淀粉及多糖糊化，干燥后所呈现的半透明光亮形态，尤以断面更显著。如天麻、白及等，其断面均呈现角质样。

条芩　见“子芩”条。

条羌 为羌活药材商品的一种，其来源为宽叶羌活。特点是带有少量的短根茎，多呈条状、类圆柱形或圆锥形。

条草 甘草的一种商品规格。其特点是单支顺直，直径在0.7～1.5cm之间。

库伦芪 亦称“正芪”。是指产于蒙古人民共和国的黄芪，习惯认为质量最好。

怀中抱月 是川贝母、暗紫贝母或甘肃贝母等药材鳞茎的专门鉴别用语。其鳞茎是由大、小2片鳞叶组成的，大瓣紧抱小瓣，未抱合部分呈新月形，恰似一妇人怀中抱着一轮新月。

沙眼 又称砂眼。①指根及根茎类药材表面具有的多数圆形孔状凹隐。如银柴胡。②指药材断面导管所呈现的小孔，也称“孔眼”。如当归、沙参断面的孔隙。

附壳珠 指附于壳上而生的珍珠，在表面可见到附壳的疤痕。

鸡爪黄连 亦称鸡爪连，是黄连的道地药材之一。其特点是多分支，成簇，形如鸡爪。

鸡眼 指根及根茎类药材其地上茎脱落以后的圆形凹陷痕迹。如黄精的根茎。

纱纸皮 指熊胆胆囊皮，用手撕扯可分层撕成丝状，形似纱纸。

八画

环纹 一般指：①药材上的环纹，主要是节痕，故又称横纹；②药材断面上的环纹，主要是形成层、内皮层或中柱鞘；③层状的环纹，是指分生活动而产生的三生构造，如商陆的层状环纹。

环脊　专指羚羊角中下部的隆起环纹，有 10 ~ 20 个，用手握之有舒适感，习称“合手”。环脊常用于鉴别伪品羚羊角，如黄羊角，轮脊 17 ~ 20 个，间距较密，不连成环状。

武子　指白术体形呈二叉以上者。

武形　人参鉴别用语。指主根粗短，支根叉开，呈武士形状。一般为野山参所特有。

青贝　①指川贝中颗粒呈歪斜者；②指青海产的贝母。

青牛胆　为金果榄药材的别称。因其表面青绿色，皱缩，似牛胆状，且其味苦似牛胆，故得名。

青丹　指牡丹皮在生长的过程中，根露出地面，时久变青者。

苗　一般是指根或根茎类药材所带的地上茎的部分，亦称“芦苗”。如柴胡有硬苗柴胡、软苗柴胡之称。上海又将“苗”称为“花”，一个“芦苗”称“单花”，两个“芦苗”称“双花”。河南把“苗”称为“笼头”，青海称“苗搓”。

苓　一般指根茎类药材在根茎上的膨大处或根茎旁生出的小根茎与芦头，亦称为“苓珠”或“苓子”。如川芎等。

枝苓　见“子苓”条。

板片状 指皮类药材从粗大树干剥下后，经干燥不易收缩卷曲，呈宽大厚板状或厚片状。如杜仲、黄柏。

松贝 为川贝中颗粒较大者。

杭萸肉 指浙江杭州一带人工栽培的山茱萸药材，一般认为品质较佳。亦称“淳萸肉”。

杭菊 指主要产于浙江桐乡、海宁一带的菊花，多经蒸干而成。呈压缩状，朵大瓣宽而疏，呈蝶形或扁球形。灰白色、黄白色者为杭白菊，黄色或淡棕色者为杭黄菊。

刺 指果实类药材表面长有突起的刺状物。如白蒺藜具“多刺”和两长两短的“尖刺”，阳春砂具许多凸状“小柔刺”，苍耳子周身有“钩刺”。

枣核艼 专指人参芦头旁生有较细的不定根，野山参纺锤状的不定根，称为“枣核”，顺生下垂，“圆参”不下垂而向旁伸延，可作为鉴别特征。

抽沟 ①指根或根茎类药材经干燥后表面形成的纵向沟纹。如天麻、大黄、天冬、百部、紫菀、苍术、藁本等都具抽沟。②指鹿茸大挺不饱满抽缩成沟形者。

抽沟洼垄 专指甘草经干燥后，药材表面形成的明显纵皱和沟道。

拐膝 在云南地区对川牛膝的别称，因其药材呈拐状而得名。

顶手 为密银花的鉴别特点。因其花苞肉质较厚，干燥后变硬，握之有顶手的感觉。

拧咀　指鹿茸大挺的顶端，初分岔时咀头扭曲不正者。

软防风　指只长叶而未开花结实的防风，其叶光泽肥大，根浆足丰满，质佳。亦称“公防风”。

齿轮纹　指羚羊角基部横截面四周成锯齿状凹凸。

虎皮贝　为川贝中炉贝的别称。药材多呈马牙状，因外表面常有棕色或黄白色的斑点如虎皮，故得名。

虎皮斑　指炉贝鳞叶表面所特有的棕色斑点。

味浊　是对药材气味的一种形容，表示气味浓重。

明天麻　指天麻采得后，洗净，去外皮，再以清水漂洗，蒸透干燥者。其特点是个大、体实、色黄白明亮呈半透明状。

罗丝羌　见“蚕羌”条。

罗盘纹　又称同心环。系指根的一种异型构造，药材横切面上有数轮同心排列的环状，有的环纹呈波浪状，有的呈断续状。如商陆。

刮丹皮　为牡丹皮药材的一种商品规格，即加工过程中趁鲜用竹刀或碗片刮去外面粗皮，并除去木心晒干者。亦称“粉丹皮”。

侧子　指附于天锥而生长的小块根，是历史称谓。

质地　一般指药材的坚软、结松、肥瘦、重轻、老嫩等。如紫草有软、硬之分。软紫草质地松软而轻，硬紫草质硬而轻脆。

金井玉栏　指根及根茎类药材的断面形成层成环，将木部及皮部分成内外两部分，一般皮部呈黄白色（为玉栏），中心木部呈淡黄色（为金井）。如人参及黄芪的断面均有此特征。

金包头 指未去外皮的知母，亦称毛知母。其特征是呈略扁的长条状，一端较粗，另一端较细。顶端有残留的浅黄色的叶痕及茎痕。

金边白肉 指广佛手药材切片边缘呈黄色，内瓤呈白色。

金丝熊胆 为鉴别熊胆真伪的方法之一。即取一玻璃杯清水，取一小粒熊胆放入水中，可见熊胆在水面上迅速旋转后带一条金色线状物慢慢下沉，不扩散。其他动物胆无此现象，但此法不能鉴别掺伪品。

金钗石斛 为石斛药材商品规格的一种。茎条稍弯曲而略扁平，状如金钗之股。

金盏银盆 指黄芪药材的横切面，其皮部呈淡白色，木部呈黄色。

金钱环 指某些果实果柄痕周围的环状纹理。如香圆的果实具有金钱环，而其他枳壳或枳实则无金钱环，可用以鉴别香圆枳壳、枳实与其他枳壳、枳实。

金钱眼 指秦艽药材上部的断面，呈微凹的四方形，在环状纹理中央有四方形裂隙，类似金钱之方孔。

乳包 专指三七药材表面所具有的瘤状凸起。为三七药材的主要鉴别特征。

念珠斑 又称“连珠斑”。专指蕲蛇（五步蛇）的白色腹部上杂有多数黑色斑点。

鱼鳞甲　又称“鳞甲”“鱼鳞瓣”。是指根茎类药材上的鳞叶。如雅连（三角叶黄连）的根茎。

京赤芍　见“铁杆赤芍”条。

疙瘩　泛指药材表面上的突起部分。因药材不同，疙瘩在植物学上的所指也不一样，有的系指突起的圆芽，如天南星；有的系指茎痕、芽痕、须根痕的微小突起物，如白及的茎痕、防风的芽痕，山药、泽泻、当归等的须根痕；根头膨大部分的突起，又常称“疙瘩头”，如白术等，蓖麻子种阜有时也称疙瘩。

疙瘩丁　指药材外皮有多数横向突起的皮孔或圆锥形钉刺。前者如白芷，有时排列整齐成四纵列；后者如海桐皮。

於术　为白术的一种商品规格。因产于浙江於潜而得名。现多已失传，传统於术药材为圆球形或扁圆形，大如半夏。

卷筒状　指树皮类药材在干燥过程中，因内层组织散失水分较多树皮外层向内卷曲，树皮的一边向内卷曲成筒。如肉桂、厚朴等。

单门　专指仅具 1 个分枝的马鹿茸。

炉贝　为川贝母类的一种。主产于四川、青海和云南。四川产品多集散于康定，该地相传为三国时期诸葛亮南征时的打箭之地，亦称“打箭炉”，故因集散地而得名。

油条　指药材因堆放贮存发热，或烘炕不当及气候因素等引起的反油变色者。

油果　指枸杞子因成熟过分或炕晒不当及保管不善等原因，引起氧化出现油黑色之果。

油性　①指含脂肪油的种子、果实类药材所具有的特性。如苦杏仁、核桃仁。②含挥发油药材的特性，药材油润，断面常有棕黄色油点，并具芳香气味。如当归、丁香、陈皮等。常用指甲刻划或断面观察油性大小，作为质量好坏的标志之一。

油点　指柑橘属植物叶与果皮中有许多小腺点，为挥发油分泌腔。如陈皮。

泥附　指刚采挖出的生附子药材，亦称生附。

泥珠　指与泥巴污染后的珍珠。

泥鳅头　指党参之小条者，其根头部小于正身，形如“泥鳅头”。

空心珠　指内部空心的珍珠。

实心　泛指药材茎不中空，质坚实。如昆明鸡血藤。

肩纹　又称铁线纹。指在野山参的主根细致光滑的外皮上有许多明显细密的环纹，尤在肩部更为密集。

线纹　指药材断面或切面上的维管束线状痕迹。如贯众叶柄断面有月牙形两条分离的黄色线纹。

九画

春七　指每年 7 月前后开花前采挖的三七药材。根饱满肥实，质量上乘。

春草　指春季采挖的甘草，其草身发糠，粉性小，品质稍次。

春秋板　一般是指在春、秋两季宰杀所取的驴皮，供制阿胶所用。其质量较次。

春麻　指在立夏以前天麻刚出土抽苔时采挖的天麻药材，质量不及冬麻。

珍珠贝　为川贝母中颗粒小如豆珠而形似薏米者。

珍珠尾　见“珍珠点”条。

珍珠疙瘩　①参见“珍珠点”条。②指合欢皮外表密生明显棕色或棕红色的椭圆形横向皮孔。

珍珠点　指野山参须根上生有的小瘤状突起，亦称“珍珠疙瘩”。

珍珠盘　①指根类药材头部由多数残留茎基及芽密集而成的疣状凸起，形似镶嵌的珍珠盘。如银柴胡。②指鹿角基部突起的部分。

珍珠鳞　指蛤蚧体表的灰色圆形小鳞片。

草节子　甘草的一种商品规格。是以单支切成段，直径在0.7～1.5cm之间。但不带须根及疙瘩头。

胡椒眼　见“缩屁股”条。

荔枝珠　指表面凹凸不平，状如荔枝的珍珠。

南岸连　亦称南岸味连，是黄连的一个栽培品种。产于重庆石柱、南川及湖北恩施、来凤、建始、利川等地。其特点是质松、体瘦、蜂腰、毛多。

药菊 指主产于河南武陟、沁阳等地的菊花药材，多为生晒而成。花大瓣长，多为白色至棕红色，微带紫色，花心细小，浅棕色，质松而柔软。

枯芩 指黄芩药材已中空的老根，外黄而内黑，质量较次。

歪屁股 指桃仁的种子呈扁长卵形。顶端尖而底部歪斜不对称。

砂眼 见“沙眼”条。

砍角 指连同头盖骨一起砍下的鹿角。其表面灰黄色或灰褐色，质坚有光泽。以角尖对光照视呈粉红色者为佳。

砍茸 指带头盖骨的鹿茸。

面肉 指金樱子药材的花托（药用部分）。其特征为厚约1.5cm，淡黄色，内壁附金黄色有光泽的细软毛茸。

面参 见“原皮参”条。

面断 为续断药材商品的二等规格。根条全干、性软、碧绿、粗如中指。亦称“副断”。

挂手 指正品白芍粉性足，以手摸其断面有粘手的感觉。

挂甲 见“透甲”条。

挠性 指药材受外力而变形，外力取消后不能恢复原状者。

垫丹 指主要产于重庆垫江、四川灌县等地的牡丹皮。呈圆筒状或片状，筒多细瘦，外表灰褐色，内为赤褐色，肉薄、质松、具亮银星。

点 泛指根及根茎类药材断面上的油点痕，即油室或维管束等。如白芷、木香的油点；羌活、苍术的“朱砂点”；

大黄的“星点”则为异型维管束，也称“朱砂点”。

冒槽　指用特制针从囊孔插入麝香囊内，转动槽针，抽出槽针时可见香仁先平槽然后膨胀冒出高于槽面。为麝香的专用鉴别方法之一。

星点　指大黄根茎髓部的异型维管束。系髓部细胞所形成的次生分生组织所产生。每个异型维管束的形成层呈环状，中央为韧皮部，近形成层处有时可见黏液腔，外侧为木质部，射线深棕色，呈星芒状射出。薄壁细胞中含大量淀粉粒和草酸钙簇晶，习称“槟榔纹”“朱砂点”或“锦纹”，即指异型维管束和深棕色射线。依据异型维管束数目的多少及排列方式，可以区别常用的几种大黄。

哈达草　指河北及东北地区所产的甘草，其品质较次。

骨　泛指某些药材内部的木心，在解剖学上即木质部。如远志发达的木质部，即称骨。

骨气　是对药材质坚而重的形容。如甘草、三七等。骨化圈指鹿茸锯口周围靠皮层处有骨质化的一圈。

骨豆　为鹿茸逐渐变硬的特征，多在鹿茸的下部开始出现各种形状。

骨钉　又称骨豆，指鹿角或鹿茸的下部有许多突起的疣状疙瘩。

骨珠　指表面惨白，色如骨色的珍珠，稍有光泽。

秋草　指秋季采挖的甘草，质坚、体重、粉性足，质量较好。

复筒状 又称如意形。指某些树皮类药材重叠在一起而卷成筒状或双筒状。如锡兰桂皮。

修边通丝 指在加工“方通”时，修边切成的通草丝。

信草 见“人参幌子”条。

须 习惯上包括药材的支根或须根，如人参须为人参的支根，黄连须为黄连的须根。须尚包括雄蕊，如莲须为莲的雄蕊，而玉米须又为玉米的花柱和柱头。

叙党 指产于四川西昌、宜宾的西昌党参，也称甜党。因宜宾古称“叙府”，故以得名。其原植物为管花党参。

胆仁 指熊胆胆囊内所含的干燥胆汁。其金黄色者称金胆或铜胆；黑色或黑绿色者称铁胆或黑胆；黄绿色者称菜花胆。

胆附子 为附子的一种加工规格，即用洗净后的泥附用胆水（为氯化镁溶液）浸泡加工而成。

狮子头 又称狮子盘头、狮子盘头芦。指根及根茎类药材的顶端有多数密集的疣状突起的茎痕及芽痕，形如“狮子头”。如党参。

独挺 指未分岔的独角鹿茸，多为二年生幼鹿的初生茸。亦称“一颗葱”。

亮红顶 见“红狼头”条。

亮银星 指某些药材的一些成分在表面常常析出结晶，在光照下可见点状闪光。如牡丹皮内表面有发亮的丹皮酚结晶；苏木中央黄白色髓具点状闪光；鬼灯擎的切面及断面均有许多白亮银星。矿物药材青礞石断面也可见闪闪发光的星点。

疤痕　指果实或种子类药材上的种脐、种阜或合点，药工习称为“疤痕”。如娑罗子上的种脐，巴豆顶端的深色合点，均称疤痕。

前山腿子 后山王　是对当归药材的评价。前山是指岷山山脉以南白龙江流域的宕昌、武都等地，前山所产的当归头粗身短，尾长质松，质量较次。后山是指岷山山脉在洮条流域的岷县、临坛、单离等地，后山所产的当归主根粗大、身长、侧根少、气味浓厚，质量较前山者为好。

眉　指种子类药材稍长的种脐或种阜。如刀豆的种脐有称为“黑眉”，扁豆的种阜则称“白眉”。

绒根　指三七药材上剪下的较细支根及须根。

结子斗　为石斛药材的旧时商品规格之一。系铁皮石斛的茎节剪断烘干时并打成纽结状者。现已不常见。

结珠　指较正常者沉重的珍珠。表面呈泥巴色。

络　系指果实类药材的中果皮与内果皮之间的网状维管束及成熟果实中呈纤维状的维管束。如橘络、丝瓜络等。

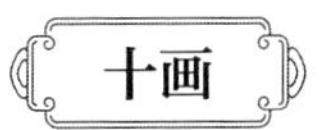

珠　一般是指谷精草的头状花序。故谷精草的花序入药有“谷精珠”之称，呈半珠形，直径 4 ~ 5cm。

珠光 指珍珠或珍珠母表面平滑，呈半透明状，具浅粉红色及其他特有的彩色光泽。

蚕羌 又称“罗丝羌”。为羌活药材商品的一种，其特点是根茎环节呈螺丝转样，节间很短，顶端有茎痕，有特殊香气。为羌活之正品。

盐附子 为附子的一种加工规格，即用洗净后的泥附用胆水和盐水的混合液浸泡加工而成。

莲花 专指马鹿的嫩锯茸，短二杠，即大挺有了小的分岔。

桃儿贝 指甘肃产的岷贝之二等品者。

核 指果实类药材核果坚硬的内果皮，如杏的内果皮称杏核。或指某些种子，如橘的种子，称橘核。核常用来作为药材的质量指标，如山楂以核少为佳，乌梅以核小为佳。

核桃纹 指怀牛膝的一个栽培变异型，其叶脉较粗而突起明显，形似核桃叶者。此种为怀牛膝之上品。

窜尖 指鹿茸渐老时大挺顶端破皮窜出瘦小的角尖。

鬲子 指在附子左右而成偶数生长的块根，是历史称谓。

原支归 指全当归。

原丹皮 见“连丹皮”条。

原皮参 指带有栓皮的西洋参。亦称“面参”。

原篓归 也称原来归，指未经加工的原当归药材。

柴性 一般是指质地坚硬而易折断的根或根茎类药材，柴性大者被认为质量低劣，如川牛膝带柴性者质次，乌药、玄参柴性大者不宜入药。葛根如粉性小含纤维多，亦称柴性。

圆斗　为石斛药材商品规格之一。即用长于 8cm 的石斛茎而不适于加工西枫斗者，将其剪成长约 5cm 的断节，与火上烘干，同时使扭卷成圆形，即以一端作圆心捻成如钟表发条状的一种商品。不论其原植物为何，商品统称之为圆斗或圆枫斗。

圆芦　指人参靠近主根的一段芦头，不显芦碗而呈光滑的圆柱形。参见“灯草心”条。

圆盘底　指天麻自母麻脱落后留下的疤痕，为天麻正品的鉴别要点。亦称凹肚脐、肚脐眼。

铁皮　指药材的外皮呈灰黑色或黑棕色而光亮，似金属铁的颜色。参见“皮”条。

铁皮枫斗　为西枫斗的一种。以铁皮石斛加工而成。其根部短粗，有罗纹及皱纹，色深绿，有光泽，气味清香，有黏性。

铁杆赤芍　特指北京地区人工栽培所产赤芍，其性状特点是支条细直，皮紧结不易剥落，肉坚实，无裂隙，体较坚重。亦称“京赤芍”。质量不及“糟皮粉碴”者。

铁线纹　人参鉴别用语。指主根上端外皮呈黄褐色的螺旋横纹。为野山参的鉴别要点。

铁骨　指药材体重而坚实不易折断。如三七。

铁结白肉　专指体结、质重、皮黑、肉白的猪苓药材。

透甲 又称“挂甲”。为牛黄药材的一种鉴别手段。以牛黄少许和以清水，涂于指甲上能染成黄色，持久不褪，并有清凉感透入指甲内。

脆性 指药材折断的特性，与韧性相对而言。

脐 ①指果实一端凹入留有果柄残痕部分，如川楝子、马兜铃。②指种子的种脐也称“脐”，如刀豆。③指种子的合点，如肉豆蔻。④指块根、块茎、鳞茎上有的茎痕、芽痕、根痕，中间微突起者，亦称为“蒂”，如半夏的茎痕。

胶口镜面 是僵蚕的专门鉴别用语。形容僵蚕药材质硬而脆，容易折断，断面平坦，外层为白色，显粉性，中间棕黑色，多光亮。

皱纹 指根及根茎类药材表面不平整，呈现的皱状纹理。常以凹凸较浅、弯曲不甚规则者习称“皱”，凹入较深呈横或直者，习称“纹”。在南方多称“槽纹”，北方称为“沟纹”。

高粱碴 是对大黄断碎面的形象描述。大黄质坚实，不易击碎，碎后断面颗粒性，呈红棕色。

亳菊 指主要产于安徽亳州一带的菊花药材，为生晒而成。呈倒圆锥形或圆筒形，有时稍压扁呈扇形，体轻质软，干时松脆，清香。

拳白术 为白术药材商品规格之一。指根茎粗大如拳者，质佳。

粉丹皮　见“刮丹皮”条。

粉尘　泛指药材折断或破碎后飞扬出来的粉状物质。如马勃、白蔹药材折断后的淀粉及麻黄的髓部等。

粉光参　见“去皮参”条。

粉性　又称粉质、粉状。是对药材内部或断面质地的一种描述，主要指药材细胞中含较多的淀粉，干燥后呈细粒状或细砂状。粉性药材较多，如山药、（浙）贝母、白芷、甘遂等。有些药材如葛根，经验认为以粉性足者为佳。

粉草　指除去栓皮的甘草药材商品，是与“皮草”相对而言。有称“白草”或“白粉草”。

粉霜　指某些果实和种子类药材的外皮上附有的粉状物。如冬瓜皮、皂角均有粉霜。蔓荆子药材外表灰黑色至乌黑色，外被白色粉霜，在放大镜下观察为毛茸。

浦汤花　为杭菊花的别称。因在蒸花过程中沸水上升而烫熟了菊花。

涡纹　指马宝剖面灰白色内有同心层纹及线条纹。

浮皮　泛指某些药材外表的栓皮。常易与内层组织分离脱落。如山独活根的栓皮。

通天眼　又称冲一眼、一线通。专指羚羊角的上部无角塞，中空，此为羚羊角的鉴别特征。

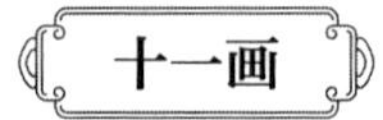

十一画

黄马褂 指园参中的红参类生长年限较长者，在其参体上部表面呈现土黄色，形同穿一件黄色的马褂。黄马褂有时也可在红参二次加工过程中形成。

黄芩瓣 指枯黄芩有中空而劈破者。

菊花心 又称菊花纹。指药材横断面的放射状纹理，形如开放的菊花。如防风、黄芪、甘草等。

菠萝纹 指海龙体表具有的特殊花纹图案，类似菠萝表面的钉状纹。

梗 又称柄，指着生花或果实的小枝。花与果实类药材在入药时常需去梗。

副断 见“面断”条。

副提 为续断药材商品的三等规格。根条全干、蓝绿色、粗如香烟。

推灰 是麝香的一种鉴别方法。即在水面上撒少量草木灰，放入麝香样品后不被推散者是正品。

捻头 指具有4个侧枝的马鹿茸，其茸毛粗而稀，大挺下部具棱筋及疙瘩，分枝顶端多无毛。

掐皮参 指鲜参根经针刺浸糖后，再用竹刀掐皮使外皮成纵皱，并将须根用线束扎者。

常行归 指个体极小的当归药材。

蚯蚓头 又称“旗杆顶”。系指防风、前胡的根头部具有许多密集的环纹，形似“蚯蚓头”。

蛇头香　指 5 ~ 10 岁麝所产的麝香，质量最佳。因其形似蛇头而得名。

铜皮　指药材的外皮呈灰黄色，似金属铜的颜色，如三七。参见“皮”条。

铜皮枫斗　为西枫斗的一种。多由细茎石斛（铜皮石斛）加工而成。根部及中部粗细相仿，唯罗纹较浅而细，色光泽而绿，带黄，黏性较铁皮枫斗稍差。

银皮　见“里衣子”条。

移山参　指野生人参被发现，经移栽若干年后再挖出来者。亦称“山参扒货”。

彩晕　指花蕊石呈类白色或黄白色的表面，有黄色和黄绿色花纹相夹其间，形同“彩晕”。若对光观察，可见闪星状亮光。

脱角　指生长至一定期限自然脱落的鹿角。其表面灰白色，质轻无光泽。质量不及“砍角”。

宽肩膀　指野山参的根茎顶部较宽且丰满，形似肩膀。

羚羊塞　指羚羊角下半部的骨塞，长约占全角的二分之一或三分之一。

黏性　指某些含有黏液汁的药材所表现的特性。一般用嘴咬、手捏、含嚼、水润化等手段观察到。如龙眼肉、青葙子、黄精、天冬、玉竹等均具黏性。四川将此称为“起泫”。

粗皮 主要指死树皮，系指植物学上的木栓层而言。如杜仲的外皮。

粒 主要用于药材质量的描述。称“粒”的药材有千金子、女贞子、五味子等。一般以粒大为佳，唯紫苏子以粒小为佳。

断山 指山药加工过程中切下的梢头部分，大多长寸许，故亦称“寸山”。

剪口三七 指三七药材剪下的芦头。

剪口连 指加工黄连时剪下的靠近芦头处的一段叶柄。

淳萸肉 见“杭萸肉”条。

梁黄 即梁州大黄，为历史上大黄的一种规格。系不经加工去皮的原皮大黄，形如狗头，故又名狗头大黄。

弹性 指药材受外力作用而变形，外力取消后在一定限度内能恢复原状者。

蛋片吉 为历史上大黄药材的一种加工规格，即将西宁大黄切成片状。

蛋吉 为历史上大黄的一种规格，即西宁大黄。其特点是加工成鹅蛋状，体重质坚，呈槟榔纹朱砂斑点，多锦纹。

蛋黄 指呈卵形、方角形、不规则球形或三角形的牛黄，直径 0.6 ~ 3.3cm，表面金黄色或棕黄色，深浅不一，细腻而稍有光泽，质佳。

绵黄芪 亦称“绵芪”。指产于山西绵上（即今沁源至沁县一带）的一种正品黄芪，也因其柔软如绵而得名。又因其根较长，形似箭杆，故又有“箭黄芪”之称。

十二画

斑　一般将药材表面具有与周围不同色泽的斑点习称为“斑”或“疤”。如甘遂有棕色至红黄色斑，半夏有黄色至灰黑色斑，炉贝有黄斑（虎皮斑）等。

斑纹　一般指果实或种子类药材表面的花纹，如蓖麻子表面具大理石样斑纹。

超雄　专指二等品盐附子。

葫首（归）　是一种当归药材的商品规格，指归头，但实际上包括归头和归身。

蒂　泛指果实类药材的宿存花萼或种阜脱落后形成的小突起，有时亦指块根、块茎、鳞茎上的茎痕、芽痕、根痕，四周稍凹陷，中间微凸起处。如柿蒂、金樱子蒂等。

落肩膀　指山参根端部分的斜向生长由顶端骤然向下，呈滑落状。

棒槌　野山参的俗称。

棕毛　指香附药材的鳞叶在其主脉处呈黄棕色条状。显微镜镜检具有明显的环纹及螺纹导管。主脉两边，有时附有薄壁细胞。

棕包头　见“藜芦穿蓑衣”条。

棕眼 一般指根茎类药材在其凹陷的茎基痕周围有很多麻点状须根痕。如天南星、半夏等。

硬防风 指已抽苔开花的防风，其叶略窄瘦，木心变硬，根发柴，质次。亦称“母防风”。

雁脖芦 指芦头细长而略带弯曲，形似大雁的脖颈，是野山参的鉴别要点。

裂片状 指硬韧部和软韧部相间排列的皮类药材，折断后所形成一层层裂开的薄片，如黄柏。

裂纹 一般指药材干燥后断面上形成的裂开部分。如黄芪、南沙参等。

翘鼻头 见“龙头虎口”条。

黑参 玄参药材之别称。因其颜色黑而得名。

黑药 甘肃对羌活的别称。

黑顺片 为附子的一种加工规格，即由中等大小的泥附加工而成的厚附子片。

黑眉 指刀豆呈黑色的种脐，长约 2cm，其上具有 3 条白色细纹。

短横体 是对野山参的一种形象比喻。其特点是主根肥壮而粗短，芦头两旁各生一“似人之上臂呈平伸态，下部侧根呈八字形叉开”。

犍干姜 指四川犍为所产的干姜，其色白，粉质多，辣味足，质量佳。

筒状 指树皮类药材在干燥过程中因内层失水较多，使两边向内卷曲以致相接形如圆筒，外层卷曲成筒状，如秦皮。

筋 指药材组织内的纤维或维管束。药材折断后其纤维或维管束呈参差不齐的丝状，犹如人体的筋脉。如葛根的纤维众多。一般认为筋多为次。筋在整齐的药材切面上常又称“筋脉点”。

筋条 指以三七较粗的根条而入药者。

筋脉 参见“筋”条。

筋脉纹 指药材断面的维管束痕。如紫萁贯众的叶柄筋脉纹呈马蹄形，而蹄盖蕨贯众叶柄的筋脉纹呈八字形，可资鉴别。

鹅眼枳实 指枳实药材商品中圆球形而个小者。

鹅管志筒 多为较粗的远志根经搓后抽去木心者，剩下的皮部呈圆筒状，或呈中空的长管状，形如鹅毛管。

湖丹 指主要产于湖南邵阳等地的牡丹皮。呈卷筒状或碎片，外表紫褐色，内色灰白，亮银星较少。过去多加工成捆把状。

渣 为经验鉴别的质量用语，用渣的有无，代表药材所含纤维的多少。将少量药材用嘴咀嚼，若含纤维多，则称为有“渣”，如葛根。有的地方称无渣为“化渣”。

滁菊 指主要产于安徽滁州一带的菊花药材，为生晒而成。呈不规则球形或扁球形，舌状花白色，呈不规则扭曲，内卷，边缘皱缩。

隔瓤 指木瓜剖面中心部分所见凹陷的棕黄色子房室，常与果肉相连。女贞子有时具有双仁，也称为隔瓤。

缕衣黑笃 指松贝药材基部稍凹入，间见黑斑，留有须根痕。

十三画

鼓肚子 指苦杏仁的种子呈扁心形或桃形，顶端略尖，基部左右不对称，中部膨大明显，形似“鼓肚子”。

鼓肚海马 指雄性海马药材。

蒜泥点 专指川贝母底部的细小须根痕，形如“蒜泥点”。

碗 参见“芦碗”。

畸形珠 指非圆形而呈各种形状的珍珠。

锦纹 指大黄横切面上尤为髓部组织中可见到许多星点及黄色、棕红色交错的纹理，形成织锦样或槟榔断面样花纹。

腰箍 见“玉带束腰”条。

腿 一般是指根及根茎类药材的支根，也称为“尾”。如当归、人参。对腿的描述，有“长短”“弯曲”“顺曲”“多少”等，一般以腿少者为佳。

解理 指矿物类药材受力后沿一定结晶方向裂开成光滑平面的性质。如云母、石膏、方解石等。

新木香 指三级木香药材，亦称“三号木香”。其根头如胡萝卜顶、灰黄色、上粗下细、香气稍淡。

十四画

瑶丹　指主要产于安徽南陵的牡丹皮。其特点是条大，多拘挛，缝口多开裂成半筒状，多加工成刮丹皮，断面色较红，有亮银星，粉质较差。

蔸　泛指丛生植物的根部。如威灵仙、茜草、大蓟、独活、川牛膝等。蔸根的头部则称为“蔸芦”。

蔸朴　指厚朴介于地面和地下相连接部分的树蔸皮。

蔻米　也称蔻仁。是指豆蔻等的种子，外形为不规则的多面体，直径约3mm，表面暗棕色或灰棕色，有微细的波纹，一端有圆形小凹点，质坚硬，断面白色粉质，有油性。

蔻球　指豆蔻、草豆蔻的种子团，内含种子多粒。

碴　一般指根或根茎类药材的断面质地特征。如赤芍有“糟皮粉碴”，川断有“豆青碴”，对锦纹大黄有称“槟榔碴”，黄精称“冰糖碴”。

颗粒性　指药材断面呈细小的颗粒状，是由较大的石细胞群所组成。如山药、天花粉等。

蜡质　一般指含黏液较多的药材经加工干燥后呈蜡样光泽，如黄精、麦冬等。

蜘蛛网纹　是粉防己药材横断面的一种特殊网纹。其木质部维管束呈放射状排列，导管旁有纤维及薄壁细胞均木化，而射线细胞不木化，构成车轮纹状，亦形如“蜘蛛网纹”。

蝉肚姜黄 指姜黄药材外表皮呈鲜黄色，多皱缩有明显的环节，状如蝉肚。

算盘珠 指珠贝鳞茎呈不规则扁圆形，略似“算盘珠”。

管黄 指管状、有横曲纹破碎小片或有胆汁渗入的各种块状牛黄。长短大小不一，表面黄褐色或棕褐色，不光滑，有的中空，质坚。其质量较次。

旗杆顶 见“蚯蚓头”条。

漏篮子 指初生之附子细小者。因其小不能装篮，可漏出篮子而得名。

嫩珠 指未完全成熟时采收的珍珠。

缩皮凸肉 为山柰的专用鉴别用语。其特点是横切片类白色，富粉性，中央常鼓凸，而边缘皱缩。

缩屁股 正品甘草的鉴别特征之一。指在甘草药材两头原断面中心细小的髓部稍呈下陷状。亦称“胡椒眼”。

十五画

横纹 泛指根及根茎类药材上的环纹或螺旋形纹。横纹的来源为节或茎痕，如玉竹上的横纹为节。白及的横纹则为以茎痕为中心的同心环纹，也称为轮纹。南沙参的深陷横纹呈螺旋形，又称为螺纹。

槽状 指树皮类药材因内皮、外皮含水量不同，干燥后向内方卷曲所形成的槽沟，如秦皮。

橡胶丝　指杜仲树皮内特有的白色胶质丝体，呈细长条状，稍弯曲，或扭曲成团，直径 10 ~ 16nm，表面略粗糙，显颗粒性。形如“橡胶丝”。

蝴蝶片　指川芎药材呈不规则结节状拳形团块，经加工纵切成饮片后，因边缘不整齐，片形似蝴蝶，故名。切片上可见波状环纹或不规则多角纹理，并散有黄棕色小油点。

箭黄芪　见“绵黄芪”条。

僵个　指贝母等在加工或生长过程中受到影响，汁枯僵化而变色者。

僵珠　指采自病蚌或死蚌体内的珍珠。

瘪肚海马　指雌性海马药材。

瘤状突起　指药材表面具有不规则的类圆形或半圆形的突起。如三七、白术等。

糊头　又称“油头”，系指川木香的根头处常因加工而有黑色发黏的胶状物。此点可作为川木香的鉴别特征之一。

鹤颈　参见“凤头鹤颈”条。

十六画

燕盏　指完整的燕窝药材呈半月形，弯如盏状，故得名。

霍石斛　又称“霍山石斛”，是指产于安徽霍山的一种石斛，为石斛的道地药材，质量佳，被历代医家誉为石斛中的珍品。其茎圆而细瘦，多盘绕成团，节间短，表面光亮，有微细纵纹。

鹦哥嘴 又称“红小辫”。天麻块茎顶端残留的茎基或红棕色干枯的芽。是天麻真伪鉴别的重要特征。

糖性 指含糖药材所具有的甜性。如桑椹、大枣等。

糖参 指鲜人参根用针刺并于糖汁中浸泡而体形较差者。

潞党 指山西潞安、长治、壶关、晋城等地人工栽培的党参药材。

十七画

戴斗笠 指漏芦药材顶部有多数纤维状棕色硬毛，形如头戴斗笠。

霜 一般药材内部因干燥后，渐在表面析出白色物质。如苍术饮片露久后可析出毛状结晶（苍术醇）习称“起霜”。其他如牡丹皮、锁阳等，所起的“霜”，亦多系结晶性物质。

霜脱角 指鹿野外脱落的角，已经长期的日晒雨淋和霜雪的侵蚀，表面呈白色或灰白色，甚或有裂纹。质量极次，不可药用。

螺纹 指根及根茎类药材表面上螺旋形的环纹。如南沙参、野山参等。

蟋蟀纹　指高丽参参体表面的细纺环纹，形似蟋蟀腹部的环纹。

糟皮白里无香气　为地骨皮药材的主要鉴别特征。指其根皮表面粗糙，有纵裂纹，灰黄色至棕黄色，而内面发白色，嗅之无香气。

糟皮粉碴　是道地赤芍的特征之一。其特点是外皮易脱落，断面白色，粉性大。为质地优良的标志。

糠　指药材因冰冻变质发松，或亦指质地虚松的药材。如河北把夏天采集的毛知母称为体轻质糠。

十八画及以上

鬃眼　指果实类药材其果皮表面具有排列紧密的小圆点，对光照射清晰透明。在植物学上称为油室，如陈皮。

鞭杆芪　指东北产的黄芪，因其外观上粗下细，似鞭杆，故得名。

藜芦穿蓑衣　指藜芦地上茎外被抱茎的叶基，叶肉大多枯落，而残留棕色毛状的维管束，长短不等，形如蓑衣，如黑藜芦。亦称“棕包头”。

癞蛤皮　指白芷药材外皮有排列成行的横长皮孔，状似“癞蛤皮”。

鳖子裙　指鳖背甲上所附的硬皮，其特征是边缘厚而软形成肉鳍。

蟾蜍皮 指天麻药材表面残留的潜伏芽及纵横皱纹，状似蟾蜍（癞蛤蟆）皮。

瓣 指果实类药材中分果的分裂部分，对种仁分裂开的子叶以及将果皮加工剖成数片分离，亦都称为“瓣”。后者又称为“爪”，如化橘红。

鳝鱼筒 指云木香根呈圆柱形、半圆柱形或枯骨形，形如“鳝鱼筒”。

瓤 指柑橘类果实的内果皮和着生在内果皮上的囊状腺毛。如枳壳、香橼的瓤呈车轮状，枳实瓤小。又如前胡、柴胡、黄芩等药材内部有较多裂纹，有时也形象地称为“瓤”。

索引

药材中文名汉语拼音索引

C

D

E

F

G

J

K

L

M

N

O

P

Q

R

S

T

W

X

Y

Z

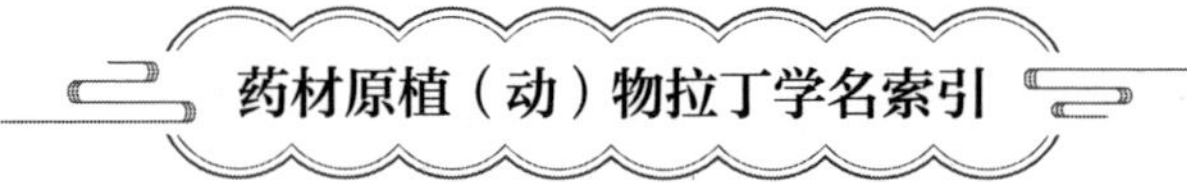

药材原植（动）物拉丁学名索引

A

B

C

D

E

F

G

H

I

J

K

L

M

N

O

P

Q

R

S

T

U

V

W

X

Z

常用药材正品品种彩色图片

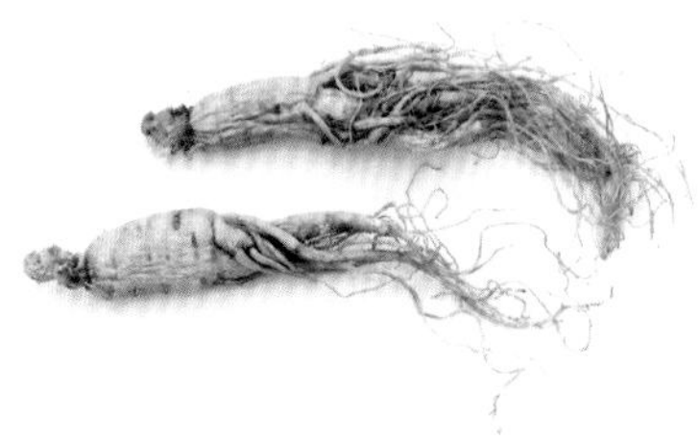

彩图 1　人参

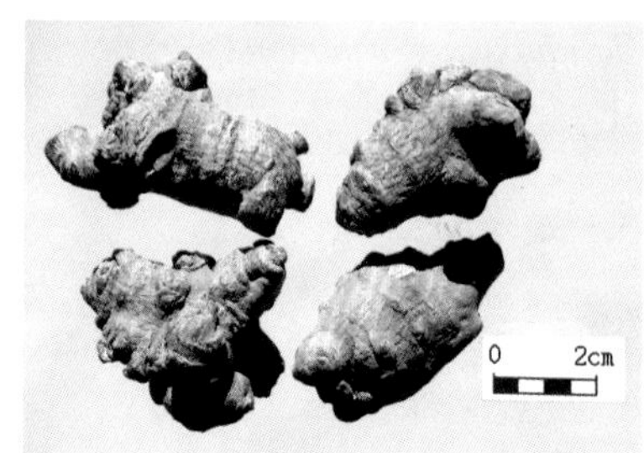

彩图 2　三七

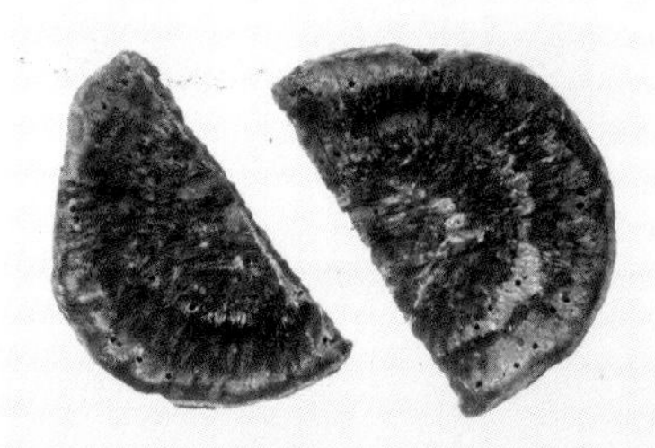

彩图 3　大黄（药用大黄）

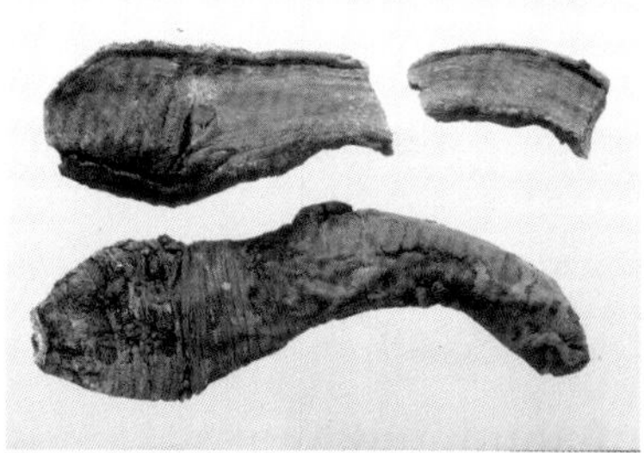

彩图 4　大黄（唐古特大黄）

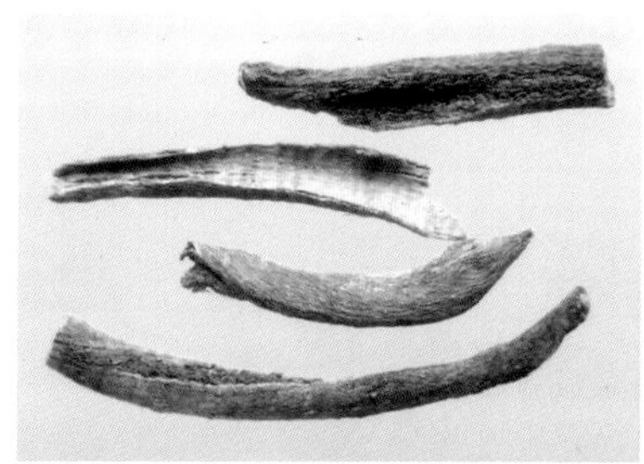

彩图 5　川木香

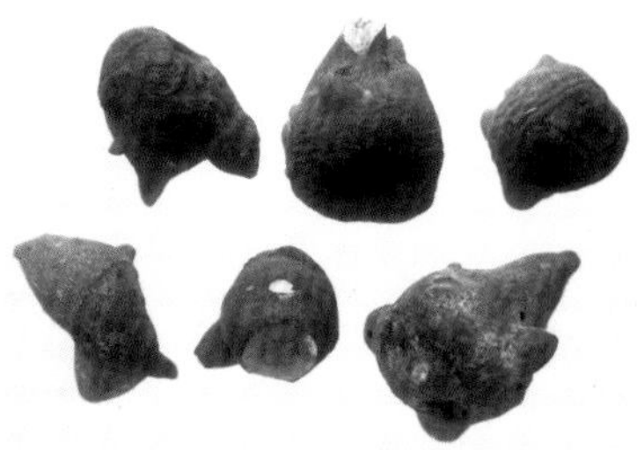

彩图 6　川乌

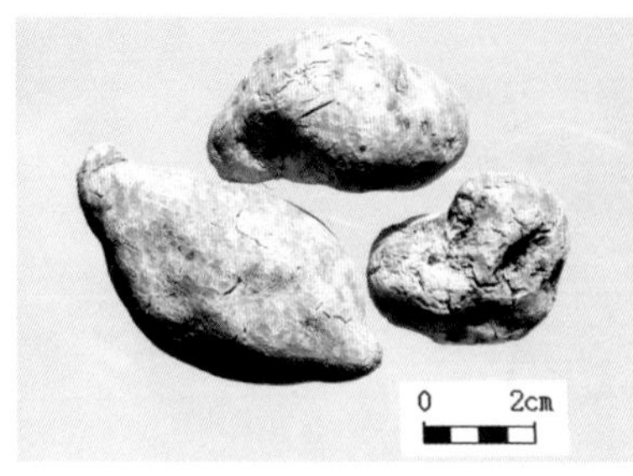

彩图 7 天花粉

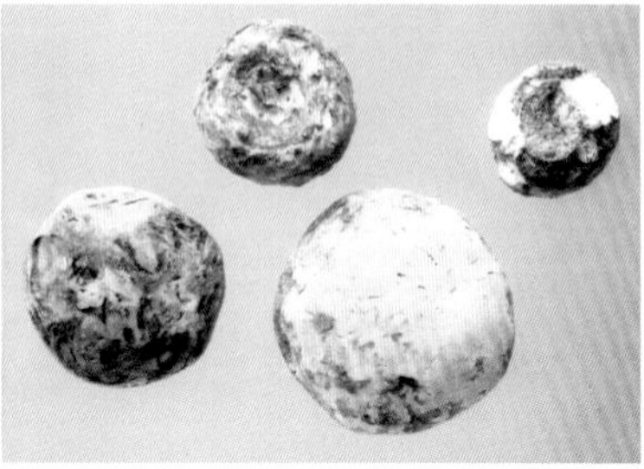

彩图 8 天南星

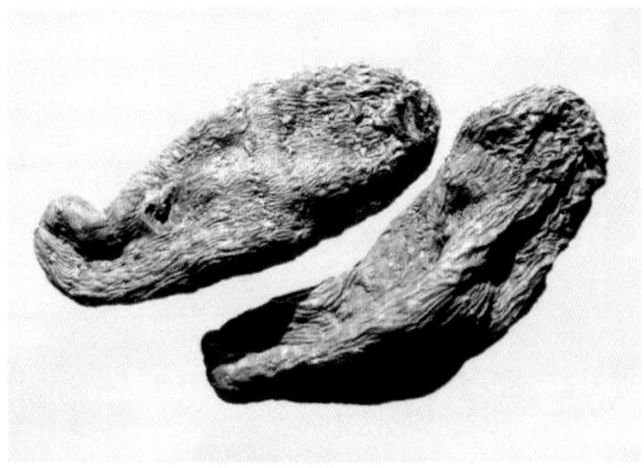

彩图 9 天麻

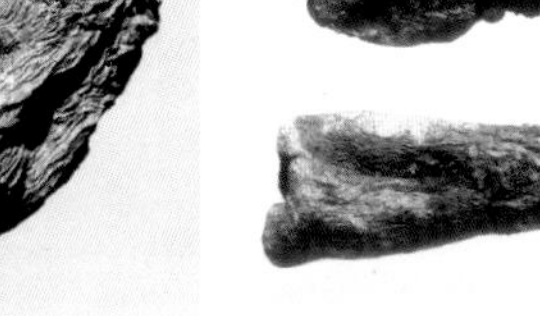

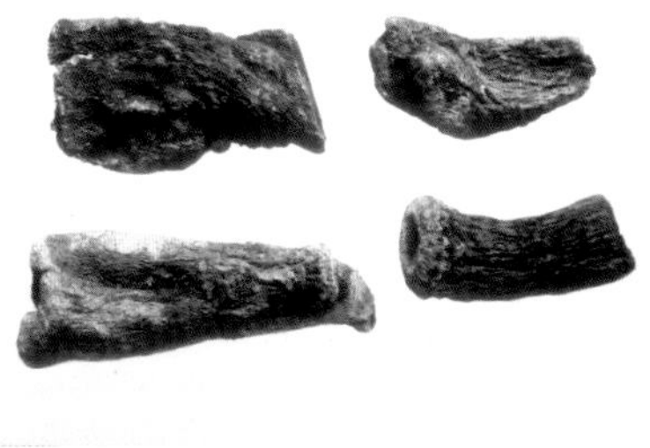

彩图 10 木香

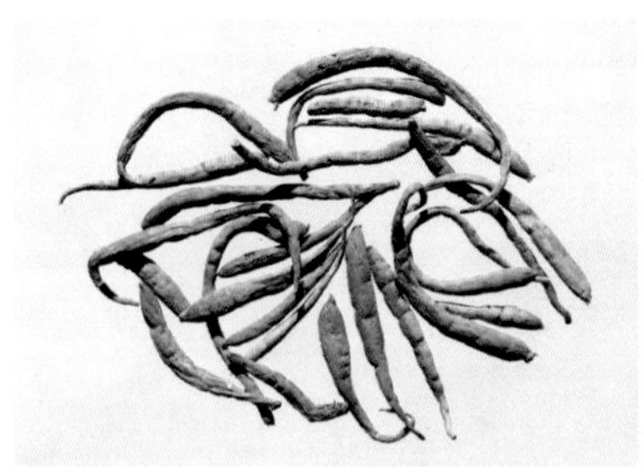

彩图 11 太子参

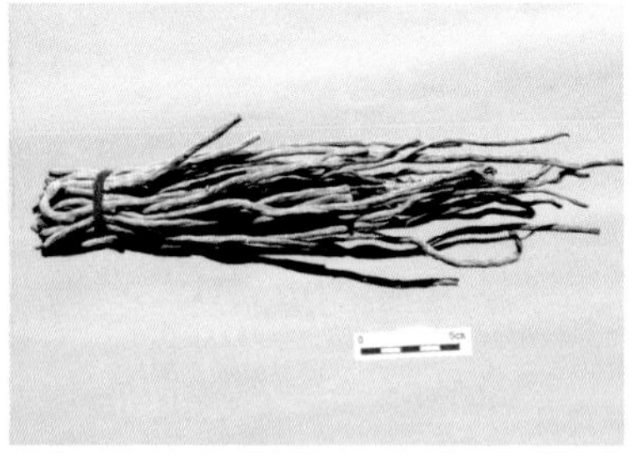

彩图 12 牛膝

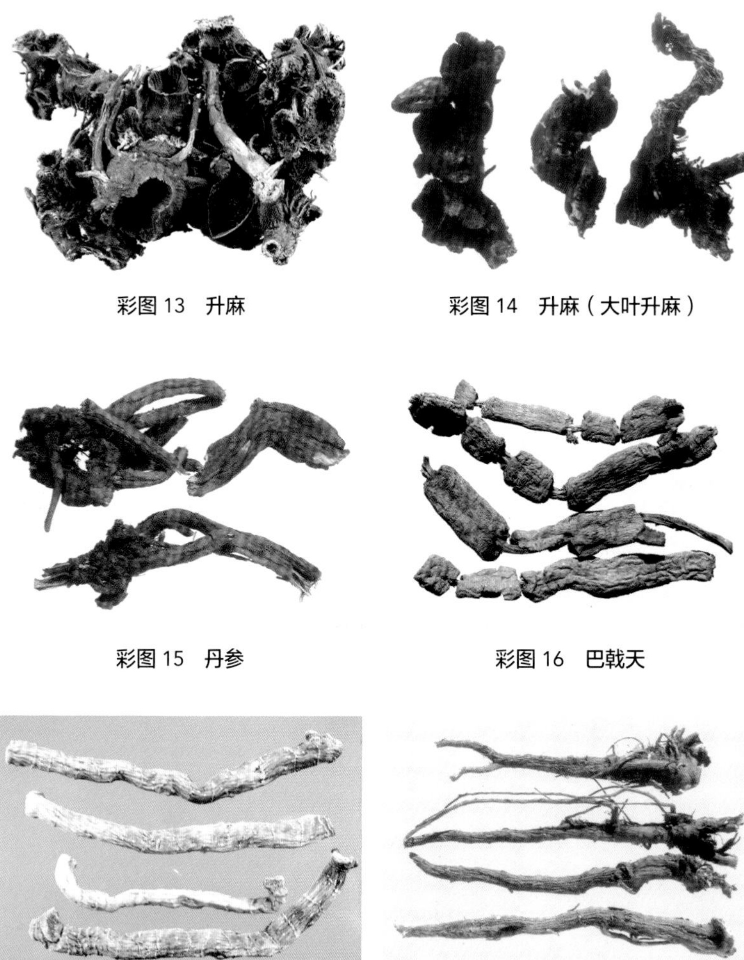

彩图 13　升麻

彩图 14　升麻（大叶升麻）

彩图 15　丹参

彩图 16　巴戟天

彩图 17　玉竹

彩图 18　甘草

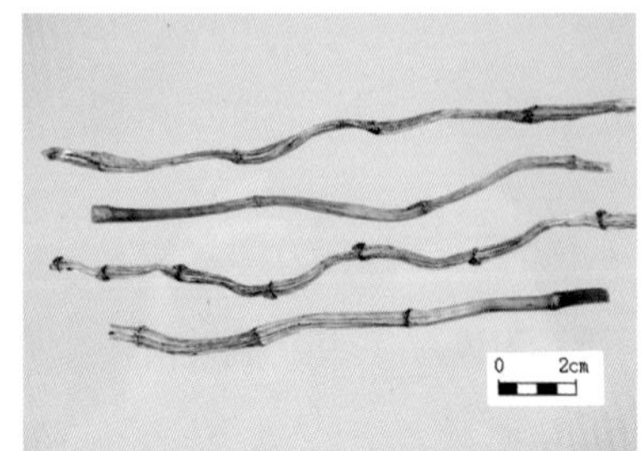

彩图 19 石斛（金钗石斛）

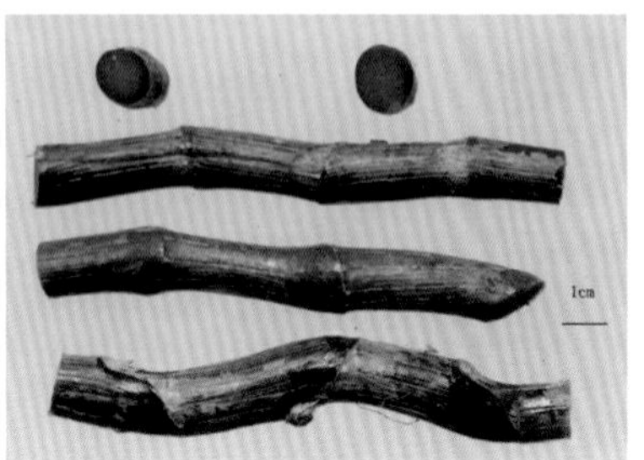

彩图 20 石斛（铁皮石斛）

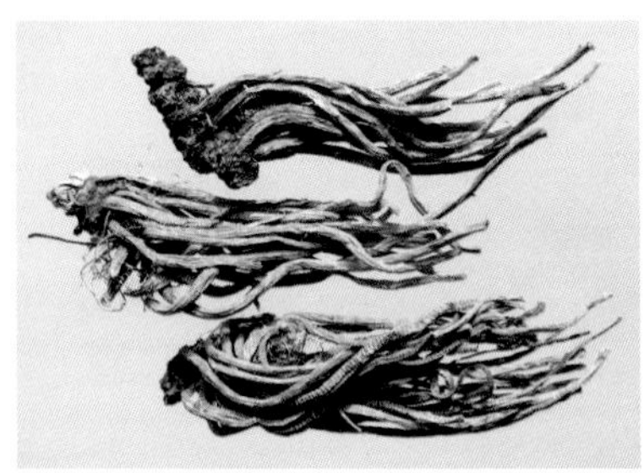

彩图 21 龙胆

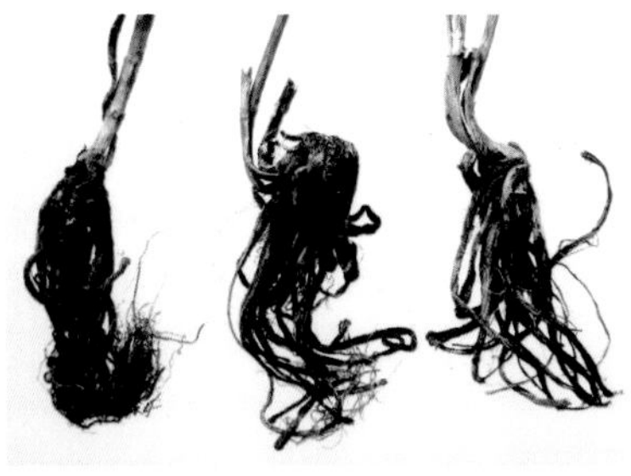

彩图 22 龙胆（三花龙胆）

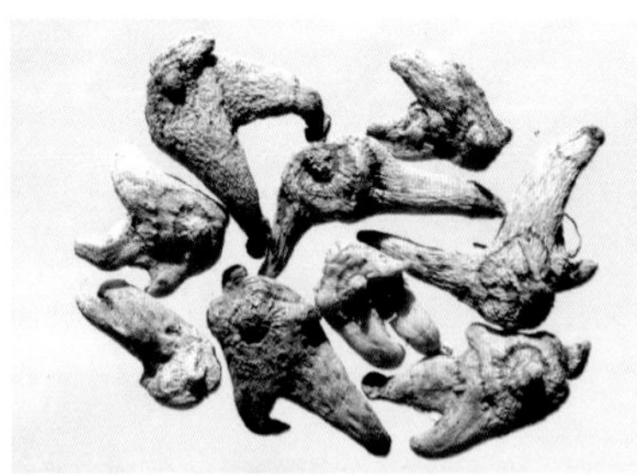

彩图 23 白及

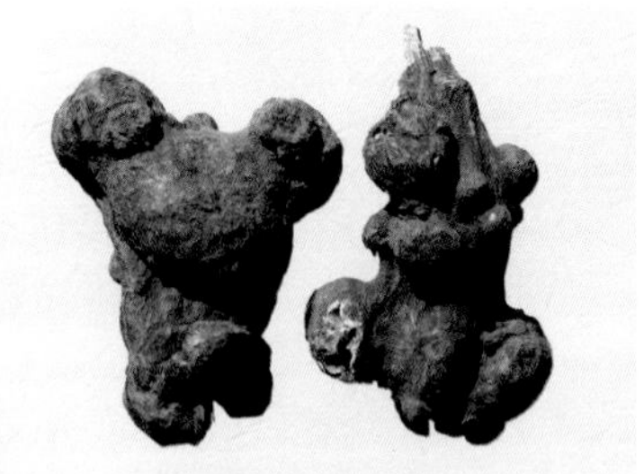

彩图 24 白术

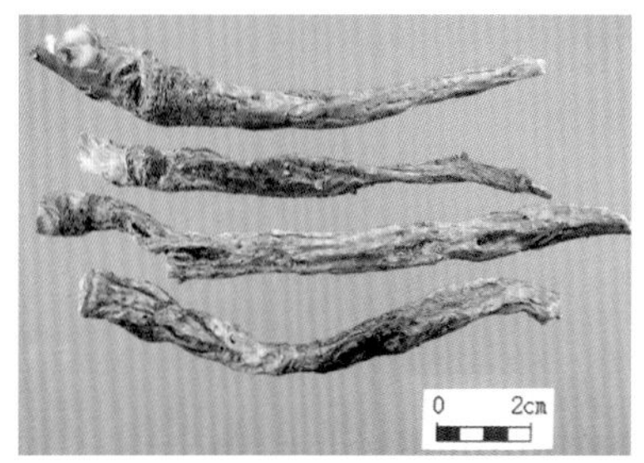

彩图 25　白头翁

彩图 26　白芍

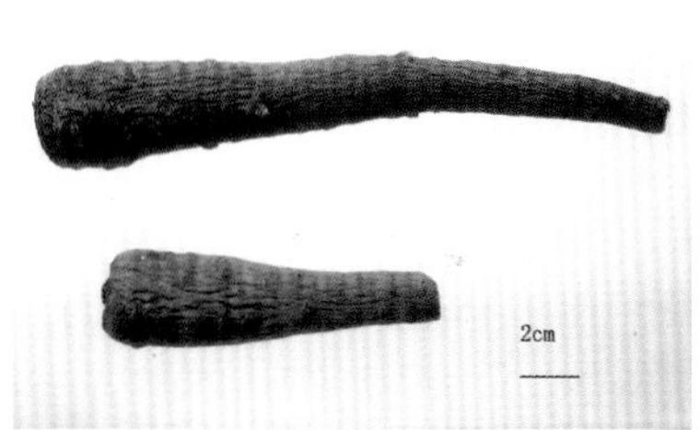

彩图 27　白芷（祁白芷）

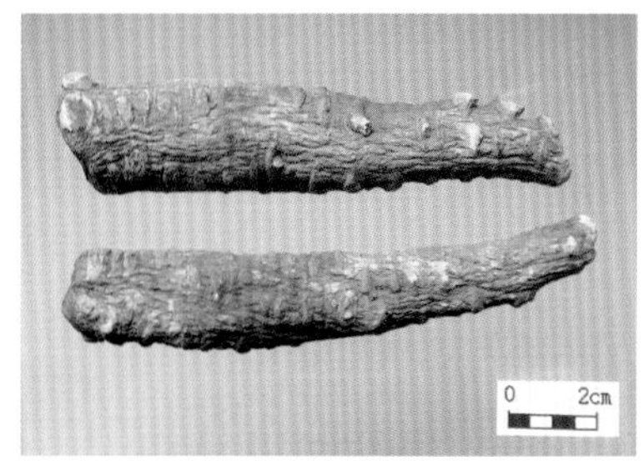

彩图 28　白芷（杭白芷）

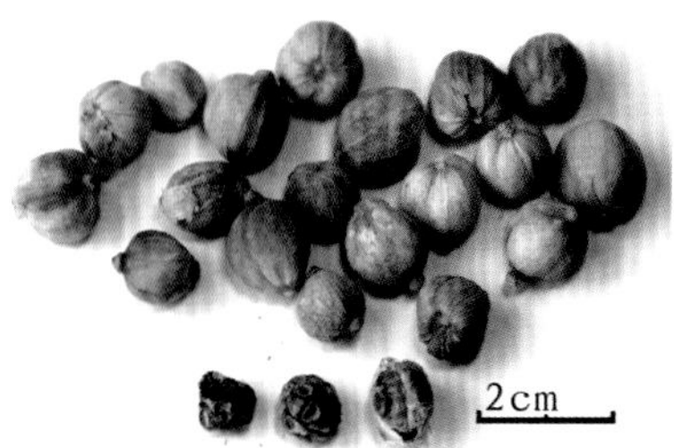

彩图 29　白豆蔻

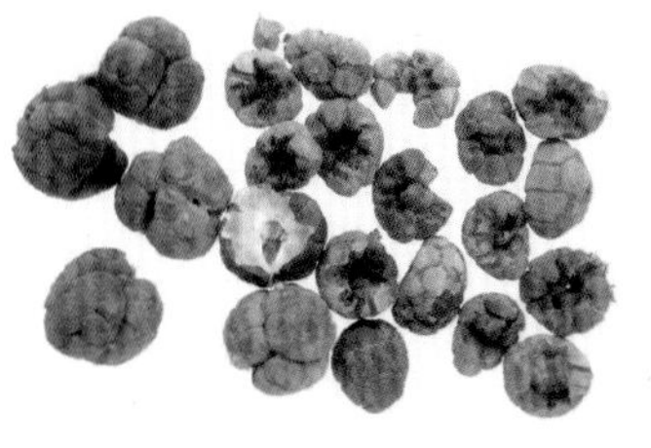

彩图 30　白豆蔻（爪哇白豆蔻）

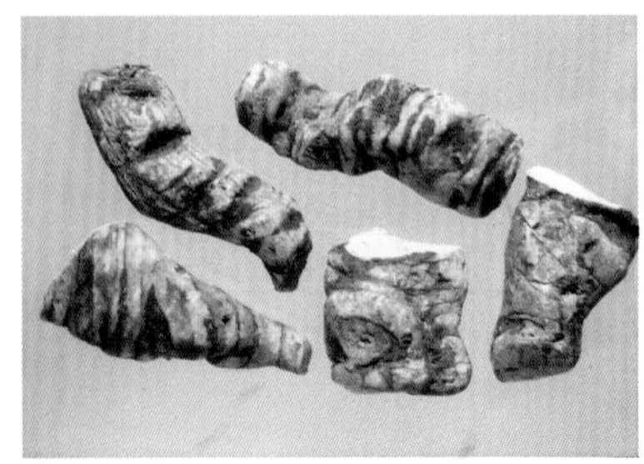

彩图 31　白附子

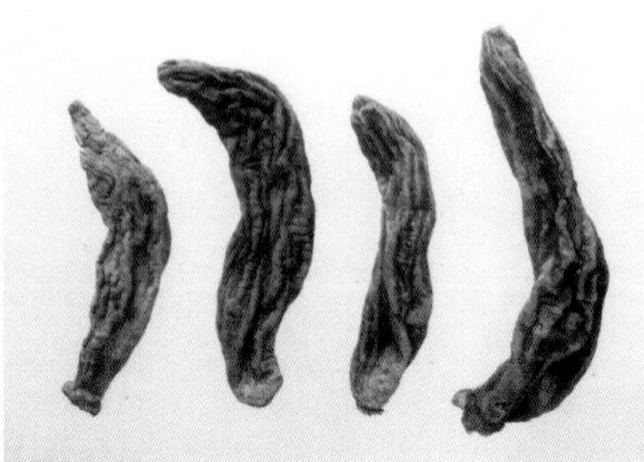

彩图 32　玄参

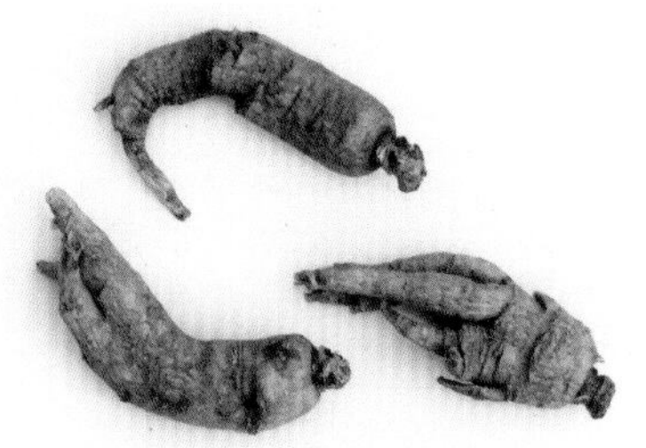

彩图 33　西洋参

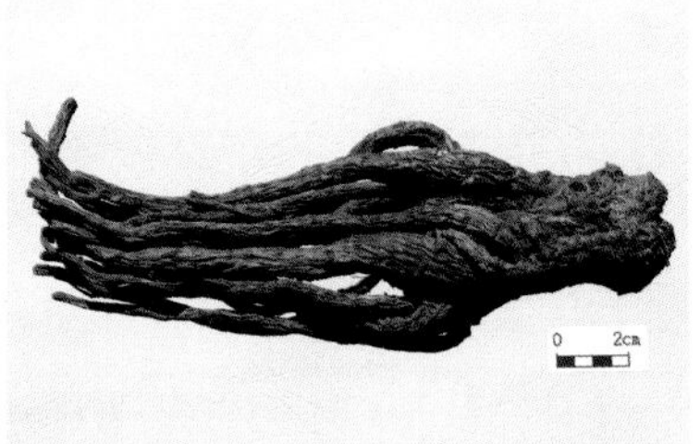

彩图 34　当归

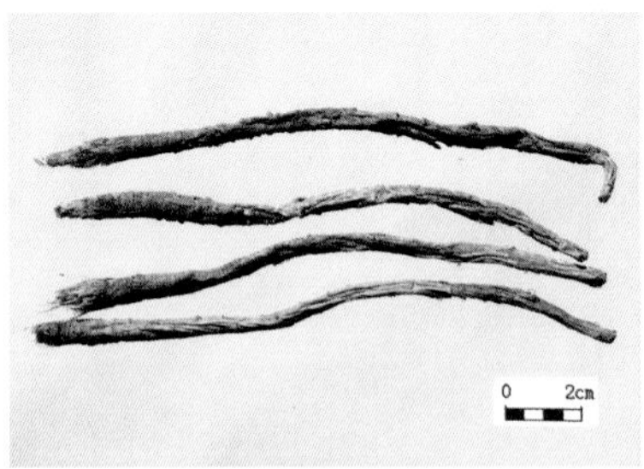

彩图 35　防风

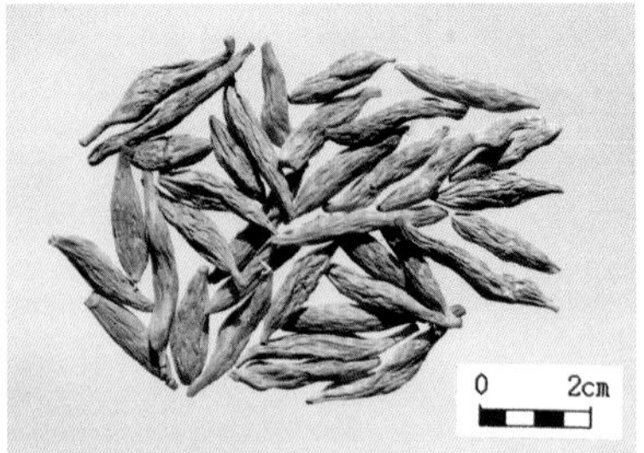

彩图 36　麦冬

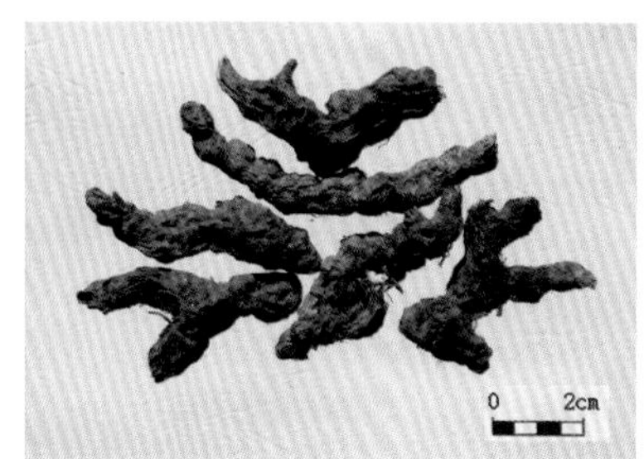

彩图 37　苍术（茅苍术）

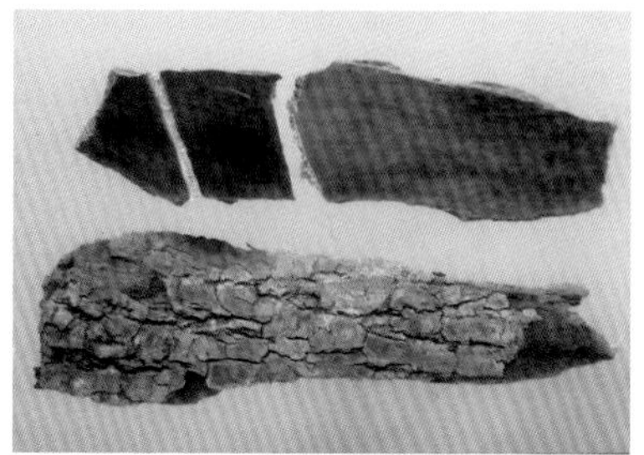

彩图 38　杜仲

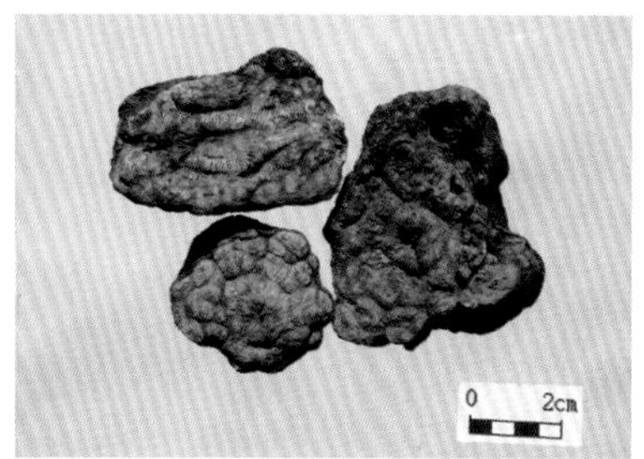

彩图 39　何首乌

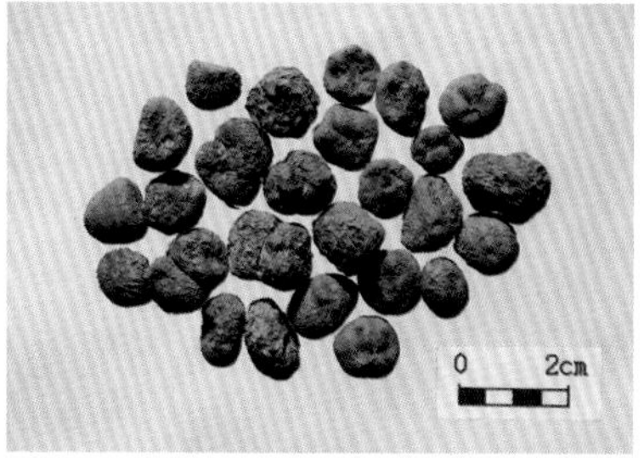

彩图 40　延胡索

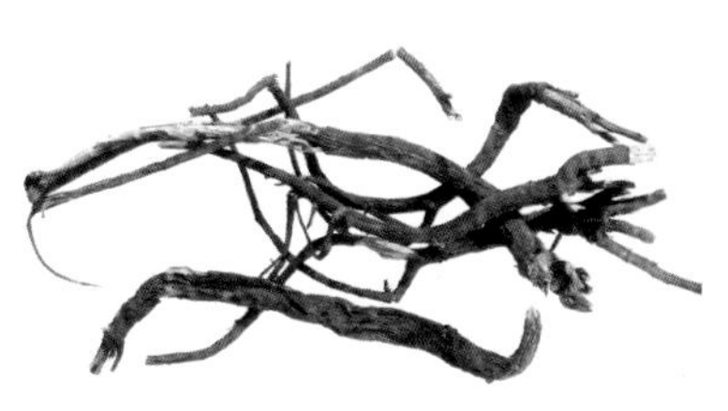

彩图 41　柴胡

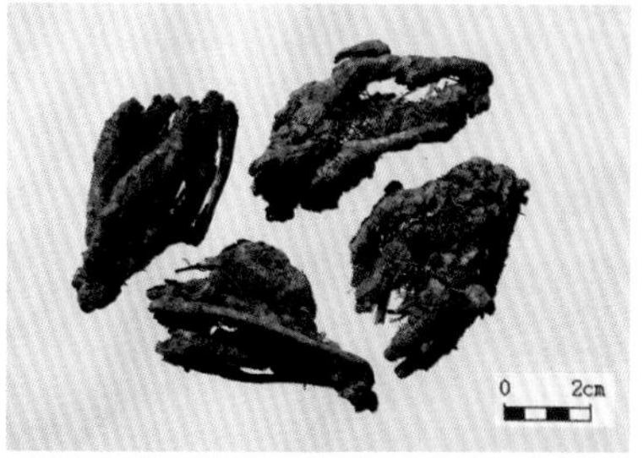

彩图 42　黄连

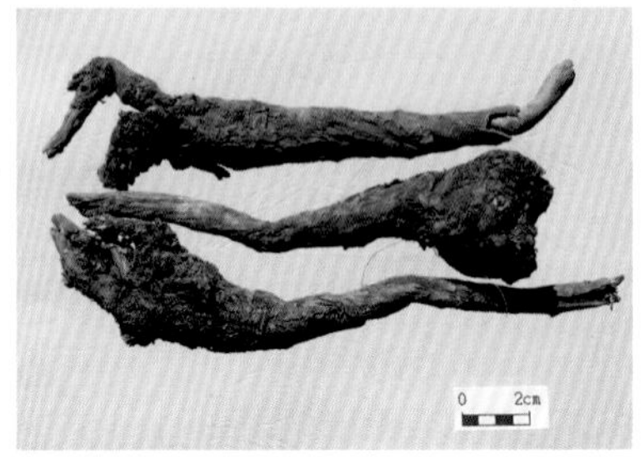

彩图 43　黄芩

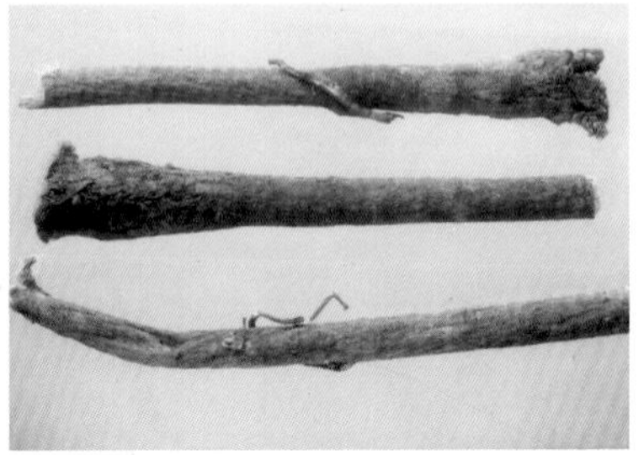

彩图 44　黄芪（蒙古黄芪）

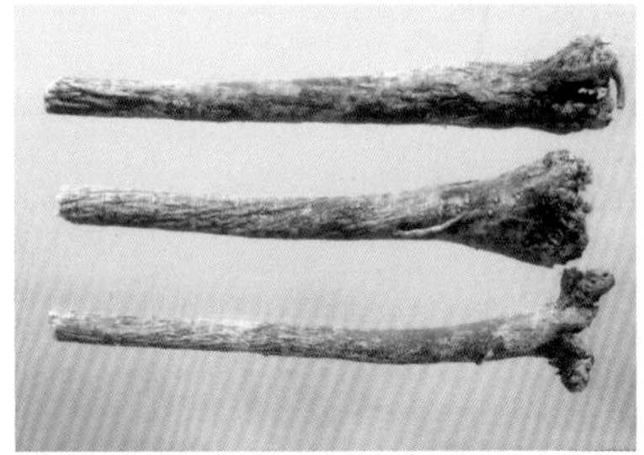

彩图 45　黄芪（膜荚黄芪）

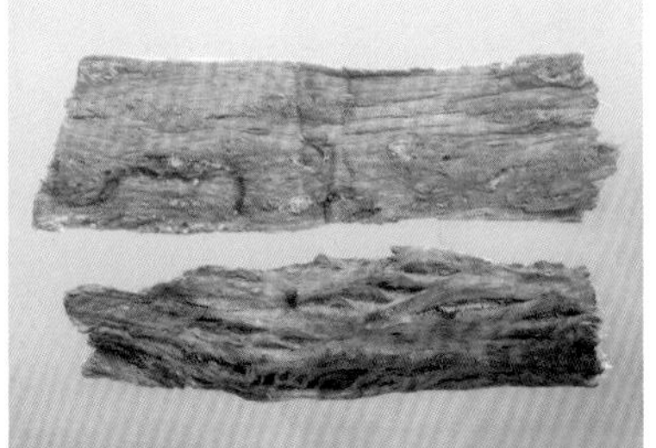

彩图 46　黄柏（川黄柏）

彩图 47　黄柏（关黄柏）

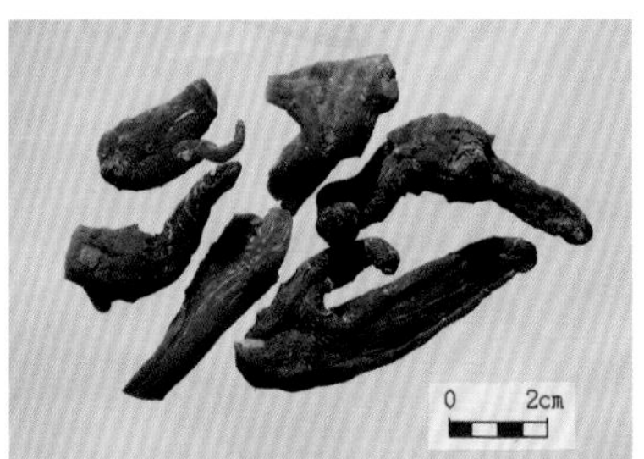

彩图 48　黄精